临床常用中药
识别与应用

回 主编

戴初贤　朱照静　郑小吉　赵　斌

回 主审

徐　刚

中国健康传媒集团

中国医药科技出版社

内 容 提 要

本书共收载药典和地方中草药品种 680 种，采用图文对照形式编排，每种中草药内容包括名称、别名、来源、植物形态特征、性味功效、应用及选方，书中的原植物照片均为编者历经数十年野外拍摄积累而得。本书为书网融合书籍，集文字、图谱、动漫、微课、炮制工艺、鉴别视频为一体，包括 200 余个江西樟树帮、江西建昌帮、广东帮、四川帮、安徽帮、北京帮等地的传统炮制工艺视频、贵细中药鉴别微课视频、混淆中药鉴别视频、炮制动漫、识别微课等，读者通过扫描书中二维码既可以学习大量专家的炮制技术、中药鉴别技术，也可以学习各地传统中药炮制的精髓。

本书供高等中医药院校中药、药学、中医等专业师生学习使用，也可作为中医药工作者野外采药识药、临床研究及应用中草药的重要参考书。

图书在版编目（CIP）数据

临床常用中药识别与应用/戴初贤等主编. —北京：中国医药科技出版社，2022.7

ISBN 978-7-5214-3266-4

Ⅰ.①临… Ⅱ.①戴… Ⅲ.①中药鉴定学–基本知识 Ⅳ.①R282.5

中国版本图书馆CIP数据核字（2022）第113517号

美术编辑　陈君杞

版式设计　友全图文

出版　**中国健康传媒集团** | 中国医药科技出版社

地址　北京市海淀区文慧园北路甲 22 号

邮编　100082

电话　发行：010-62227427　邮购：010-62236938

网址　www.cmstp.com

规格　889 × 1194 mm $\frac{1}{16}$

印张　20 $\frac{1}{2}$

字数　641 千字

版次　2022 年 7 月第 1 版

印次　2022 年 7 月第 1 次印刷

印刷　三河市万龙印装有限公司

经销　全国各地新华书店

书号　ISBN 978-7-5214-3266-4

定价　88.00 元

获取新书信息、投稿、为图书纠错，请扫码联系我们。

本书编委会

主 编 戴初贤（广东南方职业学院）

朱照静（重庆医药高等专科学校）

郑小吉（广东江门中医药职业学院）

赵 斌（广东江门中医药职业学院）

主 审 徐 刚（广东南方职业学院）

副主编 （以姓氏笔画为序）

万 颂（广州市花都区人民医院）

李 艳（重庆医药高等专科学校）

吴春德［敬德堂健康咨询（广东）集团公司］

余 香（江门市新会区中医院）

张英祥（江门市江海区中西医结合医院）

胡奕勤（抚州市检验检测认证中心）

胡娟娟（重庆医药高等专科学校）

饶 军（东华理工大学）

章猛高（抚州市临川区第二人民医院）

编 委 （以姓氏笔画为序）

王 悦（黑龙江护理高等专科学校）

王双双（广东南方职业学院）

王军东（江门市嘉誉堂中医药有限公司）

王克荣（北京卫生职业学院）

王新峰（济南护理职业学院）

厉 姐（北京城市学院）

刘宝密（黑龙江中医药大学佳木斯学院）

刘相国（湛江中医学校）

李怡瑾（湛江中医学校）

李淑琴（江门市药品检验所）

李琦玲（萍乡卫生职业学院）

李嘉俊（广东江门中医药职业学院）

杨晓东（广东南方职业学院）

吴　剑（江西省医药技师学院）

吴凤荣（湛江中医学校）

吴国荣（抚州市南丰县中医院）

张　翘（广东食品药品职业学院）

陈　章（广东省潮州卫生健康职业学院）

陈红波（保山中医药高等专科学校）

陈金华（广东南方职业学院）

林忠泽（广东江门中医药职业学院）

欧阳霄妮（广东江门中医药职业学院）

郑敏娟（广东江门中医药职业学院）

洪巧瑜（北京卫生职业学院）

容月庆（广东南方职业学院）

黄长荣（广东南方职业学院）

黄文华（抚州市中医药发展中心）

黄佳佳（抚州市中医院）

黄燕秋（广东江门中医药职业学院）

曹　莉（湛江中医学校）

龚小娇（赣南卫生健康职业学院）

梁美艳（广东南方职业学院）

尉海玲（北京卫生职业学院）

傅　红（天津生物工程职业技术学院）

温玉芬（广东南方职业学院）

谢翠庭（广东南方职业学院）

靳　淼（杨凌职业技术学院）

詹晓如（广东南方职业学院）

谭湘德（河源市卫生学校）

熊厚溪（毕节医学高等专科学校）

鞠　康（亳州职业技术学院）

数字编委会

吴敬昌（开平市敬德堂中医馆）

吴国荣（抚州市南丰县中医院）

张伟星（广东江门中医药职业学院）

陈　章（广东省潮州卫生健康职业学院）

陈红波（保山中医药高等专科学校）

陈金华（广东南方职业学院）

郑洁琳（广东江门中医药职业学院）

洪巧瑜（北京卫生职业学院）

贺　蕾（北京太洋树康中药饮片厂）

郭伟娜（亳州职业技术学院）

郭宣宣（亳州职业技术学院）

谈利红（重庆医药高等专科学校）

黄文华（抚州市中医药发展中心）

黄佳佳（抚州市中医院）

龚小娇（赣南卫生健康职业学院）

彭小仪（广东江门中医药职业学院）

程　翔（亳州职业技术学院）

傅　红（天津生物工程职业技术学院）

蔡丽莺（广东江门中医药职业学院）

谭湘德（河源市卫生学校）

熊厚溪（毕节医学高等专科学校）

前言

中药鉴别和中药炮制是保证中药临床安全、有效的前提，各地积累了大量的经验和典籍。为了总结、继承和推广前人的成果，由数十所具有丰富中草药研究治学经历的大中专院校、医药企业和医院的专家在广泛搜集典籍的基础上，结合自身研究工作经验，坚持法承传统又高于传统的原则，共同编撰了本书。

本书以实用为宗旨，共收载药典、地方中草药品种680余种，为各地常用临床品种，集文字、图谱、动漫、微课、炮制视频、鉴别视频为一体。全书采取图文对照形式编排，每种中草药内容包括名称、别名、来源、植物形态特征、性味功效、应用及选方。由于篇幅限制，彩色照片由原植物和中药材嵌合组成，原植物照片是经过十多年野外拍摄积累而得，中药材则主要是近几年有针对性地采拍，所拍照片力求达到原植物形态、自然生境与摄影艺术完美结合。近200个江西樟树帮、江西建昌帮、广东帮、四川帮、安徽帮、北京帮等地传统炮制工艺视频，贵细中药鉴别微课视频、混淆中药鉴别视频、动漫、微课等借助现代技术做成二维码，二维码中的内容是全国院校、医院、医药企业专家亲自操作的真实视频，读者借助扫一扫即可学习大量专家的炮制技术、专家的中药鉴别技术，也可以学习到各地传统中药炮制精髓。本书适合高等、中等中医药院校中药、药剂、中医等专业、中药药工作者野外采药识药用书，也是中医药教育进中小学校园学生学习中草药识药实用书，是广大中医药人员研究和应用中草药重要参考书。

本书的编写工作，得到广东南方职业学院、重庆医药高等专科学校、广东江门中医药职业学院、东华理工大学、广东新会中医院的大力协作，在此表示感谢！

由于编者的知识水平所限，编写过程中难免存在疏漏和不当之处，希望读者给予批评指正。

编　者

2022年2月

目录

第四节　清热凉血药 ·· 90

第五节　清虚热药 ·· 98

第三章　泻下药 ··· 101

第一节　攻下药 ·· 101

第一章　解表药

第一节　发散风寒药

麻黄

麻黄故事　　麻黄鉴定

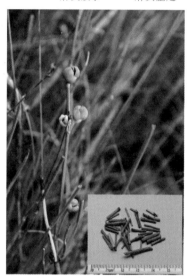

【别名】龙沙、狗骨、卑相。

【来源】为麻黄科植物草麻黄 *Ephedra sinica* Stapf 的草质茎。

【形态特征】草本状灌木，木质茎短或成匍匐状，表面细纵槽纹常不明显。叶2裂，鞘占全长1/3~2/3，裂片锐三角形，先端急尖。雄球花多成复穗状；雌球花单生，在幼枝上顶生，在老枝上腋生。种子通常2粒，包于苞片内。

【性味功效】辛、微苦，温。发汗散寒，宣肺平喘，利水消肿。

【应用】用于风寒感冒，胸闷喘咳，风水浮肿。蜜麻黄润肺止咳。多用于表证已解，气喘咳嗽。

【选方】1. 治伤寒热出表，发黄疸：麻黄三两，以淳酒五升，煮取一升半，尽服之，温服汗出即愈。冬月寒时用清酒，春月宜用水。（《千金方》麻黄淳酒汤）

2. 治病者一身尽疼，发热，日晡所剧者，名风湿，此病伤于汗出当风，或久伤取冷所致：麻黄（去节）半两（汤泡），甘草一两（炙），薏苡仁半两，杏仁十个（去皮、尖，炒）。上锉麻豆大，每服四钱匕，水一盏半，煮八分，去滓，温服，有微汗避风。（《金匮要略》麻黄杏仁薏苡甘草汤）

附注：麻黄根固表止汗。用于自汗，盗汗。

桂枝

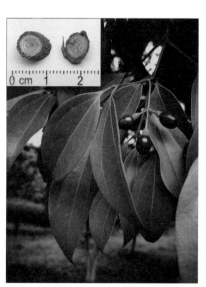

【别名】玉桂、柳桂、桂木枝。

【来源】樟科植物肉桂 *Cinnamomum cassia* Presl 的干燥嫩枝。

【形态特征】枝条圆柱形，顶芽芽鳞宽卵形，绿色的叶子互生，长椭圆形至近披针形，离基三出脉；花白色，长约4.5mm；果椭圆形，成熟时黑紫色，无毛。

【性味功效】味辛、甘，性温。通阳化气、发汗解表、散寒止痛。

【应用】用于风寒感冒、寒凝血滞诸痛证、痰饮、蓄水证、心悸。

【选方】1. 治伤寒八九日，风湿相搏，身体疼烦，不能自转侧，不呕不渴，脉浮虚而涩者：桂枝四两（去皮），附子三枚（炮，去皮，破），生姜三两（切），大枣十二枚（擘），甘草二两（炙）。上五味，以水六升，煮取二升，去滓，分温三服。（《伤寒论》桂枝附子汤）

2.治诸肢节疼痛，身体尪羸，脚肿如脱，头眩短气，温温欲吐：桂枝四两，芍药三两，甘草二两，麻黄二两，生姜五两，白术五两，知母四两，防风四两，附子一枚（炮）。上九味，以水七升，煮取二升，温服七合，日三服。（《金匮要略》桂枝芍药知母汤）

紫苏

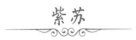

【别名】赤苏、红苏、红紫苏、皱紫苏。

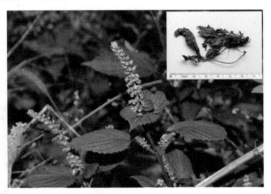

【来源】唇形科植物紫苏 *Perilla frutescens*（L.）Britt. 的带枝嫩叶。

【形态特征】一年生直立草本植物。绿色或紫色，钝四棱形，具四槽，密被长柔毛。叶阔卵形或圆形，两面绿色或紫色，或仅下面紫色，上面被疏柔毛，下面被贴生柔毛。轮伞花序2花，密被长柔毛。小坚果近球形，灰褐色，具网纹。

【性味功效】辛，温。解表散寒，行气和胃。

【应用】用于风寒感冒，咳嗽呕恶，妊娠呕吐，鱼蟹中毒。

【选方】1.治伤风发热：苏叶、防风、川芎各一钱五分，陈皮一钱，甘草六分。加生姜二片煎服。（《不知医必要》苏叶汤）

2.治乳痈肿痛：紫苏煎汤频服，并捣封之。（《海上仙方》）

3.治食蟹中毒：紫苏煮汁饮之。（《金匮要略》）

附注：苏子。降气消痰，止咳平喘，润肠通便。用于痰壅气逆，咳嗽气喘，肠燥便秘。

炮姜

生姜

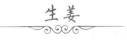

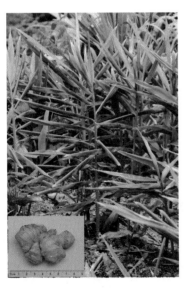

【别名】姜根、百辣云、勾装指、因地辛、炎凉小子。

【来源】姜科植物姜 *Zingiber officinale* Roscoe的干燥根茎。

【形态特征】多年生草本。根茎肉质，扁圆横走，分枝，具芳香和辛辣气味。叶互生，2列，无柄，有长鞘，抱茎叶片线状披针形。穗状花序椭圆形，稠密，苞片卵圆形，花冠绿黄色。蒴果3瓣裂。种子黑色。

【性味功效】味辛，性微温。解表散寒，温中止呕，温肺止咳，解毒。

【应用】主治风寒感冒，脾胃寒症，胃寒呕吐，肺寒咳嗽，解鱼蟹毒。

【选方】1.治感冒风寒：生姜5片，紫苏叶30g。水煎服。（《本草汇言》）

2.治干呕哕，手足厥冷：橘皮120g，生姜240g。上二味，以水七升，煮取三升，分三服，不止，更合服之。（《千金要方》橘皮汤）

3.治反胃，朝食暮吐，暮食朝吐，旋旋吐者：甘蔗汁7升，生姜汁1

升。二味相合，分为三服。(《梅师集验方》)

香薷

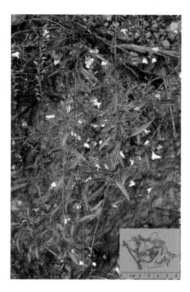

【别名】香茹、香草、香茸、香绒。

【来源】唇形科植物石香薷 *Mosla chinensis* Max-im. 的干燥地上部分。

【形态特征】直立草本，具密集的须根。茎通常自中部以上分枝，钝四棱形。叶卵形或椭圆状披针形，先端渐尖，基部楔状下延成狭翅。穗状花序长2~7cm，宽达1.3cm。花冠淡紫色，冠檐二唇形，上唇直立。小坚果长圆形，棕黄色，光滑。花期7~10月，果期10月至翌年1月。

【性味功效】辛，微温。发汗解表，化湿和中。

【应用】用于暑湿感冒，恶寒发热，头痛无汗，腹痛吐泻，水肿，小便不利。

【选方】1.治霍乱吐痢，四肢烦疼，冷汗出，多渴：香薷二两，蓼子一两。上二味粗捣筛。每服二钱匕，水一盏，煎七分，去渣温服，日三。(《圣济总录》香薷汤)

2.治霍乱腹痛吐痢：生香薷(切)一升，小蒜一升(碎)，厚朴六两(炙)，生姜十两。上四味切，以水一斗，煮取三升，分三服，得吐痢止，每服皆须温。(《救急方》香薷汤)

炒荆芥炭

荆芥

【别名】假苏、鼠实、姜芥、荆芥穗。

【来源】唇形科植物荆芥 *Schizonepeta tenuifolia* Briq 的干燥地上部分。

【形态特征】茎呈方柱形，上部有分枝，表面淡黄绿色或淡紫色，被短柔毛；体轻，质脆，断面类白色。叶对生，多已脱落，叶片3~5羽状分裂，裂片细长。穗状轮伞花序顶生。花冠多脱落，宿萼钟状，先端5齿裂，淡棕色或黄绿色，被短柔毛。小坚果棕黑色。

【性味功效】辛，微温。解表散风，透疹，消疮。

【应用】用于感冒，头痛，麻疹，风疹，疮疡初起。

【选方】1.治风热头痛：荆芥穗、石膏等分。为末。每服二钱，茶调下。(《永类钤方》)

2.治头目诸疾，血劳，风气头痛，头旋目眩：荆芥穗为末。每酒服三钱。(《眼科龙木论》)

3.治风热肺壅，咽喉肿痛，语声不出，或如有物哽：荆芥穗半两，桔梗二两，甘草(炙)一两。上为粗末。每服四钱，水一盏，姜三片，煎六分，去渣，食后温服。(《局方》荆芥汤)

白芷

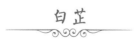

【别名】芳香、香白芷、泽芬。

【来源】伞形科植物白芷 *Angelica dahurica* (Fisch. ex Hoffm.) Benth. et Hook. f.ex Franch.et Sav 的干燥根

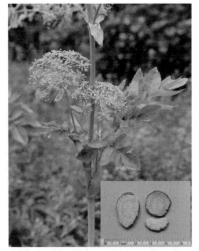

【形态特征】多年生高大草本，根圆柱形，有分枝，外表皮黄褐色至褐色，有浓烈气味。茎通常带紫色，中空，有纵长沟纹。基生叶一回羽状分裂，有长柄，叶柄下部有管状抱茎边缘膜质的叶鞘；茎上部叶二至三回羽状分裂。复伞形花序顶生或侧生，果实长圆形至卵圆形，黄棕色。

【性味功效】辛，温。解表散寒，祛风止痛，宣通鼻窍，燥湿止带，消肿排脓。

【应用】用于感冒头痛，眉棱骨痛，鼻塞流涕，鼻衄，鼻渊，牙痛，带下，疮疡肿痛。

【选方】1.治头痛及目睛痛：白芷20g，生乌头5g。上为末，每服10g，茶调服。有人患眼睛痛者，先含水，次用此搐入鼻中，其效更速。（《朱氏集验医方》白芷散）

2.治诸风眩晕，妇人产前产后乍伤风邪，头目昏重及血风头痛，暴寒乍暖，神思不清，伤寒头目昏晕等证：香白芷（用沸汤泡洗四、五遍）为末，炼蜜和丸如弹子大。每服一丸，多用荆芥点腊茶细嚼下。（《百一选方》都梁丸）

3.治半边头痛：白芷、细辛、石膏、乳香、没药（去油）。上各味等分，为细末，吹入鼻中，左痛右吹，右痛左吹。（《种福堂公选良方》白芷细辛吹鼻散）

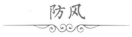

防风

【别名】铜芸、茴芸、茴草、屏风。

【来源】伞形科植物防风 *Saposhnikovia divaricata*（Turcz.）Schischk. 的干燥根。

【形态特征】多年生草本。根头处被有纤维状叶残基及明显的环纹。茎单生，自基部分枝较多，斜上升，与主茎近于等长，有细棱，基生叶丛生，有扁长的叶柄，基部有宽叶鞘。叶片卵形或长圆形，二回或近于三回羽状分裂。茎生叶有宽叶鞘。复伞形花序多数，生于茎和分枝。双悬果狭圆形或椭圆形。

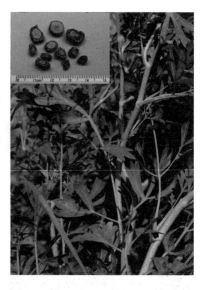

【性味功效】辛、甘，微温。祛风解表，胜湿止痛，止痉。

【应用】用于感冒头痛，风湿痹痛，风疹瘙痒，破伤风。

【选方】1.治疗偏正头风，痛不可忍者：防风、白芷各四两。上为细末，炼蜜和丸，如弹子大，如牙风毒，只用茶清为丸，每服一丸，茶汤下。如偏正头风，空心服。如身上麻风，食后服。未愈连进三服。（《普济方》）

2.治疗盗汗：防风五钱，川芎二钱半，人参一钱二分半。为细末，每服二钱，临卧米饮调下。（《世医得效方》防风散）

3.治疗自汗：防风、黄芪各一两，白术二两。每服三钱，水一盏半，姜三片煎服。（《丹溪心法》玉屏风散）

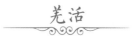

羌活

【别名】羌青、护羌使者、胡王使者、羌滑。

【来源】伞形科植物羌活 *Notopterygium inchum* Ting ex H.T.Chang 的干燥根茎和根。

【形态特征】多年生草本，根茎粗壮，伸长呈竹节状。根颈部有枯萎叶鞘。茎直立，圆柱形，中空，有纵直细条纹，带紫色。基生叶及茎下部叶有柄，叶为三出式三回羽状复叶；茎上部叶常简化，无柄，叶鞘膜质，长而抱茎。双悬果长圆状，背腹稍压扁。

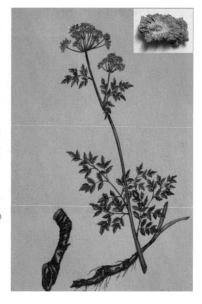

【性味功效】辛、苦，温。解表散寒，祛风除湿，止痛。

【应用】用于风寒感冒，头痛项强，风湿痹痛，肩背酸痛。

【选方】1.治肩背痛不可回顾，脊痛项强，腰似折，项似拔者：羌活、独活各一钱，藁本、防风、甘草（炙）、川芎各五分，蔓荆子三分。都作一服，水二盏，煎至一盏，去渣，大温服，空心食前。（《内外伤辨》羌活胜湿汤）

2.治小儿伤风：羌活一钱，人参一钱，防风一钱，川芎一钱。上锉一剂，生姜三片，薄荷七叶，水一盏，煎至七分，不拘时候。（《婴童百问》羌活汤）

3.治产后伤寒：羌活、香附、紫苏（紫苏叶）各一钱五分，当归一钱，白芍、柴胡、陈皮各一钱二分。加葱白三茎，水煎，不拘时服。（《丹台玉案》羌苏饮）

炒苍耳子

苍耳子

【别名】虱马头、老苍子、道人头。

【来源】菊科植物苍耳 *Xanthium sibiricum* Patr. 的干燥成熟带总苞的果实。

【形态特征】一年生草本，茎直立，叶三角状卵形或心形，上面绿色，下面苍白色。雄性的头状花序球形；雌性的头状花序椭圆形，外层总苞片小，披针形，长约3mm，被短柔毛。瘦果倒卵形在瘦果成熟时变坚硬，外面有疏生的具钩状的刺，刺极细而直。

【性味功效】辛、苦，温；有毒。散风寒，通鼻窍，祛风湿。

【应用】用于风寒头痛，鼻塞流涕，鼻衄，鼻渊，风疹瘙痒，湿痹拘挛。

【选方】1.治鼻流浊涕不止：辛夷25g，苍耳子12.5g，香白芷50g，薄荷叶2.5g。晒干，研为细末。每服10g，用葱、茶清食后调服。（《济生方》苍耳散）

2.治牙疼：苍耳子五升，以水一斗，煮取五升，热含之，疼则吐，吐复含。无子，茎、叶皆得用之。（《千金翼方》）

3.治诸风眩晕，或头脑攻痛：苍耳仁150g，天麻、白菊花各15g。（《本草汇言》）

葱白

【别名】大葱、香葱、四季葱。

【来源】百合科植物葱 *Allium fistulosum* L.var.*gigantum* Makino 的鳞茎。

【形态特征】茎极度短缩呈球状或扁球状，单生或簇生，粗1~2cm，外皮白色，膜质，不破裂，全体具辛臭，折断后有辛味之黏液。上部着生多层管状叶鞘，下部密生须根。鳞茎圆柱形，先端稍肥大，鳞叶成层，白色，上具白色纵纹。

【性味功效】味辛，性温。发汗解表，散寒通阳。

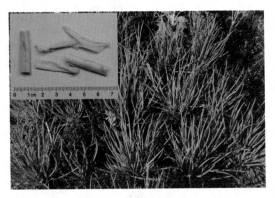

【应用】用于外感风寒，阴寒内盛，格阳于外，脉微，厥逆，腹泻，外敷治疗疮痈疔毒。

【选方】1.治伤寒初觉头痛，肉热，脉洪起一、二日：葱白一虎口，豉一升。以水三升，煮取一升，顿服取汗。（《补缺肘后方》葱豉汤）

2.治时疾头痛发热者：连根葱白二十根。和米煮粥，入醋的功效与作用少许，热食取汗即解。（《济生秘览》）

3.治妊娠七月，伤寒壮热，赤斑变为黑斑，溺血；葱一把，水三升，煮令热服之，取汗，食葱令尽。（《伤寒类要》）

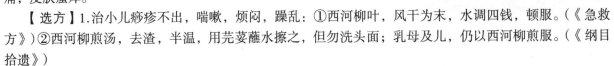

柽柳

【别名】垂丝柳，西河柳，西湖柳。

【来源】柽柳科植物柽柳 *Tamarix chinensis* Lour.的干燥细枝嫩叶。

【形态特征】乔木或灌木，幼枝稠密细弱，常开展而下垂，红紫色或暗紫红色，有光泽；嫩枝繁密纤细，悬垂。叶鲜绿色，上部绿色营养枝上的叶钻形或卵状披针形。总状花序侧生在生木质化的小枝上。总状花序，蒴果圆锥形。

【性味功效】味甘、辛，性平。疏风，解表，透疹，解毒。

【应用】用于风热感冒，麻疹初起，疹出不透，风湿痹痛，皮肤瘙痒。

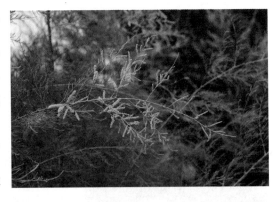

【选方】1.治小儿痧疹不出，喘嗽，烦闷，躁乱：①西河柳叶，风干为末，水调四钱，顿服。（《急救方》）②西河柳煎汤，去渣，半温，用芫荽蘸水擦之，但勿洗头面；乳母及儿，仍以西河柳煎服。（《纲目拾遗》）

2.治斑疹麻瘄不出，或因风而闭者：西河柳叶、樱桃核，煎汤洗之。（《经验方》）

3.治疹后痢：西河柳末，砂糖调服。（《本草从新》）

辛夷

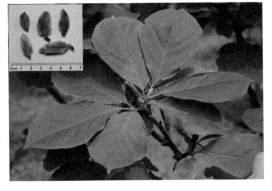

【别名】木兰、紫玉兰、木笔、望春。

【来源】为木兰科植物玉兰 *Magnolia denudata* Desr.的干燥花蕾。

【形态特征】落叶乔木，高达25m。树皮深灰色，粗糙开裂；小枝稍粗壮，灰褐色；冬芽及花梗密被淡灰黄色长绢毛。叶纸质，倒卵形、宽倒卵形或倒卵状椭圆形。花蕾卵圆形，花先叶开放，直立，芳香。聚合果圆柱形。种子心形，侧扁，外种皮红色，内种皮黑色。

【性味功效】辛，温。散风寒，通鼻窍。

【应用】用于风寒头痛，鼻塞流涕，鼻衄，鼻渊。

【选方】1.治鼻渊：辛夷半两，苍耳子二钱，半香白芷一两，薄荷叶半钱。上并晒干为粗末。每服二钱用葱、茶清食后调服。（《济生方》苍耳散）

2.治鼻渊，鼻衄，鼻窒，鼻疮及痘后鼻疮：用辛夷研末入麝香少许葱白蘸入数次甚良。（《本草纲目》）

3.治鼻内窒塞不通，不得喘息：辛夷、川芎各一两细辛（去苗）七钱半，木通半两。上为细末，每用少许，绵裹塞鼻中，湿则易之。五七日瘥。（《证治准绳》芎劳散）

杜衡

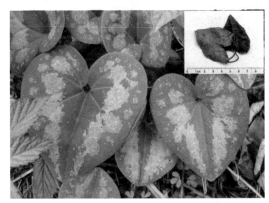

【别名】马蹄香、杜衡葵、杜细辛。

【来源】马兜铃科植物杜衡 *Asarum forbesii* Maxim. 的全草。

【形态特征】多年生草本；根状茎短，根丛生，稍肉质，叶片阔心形至肾心形，先端钝或圆，基部心形，叶面深绿色，中脉两旁有白色云斑，脉上及其近边缘有短毛，叶背浅绿色；芽苞叶肾心形或倒卵形，长和宽各约1cm，边缘有睫毛。花暗紫色，花梗长1~2cm，花被管钟状或圆筒状。

【性味功效】味辛，性温，小毒。祛风散寒，消痰行水，活血止痛，解毒。

【应用】风寒感冒，痰饮喘咳，水肿，风寒湿痹，跌打损伤，头痛，齿痛，胃痛，痧气腹痛，瘰疬，肿毒，蛇咬伤。

【选方】1.治风寒头痛，伤风伤寒，头痛、发热初觉者：马蹄香为末，每服一钱，热酒调下，少顷饮热茶一碗，催之出汗。（《杏林摘要》香汗散）

2.治呼吸喘息，若犹觉停滞在心胸，膈中不和者：瓜蒂二分，杜衡三分，人参一分；捣、筛，以汤服一钱匕，日二、三服。（《补缺肘后方》）

3.治哮喘：马蹄香，焙干研为细末，每服二、三钱。如正发时，用淡醋调下，少时吐出痰涎为效。（《普济方》黑马蹄香散）

鹅不食草

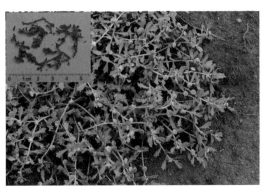

【别名】食胡荽、鹅不食。

【来源】菊科植物鹅不食草 *Centipeda minima* (L.) A.Br.et Aschers. 的干燥全草。

【形态特征】一年生小草本。茎多分枝，匍匐状，微被蛛丝状毛或无毛。叶互生，楔状倒披针形，顶端钝，基部楔形，边缘有少数锯齿，无毛或背面微被蛛丝状毛。头状花序小，扁球形。瘦果椭圆形，长约1mm，具4棱，棱上有长毛，无冠状冠毛。

【性味功效】辛，温。发散风寒，通鼻窍，止咳。

【应用】用于风寒头痛，咳嗽痰多，鼻塞不通，鼻渊流涕。

【选方】1.治脾寒疟疾：石胡荽一把，杵汁半碗，入酒半碗，和服。（《濒湖集简方》）

2.贴目取翳：鹅不食草（捣汁熬膏）一两，炉甘石（火 ，童便淬三次）三钱，上等瓷器末一钱半，熊胆二钱，砂少许，为极细末，和作膏。贴在翳上，一夜取下。用黄连、黄柏煎汤洗净，看如有，再贴。（孙天仁《集效方》）

3.治目赤肿胀，羞明昏暗，隐涩疼痛，眵泪风痒，鼻塞头痛脑酸，外翳扳睛诸病。鹅不食草（晒干）二钱，青黛、川芎各一钱，为细末。噙水一口，每以米许入鼻内，泪出为度。一方去青黛。（倪氏《启微集》）

山鸡椒

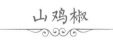

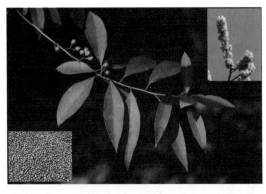

【别名】山苍子、山姜子、木姜子。

【来源】樟科植物钝叶木姜子 *Litsea cubeba*（*Lour*）Pers. 的果实。

【形态特征】落叶灌木或小乔木，叶互生，纸质，有香气，披针形或长圆状披针形。伞形花序单生或簇生，总梗细长，苞片边缘有睫毛；每一花序有花4~6朵，先叶开放或与叶同时开放，花被裂6，宽卵形。果近球形，直径约5mm，无毛，幼时绿色，成熟时黑色。

【应用】用于治疗消化不良，脘腹胀痛。

【选方】1.治感寒腹痛：木姜子四至五钱。水煎服。（《湖南药物志》）

2.治消化不良，胸腹胀：木姜子焙干，研末，每次吞服三至五分。（《贵州民间药物》）

3.治关节痛：木姜子一两，雄黄五钱，鸡屎二两。捣烂，炒热，布包，揉擦痛处。（《湖南药物志》）

云实

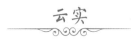

【别名】员实、天豆、马豆。

【来源】豆科植物云实 *Caesalpinia decapetala*（Roth）Alston的种子。

【形态特征】藤本植物；树皮暗红色；枝、叶轴和花序均被柔毛和钩刺。二回羽状复叶长20~30cm。总状花序顶生，直立，长15~30cm，具多花；花瓣黄色，膜质，圆形或倒卵形。荚果长圆状舌形，沿腹缝线膨胀有狭翅，成熟时沿腹缝线开裂，先端具尖喙；种子6~9颗，椭圆状。

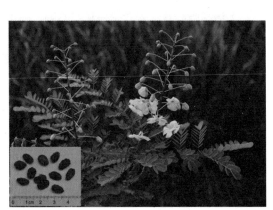

【性味功效】味辛，性温。解毒除湿，止咳化痰，杀虫。

【应用】用于痢疾，疟疾，慢性气管炎，小儿疳积，虫积。

【选方】1.治疟疾：云实9g，水煎服。（《湖南药物志》）

2.治慢性气管炎：云实子30g，水煎，每日2次分服。或研成粗粉，水煎3汁，浓缩成稠膏状，加入适量赋形剂，制成冲剂，连服10~20天。（《浙江药用植物志》）

3.治小儿过食水果面食，腹胀身瘦，善食，遍身水肿，泄泻脓血：锅焦二分，马豆一分，为末。久服全愈。（《慎斋遗书》）

酒饼簕

【别名】狗骨簕、山桔簕、东风桔。

【来源】芸香科酒饼簕属酒饼簕*Atalantia buxifolia*（Poir.）Oliv.的干燥根。

【形态特征】灌木，老枝灰褐色，节间稍扁平，刺多。叶硬革质，有柑橘叶香气，叶面暗绿，叶背线绿色，卵形，倒卵形，椭圆形或近圆形。花多朵簇生，稀单朵腋生。果圆球形，略扁圆形或近椭圆形，透熟时蓝黑色，果萼宿存于果梗上。种皮薄膜质，子叶厚，肉质，绿色，多油点。

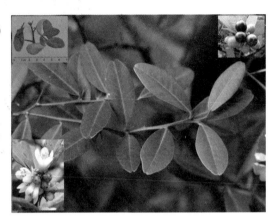

【性味功效】性微温，味辛、苦。祛风解表、化痰止咳、理气止痛。

【应用】用于治疗感冒、头痛、咳嗽、支气管炎、疟疾、胃痛、风湿性关节炎、腰腿痛。

【选方】1.治流感，感冒，咳嗽，疟疾：东风橘干根或叶9～15g。水煎服。（《全国中草药汇编》）

2.治风寒咳嗽、胃溃疡，风湿痹痛：东风橘根15～30g。水煎服。（《广西本草选编》）

3.治气滞骨脘痛、腹痛：东风橘根30g，陈皮6g，香附、豆豉姜各9g。水煎服。（《香港中草药》）

野鸦椿

【别名】酒药花、鸡肾果、鸡眼睛。

【来源】省沽油科野鸦椿属植物野鸦椿*Euscaphis japonica*（Thunb.）Dipp.的根和果实。

【形态特征】落叶小乔木或灌木，树皮灰褐色，具纵条纹，小枝及芽红紫色，枝叶揉碎后发出恶臭气味。叶对生，奇数羽状复叶。圆锥花序顶生，花梗长达21cm，花多，较密集，黄白色，萼片与花瓣均5，椭圆形，萼片宿存，花盘盘状，心皮3，分离。蓇葖果长1～2cm。种子近圆形，假种皮肉质，黑色，有光泽。

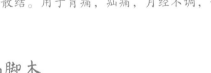

【性味功效】味微苦，性平。祛风解表，清热利湿。

【应用】用于感冒头痛，痢疾，肠炎，风湿腰痛，跌打损伤。

【选方】1.治泄泻、痢疾：野鸦椿根30～60g，水煎服。（《浙江天目山药用植物志》）

2.治风湿腰痛，产后风：野鸦椿鲜根30～60g。水煎调酒服。（《福建中草药》）

附注：野鸦椿子：祛风散寒，行气止痛，消肿散结。用于胃痛，疝痛，月经不调，偏头痛，痢疾，脱肛，子宫下垂，睾丸肿痛。

鸭脚木

【别名】鸭脚板、鸭脚皮、鹅掌柴。

【来源】五加科植物鹅掌柴*Schefflera octophylla*（Lour.）Harms的根皮、茎皮、根和叶。

【形态特征】乔木或灌木，叶有小叶6～9，小叶片纸质至革质，椭圆形、长圆状椭圆形或倒卵状椭圆形，稀椭圆状披针形。圆锥花序顶生，主轴和分枝幼时密生星状短柔毛，有总状排列的伞形花序几个至十几个，伞形花序有花10～15朵。果实球形，黑色，直径约5mm，有不明显的棱。

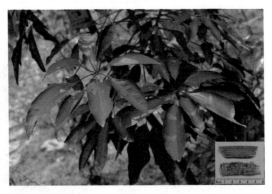

【性味功效】味辛、苦，性凉。清热解表，祛风除湿，舒筋活络。

【应用】根皮、茎皮：感冒发热，咽喉肿痛，烫伤，无名肿毒，风湿痹痛，跌打损伤，骨折。

根：感冒，发热，妇女热病夹经，风湿痹痛，跌打损伤。

叶：风热感冒，咽喉肿痛，斑疹发热，风疹瘙痒，风湿疼痛，湿疹，下肢溃疡，疮疡肿毒，烧伤，跌打肿痛，骨折，刀伤出血。

【选方】1.接骨方：生鸭脚木皮六两，生犁片木叶四两，生官榕木叶四两，雄鸡一只。共捣烂，双酒炒热敷患处，二十四小时去药，再加酒炒热熨患处。(《陆川本草》)

2.治红白痢疾：鸭脚木皮去外皮，洗净，一蒸一晒，用四两，水煎服。(《岭南草药志》)

3.治风湿骨痛：鸭脚木皮六两，浸酒一斤。每日服两次，每次五钱至一两。(《广西中草药》)

尖尾枫

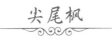

【别名】尖尾峰、起疯晒、赶风晒。

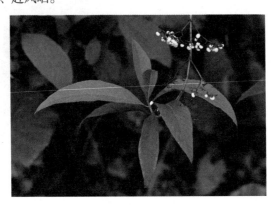

【来源】马鞭草科植物尖尾枫 *Callicarpa longissima*（Hemsl.）Merr.的茎、叶。

【形态特征】灌木或小乔木。小枝紫褐色，四棱形，幼嫩部分稍有多细胞的单毛，节上有毛环。叶披针形或椭圆状披针形，顶端尖锐，基部楔形，表面仅主脉和侧脉有多细胞的单毛，背面无毛，有细小的黄色腺点。花序被多细胞的单毛，花冠淡紫色，无毛；雄蕊长约为花冠的2倍，药室纵裂；子房无毛。果实扁球形，无毛，有细小腺点。

【性味功效】味辛、微苦；性温。祛风散寒，散瘀止血，解毒消肿。

【应用】用于风寒咳嗽，寒积腹痛，风湿痹痛，跌打损伤，内外伤出血，无名肿毒。

【选方】1.治风寒咳嗽：尖尾枫鲜叶八钱（刷去茸毛），冰糖五钱。水煎服。(《福建中草药》)

2.治胃出血：尖尾枫鲜叶捣汁半杯。调蜜服。(《福建中草药》)

3.治跌打损伤：尖尾枫鲜叶捣烂调黄酒外敷。(《福建中草药》)

兰香草

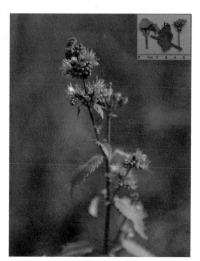

【别名】婆绒花、独脚求、石母草、走马风。

【来源】马鞭草科植物兰香草 *Caryopteris incana*（Thunb. ex Hout.）Miq. 的全草。

【形态特征】干燥带根全草，根较粗壮，圆柱形。直径3～7mm，外皮粗糙，黄棕色，有纵裂及纵皱纹。茎丛生，幼茎略呈钝方形，灰褐色或棕紫色。叶对生，长卵形至卵形，皱缩，灰褐色至黑褐色，纸质，可捻碎。

【性味功效】辛，温，性平。祛风除湿，止咳散瘀。

【应用】用于治疗感冒发热，风湿骨痛，百日咳，慢性气管炎，月经不调，崩漏，白带，产后瘀血作痛，跌打损伤，皮肤瘙痒，湿疹，疮肿。

【选方】1.治感冒发热，风湿骨痛：兰香草三至五钱，水煎服。（《广西中草药》）

2.治崩漏，白带，月经不调：小六月寒根二至三钱，煎汤服。（《陕西中草药》）

3.治气滞胃痛：干全草一两，水煎服。（《福建中草药》）

留兰香

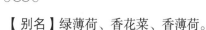

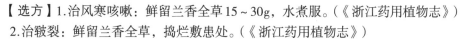

【别名】绿薄荷、香花菜、香薄荷。

【来源】唇形科植物留兰香 *Mentha spicata* Linn. 全草。

【形态特征】多年生草本，高0.3～1.3m，有分枝。根茎横走。茎方形，多分枝，紫色或深绿色。叶对生，椭圆状披针形，顶端渐尖或急尖，基部圆形或楔形，边缘有疏锯齿，两面均无毛，下面有腺点；无叶柄。轮伞花序密集成顶生的穗状花序。小坚果卵形，黑色，有微柔毛。

【性味功效】辛、甘，微温。祛风散寒，止咳，消肿解毒。

【应用】用于感冒咳嗽，胃痛，腹胀，神经性头痛；外用治跌打肿痛，眼结膜炎，小儿疮疖。

【选方】1.治风寒咳嗽：鲜留兰香全草15～30g，水煮服。（《浙江药用植物志》）
2.治皲裂：鲜留兰香全草，捣烂敷患处。（《浙江药用植物志》）

罗勒

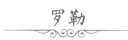

【别名】熏草、燕草、蕙草。

【来源】唇形科植物罗勒 *Ocimum basilicum* L. 的全草。

【形态特征】茎呈方柱形，有纵沟纹，具柔毛；质坚硬，折断面纤维性，黄白色，中央有白色的髓。叶多脱落或破碎，完整者展平后呈卵圆形或卵状披针形。假总状花序微被毛，花冠脱落；苞片倒针形，宿萼钟状，黄棕色，膜质，有网纹，外被柔毛，内面喉部被柔毛。宿萼内含小坚果。

【性味功效】味辛、甘，性温。疏风解表，化湿和中，行气活血，解毒消肿。

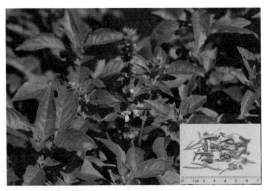

【应用】感冒头痛，发热咳嗽，中暑，食积不化，不思饮食，脘腹胀满疼痛，呕吐泻痢，风湿痹痛，遗精，月经不调，牙痛口臭，胬肉遮睛，皮肤湿疮，瘾疹瘙痒，跌打损伤，蛇虫咬伤。

【选方】1.治感冒风寒，头痛胸闷：罗勒、生姜。煎水，红糖为引。（江西《中草药学》）

2.治胃痛伤暑：香佩兰9g，滑石18g，甘草3g。水煎服。（《山东中草药手册》）

3.治胃肠胀气：香佩兰、元胡、香附各9g，生姜6g。水煎服。（《青岛中草药手册》）

第二节　发散风热药

薄荷

薄荷鉴定

薄荷与留兰香的鉴别

【别名】蕃荷菜、苏薄荷。

【来源】唇形科植物薄荷 *Mentha haplocalyx* Briq. 的干燥地上部分。

【形态特征】茎呈方柱形，有对生分枝；棱角处具茸毛；质脆，断面白色，髓部中空。叶对生，有短柄；叶片皱缩卷曲，完整者展平后呈宽披针形、长椭圆形或卵形；稀被茸毛，有点状腺鳞。轮伞花序腋生，花萼钟状，先端5齿裂，花冠淡紫色。小坚果长卵形。

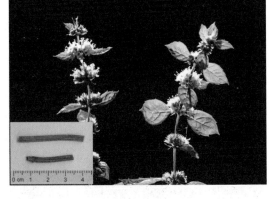

【性味功效】辛、凉。疏散风热，清利头目，利咽，透疹，疏肝行气。

【应用】用于风热感冒，风温初起，头痛，目赤，口疮，喉痹，风疹，麻疹，胸胁胀闷。

【选方】1.治温病初得：薄荷配蝉蜕、生石膏、甘草，水煎服。《衷中参西录》

2.治风热表证：薄荷配金银花、连翘、荆芥等，水煎服。《温病条辨》

3.治咽喉肿痛：薄荷配僵蚕、桔梗、生甘草，水煎服。《咽喉秘集》

4.治皮肤隐疹不透，瘙痒：薄荷配荆芥、防风、蝉蜕，水煎服。《四川中药志》

牛蒡子

【别名】鼠粘子、大力子、恶实、黍粘子、毛然然子。

【来源】菊科植物牛蒡 *Arctium lappa* L. 的干燥成熟果实。

【形态特征】二年生草本。根肉质，圆锥形。茎直立。基生叶丛生，有长柄；茎生叶互生；叶片长卵形或广卵形，基部心形，下面密被灰白色短绒毛。头状花序顶生或排列成伞房状。瘦果呈长倒卵形，带紫黑色斑点，具数条纵棱。顶端较宽；中部具点状花柱残迹；基部略窄，有圆形果柄痕。

【性味功效】辛、苦，寒。疏散风热，宣肺透疹，解毒利咽。

【应用】用于风热感冒，咳嗽痰多，风疹，麻疹，咽喉肿痛，丹毒，痄腮，疮疡肿毒。

【选方】1.治风热表证：牛蒡子配金银花、连翘、薄荷、桔梗等，水煎服。（《温病条辨》）

2.治麻疹透发不畅：牛蒡子配桎柳、竹叶、葛根，水煎服。（《医学广笔记》）

3.治疮痈肿毒：牛蒡子配连翘、天花粉等，水煎服。（《外科正宗》）

4.治大头瘟、痄腮：牛蒡子配黄连、黄芩、升麻、柴胡等，水煎服。（《东垣试效方》）

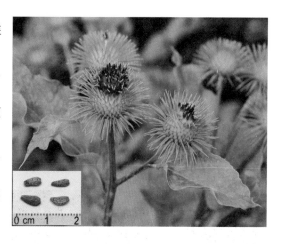

蝉蜕

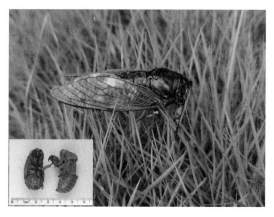

【别名】蝉退、蝉衣、虫蜕、知了皮。

【来源】蝉科昆虫黑蚱 *Cryptotympana pustulata* Fabricius 羽化时脱落的皮壳。

【形态特征】全形似蝉而中空。表面黄棕色，有光泽，半透明。头部有1对丝状触角多已断落，复眼突出。胸部背面呈十字形裂开，裂口向内卷曲，两边具小翅2对；腹面有足3对，被黄棕色细毛。腹部钝圆，有9个环节。体轻，中空，易碎。气微，味淡。

【性味功效】甘，寒。疏散风热，透疹，利咽，明目退翳，解痉。

【应用】用于风热感冒，麻疹不透，风疹瘙痒，咽痛音哑，目赤翳障，惊风抽搐，破伤风。

【选方】1.治温病：蝉蜕配薄荷、生石膏、甘草，水煎服。（《医学衷中参西录》）

2.治头晕：蝉蜕微炒，研散服用。（《圣惠方》）

3.治慢惊：蝉蜕配全蝎、甘草、天南星，研散用姜、枣煎服。（《直指小儿方》）

桑叶

霜桑叶

【别名】铁扇子、蚕叶。

【来源】桑科植物桑 *Morus alba* L.的干燥叶。

【形态特征】落叶灌木或小乔木。单叶互生，呈卵形或宽卵形。先端渐尖，基部截形、圆形或心形，边缘有锯齿或钝锯齿，有的不规则分裂。上表面光滑；下表面脉上被疏毛，叶脉突出，小脉网状。花单性，雌雄异株；雌、雄花序均排列成穗状荑荑花序，瘦果，多数密集成一卵圆形或长圆形的聚合果。

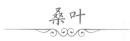

【性味功效】甘、苦，寒。疏散风热，清肺润燥，清肝明目。

【应用】用于风热感冒，肺热燥咳，头晕头痛，目赤肿痛。

【选方】1.治风热感冒：桑叶配苦杏仁、菊花、薄荷、连翘、桔梗等，水煎服。（《温病条辨》）

2.治燥热咳嗽：桑叶配沙参、麦冬、玉竹、天花粉等，水煎服。(《温病条辨》)

3.治目疾：桑叶单煎洗眼。(《濒湖集简方》)

附注：1.桑白皮：泻热平喘、利水消肿。用于肺热咳喘、水肿涨满、尿少、面目浮肿。

2.桑枝：祛风湿，利关节。用于风湿痹痛，肩臂、关节酸痛麻木。

3.桑椹：滋阴养血，补肝肾，生津，润肠。用于头晕耳鸣，须发早白，消渴，失眠，腰酸，肠燥便秘。

菊花

菊花鉴定

【别名】甘菊花、白菊花、药菊、怀菊花。

【来源】菊科植物菊 *Chrysanthemum morifolium* Ramat. 的干燥头状花序。

【形态特征】多年生草本。茎直立，被柔毛。叶互生；有短柄；叶片卵形至披针形，头状花序大小不一，单个或数个集生于茎枝顶端；总苞片多层，中央绿色，条形，边缘膜质，具白色柔毛。外围舌状花白色、黄色、红色或紫色；中央管状花黄色，也有全为舌状花。瘦果不发育。

【性味功效】甘、苦、凉。疏散风热，清肝明目，清热解毒。

【应用】用于风热感冒，头痛眩晕，目赤，咽喉肿痛，疮痈肿毒。

【选方】1.治风热感冒：菊花配杏仁连翘、薄荷、桔梗、甘草等，水煎服。(《温病条辨》)

2.治头痛：菊花配石膏、川芎，研末冲服。(《卫生易简方》)

3.治痈疮肿毒：菊花配甘草，水煎服。(《仙拈集》)

蔓荆子

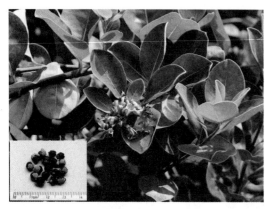

【别名】蔓荆实、白背木耳、万荆子。

【来源】马鞭草科植物单叶蔓荆 *Vitex trifolia* L. var. *simplicifolia* Cham. 的干燥成熟果实。

【形态特征】单叶蔓荆：落叶小灌木，高约2米。全株被灰白色柔毛。主茎匍匐地面，节上长生不定根，幼枝四棱形。单叶对生，叶片倒卵形，先端钝圆，基部楔形，全缘。圆锥花序顶生；花萼钟状，先端5齿裂；花冠淡紫色，先端5裂，二唇形；雄蕊4，伸于花冠管外；子房球形，密生腺点，柱头2裂。核果球形，下部为增大的灰白色宿存萼包被。

【性味功效】辛、苦，微寒。疏散风热，清利头目。

【应用】用于风热感冒，头晕头痛，牙龈肿痛，目赤多泪，目暗不明。

【选方】1.治感冒头痛：蔓荆子配紫苏叶、薄荷、白芷、菊花，水煎服。(《全国中草药汇编》)

2.治肺热咳嗽：蔓荆子配大黄、威灵仙、天麻，研末冲服。(《圣济总录》)

3.治目翳：蔓荆子配石决明、木贼，水煎服。(《福建药物志》)

柴胡

柴胡炮制　　醋炙柴胡

【别名】柴胡、地熏、山菜、茹草、柴草。

【来源】伞形科植物柴胡 *Bupleurum chinense* DC. 的干燥根。

【形态特征】多年生草本。茎直立多丛生，上部多回分枝。叶互生；叶片条状阔披针形，先端渐尖，基部收缩成叶鞘抱茎；全缘；叶脉平行脉；下面具白霜。复伞形花序，顶生或腋生，总伞梗细长，小苞片5，略等长；花瓣鲜黄色，先端2浅裂。双悬果分果有5条明显的纵棱。

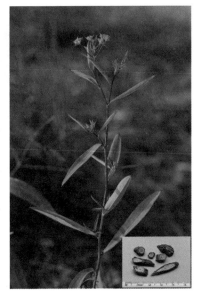

【性味功效】辛、苦，微寒。解表退热，疏肝解郁，升举阳气。

【应用】用于感冒发热，寒热往来，胸胁胀痛，月经不调，子宫脱垂，脱肛。

【选方】1.治寒热往来：柴胡配黄芩、人参、半夏、甘草、生姜、大枣，水煎服。(《伤寒论》)

2.治外感风寒发热、头痛：柴胡配黄芩、荆芥，水煎服。(《圣济总录》)

3.治胁肋疼痛：柴胡配川芎、枳实、芍药、甘草、香附，水煎服。(《景岳全书》)

葛根

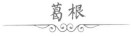

【别名】野葛、葛藤、鸡齐根。

【来源】豆科植物野葛 *Pueraria lobata* (Willd.) Ohwi 的干燥根。

【形态特征】多年生落叶藤本。全株被黄褐色粗毛。茎基部粗壮，上部多分枝。三出羽状复叶；顶端小叶较大，叶片菱状圆形；侧生小叶较小，斜卵形；背面苍白色；小托叶针状。总状花序腋生或顶生，花密集；花萼钟形，5裂齿，披针形；花冠蝶形，紫色。荚果条形，扁平，密生黄色长硬毛。

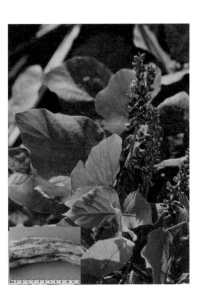

【性味功效】甘、辛，凉。解肌退热，生津止渴，发表透疹，升阳止泻，解酒毒。

【应用】用于外感发热头痛，项背强痛，口渴，消渴，麻疹不透，泄泻，热痢，中风偏瘫，胸痹心痛，酒毒伤中。

【选方】1.治感冒发热、项强、头痛：葛根配麻黄、桂枝、生姜、甘草、芍药、大枣，水煎服。(《伤寒论》)

2.治麻疹不畅：葛根配升麻、白芍、甘草，水煎服。(《局方》)

3.治消渴：单用葛根捣汁服。(《圣惠方》)

淡豆豉

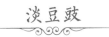

【别名】香豉、大豆豉。

【来源】豆科植物大豆 *Glycine max* (L.) Merr. 的干燥成熟种子(黑豆)的发酵加工品。

【形态特征】一年生草本。茎直立，粗壮密生褐色长硬毛。叶具长柄，密生黄色长硬毛；托叶小，披针形；三出复叶，小叶菱状卵形，两面具白色长毛。总状花序腋生；苞片及小苞片披针形，有毛；花萼钟状，萼齿5；花冠小，白色或紫色，蝶形花冠；雄蕊10，二体；子房被毛。种子黄绿色或黑色，卵形至近球形。

【性味功效】苦、辛，凉。解表，除烦，宣郁热。

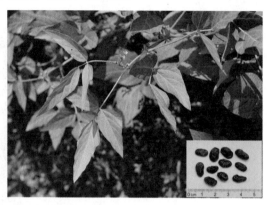

【应用】用于感冒，寒热头痛，烦躁胸闷，虚烦不眠。

【选方】1.治风寒初起：淡豆豉配葱白、葛根、升麻，水煎服。（《肘后方》）

2.治虚烦不眠：淡豆豉配栀子，水煎服。（《伤寒论》）

3.治痰饮头痛寒热，呕吐：淡豆豉配制半夏、茯苓、生姜，水煎服。（《方脉正宗》）

浮萍

【别名】水萍、紫萍、水花、水萍子。

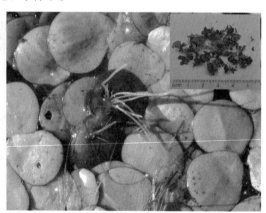

【来源】浮萍科植物紫萍 *Spirodela polyrrhiza*（L.）Schleid.的干燥全草。

【形态特征】多年生细小草本，漂浮水面。根多条束生，细长，纤维状。叶状体卵圆形，扁平，上面绿色，下面紫红色，掌状脉不明显；每个叶状体下着生多数细根。花序生于叶状体边缘的缺刻内；花单性，雌雄同株；佛焰苞袋状，内有2雄花和1雌花，花无被；雄花2雄蕊花药2室；雌花1雌蕊1室2胚珠。果圆形，边缘有翅。

【性味功效】辛，寒。宣散风热，透疹止痒，利水消肿。

【应用】用于风热表证，麻疹不透，风疹瘙痒，水肿尿少。

【选方】1.治风热感冒：浮萍配防风、牛蒡子、薄荷、紫苏叶，水煎服。（《全国中草药汇编》）

2.治风疹瘙痒：浮萍研末制丸。（《直指方》）

3.治急性肾炎：浮萍配黑豆，水煎服。（《全国中草药汇编》）

虎耳草

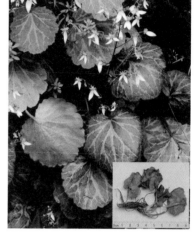

【别名】石荷叶、狮子耳、金丝荷叶。

【来源】虎耳草科植物虎耳草 *Saxifraga stolonifera* Meerb.［*S. sarmentosa* L. f.］的全草。

【形态特征】多年生常绿草本，全株被毛。匍匐茎丝状，红紫色。单叶基生；具长柄；叶片肉质，圆形或肾形，边缘有浅裂和不规则细锯齿，上面绿色，有白色斑纹，下面红赤色。花茎细长，圆锥花序；苞片披针形，萼片卵形，外展；花多数，花瓣5，雄蕊10，花丝棒状；子房球形，花柱纤细。蒴果卵圆形，先端2深裂。

【性味功效】苦、辛、寒。疏风，清热，凉血，解毒。

【应用】用于风热咳嗽，肺痈，吐血，中耳炎，耳廓溃烂，疔疮，湿疹。

【选方】1.治肺痈吐脓：虎耳草配忍冬叶，水煎服。(《江西民间草药》)

2.治肺结核：虎耳草配鱼腥草、一枝黄花、白及、百部、白茅根，水煎服。(《福建药物志》)

3.治耳内肿痛：虎耳草捣汁外用。(《幼幼集成》)

黑面神

【别名】黑面神根、黑面叶根、青凡木根。

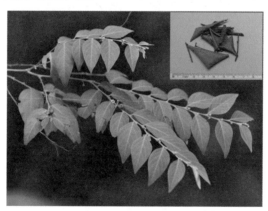

【来源】大戟科植物黑面神 *Breynia fruticose*（L.）Hook. f.的根。

【形态特征】灌木。树皮灰棕色，枝上部常呈压扁状，多叉状弯曲，紫红色，表面有细小皮孔，小枝灰绿色。单叶互生，具短柄；托叶三角状披针形；叶片革质，卵形或阔卵形。花极小，单性，雌雄同株，花萼陀螺状或半球状，顶端6浅裂，果期扩大成盘状；花无冠；雄蕊3，花药2室；子房卵圆形，子房3室。果肉质，近球形。

【性味功效】苦、凉。祛风，解毒，化瘀，止痛。

【应用】用于乳蛾，咽喉疼痛，产后腹痛，崩漏，漆疮，杨梅疮。

【选方】1.治扁桃体炎、咽喉炎：黑面神单药水煎服。(广州部队《常用中草药手册》)

2.治白浊：黑面神煎水冲蜜糖服。(《岭南草药志》)

磨盘草

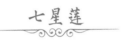

【别名】金花草、唐挡草。

【来源】锦葵科植物磨盘草 *Abutilon indicum*（Linn.）Sweet的干燥地上部分。

【形态特征】亚灌木状草本，茎多分枝，全株被灰色短柔毛或星状柔毛。叶互生，有长柄，托叶钻形。叶片圆卵形，先端短尖或渐尖，边缘具圆齿或锯齿。花单生于叶腋，花梗长。花萼盘状，绿色，有毛，5裂；花瓣5，黄色，雄蕊柱被星状硬毛，花柱5，柱头头状。蒴果圆形，磨盘状，被星状长硬毛。种子肾形。

【性味功效】甘、淡、平。疏风清热，益气通窍，化痰消肿。

【应用】用于风热感冒，咳嗽，腹泻，疰腮，耳鸣，耳聋，肺痨，尿路感染。

【选方】1.治腹泻：磨盘草煮粥。（《本草求原》）

2.治中耳炎：磨盘草配苍耳子、墨鱼干水炖服。（《福建植物志》）

3.治过敏性荨麻疹：磨盘草配猪瘦肉水炖服。（《新疗法与中草药汇编》）

七星莲

【别名】地白草、匍伏堇、野白菜、天芥采草。

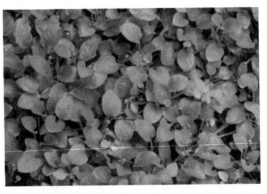

【来源】堇菜科植物蔓茎堇 *Viola diffusa* Ging 的全草。

【形态特征】一年生草本。全株被毛，基生叶莲座状，花期生出匍匐枝。叶柄有明显的翅；托叶线状披针形，边缘具长齿；叶片卵形或长椭圆形，基部楔形或截形，两面散生白柔毛，边缘具钝齿。花较小，淡紫色或浅黄色，具长梗，花梗中部有1对线性小苞片；萼片5，披针形，边缘具白毛；花瓣5，长椭圆状倒卵形。蒴果长圆形，无毛。

【性味功效】辛，苦，寒。清热解毒，消肿，止咳。

【应用】用于疮疡肿毒，眼结膜炎，肺热咳嗽，小儿久咳声嘶，百日咳，黄疸型肝炎，带状疱疹，水火烫伤，跌打损伤，骨折，毒蛇咬伤。

【选方】1.治疮毒红肿：鲜品地白草配芙蓉叶，捣烂敷于患处。（《贵州民间药物》）

2.治结膜炎：鲜品地白草捣烂敷于患侧太阳穴。（《陕甘宁青中草药选》）

3.治百日咳：地白草配麻雀肉，冰糖水炖服。（《浙江药用植物志》）

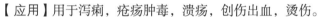

华山矾

【别名】土常山、钉地黄、华灰木。

【来源】山矾科山矾属植物华山矾 *Symplocos chinensis*（Lour.）Druce 的叶。

【形态特征】落叶灌木。树皮灰白色，嫩枝、叶柄、叶背密被柔毛。单叶互生，具短柄；叶片近革质，椭圆形或倒卵形，边缘有细锯齿，齿端具细尖。圆锥花序，顶生及腋生；苞片早落；萼管密被白色柔毛，裂片被红色柔毛；花冠白色，5深裂；雄蕊多数，花丝细长，基部合生成5束；子房2室。核果卵圆形，顶端有宿萼裂片向内伏，熟时蓝黑色，被短毛。

【性味功效】苦，凉，有小毒。清热利湿，解毒，止血生肌。

【应用】用于泻痢，疮疡肿毒，溃疡，创伤出血，烫伤。

【选方】1.治痢疾：华山矾鲜品配盘算子、枫树叶捣汁服用。（《江西草药》）

2.治乳腺炎：华山矾鲜品捣汁外敷。（《浙江药用植物志》）

3.治烫伤：华山矾鲜品捣汁外敷。（《常用中草药彩色图谱》）

黄荆子

【别名】黄荆条，布荆，五指凤，五指柑。

【来源】马鞭草科植物黄荆 *Vitex negundo* L. 的果实。

【形态特征】落叶灌木或小乔木，有香气。小枝方形，灰白色，密被细绒毛。叶对生，掌状复叶，具长柄；小叶5，稀有3，中间小叶片较大，小叶柄较长，两侧小叶依次渐小而无柄；叶片长圆形至披针形，先端渐尖，基部楔形，全缘或具2~5浅锯齿，下面白色密被短绒毛。圆锥花序顶生；萼片钟形，5齿裂；花冠浅紫色被毛，二唇形。核果状形，褐色。

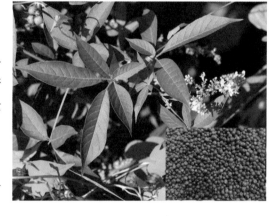

【性味功效】辛、苦，温。祛风解表，止咳平喘，消食理气。

【应用】用于感冒发热，咳喘，胃痛，消化不良，胆囊炎，肠炎，痢疾，疝气。

【选方】1.治感冒，咳嗽：黄荆子配蔓荆子、千里光，研末加冰糖冲服。（《中国民族药志》）

2.治伤寒发热而咳逆：黄荆子炒后水煎服。（《古今医鉴》）

3.治疝气：黄荆子配小茴香、荔枝核，水煎服。（《中草药手册》）

4.治痢疾，肠炎，消化不良：黄荆子配酒药子炒后加白糖吞服。（《全国中草药汇编》）

石荠苎

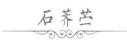

【别名】鬼香油、小鱼仙草、野荆芥、痱子草。

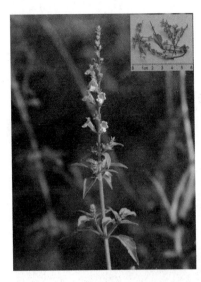

【来源】唇形科植物石荠苧 *Mosla scabra*（Thunb.）C. Y. Wu et H. W. Li 的全草。

【形态特征】一年生草本。茎四棱形，多分枝，分枝纤细，具细条纹，密被短柔毛。叶卵形，边缘浅锯齿。轮伞花序顶生，花萼宿存。小坚果球形，黄褐色，直表面具深雕纹。

【性味功效】辛，凉。祛风解表，解毒止痒，解暑。

【应用】用于感冒头痛，咳嗽，中暑，湿疹，痱子，风疹，痢疾，痔血，毒蛇咬伤。

【选方】1.治暑热发烧：石荠苧配苦蒿、水灯芯，加白糖水煎服。（《四川中药志》）

2.治感冒，中暑：石荠苧水煎服。（《浙江民间常用草药》）

3.治痱子：鲜石荠苧煎汤外洗。（《浙江民间常用草药》）

野甘草

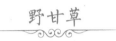

【别名】土甘草、假甘草、冰糖草、四时茶。

【来源】玄参科植物野甘草 *Scoparia dulcis* L. 的全草。

【形态特征】多年生草本或亚灌木。根粗壮。茎有棱，多分枝，无毛。叶对生或轮生；叶柄短；叶片菱状披针形至菱状卵圆形，前半部有齿或全缘。花单生或对生于叶腋；花柄细；无小苞片；萼分生，4齿，具睫毛；花冠小，白色，喉部生有密毛，花瓣4，上方1枚稍大，钝头，缘有细齿；雄蕊4，近等长，花药箭形。蒴果卵圆形至球形。

【性味功效】甘，凉。疏风止咳，清热利湿。

【应用】用于感冒发热，肺热咳嗽，咽喉肿痛，肠炎，痢疾，脚气水肿，小便不利，痱子，湿疹。

【选方】1.治感冒咳嗽：鲜野甘草配薄荷、鱼腥草，水煎服。（《全国中草药汇编》）

2.治细菌性痢疾：野甘草配羊蹄草、陈仓米，水煎服。（《全国中草药汇编》）

3.治湿疹、痱子：鲜野甘草捣汁外涂。（《广西中药志》）

4.治脚气浮肿：野甘草配红糖水煎服。（《附件民间草药》）

九头狮子草

【别名】接骨草、土细辛、川白牛膝、万年青。

【来源】爵床科植物九头狮子草 *Peristrophe japonica*（Thunb.）Bremek. *Dianthera japonica* Thunb 的全草。

【形态特征】多年生草本。根细长，须根黄白色。茎直立，四棱形，节显著膨大。叶对生；具短柄；叶片纸质；椭圆形或卵状长圆形。聚伞花序短，集生于枝梢的叶腋；每萼5裂；花冠淡红紫色，下部细长筒状，上部二唇形；雄蕊2；雌蕊1，子房2室，胚珠多数，柱头2裂。蒴果窄倒卵形，成熟时纵裂，将种子弹出。种子坚硬，褐色，有小瘤状突起。

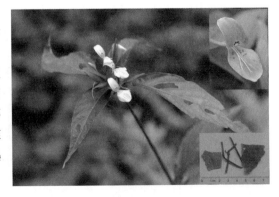

【性味功效】辛、微苦，凉。疏风清热，解毒消肿，凉肝定惊。

【应用】用于感冒发热，肺热咳嗽，肝热目赤，小儿高热惊风，咽喉肿痛，痈肿疔毒，毒蛇咬伤，跌打损伤。

【选方】1.治肺热咳嗽：鲜九头狮子草，加冰糖水煎服。（《福建中草药》）

2.治小儿惊风：鲜九头狮子草倒绒，兑淘米水服。（《贵阳民间草药》）

3.治毒蛇咬伤：鲜九头狮子草捣汁加食盐敷于患处。（《战备草药手册》）

三脉紫菀

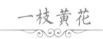

【别名】红管药、野白菊、三脉叶马兰、山白菊。

【来源】菊科植物三褶脉马兰 *Aster ageratoides* Turcz. 的全草及根。

【形态特征】多年生草本。地下茎横生，粗壮。茎直立，被短毛，有棱及纵沟，基部有时带红色。叶互生，有短柄，下部叶花期凋落；中部叶长椭圆形至披针形，主脉3出，有短毛。头状花序排列成伞房状，总苞片倒卵形，舌状花淡红白色或淡紫白色，管状花黄色，皆具长冠毛。瘦果椭圆形，被短毛，一面有肋。

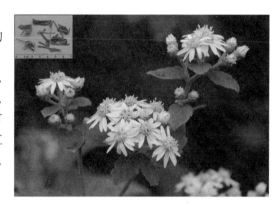

【性味功效】苦、辛，凉。清热解毒，利尿止血。

【应用】用于咽喉肿痛，咳嗽痰喘，痄腮，乳痈，小便淋痛，痈疖肿毒，外伤出血。

【选方】治毒蛇咬伤：鲜红管药配小槐花根捣汁外敷。（《中草药学》）

一枝黄花

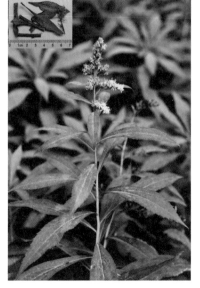

【别名】野黄菊、黄花细辛、黄花一枝香、土泽兰。

【来源】菊科植物一枝黄花 *SoLidago decurrens* Lour. 的根及全草。

【形态特征】多年生草本。根状茎短粗，上密生须根。茎直立，光滑。单叶互生，卵形至披针形，先端稍尖，基部下延成柄，边缘具浅锯齿。头状花序从叶腋处抽出，总状排列；总苞片钟状，3层；舌状花8枚位于边缘，雌性，管状花位于中间，两性。瘦果圆筒形，光滑或顶端有疏毛，冠毛白色。

【性味功效】辛、苦，凉。清热解毒，疏散风热。

【应用】用于喉痹，乳蛾，咽喉肿痛，疮疖肿毒，风热感冒。

【选方】1.预防感冒：一枝黄花配忍冬藤、一点红，水煎服。（《福建药物志》）

2.治肺痈：一枝黄花配猪肺，水炖，服汤食肺。（《江西草药》）

3.治急性扁桃体炎：一枝黄花配土牛膝、威灵仙，水煎服。（《浙江药用植物志》）

水蜈蚣

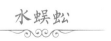

【别名】金牛草、球子草、三荚草、蜈蚣草。

【来源】莎草科植物水蜈蚣*Kyllinga brevifolia* Rottb.的带根茎全草。

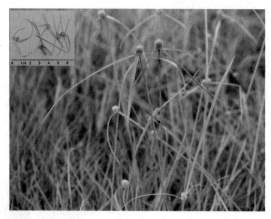

【形态特征】多年生草本。匍匐茎外被膜质、褐色鳞片，每节上生一秆。秆成列散生，扁三角形，平滑。叶窄线形，叶鞘抱茎。苞片3，平展；穗状花序单个顶生，成球形，具密生的小穗；小穗长圆状披针形或披针形，具1朵花；具鳞片膜质，背面的龙骨状突起，具刺；雄蕊3，花药线形；花柱细长，柱头2。小坚果倒卵状长圆形，扁双凸状，表面具密的细点。

【性味功效】辛、甘，平。疏风解表，止咳化痰，清热利湿，祛瘀消肿。

【应用】用于感冒风寒，寒热头痛，咳嗽，筋骨疼痛，疟疾，痢疾，黄疸，疮疡肿毒，虫蛇咬伤。

【选方】1.治感冒发热，咽喉肿痛：水蜈蚣水煎服。(《陕甘宁青中草药选》)

2.治赤白痢疾：鲜水蜈蚣加冰糖水煎服。(《福建民间草药》)

3.治疮疡肿毒：鲜水蜈蚣配芭蕉根，捣烂敷于患处。(《湖南药物志》)

第二章　清热药

第一节　清热泻火药

石膏

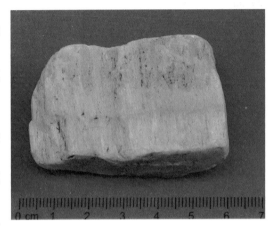

【别名】细石、细理石、软石膏、寒水石、白虎。

【来源】为硫酸盐类矿物石膏族石膏，主含含水硫酸钙（$CaSO_4 \cdot 2H_2O$）。

【形态特征】为纤维状的集合体，呈长块状、板块状或不规则块状。白色、灰白色或淡黄色，有的半透明。体重，质软，纵断面具绢丝样光泽。气微，味淡。

【性味功效】性大寒。生用：清热泻火，除烦止渴；煅用：敛疮生肌，收湿，止血。

【应用】用于外感热病，高热烦渴，肺热喘咳，胃火亢盛，头痛，牙痛。

【选方】1.治表热未解，肺热咳嗽：石膏配麻黄、杏仁、甘草、麻黄，水煎服。（《伤寒论》）

2.治阳明气分热盛：石膏配知母、甘草、粳米，水煎服。（《伤寒论》）

3.治骨蒸劳热久嗽：石膏、粉甘草研成细粉，水调三四服。（《外台秘要》）

知母

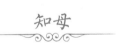

盐知母

【别名】蚳母、连母、野蓼、地参。

【来源】为百合科植物知母 *Anemarrhena asphodeloides* Bge. 的干燥根茎。

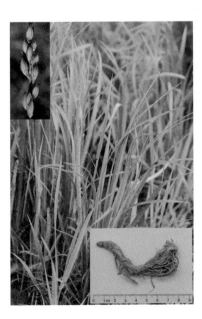

【形态特征】多年生草本植物，根状茎，叶由基部丛生细长披针形，花茎自叶丛中长出，圆柱形直立，总状花序，成簇，生在顶部成穗状；花粉红色，淡紫色至白色；果实长椭圆形，内有多数黑色种子，花果期6～9月。

【性味功效】苦，寒。清热泻火，滋阴润燥。

【应用】用于热病烦渴，肺热燥咳，骨蒸潮热，内热消渴，肠燥便秘。

【选方】1.治肺家受燥、咳嗽气逆：知母、石膏、桔梗、甘草、地骨皮。水煎服。《症因脉治》

2.治伤寒胃中有热、心觉懊恼、六脉洪数或大便下血：知母、黄芩、甘草。水煎热服。《扁鹊心书》

3.治肺劳有热不能服补气之剂者：知母（炒）、贝母（炒）等分为末服。（《医方集解》）

4.治气虚劳伤、面黄肌瘦、气怯神离、动作倦怠、上半日咳嗽烦热下午身凉气爽脉数有热者：知母、黄柏、人参、麦冬、广皮、甘草，水煎服。（《症因脉治》）

芦根

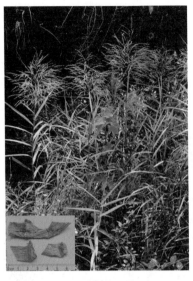

【别名】芦茅根、苇根、芦头、芦柴根。

【来源】禾本科植物芦苇 *Phragmites communis* Trin. 的根茎。

【形态特征】多年生高大草本，具匍匐状地下茎，节间中空，每节上具芽。叶2列式排列，具叶鞘，叶鞘抱茎，无毛或具细毛，叶灰绿色，较宽，线状披针形，粗糙，先端渐尖，叶舌长1~2毫米，成一轮毛状。圆锥花序大型，顶生，直立，小穗暗紫色，颖披针形，第1花通常为雄性，两性花具雄蕊8枚，雌蕊1枚，花柱2，柱头羽状。颖果。

【性味功效】甘，寒。清热泻火，生津止渴，除烦，止呕，利尿。

【应用】用于热病烦渴，肺热燥咳，内热消渴，疮痈肿毒。

【选方】1.胃热消渴：芦根、麦门冬、地骨皮、茯苓、陈皮，煎服。《安徽中草药》

2.百日咳，咯血：芦根、卷柏、木蝴蝶、牛皮冻，水煎服。《湖南药物志》

3.大叶性肺炎，高热烦渴，喘咳：芦根、麻黄、甘草、杏仁、石膏，水煎服。《宁夏中草药手册》

4.治咽喉肿痛：鲜芦根，捣绞汁，调蜜服。《泉州本草》

竹叶

【别名】淡竹叶。

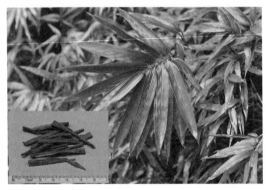

【来源】为禾本科植物淡竹 *Phyllostachys nigra*（Lodd. exLindl.）Munro var.henonis（Mitf.）Stapf et Rendle. 的叶。

【形态特征】植株木质化，呈乔木状。竿高6~18m，直径5~7cm，成长后仍为绿色，或老时为灰绿色，竿环及箨环均甚隆起。箨鞘背面无毛或上部具微毛，黄绿至淡黄色而具有灰黑色之斑点和条纹；叶片深绿色，无毛，窄披针形，宽1~2cm，次脉6~8对，质薄。

【性味功效】味甘、淡，性寒。清热除烦，生津，利尿。

【应用】用于热病烦渴，小儿惊痫，咳逆吐衄，小便短赤，口糜舌疮。

【选方】1.治霍乱利后，烦热躁渴，卧不安：浓煮竹叶汁，饮五六合。（《圣济总录》）

2.治暑热气虚心烦：鲜竹叶、太子参、扁豆花、鲜荷叶半张，煎服。（《安徽中草药》）

3.治产后血气暴虚，汗出：淡竹叶煎汤三合。微温服之，须臾再服。（《产宝》）

4.治头疮乍发差，赤燉疼痛：竹叶一斤。烧灰，捣罗为末，以鸡子白和匀，日三四上涂之。（《圣惠方》）

淡竹叶

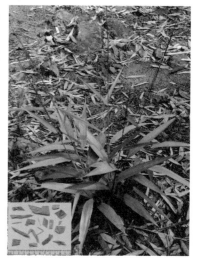

【别名】竹叶、金鸡米、竹叶卷心。

【来源】为禾本科植物淡竹叶 *Lophatherum gracile* Brongn. 的干燥茎叶。

【形态特征】多年生草本，高40～100cm。有短缩而稍木质化的根茎，须根中部常膨大为纺锤形的块根。茎丛生，细长直立，中空，表面有微细的纵纹，基部木质化。花期7～9月。果期10月。多生于山坡林下及阴湿处。

【性味功效】味甘、淡，性寒。清热泻火，除烦，利尿。

【应用】用于热病烦渴，口疮尿赤，热淋涩痛。

【选方】1.治热病余热未净，心烦口渴：淡竹叶、太子参、麦门冬、北沙参、生石膏、（先煎）、生甘草，煎服。（《安徽中草药》）

2.治口舌糜烂：鲜淡竹叶、木通、生地黄，水煎服。（《福建中草药》）

3.治口腔炎，牙周炎，扁桃体炎：淡竹叶、犁头草、夏枯草、薄荷，水煎服。（《浙江民间常用中草药手册》）

4.治咽喉肿痛：淡竹叶、山栀子根，煎服。（《广东省惠阳地区中草药》）

栀子

炒焦栀子

栀子与水栀子的鉴别

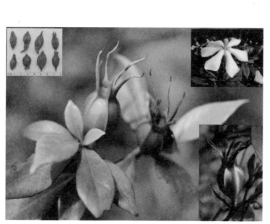

【别名】黄栀子、黄果树、山栀子、红枝子。

【来源】为茜草科植物栀子 *Gardenia jasminoides* Ellis的干燥成熟果实。

【形态特征】灌木，叶对生，或为3枚轮生，革质，叶形多样，托叶膜质。花芳香，通常单朵生于枝顶，萼管倒圆锥形或卵形，有纵棱，萼檐管形，膨大，宿存；花冠白色或乳黄色，高脚碟状，果卵形、近球形、椭圆形或长圆形，黄色或橙红色，有翅状纵棱5～9条，顶部的宿存萼片长达4cm。

【性味功效】苦，寒。泻火除烦，清热利湿，凉血解毒；外用消肿止痛。

【应用】用于热病心烦，湿热黄疸，淋证涩痛，血热吐衄，目赤肿痛，火毒疮疡，外治扭挫伤痛。

【选方】1.治血淋涩痛：生栀子末、滑石等分、葱汤下。（《经验良方》）

2.治小便不通：栀子仁二七枚，盐花少许，独头大蒜一枚。上捣烂，摊纸花上贴脐，或涂阴囊上，良久即通。（《普济方》）

3.治热水肿：栀子、木香、白术，细切，水煎服。（《丹溪心法》）

4.治胃脘火痛：栀子七枚或九枚。炒焦，水一盏，煎七分，入生姜汁饮之。（《丹溪纂要》）

夏枯草

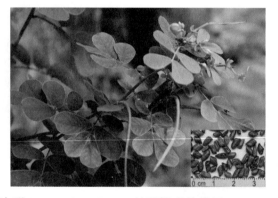

【别名】麦穗夏枯草、铁线夏枯草。

【来源】为唇形科植物夏枯草 *Prunella vulgris* L. 的干燥果穗。

【形态特征】为多年生草本植物，匍匐根茎，节上生须根。茎高达30cm，基部多分枝，浅紫色。花萼钟形，花丝略扁平，花柱纤细，先端裂片钻形，外弯。花盘近平顶。小坚果黄褐色，花期4~6月，果期7~10月。

【性味功效】辛、苦，寒。清热泻火，明目，散结消肿。

【应用】主治目赤肿痛、目珠夜痛、头疼眩晕、瘰疬、瘿瘤、乳痈、乳癖、乳房胀痛等。

【选方】1.目赤肿痛、头痛眩晕、目珠夜痛：可配香附、甘草用，如夏枯草散。（《张氏医通》）

2.治疗瘰疬：常配贝母、香附等药，如夏枯草汤。（《外科正宗》）

3.用治瘿瘤：则常配昆布、玄参等用，如夏枯草膏。（《医宗金鉴》）

4.乳痈肿痛：常与蒲公英同用。（《本草汇言》）

决明子

炒黄决明子

【别名】马蹄决明、钝叶决明、假绿豆、草决明。

【来源】本品为豆科植物决明 *Cassia obtusifolia* L. 的干燥成熟种子。

【形态特征】半灌木状草本。叶互生，羽状复叶；小叶3对，最下一对小叶间有一条形腺体。花成对腋生，最上部的聚生；总花梗极短；萼片5，倒卵形；花冠黄色，花瓣5，倒卵形，基部有爪。荚果细长，近四棱形；种子多数，棱柱形，淡褐色，光亮，两侧各有1条线形斜凹纹。

【性味功效】味甘、苦，性寒，微咸。清肝明目，润肠通便。

【应用】用于目赤涩痛，羞明多泪，头痛眩晕，目暗不明，大便秘结。

【选方】1.补肝明目：决明子一升，蔓荆子二升，以酒五升煮，曝干为末。每饮服二钱，温水下，日二服。（《圣惠方》）

2.目赤肿痛：决明子炒研，茶调敷两太阳穴，干则易之，一夜即愈。（《医方摘玄》）

3.癣疮延蔓：决明子一两为末，入水银、轻粉少许，研不见星，擦破上药，立瘥。（《奇效良方》）

谷精草

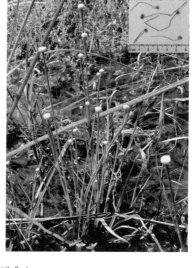

【别名】挖耳朵草、珍珠草。

【来源】谷精草科植物谷精草 *Eriocaulon buergerianum* Koern. 的带花茎的头状花序。

【形态特征】一年生草本，须根细软稠密，叶基生，长披针状条形。头状花序呈半球形，底部有苞片层层紧密排列，苞片淡黄绿色，上部边缘密生白色短毛，花序顶部灰白色。花茎纤细，长短不一，淡黄绿色，有光泽，稍扭曲，有棱线数条。蒴果3裂。

【性味功效】味辛、甘，性平。疏散风热，明目退翳。

【应用】用于风热目赤，肿痛羞明，眼生翳膜，风热头痛。

【选方】1.目赤肿痛：谷精草、荠菜、紫金牛，水煎服。（《湖南药物志》）

2.目中翳膜：谷精草、防风等分。为末，米饮服之。（《纲目》引《明目方》）

3.感冒发热头痛，咽炎：谷精草9～12g。水煎服。（《陕甘宁青中草药选》）

4.小儿中暑吐泻：谷精草全草、鱼首石，水煎内服，每日服2次，连服数次可愈。（《泉州本草》）

青葙子

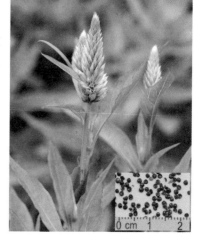

【别名】青葙、野鸡冠花、狼尾花、鸡冠苋、大尾鸡冠花。

【来源】苋科植物青葙 *Celosia argentea* L. 的成熟种子。

【形态特征】一年生草本，全株无毛；茎直立，有分枝。叶矩圆状披针形至披针形。穗状花序长3～10cm；苞片、小苞片和花被片干膜质，光亮，淡红色。胞果卵形，盖裂；种子肾状圆形，黑色，光亮。

【性味功效】苦，微寒。清肝，明目，退翳。

【应用】用于肝热目赤，眼生翳膜，视物昏花，肝火眩晕。

【选方】1.治肝火上炎所致目赤肿痛、眼生翳膜、视物昏花等：可配决明子、茺蔚子、羚羊角等用，如青葙丸。（《证治准绳》）

2.可治肝虚血热之视物昏花：可配生地黄、玄参、车前子，如青葙丸。（《医宗金鉴》）

3.可治肝肾亏损，目昏干涩：可配菟丝子、肉苁蓉、山药等药用，如绿风还睛丸。（《医宗金鉴》）

4.治头昏痛伴有眼喙、眉棱骨痛：青葙子、平顶莲蓬，水煎服。（江西《草药手册》）

节节草

【别名】土木贼、锁眉草、笔筒草。

【来源】为木贼科植物节节草 *Equisctum ramosissium* Desf. 的全草。

【形态特征】多年生草本。茎直立，单生或丛生，高达70cm，灰绿色，肋棱6～20条，粗糙，有小疣状突起1列；沟中气孔线1～4列；中部以下多分枝，分枝常具2～5小枝。叶轮生，退化连接成筒状鞘，似漏斗状，亦具棱；鞘口随棱纹分裂成长尖三角形的裂齿，齿短，外面中心部分及基部黑褐色，先端及缘渐成膜质，常脱落。

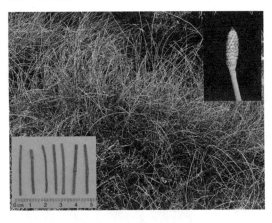

【性味功效】甘、微苦，平。清热、利尿、明目退翳、祛痰止咳。

【应用】用于目赤肿痛，角膜云翳，肝炎，咳嗽，支气管炎，泌尿系感染。

【选方】1.治火眼：笔筒草、金钱草、四叶草、珍珠草、谷精草各五钱。煎水内服。（《重庆草药》）

2.治眼雾：笔筒草，煎水洗并内服。（《重庆草药》）

3.治急淋：节节草一两，冰糖半两。加水煎服。（《福建民间草药》）

4.治肠风下血，赤白带下，跌打损伤：节节草二钱。水煎服。（《湖南药物志》）

井栏边草

【别名】凤尾草、井口边草、山鸡尾、井茜。

【来源】为凤尾蕨科植物凤尾草 *Pteris multifida* Poir. 的全草或根。

【形态特征】多年生草本。根状茎粗状，直立，密被钻形黑褐色鳞片。叶二型，丛生，无毛；叶柄长5~25cm，灰棕色或禾秆色，生孢子囊的能育叶片卵形，一回羽状，上面绿色，下面淡绿色，下部羽片常2~3叉，除基部一对有叶柄外，其余各对基部下延，在叶轴两侧形成狭翼，羽片线形，3~7对，对生或近对生，全缘，沿羽片下面边缘着生孢子囊群。

【性味功效】味淡，性凉，能清热利湿、解毒、凉血、收敛、止血、止痢。

【应用】用于急性黄疸型肝炎，急性胆囊炎，肠炎，痢疾，跌打肿痛。

【选方】1.治热性赤痢：凤尾草五份，铁线蕨一份，海金砂藤一份。炒黑，水煎服。（《广西药植图志》）

2.治痢疾：鲜凤尾草二至三两。水煎或擂汁服，每日三剂。（《江西草药》）

3.治急性肝炎：鲜凤尾草三两。捣汁服，每日三剂，五天为一疗程。（《江西草药》）

4.治泌尿系炎症，血尿：鲜凤尾草二至四两，水煎服。（广州空军《常用中草药手册》）

楮实子

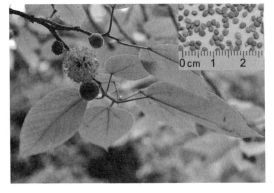

【别名】楮实子、楮实、楮桃。

【来源】桑科植物构树 *Broussoneria papyrifera*（L.）Vent. 的干燥成熟果实。

【形态特征】落叶乔木，树皮灰色，平滑。茎叶含乳汁；嫩枝被柔毛。叶互生，叶柄密生绒毛；托叶膜质，早落。叶酷似桑，叶粗糙略成盾形，楮枝无密毛，叶比构叶小，花为单性，雌雄异株，结实成球状。聚花果肉质，球形，橘黄色或红色。小核果内含种子1枚。橙红色，成熟时有肉质子房柄深出。

【性味功效】甘、寒。滋肾，清肝，明目，利尿。

【应用】用于肝肾虚弱，腰膝酸软，虚劳骨蒸，目翳昏花，水肿胀满。外用去腐生肌。

【选方】1.治目昏：楮实子、荆芥穗、地骨皮各等分。上为细末，炼蜜为丸，梧桐子大。每服二十丸，米汤下。(《儒门事亲》)

2.治石疽，状如痤疖而皮厚，亦治金疮：楮实子敷之。(《千金要方》)

3.治水肿：楮实子、大腹皮，水煎服。(《青岛中草药手册》)

4.治喉痹喉风：楮实子(阴干)，每用一个为末，井华水服之，重者两个。(《濒湖集简方》)

剪春罗

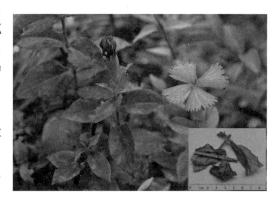

【别名】剪金花、雄黄花、山田茶。

【来源】为石竹科植物剪夏罗 *Lychnis coronata* Thunb. 的全草。

【形态特征】多年生草本。根簇生，细圆柱形，黄白色，稍肉质。茎单生，稀疏丛生，直立。叶片椭圆状倒披针形或卵状倒披针形。二歧聚伞花序通常具数花；花直径 4~5cm，花梗极短，被稀疏短柔毛。蒴果长椭圆形，长约 20mm；种子未见。

【性味功效】苦，寒。清热利湿，凉血散瘀。

【应用】用于治感冒、风湿关节炎或腹泻。外用治带状疱疹。

【选方】1.治疗火带疮：用叶子或用花，细末，蜜调敷。(《证治要诀》)

2.身热无汗，口渴：剪夏罗全草一两许、加寒扭、仙鹤草、饭消扭，水煎，冲入适量白酒，早晚饭前各服一次。(《浙江天目山药植志》)

葶菜

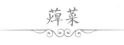
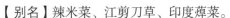

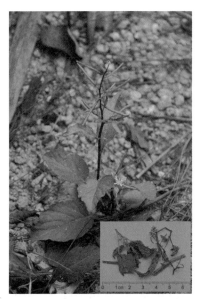

【别名】辣米菜、江剪刀草、印度葶菜。

【来源】为十字花科植物葶菜 *Rorippa indica* (L.) Hiern. 的全草。

【形态特征】草本，植株较粗壮，茎表面具纵沟。叶互生，基生叶及茎下部叶具长柄，叶形多变化，顶端裂片大，卵状披针形，边缘具不整齐牙齿，总状花序顶生或侧生，花小，数多，细花梗；萼片卵状长圆形，花瓣黄色，匙形，长角果线状圆柱形，短而粗，果梗纤细，种子多数，细小，卵圆形而扁。

【性味功效】性凉、味微苦、无毒。清热解毒、治黄疸病、疔疮红肿疼痛、止咳化痰、活血通络。

【应用】用于解表健胃、止咳化痰、平喘、清热解毒、散热消肿等效；外用治痈肿疮毒及烫火伤。

【选方】1.治风寒感冒：葶菜一至二两，葱白三至五钱。水煎服。(《福建中草药》)

2.治热咳：野油菜一两五钱，煎水服。(《贵阳民间药草》)

3.治头目眩晕：野油菜(嫩的)切碎调鸡蛋，用油炒食。(《贵阳民间药草》)

4.治胃脘痛：干蔊菜一两，水煎服。(《福建中草药》)

叶下珠

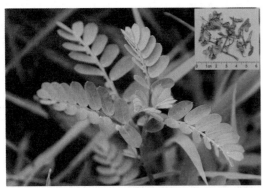

【别名】珠仔草、假油甘、龙珠草、企枝叶下珠。

【来源】为大戟科植物叶下珠 *Phyllanthus urinaria* L.的带根全草。

【形态特征】一年生草本植物，高数寸至尺许。茎带紫红色，有纵棱。叶互生，作复瓦状排列，形成二行，很似羽状复叶，叶片矩圆形，长二、三分，全绿，先端尖或钝，基部圆形，几无叶柄。夏秋沿茎叶下面开白色小花，无花柄。花后结扁圆形小果，形如小珠，排列于假复叶下面。

【性味功效】微苦、甘、凉。清热利尿，明目，消积。

【应用】用于肾炎水肿，泌尿系感染、结石，肠炎，痢疾，小儿疳积，眼角膜炎，黄疸型肝炎，外用治青竹蛇咬伤。

【选方】1.治红白痢疾：叶下珠鲜草一至二两。水煎，赤痢加白糖，白痢加红糖调服。(《福建中草药》)

2.治传染性肝炎：鲜叶下珠一至二两。水煎服，一日一剂，连服一周。(徐州《单方验方新医疗法选编》)

3.治小儿疳积，夜盲：叶下珠五至七钱，鸡、猪肝酌量。水炖服。(《福建中草药》)

铁冬青

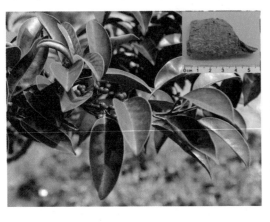

【别名】救必应、山熊胆。

【来源】为冬青科植物铁冬青 *Llex rotunda* Thunb.的树皮。

【形态特征】灌木或乔木。树皮灰色至灰黑色；叶薄革质，椭圆形、全缘，叶面有光泽；花小，黄白色，芳香；雌雄异株，通常4~7朵排成聚伞花序，腋生或生于当年小枝上，果球形，6~8mm大小，熟时红色。

【性味功效】苦，寒。泻火解毒，清热利湿，行气止痛，凉血止血。

【应用】用于感冒，扁桃体炎，咽喉肿痛，急性胃肠炎，风湿骨痛；外用治跌打。

【选方】1.治外感风热并头痛：铁冬青50g，水煎，日服三次。(《广西中草药》)

2.治烧伤，疮疡：干铁冬青9~15g。水煎服，或研末调油涂患处。(《广西中草药》)

地耳草

【别名】田基黄、田基王、小田基王、黄花草、对叶草。

【来源】为金丝桃科植物地耳草 *Hypericum japonicum* Thunb.的全草。

【形态特征】一年生草本。根多须状。茎直立，或倾斜。细瘦，有4棱，节明显，基部近节处生细根，单叶，短小，对生，叶片卵形，全缘。聚伞花序顶生，花小，黄色；萼片5；花瓣5；雄蕊10个以上；子房一室，花柱3枚。蒴果长圆形。

【性味功效】甘、微苦，凉。清热利湿，消肿解毒，散瘀止痛。

【应用】湿热黄疸，泄泻，痢疾，肠痈，肺痈，痈疖肿毒，乳蛾，口疮，目赤肿痛，毒蛇咬伤，跌打损伤。

【选方】1.治急性单纯性阑尾炎：地耳草、半边莲各15g，泽兰、青木香各9g，蒲公英30g。水煎服。（《全国中草药汇编》第2版.上册）

2.治急性结膜炎：地耳草30~60g，煎水熏洗患眼，每日3次。（《全国中草药汇编》第2版.上册）

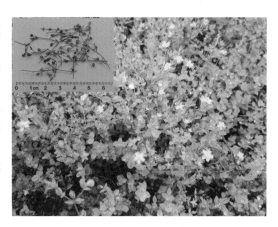

密蒙花

【别名】虫见死、黄饭花、老蒙花、水锦花。

【来源】为马钱科植物密蒙花 *Buddleja officinalis* Maxim. 的干燥花蕾和花序。

【形态特征】落叶灌木。小枝略有四棱，密被棕黄色绒毛。叶对生，长椭圆形至披针形，全缘或有小齿，上、下叶表面密被灰白色至棕黄白星状毛。聚伞圆锥状花序顶生，花序及花密被灰白色叉状分枝绒毛；花小淡紫色至白色。蒴果卵形，种子多数，细小，具翅。

【性味功效】甘，微寒。清热泻火，养肝明目，退翳。

【应用】用于目赤肿痛，多泪羞明，目生翳膜，肝虚目暗，视物昏花。

【选方】1.治眼障翳：密蒙花、黄柏根（洗锉）各一两。上二味，捣罗为末，炼蜜和丸，如梧桐子大。每服十丸至十五丸，食后。临卧熟水下或煎汤下。（《圣济总录》密蒙花丸）

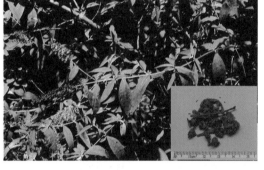

2.治眼羞明，肝胆虚损，瞳人不清：密蒙花、羌活、菊花、蔓荆子、青葙子、木贼、石决明、蒺藜、枸杞子。上各等分，为末，每服三钱，食后清茶送下。（《银海精微》密蒙花散）

东风草

【别名】九里光、毛千里光、大头艾纳香。

【来源】为菊科植物东风草 *Blumea megacephala*（Randeria）Chang et Tseng. 的全草。

【形态特征】攀援状亚灌木，茎圆柱形，多分枝，有沟纹。中、下部卵形或卵状长椭圆形，边缘有疏细齿或点状齿。头状花序疏散，通常1-7个在腋生小枝顶端排成总状或近伞房状花序，再排成大型具叶的圆锥花序。总苞钟形，纸质，两性管状花，黄色。瘦果圆柱形，被疏毛。

【性味功效】苦、微辛，凉。清热明目，祛风止痒，解毒消肿。

【应用】用于目赤肿痛，翳膜遮睛，风疹，疥疮，皮肤瘙痒，痈肿疮疖，跌打红肿。

【选方】1.治风湿骨痛，跌打损伤：东风草鲜全草捣烂外敷。（《全国中草药汇编》）

2.治跌打损伤：东风菜捣敷。（《湖南药物志》）

3.治蛇伤：东风菜全草，捣烂敷。（江西《草药手册》）

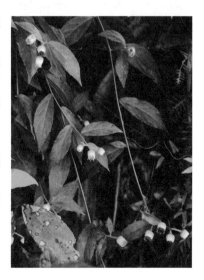

鸭跖草

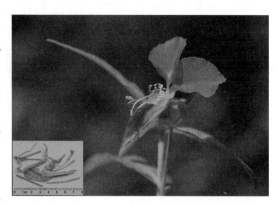

【别名】竹节菜、雅鹊草、耳环草、蓝花草、蓝花水竹草。

【来源】为鸭跖草科植物鸭跖草 *Commelina communis* L.的全草。

【形态特征】一年生草本。茎匍匐生根,多分枝。叶披针形至卵状披针形。总苞片佛焰苞状,与叶对生,折叠状,展开后为心形,聚伞花序。蒴果椭圆形。种子棕黄色,一端平截、腹平面,有不规则窝孔。

【性味功效】甘、淡,寒。清热泻火,解毒,消水利肿。

【应用】用于感冒发热,热病烦渴,咽喉肿痛,水肿尿少,热淋涩痛,痈肿疔毒。

【选方】1.治流行性感冒:鸭跖草30g,紫苏、马兰根、竹叶、麦冬各9g,豆豉15g,水煎服,每日1剂。(《中药大词典》)

2.治上呼吸道感染:鸭跖草、蒲公英、桑叶(或水蜈蚣)各30g。水煎服。(《中药大词典》)

水竹叶

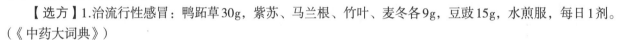

【别名】鸡舌草、鸡舌癀。

【来源】为鸭跖草科植物水竹叶 *Murdannia triquetra*(Wall. ex.C.B.Clarke)Bruckn.的全草。

【形态特征】匍匐草本。具长而横走根茎,具叶鞘,节上具细长须根。茎肉质,下部匍匐,节上生根,上部上升,通常多分枝,密生一列白硬毛,与下一叶鞘的一列毛相连续。叶无柄,花序仅有单朵花,顶生并兼腋生。蒴果卵圆形状三棱形。

【性味功效】甘,平。清热,利尿,消毒,消肿,解毒。

【应用】用于发热,咽喉肿痛,肺热咳喘,咳血,热淋,热痢,痈疖疔肿,蛇虫咬伤。

【选方】1.治肺炎高热咳嗽:鲜水竹叶五至八钱。酌加水煎,调蜜服,一日二次。(《中国植物志》)

2.治小便不利:鲜水竹叶一至二两,酌加水煎,调冰糖内服,一日两次。(《中国植物志》)

第二节　清热燥湿药

黄芩

黄芩切制

【别名】黄金茶、山茶根、烂心草。

【来源】唇形科植物黄芩 *Scutellaria baicalensis* Georgi 的干燥根。

【形态特征】多年生草本。<u>茎丛生</u>，具细条纹，近无毛或被曲至开展的微柔毛。叶对生，披针形至条状披针形，全缘，下面密被下陷的腺点。总状花序顶生，花偏生于花序一侧；花萼二唇形，盾片高约1.5mm，果时增大；花冠紫色、紫红色至蓝紫色，花冠筒近基部明显膝曲；雄蕊4，二强。小坚果卵球形，黑褐色，具瘤。

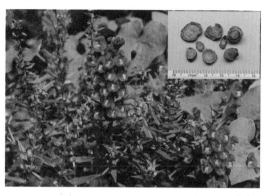

【性味功效】苦，寒。清热燥湿，泻火解毒，止血，安胎。

【应用】用于湿温、暑湿，胸闷呕恶，湿热痞满，泻痢，黄疸，肺热咳嗽，高热烦渴，血热吐衄，痈肿疮毒，胎动不安。

【选方】1.治小儿心热惊啼：黄芩（去黑心）、人参各一分。捣罗为散。每服一字匕，竹叶汤调下，不拘时候服。（《圣济总录》黄芩散）

2.泻肺火，降膈上热痰：片子黄芩，炒，为末，糊丸，或蒸饼丸梧子大。服五十丸。（《丹溪心法》清金丸）

3.治淋，亦主下血：黄芩四两，细切，以水五升，煮取二升，分三服。（《千金翼方》）

黄连

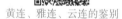
黄连、雅连、云连的鉴别

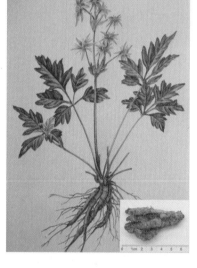

【别名】味连、川连、鸡爪连。

【来源】为毛茛科植物黄连 *Coptis chinensis* Franch. 的干燥根茎。

【形态特征】多年生草本。叶基生，坚纸质，卵状三角形，三全裂，中央裂片稍呈菱形，两侧裂片斜卵形。花序顶生；萼片5，黄绿色；花瓣倒披针形，长约为萼片的1/2，中央有蜜槽；雄蕊多数。蓇葖果具细柄。花期2～4月，果期3～6月。野生或栽培于海拔1000～1900m的山谷凉湿荫蔽的密林中。

【性味功效】苦，寒。清热燥湿，泻火解毒。

【应用】用于湿热痞满，呕吐吞酸，泻痢等，外治湿疹，湿疮，耳道流脓。

【选方】治胆囊炎：黄连三两，炙甘草三两，干姜三两，桂枝三两（去皮），人参二两，大枣十二枚（擘），半夏半升。（《伤寒论》）

黄柏

【别名】川柏、檗木。

【来源】芸香科植物黄皮树 *Phellodendron chinense* Schneid. 的干燥树皮。

【形态特征】乔木。树皮暗灰棕色，内皮鲜黄色。叶柄及叶轴均被锈色短毛；羽状复叶对生，小叶7～15，卵形或卵状披针形，上面暗绿色，下面密被长柔毛，中脉基部被柔毛。花紫色，单性异株，集成顶生聚伞状圆花序；萼片5；花瓣5；雄花有雄蕊5；子房有短柄。浆果状核果球形，紫黑色。

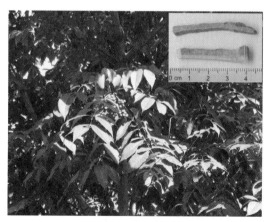

【性味功效】苦，寒。清热燥湿，泻火除蒸，解毒疗疮。

【应用】用于湿热泻痢，黄疸尿赤，带下阴痒，热淋涩痛，脚气痿躄，骨蒸劳热，盗汗，遗精，疮疡肿毒，湿疹湿疮。盐黄柏滋阴降火。用于阴虚火旺，盗汗骨蒸。

【选方】1.治伤寒身黄，发热：肥栀子十五个（擘），甘草一两（炙），黄柏二两。上三味，以水四升，煮取一升半，去滓，分温再服。（《伤寒论》栀子柏皮汤）

2.治小儿热泻：黄檗，焙为末，用米汤和丸粟米大，每服一、二十丸，米汤下。（《十全博救方》）

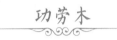

功劳木

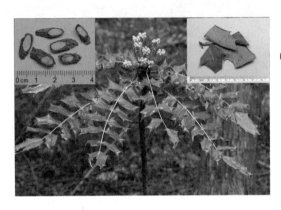

【别名】十大功劳、土黄柏、土黄连、土黄芩。

【来源】为小檗科植物阔叶十大功劳 *Mahonia bealei* (Fort.) Carr.的干燥茎。

【形态特征】常绿灌木。茎表面土黄色或褐包，粗糙，断面黄色。奇数羽状复叶互生，厚革质，小叶阔卵形，大小不等。总状花序生于茎顶，直立，花黄褐色。浆果卵圆形，成熟时蓝黑色，被白粉。

【性味功效】苦，寒。清热燥湿，泻火解毒。

【应用】用于湿热泻痢，黄疸尿赤，目赤肿痛，胃火牙痛，疮疖痈肿。

【选方】1.治肠炎、痢疾：功劳木配桃金娘根、石榴叶，水煎服。（《浙江药用植物志》）

2.治痔疮：功劳木配猪脚爪，煮熟去渣，食猪爪。（《湖南药物志》）

3.治目赤肿痛：功劳木配野菊花，水煎服。（《江西草药手册》）

4.治火牙：功劳木煎水，频频含嗽。（《湖南药物志》）

龙胆

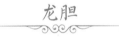

【别名】胆草、水龙胆、山龙胆草、四叶草。

【来源】本品为龙胆科植物条叶龙胆 Gentiana manshurica Kitag.的干燥根和根茎。

【形态特征】多年生草本。茎略具四棱，粗糙，绿色或稍带紫色。叶对生；下部叶鳞片状；中、上部叶卵状披针形或狭披针形，边缘及下面主脉粗糙，基部抱茎。花簇生于茎顶和上部叶腋；花萼钟形，膜质；花冠蓝紫色，钟形，5裂。蒴果卵圆形，有柄。

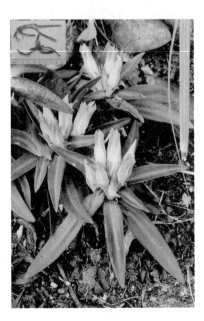

【性味功效】苦，寒。清热燥湿，泻肝胆火。

【应用】用于湿热黄疸，阴肿阴痒，带下，湿疹瘙痒，肝火目赤，耳鸣耳聋，胁痛口苦，强中，惊风抽搐。

【选方】1.治伤寒发狂：草龙胆为末，入鸡子清、白蜜化凉水服二钱。（《伤寒蕴要》）

2.治雀盲夜不见物：龙胆草一两，黄连一两。二味为细末，食后用热羊肝蘸药末服。（《履巉岩本草》）

3.治暑行目涩：生龙胆（捣汁）一合，黄连（浸汁）一匙，和点之。（《世医得效方》）

苦参

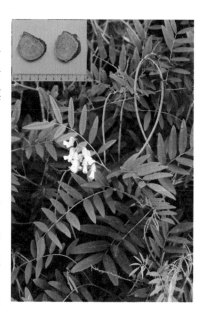

【别名】野槐根、山槐根、干人参、苦骨。

【来源】豆科植物苦参*Sophora flavescens* Ait.的干燥根。

【形态特征】落叶亚灌木。单数羽状复叶，小叶披针形至线状披针形，顶端渐尖，基部圆形，背面有平贴柔毛。总状花序顶生；花冠淡黄色，旗瓣匙形，翼瓣无耳；雄蕊10，花丝仅基部愈合；子房柄被细毛。荚果线形。种子3~7粒，黑色，近球形。

【性味功效】苦，寒。清热燥湿，杀虫，利尿。

【应用】用于热痢，便血，黄疸尿闭，赤白带下，阴肿阴痒，湿疹，湿疮，皮肤瘙痒，疥癣麻风；外治滴虫性阴道炎。

【选方】1.治血痢不止：苦参炒焦为末，水丸梧子大。每服十五丸，米饮下。（《仁存堂经验方》）

2.治谷疸，食毕头旋，心怫郁不安而发黄，由失饥大食，胃气冲熏所致：苦参三两，龙胆一合（末）。牛胆丸如梧子。以生姜汁服五丸，日三服。（《补缺肘后方》）

3.治赤白带下：苦参二两，牡蛎一两五钱。为末，以雄猪肚一个，水三碗煮烂，捣泥和丸，梧子大。每服百丸，温酒下。（《积德堂经验方》）

椿皮

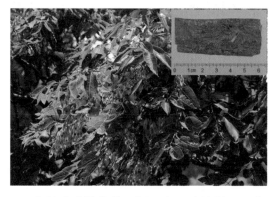

【别名】野槐根、山槐根、干人参、苦骨。

【来源】苦木科植物臭椿*Ailanthus altissima*（Mill.）Swingle的干燥根皮或干皮。

【形态特征】落叶乔木。树皮灰褐色。叶互生，羽状复叶，小叶13~25，卵状披针形，长7~12cm，宽2~4.5cm，先端渐尖，基部截形，近基部有1~2对粗齿，齿尖背面有一腺体，揉碎有臭气。圆锥花序顶生，花小，白色带绿，杂性。翅果扁平，长椭圆形，1~6个着生于一果柄上，每个翅果中部具一种子。

【性味功效】苦、涩，寒。清热燥湿，收涩止带，止泻，止血。

【应用】用于赤白带下，湿热泻痢，久泻久痢，便血，崩漏。

【选方】1.治痢疾：椿皮一两，爵床三钱，凤尾草五钱。煎服。（江西《中草药学》）

2.治慢性痢疾：椿皮四两。焙干研粉，每次二钱，每日二次，开水冲服。（《陕西中草药》）

3.治肠风下血不止，兼医血痢：椿皮，不以多少，用水净洗锉碎，于透风处挂令干，杵，罗为细末，每称二两，入寒食面一两，搅拌令匀，再罗过，新汲水和丸如梧桐子大，阴干。每服二十丸，先以水湿药丸令润，后于碟子内用白面滚过，水煮五七沸，倾出，用煮药水放温下，不拘时候服。（《圣济总录》如神丸）

4.治下血经年：椿皮三钱。水一盏，煎七分，入酒半盏服。（《仁存堂经验方》）

翠云草

【别名】龙须、蓝草、剑柏、蓝地柏。

【来源】卷柏科卷柏属植物翠云草 *Selaginella uncinata*（Desv.）Spring 的干燥全草。

【形态特征】中型伏地蔓生蕨。主茎伏地蔓生，长约1m，分枝疏生。节处有不定根，叶卵形，二列疏生。多回分叉。营养叶二型，背腹各二列，腹叶长卵形，背叶矩圆形，全缘，向两侧平展。孢子囊穗四棱形，孢子叶卵状三角形，四列呈覆瓦状排列。

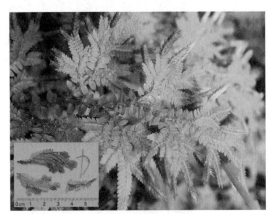

【性味功效】甘、淡，凉。清热利湿，止血，止咳。

【应用】用于急性黄疸型传染性肝炎，胆囊炎，肠炎，痢疾，肾炎水肿，泌尿系感染，风湿关节痛，肺结核咯血；外用治疖肿，烧烫伤，外伤出血，跌打损伤。

【选方】1.治水肿：鲜翠云草二两。加水煎服，日服两次。忌盐一百天。（《福建民间草药》）

2.治黄疸：鲜翠云草一至二两。酌加水煎，日服两次。（《福建民间草药》）

3.治淋病：翠云草一两五钱。水煎服。（《湖南药物志》）

4.治吐血：翠云草三钱。水煎服。（《百草镜》）

豪猪刺

【别名】三颗针、狗奶子、小檗、刺黄连、刺黄柏。

【来源】为小檗科植物豪猪刺 *Berberis julianae* Schneid. 的根、根皮、茎及茎皮。

【形态特征】常绿有刺灌木，幼枝淡黄色，表面散布黑色细小疣点，刺3叉，粗壮坚硬，形似豪猪刺。叶革质，常5片丛生，披针形或倒披针形，边缘具刺齿。淡黄色花，簇生于叶腋。浆果椭圆形，熟时蓝黑色，表面被淡蓝色粉。

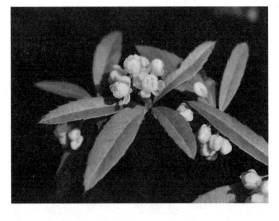

【性味功效】苦，寒。清热燥湿，泻火解毒。

【应用】用于痢疾，胃肠炎，湿热痹痛。

【选方】1.细菌性痢疾，胃肠炎：豪猪刺5钱，水煎服。（《全国中草药汇编》）

2.治湿热痹痛：鲜小檗根五钱至一两，猪皮肉适量水炖服。（《福建中草药》）

珊瑚树

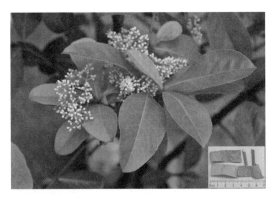

【别名】法国冬青、沙塘木、早禾树。

【来源】为忍冬科植物珊瑚树 *Viburnum odoratissimum* Ker-Gawl. 的根、树皮、叶。

【形态特征】常绿灌木或小乔木，有凸起的小瘤状皮孔。叶革质，椭圆形至矩圆状倒卵形至倒卵形，脉上散生簇状微毛，下面有时散生暗红色微腺点。花冠白色，后变黄色，辐状。果实先红色后变黑色，卵圆形或卵状椭圆形。

【性味功效】辛，凉。清热祛湿，通经活络，拔毒生肌。

【应用】用于外敷治跌打肿痛和骨折（鲜叶捣烂）。

【选方】治感冒，风湿痛：珊瑚树根9~15g，树皮30~60g煎服。（《全国中草药汇编》）

第三节　清热解毒药

金银花

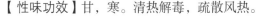

【别名】忍冬花、银花、双花、二花、双苞花。

【来源】为忍冬科植物忍冬*Lonicera japonica* Thunb.的干燥花蕾或带初开的花。

【形态特征】多年生半常绿缠绕木质藤本。茎中空，多分枝，幼枝密被短柔毛和腺毛，叶纸质，对生；叶片卵形、长圆状卵形或卵状披针形。花成对腋生，花梗密被短柔毛和腺毛；总花梗通常单生于小枝上部叶腋，与叶柄等长或稍短；花萼短小；花冠唇形，雄蕊5，附于筒壁，黄色；雌蕊1，子房无毛。

【性味功效】甘，寒。清热解毒，疏散风热。

【应用】用于痈肿疔疮，喉痹，丹毒，热毒血痢，风热感冒，温病发热。

【选方】1.预防乙脑、流脑：金银花、连翘。大青根、芦根、甘草，水煎代茶饮，每日一剂，连服三至五天。（《江西草药》）

2.治太阴风温、温热，冬温初起，但热不恶寒而渴者：连翘，银花，苦桔梗，薄荷，竹叶，生甘草，荆芥穗，淡豆豉，牛蒡子。上杵为散，服用，鲜苇根汤煎服。（《温病条辨》）

3.治痢疾：金银花（入铜锅内，焙枯存性），红痢以白蜜水调服，白痢以沙糖水调服。（《惠直堂经验方》）

4.治热淋：金银花、海金沙藤、天胡荽、金樱子根、白茅根。水煎服，每日一剂，五至七天为一疗程。（《江西草药》）

附注：忍冬藤：清热，解毒，通络。治温病发热，热毒血痢，传染性肝炎，痈肿疮毒，筋骨疼痛。

连翘

【别名】旱连子、空翘、空壳、落翘。

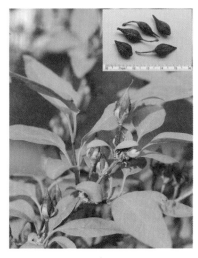

【来源】为木犀科植物连翘*Forsythia suspensa*（Thunb.）Vahl 的干燥果实。

【形态特征】落叶灌木。小枝略呈四棱形。叶通常为单叶，或3裂至三出复叶，叶柄无毛；叶片卵形、宽卵形或椭圆状卵形至椭圆形。花通常单生或2至数朵；花梗长5~6mm；花萼绿色，裂片4；花冠黄色。蒴果卵球形，2室，先端喙状渐尖，表面疏生瘤点；果梗长0.7~1.5cm。

【性味功效】苦，微寒。清热解毒，消肿散结，疏散风热。

【应用】用于痈疽，瘰疬，乳痈，丹毒，风热感冒，温病初起，温热入营，高热烦渴，神昏发斑，热淋涩痛。

【选方】1.治小儿一切热：连翘、防风、甘草（炙）、山栀子各等分。上捣罗为末，每服二钱，水一中盏，煎七分，去滓温服。（《类证活人书》）

2.治赤游瘾毒：连翘一味，煎汤饮之。（《玉樵医令》）

3.治乳痈，乳核：连翘、雄鼠屎、蒲公英、川贝母各二钱。水煎服。（《玉楸医令》）

4.治瘰疬结核不消：连翘、鬼箭羽、瞿麦、甘草（炙）各等分。上为细末，每服二钱，临卧米泔水调下。（《杨氏家藏方》）

板蓝根的鉴定

板蓝根

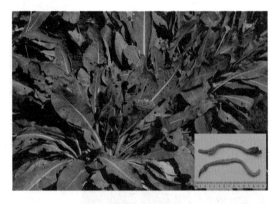

【别名】靛青根、蓝靛根、大青、大蓝根、菘蓝根。

【来源】本品为十字花科植物菘蓝 *Isatis indigotica* Fort. 的干燥根。

【形态特征】二年生草本。光滑无毛，常被粉霜。根肥厚，近圆锥形。基生叶莲座状叶片长圆形至宽倒披针形；茎顶部叶宽条形，全缘，无柄。总状花序顶生或腋生。短角果近长圆形，扁平，无毛，边缘具膜质翅，尤以两端的翅较宽，果瓣具中脉。种子1颗，长圆形，淡褐色。

【性味功效】苦，寒。清热解毒，凉血利咽。

【应用】用于温疫时毒，发热咽痛，温毒发斑，痄腮，烂喉丹痧，大头瘟疫，丹毒，痈肿。

【选方】1.治流行性感冒：板蓝根一两，羌活五钱。煎汤，一日二次分服，连服二至三日。（《江苏验方草药选编》）

2.治肝炎：板蓝根一两。水煎服。（《辽宁常用中草药手册》）

3.治肝硬化：板蓝根一两，茵陈四钱，郁金二钱，苡米三钱。水煎服。（《辽宁常用中草药手册》）

4.治痘疹出不快：板蓝根一两，甘草三分（锉，炒）。上同为细末，每服半钱或一钱，取雄鸡冠血三两点，同温酒少许，食后，同调下。（《阎氏小儿方论》）

附注：大青叶：清热解毒，凉血消斑。用于热病高热烦渴；神昏；斑疹；吐血；衄血；黄疸；泻痢；丹毒；喉痹；口疮；痄腮。

蒲公英

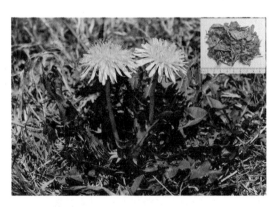

【别名】蒲公草、蒲公罂、婆婆丁、黄花地丁、蒲公丁。

【来源】为菊科植物蒲公英 *Taraxacum mongolicum* Hand. –Mazz. 的干燥全草。

【形态特征】多年生草本。全株含白色乳汁，被白色疏软毛。根深长。叶根生，排列成莲座状。花茎由叶丛中抽出；头状花序单一，顶生，全为舌状花，两性；总苞片多层；花托平坦；花冠黄色，先端平截，5齿裂；雄蕊5，花丝分离；雌蕊1，子房下位，花柱细长，柱头2裂，有短毛。瘦果倒披针形，果顶具喙；冠毛白色。花期4～5月，果期6～7月。

【性味功效】苦、甘，寒。清热解毒，消肿散结，利尿通淋。

【应用】用于疔疮肿毒，乳痈，瘰疬，目赤，咽痛，肺痈，肠痈，湿热黄疸，热淋涩痛。

【选方】1.治乳痈：蒲公英（洗净细锉），忍冬藤同煎浓汤，入少酒佐之，服罢，随手欲睡，是其功也。（《本草衍义补遗》）

2.治急性乳腺炎：蒲公英二两，香附一两。每日一剂，煎服二次。（内蒙古《中草药新医疗法资料选编》）

3.治产后不自乳儿，蓄积乳汁，结作痈：蒲公英捣敷肿上。（《梅师集验方》）

4.治瘰疬结核，痰核绕项而生：蒲公英三钱，香附一钱，羊蹄根一钱五分，山慈菇一钱，大蓟独根二钱，虎掌草二钱，小一枝箭二钱，小九古牛一钱。水煎，点水酒服。（《滇南本草》）

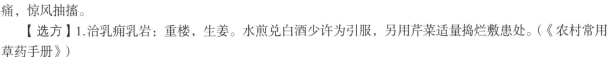

重楼

【别名】蚤休、重台、草河车、七叶一枝花。

【来源】为百合科植物七叶一枝花 *Paris polyphylla Smith var. Chinensis*（Franch.）Hara 的干燥根茎。

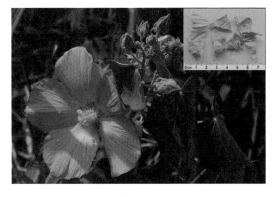

【形态特征】根茎肥厚，结节明显。叶6～10片轮生；叶片披针针形、卵状长圆形至倒卵形，长5～11cm，宽2～4.5cm。外轮花被片绿色，披针形或长卵形；内轮花被片黄色，线形而略呈披针状，中部以上宽2～6mm，长为外轮的1/2至近等长；雄蕊8～10，排列成2～3轮。

【性味功效】苦，微寒。清热解毒，消肿止痛，凉肝定惊。

【应用】用于疔疮痈肿，咽喉肿痛，蛇虫咬伤，跌扑伤痛，惊风抽搐。

【选方】1.治乳痈乳岩：重楼，生姜。水煎兑白酒少许为引服，另用芹菜适量捣烂敷患处。（《农村常用草药手册》）

2.治喉痹：重楼根茎，研末吞服。（《浙江民间草药》）

3.治咽喉肿痛：重楼，桔梗、牛蒡子。水煎服。（《华山药物志》）

4.治扭伤瘀肿：重楼，酒磨浓汁，涂擦伤处，日数次。（《农村常用草药手册》）

木芙蓉叶

【别名】拒霜叶、芙蓉花叶、秋芙蓉叶。

【来源】为锦葵科植物木芙蓉 *Hibiscus mutabilis* L.的干燥叶。

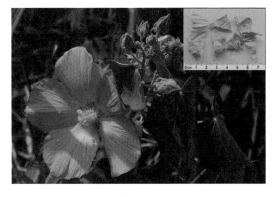

【形态特征】落叶灌木或小乔木。树皮灰白色，茎有星状毛及短柔毛。叶互生，宽卵圆状心形，花单生枝端叶腋，小苞片8，线形；萼钟形，5裂，裂片卵状三角形，苞片及萼片密生黄褐色茸毛；花瓣5或重瓣，宽倒卵圆形，初开时白色或淡红色，后变深红色，花径8cm；单体雄蕊；雌蕊1枚，子房5室，柱头5裂。蒴果扁球形，直径约2.5cm，生黄色刚毛及绵毛，果瓣5。种子多数，肾形。

【性味功效】辛，平。凉血，解毒，消肿，止痛。

【应用】治痈疽焮肿，缠身蛇丹，烫伤，目赤肿痛，跌打损伤。

【选方】1.治汤或灼疮：油调芙蓉末敷。（《奇效良方》）

2.治赤眼肿痛：芙蓉叶末，水禾，贴太阳穴。（《飞鸿集》）

3.治小儿患镇喉：芙蓉叶捣汁，和鸡蛋煎成小块，贴囟门及肚脐。（《岭南采药录》）

紫花地丁

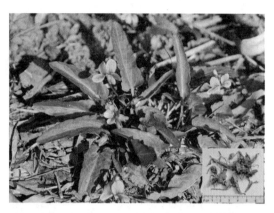

【别名】羊角子、地丁草、宝剑草、紫地丁、小角子花。

【来源】为堇菜科植物紫花地丁 *Viola yedoensis* Makino 的干燥全草。

【形态特征】多年生草本。根状茎短，垂直，淡褐色；节密生，有数条细根。叶多数，基生，莲座柄；叶柄具狭翅，托叶膜质，苍白色或淡绿色；花梗通常多数，细弱，与叶片等长或高出于叶片；花紫堇色或淡紫色，稀呈白色；萼片5；花瓣5；子房卵形，花柱棍棒状，柱头三角形；蒴果长圆形；种子卵球形，淡黄色。

【性味功效】苦、辛，寒。清热解毒，凉血消肿。

【应用】用于疔疮肿毒，痈疽发背，丹毒，毒蛇咬伤。

【选方】1.治如炊饼一切毒：蒲公英、紫花地丁。以长流水洗净，用水煎汁去渣，又成膏摊贴。(《惠直堂经验方》)

2.治喉痹：箭头草叶，研，入酱少许，笔蘸入喉中，吐。(《普济方》)

野菊花

【别名】山菊花、千层菊、黄菊花。

【来源】本品为菊科植物野菊 *Chrysanthemum indicum* L.的干燥头状花序。

【形态特征】多年生草本。基生叶脱落；茎生叶卵形或长圆状卵形；全部叶上面有腺体及疏柔毛，基部渐狭成具翅的叶柄；托叶具锯齿。头状花序，在茎枝顶端排成伞房状圆锥花序或不规则的伞房花序；总苞片边缘宽膜质；舌状花黄色，雌性；盘花两性，筒状。瘦果全部同形，有5条极细的纵肋，无冠状冠毛。

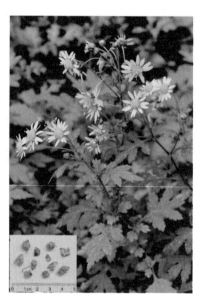

【性味功效】苦、辛，微寒。清热解毒，泻火平肝。

【应用】用于疔疮痈肿，目赤肿痛，头痛眩晕。

【选方】1.治疔疮：野菊花和黄糖捣烂贴患处。如生于发际，加梅片、生地龙同敷。(《岭南草药志》)

2.治胃肠炎，肠鸣泄泻腹痛：干野菊花三、四钱。煎汤，一日二、三回内服。(《本草推陈》)

千里光

【别名】千里及、眼明草、九里光、九里明、黄花草。

【来源】为菊科植物千里光 *Senecio scandens* Buch.-Ham.的干燥地上部分。

【形态特征】多年生攀缘草本。根状茎木质。茎曲折，多分枝，初常被密柔毛，后脱毛，变木质，皮淡褐色。叶互生，具短柄；叶片卵状披针形至长三角形；羽状脉，叶脉明显。头状花序；总苞筒状；总苞片1层；舌状花黄色；筒状花多数。瘦果，圆柱形，有纵沟；冠毛白色，约与筒状花等长。

【性味功效】苦，寒。清热解毒，明目，利湿。

【应用】用于痈肿疮毒，感冒发热，目赤肿痛，泄泻痢疾，皮肤湿疹。

【选方】1.治烂睑风眼：笋箬包九里光草煨熟，捻入眼中。（《经验良方》）

2.治风火眼痛：千里光二两，煎水熏洗。（《江西民间草药》）

3.治鸡盲：千里光一两，鸡肝一个。同炖服。（《江西民间草药》）

4.治痈疽疮毒：千里光（鲜）一两，水煎服；另用千里光（鲜）适量，水煎外洗；再用千里光（鲜）适量，捣烂外敷。（《江西草药》）

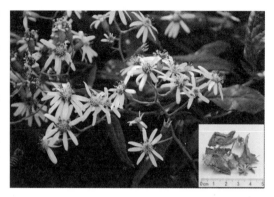

四季青

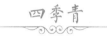

【别名】冬青叶、四季青叶。

【来源】为冬青科植物冬青 *Ilex chinensis* Sims 的干燥叶。

【形态特征】常绿乔木。叶互生；叶片革质，通常狭长椭圆形，先端渐尖，基部楔形，很少圆形，边缘疏生浅锯齿，上面深绿色而有光泽，冬季变紫红色，中脉在下面隆起。花单性，雌雄异株，聚伞花序着生于叶腋外或叶腋内；花萼4裂；花瓣4，淡紫色；雄蕊4；子房上位。核果椭圆形，熟时红色，内含核4枚。

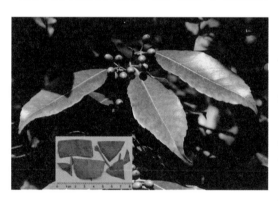

【性味功效】苦、涩，凉。清热解毒，消肿祛瘀。

【应用】用于肺热咳嗽，咽喉肿痛，痢疾，胁痛，热淋；外治烧烫伤，皮肤溃疡。

【选方】1.治乳腺炎：四季青叶，夏枯草、木芙蓉，捣烂如泥敷患处，干后加水调湿再敷。（《全国中草药汇编》）

2.治烫伤：四季青叶水煎浓缩成1:1药液。伤而清创后，用棉球蘸药液反复涂搽，如痂膜下有分泌物出现，可去痂后再行涂布，直至痊愈。（《浙江药用植物志》）

3.治皮肤皲裂，瘢痕：四季青适量烧灰加凡士林、面粉各适量，调成软膏外涂，每日3～5次。（《青岛中草药手册》）

4.治妇人阴肿：四季青叶、小麦、甘草各等分。煎水洗之。（《古今医统》）

鱼腥草

【别名】岑菜、蕺、蕺菜、紫背鱼腥草、臭腥草。

【来源】为三白草科植物蕺菜 *Houttuynia cordata* Thunb. 的新鲜全草或干燥地上部分。

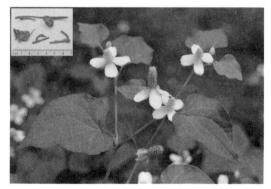

【形态特征】多年生腥臭草本。茎下部伏地。叶互生，薄纸质，有腺点；叶柄长1～4cm；托叶膜质，略抱茎；叶片卵形或阔卵形。穗状花序生于茎顶，与叶对生；总苞片4枚，长圆形或倒卵形，白色；花小而密，无花被；雄蕊3，雌蕊1，由3心皮组成，子房上位，花柱3，分离。蒴果卵圆形，顶端开裂，具宿存花柱。

【性味功效】辛，微寒。清热解毒，消痈排脓，利尿通淋。

【应用】用于肺痈吐脓，痰热喘咳，热痢，热淋，痈肿疮毒。

【选方】1.治痢疾：鱼腥草，山楂炭。水煎，加蜜糖服。（《岭南草药志》）

2.治肺痈吐脓、吐血：鱼腥草、天花粉、侧柏叶等分。煎汤服之。（《滇南本草》）

3.治扁桃体炎：鲜鱼腥草、鲜筋骨草，柚子（种子）适量。共捣烂绞汁，调蜜服。（《福津药物志》）

4.治荨麻疹：鲜鱼腥草捣烂，揉擦患处。（《中草药学》）

穿心莲

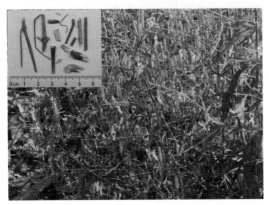

【别名】一见喜、四方莲、日行千里。

【来源】为爵床科植物穿心莲 *Andrographis paniculata* （Burm.f.）Nees 的干燥地上部分。

【形态特征】一年生草本。叶对生；叶片披针形或长椭圆形。总状花序顶生或腋生集生成大型的圆锥花序；苞片和小苞片微小，披针形；萼有腺毛；花冠淡紫色，2唇形，花冠筒与唇瓣等长；雄蕊2，伸出，花药2室，一室基部和花丝一侧有柔毛。蒴果扁，中有一沟，微被腺毛。种子12颗，四方形，有皱纹。

【性味功效】苦，寒。清热解毒，凉血，消肿。

【应用】用于感冒发热，咽喉肿痛，口舌生疮，顿咳劳嗽，泄泻痢疾，热淋涩痛，痈肿疮疡，蛇虫咬伤。

【选方】1.治流感：穿心莲叶研末，每日2～3次，每服3g；预防流感，穿心莲叶研细粉，吹入咽喉中，每日1次。（《青岛中草药手册》）

2.治肺炎：穿心莲、十大功劳叶，陈皮。水煎服。（《福建药物志》）

3.治支气管炎，肺炎：穿心莲叶。水煎服。（《江西草药》）

4.治百日咳：穿心莲叶。水泡，蜂蜜调服。一日3次。（《江西草药》）

半边莲

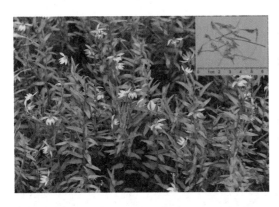

【别名】急解索、蛇利草、细米草、蛇舌草、半边菊。

【来源】为桔梗科植物半边莲 *Lobelia chinensis* Lour. 的干燥全草。

【形态特征】多年生矮小草本，高仅达10cm。茎细长，多匍匐地面，折断有白色乳汁渗出。叶互生，无柄或近无柄；叶片狭披针形或条形，无毛。花两性，通常1朵；萼筒倒长锥状；花冠粉红色或白色，裂片5，雄蕊5，雄蕊1，子房下位，2室。蒴果倒圆锥状，顶端子瓣开裂，长约6mm。种子椭圆状，稍扁平，近肉色。

【性味功效】辛，平。清热解毒，利尿消肿。

【应用】用于痈肿疔疮，蛇虫咬伤，臌胀水肿，湿热黄疸，湿疹湿疮。

【选方】1.治漆疮：半边莲全草捣汁搽。（《湖南药物志》）

2.治黄疸，水肿，小便不利：半边莲，白茅根。水煎，分2次用白糖调服。（《江西民间草药验方》）

3.治呕泻：半边莲，水杨柳，车前草，萝卜。捣烂，开水冲服。（《湖南药物志》）

4.治偏头痛：半边莲、五爪风、梨头草。水煎兑酒服。（《湖南药物志》）

半枝莲

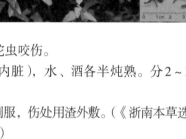

【别名】并头草、狭叶韩信草、牙刷草、四方马兰、挖耳草。

【来源】为唇形科植物半枝莲 *Scutellaria barbata* D.Don 的干燥全草。

【形态特征】多年生草本，茎方柱形，无毛或在序轴上部疏被紧贴的小毛；表面暗紫色或棕绿色。叶对生，有短柄；叶片三角状卵圆形或卵圆状披针形，上面橄榄绿色，下面淡绿有时带紫色，侧脉2~3对。花单生于茎枝上部叶腋，花萼裂片钝或较圆；花冠二唇形，棕黄色或浅蓝紫色，长约1.2cm，被毛。

【性味功效】辛、苦，寒。清热解毒，化瘀利尿。

【应用】用于疔疮肿毒，咽喉肿痛，跌扑伤痛，水肿，黄疸，蛇虫咬伤。

【选方】1.治胃气痛：半枝莲，猪肝或鸡1只（去头及脚尖，内脏），水、酒各半炖熟。分2~3次服。（《泉州本草》）

2.治吐血、咯血、血淋及外伤出血：半枝莲，水煎去渣，加蜂蜜调服，伤处用渣外敷。（《浙南本草选编》）

3.治肝炎：鲜半枝莲，红枣。水煎服。（《浙江民间常用草药》）

4.治带状疱疹：半枝莲加米泔水适量捣烂，取汁外涂，每日数次。（《浙南本草选编》）

白花蛇舌草与伞房花耳草鉴定

白花蛇舌草

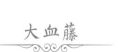

【别名】蛇舌草、蛇舌癀、千打捶、蛇总管、竹叶草。

【来源】为茜草科植物白花蛇舌草 *Oldenlandia diffusa* (*Willd.*) Roxb. 的干燥全草。

【形态特征】一年生披散草本。茎略带方形或扁圆柱形，光滑无毛，从基部发出多分枝。叶对生，无柄；花单生或成对生于叶腋；萼筒球形，4裂；花冠白色，漏斗形；雄蕊4，花药卵形，背着，2室，纵裂；子房下位，2室，花柱线状。蒴果膜质，扁球形，顶部有宿存的萼檐裂片。种子细小，有棱。

【性味功效】微苦、甘，寒。清热解毒，利湿通淋。

【应用】用于痈肿疮毒，咽喉肿痛，毒蛇咬伤，热淋涩痛。

【选方】1.治早期肺癌、肝癌、直肠癌：半枝莲、白花蛇舌草各30g。煎服。（《安徽中草药》）

2.治咽喉肿痛、结膜炎：白花蛇舌草鲜全草。水煎服。（《福建中草药》）

3.治阑尾炎：白花蛇舌草，金银花、败酱草，红藤。煎服。（《安徽中草药》）

4.治毒蛇咬伤：鲜白花蛇舌草全草，捣烂绞汁或水煎服。（《福建中草药》）

大血藤

【别名】血藤、红皮藤、大活血、红藤。

【来源】为木通科植物大血藤 *Sargentodoxa cuneata*（*Oliv.*）Rehd. et Wils.的干燥藤茎。

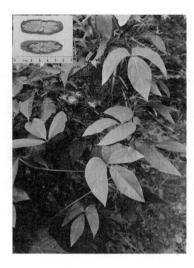

【形态特征】落叶木质藤本；三出复叶，或兼具单叶，稀全部为单叶；总状花序长6～12cm，雄花与雌花同序或异序；花梗细；苞片1枚，长卵形，膜质；萼片6；花瓣6；雄蕊长3～4mm；退化雄蕊长约2mm；雌蕊多数，花柱线形，柱头斜；浆果近球形；种子卵球形；种皮，黑色，光亮，平滑；种脐显著。

【性味功效】苦，平。清热解毒，活血，祛风止痛。

【应用】用于肠痈腹痛，热毒疮疡，经闭，痛经，跌扑肿痛，风湿痹痛。

【选方】1.治痛经：红藤、益母草、龙芽草。水煎服。（《浙江药用植物志》）

2.治血崩：红藤、仙鹤草、茅根。水煎服。（《湖南药物志》）

3.治跌打损伤：大血藤、骨碎补各适量。共捣烂，敷伤处。（《湖南农村常用中草药手册》）

4.治风湿腰腿痛：红藤、牛膝、青皮等。水煎服。（《陕西中草药》）

败酱草

【别名】鹿肠、鹿首、马草、泽败、败酱。

【来源】为败酱科植物黄花败酱 *Patrinia scabiosaefolia* Fisch.ex Link. 的干燥全草。

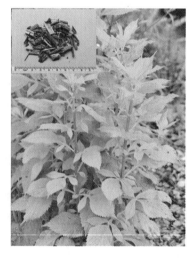

【形态特征】多年生草本，地下根茎细长，有特殊臭气。基生叶丛生；茎生叶对生；花序基部有线形；花萼短；花冠黄色；雄蕊4；子房3室，1室发育。瘦果长椭圆形。花期7～9月，果期9～10月。

【性味功效】辛、苦，微寒。清热解毒，消痈排脓，祛瘀止痛。

【应用】用于肠痈肺痈，痈肿疮毒，产后瘀阻腹痛。

【选方】1.治无名肿毒：鲜（败酱）全草，酒水各半煎服，渣捣烂敷患处。（《闽东本草》）

2.治肋间神经痛：败酱草，水煎服。（《浙江药用植物志》）

3.治赤白痢疾：鲜败酱草60g，冰糖15g。开水炖服。（《闽东本草》）

土茯苓

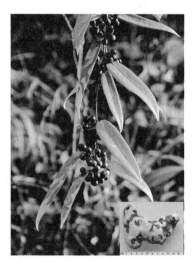

【别名】禹余粮、白余粮、刺猪苓、过山龙、仙遗粮。

【来源】为百合科植物光叶菝葜 *Smilax glabra* Roxb. 的根茎。

【形态特征】攀援灌木。根状茎粗厚，块状。叶薄革质，狭椭圆状，先端渐尖，下面淡绿色。伞形花序具10余朵花，花绿白色，六棱状球形；雄花外花被片背面中央具纵槽，内花被片边缘有不规则的齿；雄蕊靠合，与内花被片近等长，花丝极短；雌花内花被片边缘无齿，具3枚退化雄蕊。浆果熟时紫黑色，具粉霜。

【性味功效】甘、淡，平。解毒，除湿，通利关节。

【应用】用于梅毒及汞中毒所致的肢体拘挛，筋骨疼痛；湿热淋浊，带下，痈肿，瘰疬，疥癣。

【选方】1.治杨梅疮毒：土茯苓一两或五钱，水酒浓煎服。（《滇南本草》）

2.治风湿骨痛，疮疡肿毒：土茯苓一斤，去皮，和猪肉炖烂，分数次连滓服。(《浙江民间常用草药》)

3.治皮炎：土茯苓二至三两。水煎，当茶饮。(《江西草药》)

马齿苋

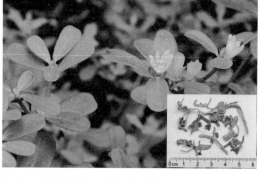

【别名】马齿草、五行草、长命菜。

【来源】为马齿苋科植物马齿苋 *Portulaca oleracea* L.的干燥地上部分。

【形态特征】一年生肉质草本，茎平卧或斜向上，常淡褐红色或紫色。叶肥厚肉质，互生或对生，倒卵形或匙形，上面深绿色，下面暗红色。花两性，黄色，丛生枝顶叶腋；雌蕊1，子房半下位，1室，花柱顶端4~6裂，形成线状柱头。蒴果短圆锥形，棕色，盖裂；种子多数，黑褐色，表面具细点。

【性味功效】酸，寒。清热解毒，凉血止血，止痢。

【应用】用于热毒血痢，痈肿疔疮，湿疹，丹毒，蛇虫咬伤，便血，痔血，崩漏下血。

【选方】1.治多年恶疮：马齿苋捣敷之。(《滇南本草》)

2.治耳有恶疮：马齿苋一两(干者)，黄柏半两(锉)。捣罗为末，每取少许，绵裹纳耳中。(《圣惠方》)

3.治肛门肿痛：马齿苋叶、三叶酸草等分。煎汤熏洗，一日二次有效。(《濒湖集简方》)

4.治蜈蚣咬伤：马齿苋汁涂之。(《肘后方》)

鸦胆子

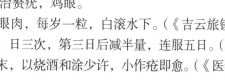

【别名】苦参子、老鸦胆、鸦蛋子、鸭胆子。

【来源】为苦木科植物鸦胆子 *Brucea javanica* (*L.*) Merr.的干燥成熟果实。

【形态特征】灌木或小乔木。嫩枝、叶柄和花序均被黄色柔毛。小叶先端渐尖，基部宽楔形或近圆，有粗齿，两面被柔毛，下面较密。圆锥花序，雌花序长约雄花序一半。花细小，暗紫色；雄花萼片被微柔毛。雌花雄蕊退化。核果长卵形，熟时灰黑色，干后有不规则多角形网纹，外壳硬骨质而脆。种仁富含油脂，味极苦。

【性味功效】苦，寒；有小毒。清热解毒，截疟，止痢。

【应用】外用腐蚀赘疣。用于痢疾，疟疾；外治赘疣，鸡眼。

【选方】1.治里急后重：鸦胆去壳留肉，包龙眼肉，每岁一粒，白滚水下。(《吉云旅钞》)

2.治疟疾：鸦胆子果仁十粒，入桂圆肉内吞服，日三次，第三日后减半量，连服五日。(《广西中草药》)

3.治疣：鸦胆子去皮，取白仁之成实者，杵为末，以烧酒和涂少许，小作疮即愈。(《医学衷中参西录》)

铁苋

【别名】人苋、海蚌含珠、撮斗撮金珠、六合草、半边珠。

【来源】为大戟科植物铁苋菜 *Acalypha australis* L.的全草。

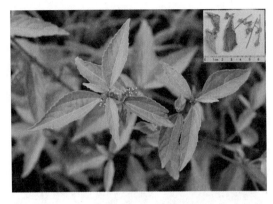

【形态特征】一年生肉质草本。叶肥厚肉质，互生或对生，倒卵形或匙形，上面深绿色，下面暗红色。花两性，黄色，丛生枝顶叶腋；雌蕊1，子房半下位，1室，花柱顶端4～6裂，形成线状柱头。蒴果短圆锥形，棕色，盖裂；种子多数，黑褐色，表面具细点。

【性味功效】苦涩，平。清热，利水，杀虫，止血。

【应用】用于痢疾，腹泻，咳嗽吐血，便血，子宫出血，疳积，腹胀，皮炎，湿疹，创伤出血。

【选方】1.治痢疾坠胀：铁苋、辰砂草、过路黄。水煎服。（《四川中药志》）

2.治小儿疳积：鲜铁苋菜一至二两，和猪肝煎汁服。（《浙江民间常用草药》）

3.治子宫出血：铁苋菜鲜品一至二两。捣汁服或水煎服。（《东北常用中草药手册》）

地锦草

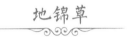

【别名】奶浆草、铺地锦、铺地红。

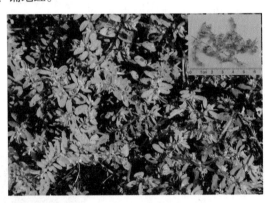

【来源】为大戟科植物地锦 *Euphorbia humifusa* Willd 的干燥全草。

【形态特征】一年生草本，含白色乳汁。茎匍匐，常自基部分枝，带紫红色。单叶对生，基部偏斜，边缘常于中部以上有细锯齿。杯状聚伞花序，总苞倒圆锥形，淡红色，裂片长三角形，弯曲处有腺体4枚，具白色花瓣状附属物；雄花具1雄蕊，花丝短，无花被；雌花单生于花序中央。蒴果，种子卵形，黑褐色，外有白色粉霜。

【性味功效】辛，平。清热解毒，凉血止血，利湿退黄。

【应用】用于痢疾，泄泻，咯血，尿血，便血，崩漏，疮疖痈肿，湿热黄疸。

【选方】1.治细菌性痢疾：地锦草一两，铁苋菜一两，凤尾草一两。水煎服。（《单方验方调查资料选编》）

2.治湿热黄疸：地锦全草五、六钱。水煎服。（《江西民间草药》）

3.治咳血、吐血、便血、崩漏：鲜地锦草一两。水煎或调蜂蜜服。（《福建中草药》）

射干

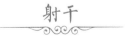

【别名】乌扇、扁竹、绞剪草、剪刀草。

【来源】为鸢尾科植物射干 *Belamcanda chinensis*（L.）DC.的干燥根茎。

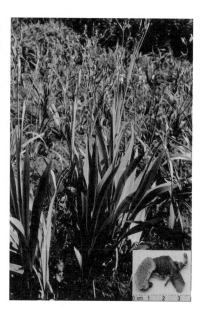

【形态特征】多年生草本，根茎黄色，须根多数。叶互生，嵌迭状排列，剑形，基部抱茎，叶脉平行。总状花序顶生，叉状分枝，每分枝的顶端聚生有数朵花；花橙红色，散生紫褐色的斑点，花被6，2轮；雄蕊3，短于花被；子房下位，3室。花柱棒状，柱头浅3裂。蒴果椭圆形，具3棱，成熟时3瓣裂。种子黑色，近球形。

【性味功效】苦，寒。清热解毒，消痰，利咽。

【应用】用于热毒痰火郁结，咽喉肿痛，痰涎壅盛，咳嗽气喘。

【选方】1.治伤寒热病，喉中闭塞不通：生乌扇一斤（切），猪脂一斤。上二味合煎，药成去滓。取如半鸡子，薄绵裹之，纳喉中，稍稍咽之取瘥。（《千金方》）

2.治瘰疬结核，因热气结聚者：射干、连翘、夏枯草各等分。为丸。每服二钱，饭后白汤下。（《本草汇言》）

3.治喉痹：射干，旋取新者，不拘多少。捣烂取汁吞下，动大腑即解。或用醯醋同研取汁噙，引出涎更妙。（《医方大成论》）

山豆根

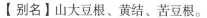

【别名】山大豆根、黄结、苦豆根。

【来源】为豆科植物越南槐*Sophora tonkinensis* Gagnep.的干燥根和根茎。

【形态特征】灌木，根粗壮。小枝被灰色柔毛或短柔毛。羽状复叶，顶端1小叶较大，全缘，上面深绿色，被短毛，下面灰棕色，密被灰棕色短柔毛。总状花序顶生，密被短毛；蝶形花冠黄白色；雄蕊10，雌蕊1，子房上位，圆柱形，花柱弯曲，柱头圆形，簇生长柔毛。荚果紫黑色，串珠状。

【性味功效】苦，寒；有毒。清热解毒，消肿利咽。

【应用】用于火毒蕴结，乳蛾喉痹，咽喉肿痛，齿龈肿痛，口舌生疮。

【选方】1.治喉中发痈：用山豆根，磨醋噙之，追涎即愈，势重不能言者，频以鸡翎扫入喉中，引涎出。（《永类钤方》）

2.治喉风急证，牙关紧闭，水谷不下：山豆根、白药等分。水煎噙之，咽下。（《外科集验方》）

3.治积热咽喉闭塞肿痛：山豆根一两，北大黄、川升麻、朴硝（生）各半两。为末，炼蜜丸，如皂子大。每一粒以薄绵包，少痛便含咽液。（《仁斋直指方》）

马勃

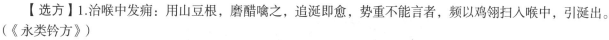

【别名】灰包、马粪包、牛屎菇、地烟。

【来源】为灰包科真菌脱皮马勃*Lasiosphaera fenzlii* Reich.的干燥子实体。

【形态特征】子实体近球形至长圆形，直径15~20cm。包被薄，易消失，外包被成块地与内包被脱离，内包被纸状，浅烟色，成熟后全部消失，遗留成团的孢体随风滚动。孢体紧密。有弹性，灰褐色，渐退成浅烟色，由孢丝及孢子组成；孢丝长，分枝，相互交织，孢子褐色，球形，有小刺。直径4.5~5μm。

【性味功效】辛，平。清肺利咽，止血。

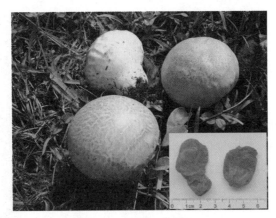

【应用】用于风热郁肺咽痛，音哑，咳嗽；外治鼻衄，创伤出血。

【选方】1.治咽喉肿痛，咽物不得：蛇脱皮一条（烧令烟尽），马勃一分。上药细研为散，以绵裹一钱，含咽津。（《圣惠方》）

2.治急喉闭：马屁勃、焰硝各一两。上为末，每用一字许，吹入喉内，吐涎血出，愈。（《经验良方》）

3.治久嗽：马屁勃不以多少，细末，炼蜜为丸，如梧桐子大，每服二十丸，汤送下。（《普济方》）

4.治妊娠吐衄不止：马勃末，浓米饮服半钱。（《圣惠方》）

余甘子

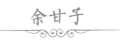

【别名】滇橄榄、橄榄、庵摩勒、油柑子。

【来源】大戟科植物余甘子 *Phyllanthus emblica* L. 的干燥成熟果实。

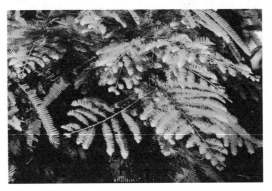

【形态特征】乔木，枝条具纵细条纹，被黄褐色短柔毛。叶片干后带红色或淡褐色。聚伞花序腋生，花小，黄色；雄花花盘成6个极小的腺体，雄蕊3，合生成柱；雌花花盘杯状，边缘撕裂状，子房半藏其中。蒴果呈核果状，圆球形，外果皮肉质，绿白色或淡黄白色，内果皮硬壳质；种子略带红色。

【性味功效】甘、酸、涩，凉。清热凉血，消食健胃，生津止咳。

【应用】用于血热血瘀，消化不良，腹胀，咳嗽，喉痛，口干。

【选方】1.治感冒发热，咳嗽，咽喉痛，口干烦渴，维生素C缺乏症：鲜余甘子果十至三十个。水煎服。（《常用中草药手册》）

2.治白喉：滇橄榄一斤，玄参、甘草各一两。冷开水泡至起霜花，取霜用棉纸铺开晒干后，加马尾龙胆粉二钱，冰片五分，炒白果仁粉五钱，吹喉用。（《昆明民间常用草药》）

3.治哮喘：滇橄榄二十一个，先煮猪心肺，夫浮沫再加橄榄煮熟连汤吃。（《昆明民间常用草药》）

金果榄

【别名】山慈菇、金牛胆、地苦胆、金狮藤、九牛胆。

【来源】为防己科植物金果榄 *Tinospora capillipes* Gagnep. 的干燥块根。

【形态特征】常绿缠绕藤本。块根常数个相连，表皮土黄色。茎深绿色，被毛。叶互生，基部圆耳状箭形。花近白色，雌雄异株，成腋生圆锥花序；雄花具花萼2轮，外轮3片披针形，内轮3片倒卵形，外侧均被毛；花瓣6，与花萼互生，先端截形，微凹，基部渐狭，雄蕊6。雌花花瓣匙形，心皮3。核果球形，红色。

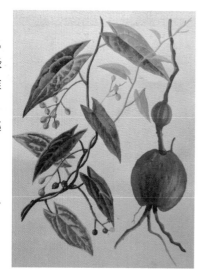

【性味功效】苦，寒。清热解毒，利咽，止痛。

【应用】用于咽喉肿痛，痈疽疔毒，泄泻，痢疾，脘腹疼痛。

【选方】1.治喉中疼烂：金果榄三钱，冰片一分。为末吹之。（《百草镜》）

2.治痈疽疔毒恶疮：地胆、苍耳草。捣烂，加好酒稀释，滤汁温服。（《四川中药志》）

3.治疗急慢性肠炎、菌痢：金果榄切片晒干，研粉口服，每次2g，一日三次。（《广西中草药新医疗法处方集》）

朱砂根

【别名】凤凰肠、老鼠尾、平地木、石青子、凉伞遮金珠。

【来源】为紫金牛科植物朱砂根 *Ardisia crenata* Sims 的根。

【形态特征】灌木，茎直立。叶两面有隆起的腺点，边缘有钝圆波状齿，背卷，有腺体；侧脉12～18对，极纤细，近边缘处结合而成一边脉。伞形花序顶生或腋生，花白色或淡红色；花冠5裂，裂片长椭圆状披针形，与萼片均有稀疏的腺点；雄蕊5，花丝极短，基部扁；子房上位，花柱线形。核果球形，熟时红色，有黑色斑点。

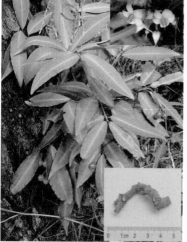

【性味功效】苦，辛，凉。清热解毒，散瘀止痛。

【应用】用于治疗上感，扁桃体炎，急性咽峡炎，白喉，丹毒，淋巴结炎，劳伤吐血，心胃气痛，风湿骨痛，跌打损伤。

【选方】1.治咽喉肿痛：朱砂根全草二钱，射干一钱，甘草一钱。水煎服。（《湖南药物志》）

2.治风湿骨节痛：小郎伞五钱，木通二两，虎骨三钱，鸡骨香三钱，大血藤四钱，桑寄生三钱。浸酒二斤，每服五钱至一两，日二次。（《广西中药志》）

3.治跌打损伤，关节风痛：朱砂根三至五钱。水煎或冲黄酒服。（《浙江民间常用草药》）

土牛膝

【别名】倒扣草、倒扣簕、倒钩草、粗毛牛膝、鸡掇鼻。

【来源】苋科植物柳叶牛膝 *Achyranthes longifolia*（Makino）Makino 的根和根茎。

【形态特征】多年生草本。茎直立，四方形，节膨大；叶对生，全缘，上面绿色，下面常呈紫红色。穗状花序腋生或顶生，花多数，苞片1，先端有齿；小苞片2，刺状，紫红色，基部两侧各有1卵圆形小裂片；

花被5，绿色，线形，具3脉；雄蕊5，花丝下部合生，退化雄蕊方形，先端具不明显的齿。胞果长卵形。

【性味功效】苦，酸，平。活血散瘀，祛湿利民，清热解毒。

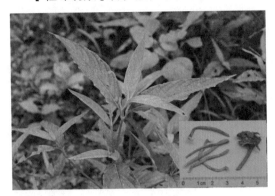

【应用】用于淋病，尿血，妇女经闭，症瘕，风湿关节痛，脚气，水肿，痢疾，疟疾，白喉，痈肿，跌打损伤。

【选方】1.治血滞经闭：鲜土牛膝一至二两，或加马鞭草鲜全草一两。水煎，调酒服。（《福建中草药》）

2.治风湿性关节痛：鲜土牛膝六钱至一两（干的四至六钱）和猪脚一个（七寸），红酒和水各半煎服。（《福建民间草药》）

3.治急性中耳炎：鲜土膝适量，捣汁，滴患耳。（《江西草药》）

肿节风

【别名】接骨金粟兰、、草珊瑚、竹节茶。

【来源】为金粟兰科植物草珊瑚 *Sarcandra glabra*（*Thunb.*）Nakai的干燥全草。

【形态特征】多年生常绿草本或亚灌木，根茎粗大。茎直立，节膨大。叶对生，近革质，边缘有粗锯齿，齿尖具腺点；叶柄基部合生成鞘；托叶微小。穗状花序1~3个聚生茎顶；苞片卵状三角形；花小，无花被，黄绿色；雄蕊1，白色棒状，花药2室；雌蕊球形，子房下位，柱头近头状。核果球形，鲜红色。

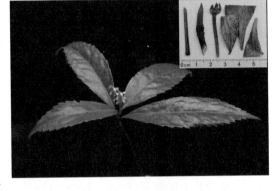

【性味功效】苦、辛，平。清热凉血，活血消斑，祛风通络。

【应用】用于血热发斑发疹，风湿痹痛，跌打损伤。

【选方】1.治跌打损伤，骨折，风湿性关节炎：鲜接骨金粟兰草捣烂，酒炒敷患处，或用根五钱至一两，浸酒服。（《广西中草药》）

2.治劳伤腰痛：接骨茶、四块瓦、退血草各五钱，煨酒服。（《贵州草药》）

绿豆

【别名】青小豆。

【来源】为豆科植物绿豆 *Vigna radiata*（*Linn.*）Wilczek的种子。

【形态特征】一年生直立草本，被淡褐色长硬毛，羽状复叶具3小叶。总状花序腋生；苞片有长硬毛；花绿黄色；萼斜钟状，萼齿4，最下面1齿最长；旗瓣肾形，翼瓣有渐狭的爪，龙骨瓣的爪截形，其中1片龙骨瓣有角；雄蕊10，2束；子房无柄，密被长硬毛。荚果圆柱状，成熟时黑色。种子短矩形，绿色或暗绿色。

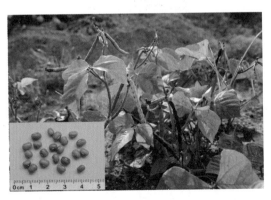

【性味功效】甘，凉。清热解毒，消暑，利水。

【应用】用于治暑热烦渴，水肿，泻利，丹毒，痈肿，解热药毒。

【选方】1.治消渴，小便如常：绿豆二升，净淘，用水一斗，煮烂研细，澄滤取汁，早晚食前各服一小盏。(《圣济总录》)

2.治小便不通，淋沥：青小豆半升，冬麻子三合(捣碎，以水二升淘，绞取汁)，陈橘皮一合(末)。上以冬麻子汁煮橘皮及豆令热食之。(《圣惠方》)

3.治痈疽：赤小豆、绿豆、黑豆、川姜黄。上为细末，未发起，姜汁和井华水调敷；已发起，蜜水调敷。(《普济方》)

树舌

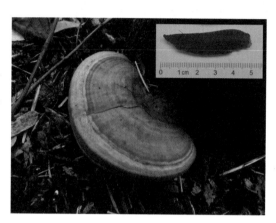

【别名】赤色老母菌、扁芝、梨菌、枫树芝、老母菌。

【来源】为多孔菌科树舌 *Ganoderma applanatum*(*Pers. ex Wallr.*)Pat.的子实体。

【形态特征】子实体多年生，侧生无柄，木质或近木栓质。菌盖扁平，盖面皮壳灰白色至灰褐色，常覆有一层褐色孢子粉，干后常有不规则的细裂纹；盖缘全缘或波状。管口面初期白色，渐变为黄白色至灰褐色，受伤处立即变为褐色；管口圆形；菌管多层，在各层菌管间夹有一层薄的菌丝层，老的菌管中充塞有白色粉末状的菌丝。孢子卵圆形。

【性味功效】微苦；平。消炎抗癌。

【应用】用于咽喉炎；食管癌；鼻咽癌。

【选方】1.治食管癌：赤色老母菌(生于皂角树上者)30g，炖猪心、肺服，每日2~3次。(《中国药用真菌》)

2.治慢性咽喉炎：树舌90g，蜂蜜60ml。水煎分3次缓缓饮下。(《中国民间生草药原色图谱》)

瓶尔小草

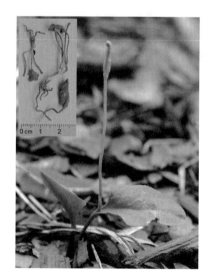

【别名】独叶一枝枪、一支箭、单枪一支箭、蛇舌草、蛇吐须。

【来源】为瓶尔小草科植物瓶尔小草 *Ophioglossum vulgatum* L.的全草。

【形态特征】多年生草本。根茎短直立；根多数，黄色细长。营养叶1片，狭卵形，先端钝或稍急尖，基部短楔形，全缘，稍肉质；叶脉网状，中脉两侧的二次细脉与中脉平行。孢子叶初夏从营养叶腋间抽出；具柄，约为营养叶的两倍长；孢子囊10~50对，排列为2行，形成穗状，淡黄色；孢子囊无环状盖，熟时横裂；孢子球状四面形，具小突起。

【性味功效】甘，平。清热，凉血，镇痛，解毒。

【应用】用于治肺热咳嗽，劳伤吐血，肺痈，黄疸，胃痛，痧症腹痛，淋浊，痈肿疮毒，蛇虫咬伤，跌打损伤。

【选方】1.心胃气痛，顽固久病：一支箭干粉，每服五厘，酒送下。(《广西药植图志》)

2.治痧症腹痛：一支箭三至五钱。煎水兑酒服。(《贵州草药》)

3.治痔疮、疔疮：一支箭五钱。水煎服。(《贵州草药》)

福建观音座莲

【别名】牛蹄劳、马蹄蕨、马蹄其、黑薮筋、广西观音座莲。

【来源】为观音座莲科植物福建观音座莲 *Angiopteris fokiensis* Hieron.的根茎。

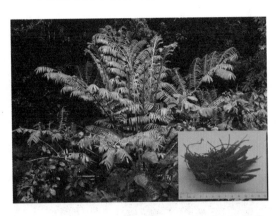

【形态特征】蕨类。根状茎直立，块状。叶柄肉质而多汁，基部有肉质托叶状附属物。叶簇生，二回羽状；小羽片平展，上部的稍斜向上，中部小羽片披针形，先端渐尖头，基部近截形或近全缘，具短柄，下部的渐短缩，顶生小羽片和侧生小羽片同形，有柄；叶缘均有浅三角形锯齿，侧脉一般分叉，无倒行假脉。孢子囊群棕色，长圆形。

【性味功效】苦；寒；凉。祛风，清热，解毒。

【应用】用于治风热咳嗽，痄腮，痈肿疮毒，蛇咬伤，功能性子宫出血。

【选方】1.治心烦不安：马蹄蕨水煎，冲朱砂服。（《湖南药物志》）

2.治蛇咬伤：马蹄蕨捣烂敷。（《湖南药物志》）

3.治功能性子宫出血：马蹄蕨研末，用温开水冲服一钱，一日三次。（《江西草药手册》）

紫萁

【别名】紫萁贯众、高脚贯众、老虎台、老虎牙、水骨菜。

【来源】为紫萁科植物紫萁 *Osmunda japonice* Thunb.的根茎及叶柄基部。

【形态特征】多年生草本，根茎短块状。叶丛生，二型，幼时密被绒毛；营养叶三角状阔卵形，顶部以下二回羽头，小羽片披针形，先端稍钝，基部圆楔形，边缘有细锯齿，叶脉叉状分离；孢子叶的小羽片极狭，卷缩成线形，沿主脉两侧密生孢子囊，成熟后枯死，有时在同一叶上生有营养羽片和孢子羽片。

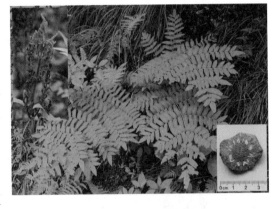

【性味功效】苦，微寒。清热解毒，止血。

【应用】用于防治感冒、鼻衄头晕、痢疾、崩漏。

【选方】1.心胃气痛，顽固久病：一支箭干粉，每服五厘，酒送下。（《广西药植图志》）

2.治痧症腹痛：一支箭三至五钱。煎水兑酒服。（《贵州草药》）

3.治痔疮、疔疮：一支箭五钱。

乌蕨

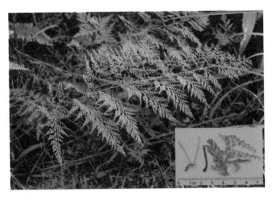

【别名】水乌毛蕨、乌韭、小叶野鸡尾、蟒蚱参、细叶凤凰尾。

【来源】为陵齿蕨科植物乌蕨 *Stenoloma chusanum* Ching.的全草。

【植物形态特征】多年生草本。根状茎短而横走。叶近生，无毛；叶片披针形或卵圆形，四回羽状细裂，末回裂片阔楔形；叶脉在小裂片上二叉。孢子囊群顶生，圆形，每裂片1～2枚，囊群盖灰棕色，杯形或浅杯形。

【性味功效】苦，寒。清热解毒，祛暑利湿，凉血止血。

【应用】用于治疗感冒发热，扁桃体炎，痢疾，便血和外伤出血，皮肤湿疹。

【选方】1.治肠炎：乌蔹30g，水煎剂。(《中草药大典》)

2.治烫伤：乌蔹炒焦，研细末，食油调搽。(《中草药大典》)

小叶冷水花

【别名】玻璃草、透明草。

【来源】为荨麻科植物小叶冷水花 *Pilea microphylla* (*L.*) Liebm. 的全草。

【形态特征】一年生小草本。茎直立纤细，绿色或微紫。叶片倒卵形，上面沿中脉疏被粗毛或无毛，钟乳体横向排列整齐。花单性，雌雄同株，花序短而密，雄花序在下部，雄花被片4，先端有小尖头；雄蕊4，花药近圆形，当药开时，摇荡之，则雄蕊散出如雾之花粉；雌花被3，通常与子房等长；子房卵状长椭圆形。瘦果卵形。

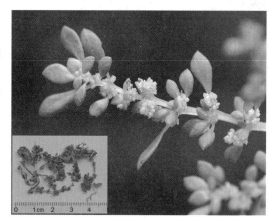

【性味功效】淡，涩；性凉。清热解毒。

【应用】用于痈疮肿痛，丹毒，无名肿毒，烧伤烫伤，毒蛇咬伤。

【选方】1.治痈疮肿毒，无名肿毒：鲜透明草全草捣烂，加红糖少许外敷。(《全国中草药汇编》)

2.治烧烫伤：鲜透明草全草，捣烂，绞汁外涂。(《全国中草药汇编》)

雾水葛

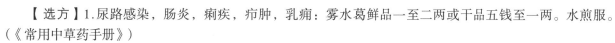

【别名】地清散、脓见消、咄脓膏、拔脓膏。

【来源】为荨麻科植物雾水葛 *Pouzolzia zeylanica* (*L.*) Benn. 的全草。

【形态特征】多年生草本。茎披散或多少匍匐状，秃净或多少被疏毛。叶具短柄，大部互生，或生于下部的有时对生，先端短尖，基部浑圆或钝，3主脉，两面均粗糙而薄被疏毛。花小腋生，4数；雌雄花混生：雄花淡绿色或染紫，花萼4裂，雄蕊白色，突出；雌花的花萼于结果时长不及2mm，有棱，被毛。瘦果卵形而尖，黑色，有光泽。

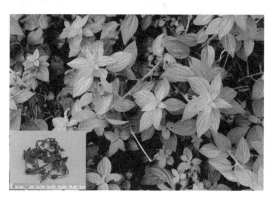

【性味功效】甘，淡。清热解毒，清肿排脓，利水通淋。

【应用】用于疮疡痈疽；乳痈；风火牙痛；痢疾；腹泻；小便淋痛；白浊。

【选方】1.尿路感染，肠炎，痢疾，疖肿，乳痈：雾水葛鲜品一至二两或干品五钱至一两。水煎服。(《常用中草药手册》)

2.治外伤骨折(复位，固定后)，痈疮：雾水葛鲜叶捣敷患处，或用干粉调酒包敷患处。(《文山中草药》)

3.治硬皮病：露水葛叶，葫芦茶叶，和食盐捣烂外敷；并用露水葛茎和葫芦茶煎水洗擦。(《全展选编·皮肤科》)

杠板归

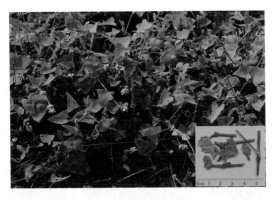

【别名】蛇倒退、犁头刺、蚂蚱簕、急解素。

【来源】为蓼科植物杠板归*Polygonum perfoliatum* L.的地上部分。

【形态特征】一年生草本。茎有棱，红褐色，有倒生钩刺。叶互生，盾状着生；叶片近三角形，先端尖，基部近心形或截形，下面沿脉疏生钩刺；托叶鞘近圆形，抱茎。花序短穗状；苞片圆形；花被5深裂，淡红色或白色，结果时增大，肉质，变为深蓝色；雄蕊8；花柱3裂。瘦果球形，包于蓝色多汁的花被内。

【性味功效】酸，凉。利水消肿，清热解毒，止咳。

【应用】用于肾炎水肿、百日咳、泻痢、湿疹、疔肿、毒蛇咬伤。

【选方】1.治水肿胀：平地木三钱，雷公藤五钱，车前草四钱，天青地白草三钱，路路通五个。打碎煎服。（《救生苦海》）

2.治急性扁桃体炎：石豆兰（兰科麦斛）一两，杠板归二两半，一枝黄花五钱。水煎，分二次服，日一剂。（福建《中草药新医疗法资料选编》）

3.治缠腰火丹（带状疱疹）：鲜杠板归叶，捣烂绞汁，调雄黄末适量，涂患处，一日数次。（《江西民间草药》）

羊蹄

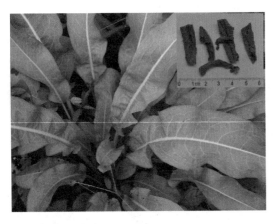

【别名】鬼目、败毒菜根、土大黄、牛舌根、牛舌大黄。

【来源】为蓼科植物羊蹄*Rumex japonicus* Houtt.的根。

【形态特征】多年生草本，根粗大黄色。根生叶丛生，有长柄；茎生叶较小，有短柄。总状花序顶生；花被淡绿色，外轮3片展开，内轮3片成果被；果被有明显的网纹，背面各具一卵形疣状突起，其表有细网纹，边缘具不整齐的微齿；雄蕊6，成3对；子房具棱1室，1胚珠，花柱3，柱头细裂。瘦果三角形，褐色，光亮。

【性味功效】苦，寒，有小毒。清热，通便，利水，止血，杀虫。

【应用】用于治大便燥结，淋浊，黄疸，吐血，肠风，功能性子宫出血，秃疮，疥癣，痈肿，跌打损伤。

【选方】1.治大便卒涩结不通：羊蹄根一两（锉）。以水一大盏，煎取六分，去滓，温温顿服之。（《圣惠方》）

2.治产后风秘：羊蹄根锉研，绞取汁三、二匙，水半盏，煎一、二沸，温温空肚服。（《本草衍义》）

3.治赤白浊：羊蹄根每用三钱至五钱。水煎服。（《中医药实验研究》）

4.治湿热黄疸：羊蹄根五钱，五加皮五钱。水煎服。（《江西民间草药》）

藜

【别名】莱、鹤顶草、红落藜、舜芒谷、灰苋菜。

【来源】为藜科植物藜 *Chenopodium album* L.的幼嫩全草。

【形态特征】一年生草本。茎直立，具棱和绿色条纹。叶互生；下部叶片菱状卵形或卵状三角形，先端钝，边缘有牙齿或作不规则浅裂，基部楔形；上部叶片披针形；下面常被白粉。花小两性，黄绿色，圆锥花序；花被片5，卵形，背部中央有绿色隆脊；雄蕊5，伸出花被外；柱头2，不露出于花被外。胞果稍扁，近圆形。

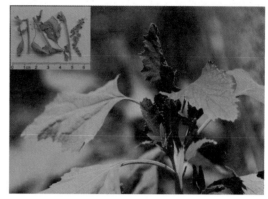

【性味功效】甘，小毒。清热祛湿，解毒消肿，杀虫止痒。

【应用】用于发热，咳嗽，痢疾，腹泻，腹痛，疝气，龋齿痛，湿疹，疥癣，白癜风，疮疡肿痛，毒虫咬伤。

【选方】1.治痢疾腹泻：灰藋全草一至二两。煎水服。（《上海常用中草药》）

2.治皮肤湿毒，周身发痒：灰藋全草、野菊花，等量煎汤熏洗。（《上海常用中草药》）

3.治疥癣湿疮：灰菜茎叶适量，煮汤外洗。（《中国沙漠地区药用植物》）

土荆芥

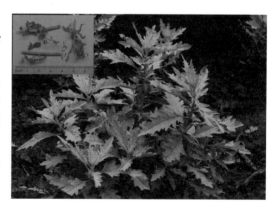

【别名】红泽兰、天仙草、臭草、钩虫草、火油根。

【来源】为藜科植物土荆芥 *Chenopodium ambrosioides* L.的带有果穗的全草。

【形态特征】一年生或多年生直立草本。茎有棱，分枝。单叶互生，下部的叶边缘有不规则钝齿残呈波浪形，上部的叶较小，为线形或线状披针形，全缘；上面绿色，下面有腺点，揉之有一种特异的香气。花两性及雌性；花被裂片5，较少为3，绿色，果时通常闭合；雄蕊5；花柱不明显，丝形，伸出花被外。胞果扁球形。

【性味功效】辛，温，有毒。祛风，杀虫，通经，止痛。

【应用】用于治疗皮肤风湿痹痛，钩虫，蛔虫，痛经，经闭，皮肤湿疹，蛇虫咬伤。

【选方】1.治钩虫、蛔虫、蛲虫：土荆芥叶、茎、子阴干研末，酌加糖和米糊为丸，如绿豆大，每次用开水送下一钱，早晚各一次。（《福建民间草药》）

2.治脱肛、子宫脱垂：土荆芥鲜草五钱。水煎，日服二次。（《湖南药物志》）

3.治毒蛇咬伤：土荆芥鲜叶。捣烂，敷患处。（《福建中草药》）

刺苋

【别名】勒苋菜、笋苋菜。

【来源】为苋科植物刺苋 *Amaranthus spinosus* L.的全草。

【形态特征】一年生草本；茎直立，或带紫色。叶片基部楔形，全缘；在叶柄旁有2刺。圆锥花序腋生及顶生，下部顶生花穗常全部为雄花；苞片在腋生及顶生花穗的基部者变成尖锐直刺，在顶生花穗的上部者狭披针形；花被片绿色，顶端急尖，边缘透明，中脉绿色或带紫色，雄花矩圆形，雌花矩圆状匙形。胞果矩圆形。种子近球形。

【性味功效】甘，微寒。凉血止血；清利湿热；解毒消痈。

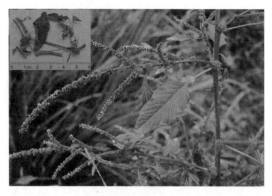

【应用】用于治疗胃出血，便血，痔血，胆囊炎，胆石症，痢疾，湿热泄泻，带下，小便涩痛，咽喉肿痛，湿疹，痈肿，牙龈糜烂蛇咬伤。

【选方】1.治痢疾：鲜刺苋根一两，红糖半两。酌加水，煎取半碗，饭前服。(《福建民间草药》)

2.治妇女白带：鲜刺苋根一至二两。水煎，加些冰糖服。(《福建民间草药》)

3.治胆结石：鲜刺苋全草(绿茎较好)六两，猪小肠一段。水煎服，每日一剂，连续服用。(《福建中草药》)

落葵

【别名】胭脂菜、紫葵、豆腐菜、潺菜、木耳菜。

【来源】为落葵科植物落葵 *Basella alba* L. 的叶或全草。

【形态特征】一年生缠绕草本。茎，肉质，绿色或紫红色。叶片卵形，顶端渐尖，基部微心形，下延成柄，全缘，穗状花序腋生，花被片淡紫红色，卵状长圆形，全缘，顶端钝圆，内摺，下部白色，连合成筒；雄蕊着生花被筒口，花丝短，基部扁宽，白色，花药淡黄色；柱头椭圆形。果实球形，暗紫色，多汁液，外包宿存小苞片及花被。

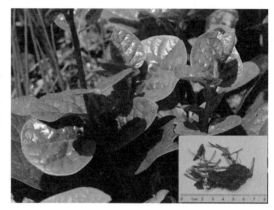

【性味功效】辛，苦；性寒；凉血解毒。

【应用】主治痘毒；乳头破裂。

【选方】花汁为清血解毒药。解痘毒，又治乳头破裂。外用：适量，鲜品捣汁涂。(《中华本草》)

天葵

【别名】耗子屎、紫背天葵、千年老鼠屎、麦无踪。

【来源】为毛茛科植物天葵 *Semiaquilegia adoxoides* (DC.) Makino 的全草。

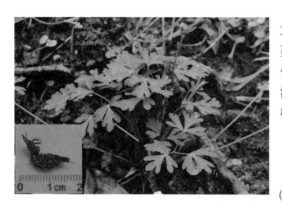

【形态特征】块根长达2cm，外皮棕黑色。茎高可达32cm，基生叶为掌状三出复叶；叶片轮廓卵圆形，小叶扇状菱形，两面均无毛；叶柄长可达12cm，茎生叶与基生叶相似。花小，苞片小，倒披针形，花梗纤细，萼片白色，常带淡紫色，狭椭圆形，花瓣匙形，与花丝近等长；蓇葖卵状长椭圆形，表面具凸起的横向脉纹，种子卵状椭圆形。

【性味功效】味苦；性微寒，解毒消肿；利水通淋。

【应用】主瘰疬痈肿；蛇虫咬伤；疝气；小便淋痛。

【选方】治月经不调，白带过多，风湿，跌打内外伤。(《昆明民间常用草药》)

八角莲

【别名】一把伞、六角莲、独叶一枝花、独脚莲、一碗水。

【来源】为小檗科八角莲属植物八角莲 *Dysosma versipellis*（Hance）M. Cheng ex Ying 的根茎。

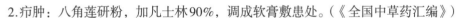

【形态特征】多年生草本，植株高40~150cm。根状茎横生粗状，多须根；茎生叶薄纸质，近圆形，裂片阔三角形、卵形或卵状长圆形，上面无毛，叶脉明显隆起，边缘细齿；花梗纤细，花深红色，萼片长圆状椭圆形，花瓣勺状倒卵形，无毛；花丝短于花药，子房椭圆形，浆果椭圆形，种子多数。

【性味功效】甘、味苦，凉。有小毒。清热解毒，活血化瘀。

【应用】用于毒蛇咬伤，跌打损伤；外用治虫蛇咬伤，痈疮疖肿，淋巴结炎，腮腺炎，乳腺癌。

【选方】1.毒蛇咬伤：八角莲、七叶一枝花、白马骨、飞来鹤、粉防己各3钱，水煎服。外用阴行草、白马骨、柳叶白前、蛇葡萄适量，煎水冲洗；再用鱼腥草、杠板归、星宿菜、葎草等鲜草捣烂敷患处周围。（《全国中草药汇编》）

2.疖肿：八角莲研粉，加凡士林90%，调成软膏敷患处。（《全国中草药汇编》）

3.乳腺癌：八角莲、黄杜鹃各5钱，紫背天葵1两，加白酒1斤，浸泡7天后内服外搽。每服3钱，每日2~3次。（《全国中草药汇编》）

北豆根

【别名】蝙蝠藤、野豆根、黄条香。

【来源】本品为防己科植物蝙蝠葛 *Menispermum dauricum* DC. 的干燥根茎。

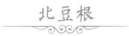

【形态特征】多年生缠绕藤本。根茎细长、横走，黄棕色，有分枝。小枝绿色，有细纵纹。叶互生；圆肾形，边缘3~7浅裂片近三角形，先端尖，基部心形，上面绿色，下面苍白色，掌状脉5~7条；叶柄盾状着生。腋生短圆锥花序，总花梗长3~7cm；花小，黄绿色，有小苞片；雄蕊10~20；雌花心皮3，分离。核果扁球形，熟时黑紫色，内果皮坚硬，肾状扁圆形，有环状突起的雕纹。

【性味功效】苦，寒；有小毒。清热解毒，祛风止痛。

【应用】用于咽喉肿痛，热毒泻痢，风湿痹痛。

【选方】1.治慢性扁桃体炎：北豆根9g，金莲花3g，生甘草6g。水煎服。（《河北中草药》）

2.治肺热咳嗽：北豆根、前胡、牛蒡子、枇杷叶各9g。水煎服。（《陕甘宁青中草药选》）

3.治痢疾、肠炎：北豆根9g，徐长卿9g。水煎服。（《浙江药用植物志》）

4.治牙痛：北豆根9g，玄参、地骨皮各6g，甘草3g，水煎服。（《全国中草药汇编》）

白药子

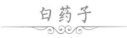

【别名】白药、白药根。

【来源】为防己科植物金线吊乌龟 *Stephania cephalantha* Hayata 的块根。

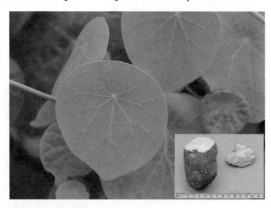

【形态特征】多年生缠绕性落叶藤本，具椭圆形块根。小枝纤弱，具纵直而扭旋的细沟纹。叶互生，纸质，三角状近圆形，宽与长相等或较宽，先端钝圆，具小突尖，全缘或微呈波状，基部微向内凹，上面深绿色，下面粉白色，掌状脉5~9条；叶柄盾状着生。花单性，雌雄异株；花序腋生。核果球形，成熟后紫红色。

【性味功效】苦，寒。清热解毒，凉血止血，散瘀消肿。

【应用】主治：用于急性肝炎，细菌性痢疾，急性阑尾炎，胃痛，内出血，跌打损伤，毒蛇咬伤；外用治流行性腮腺炎，淋巴结炎，神经性皮炎。

【选方】1.治咽喉肿痛：白药一两（捣罗为末），龙脑一分。同研令匀，炼蜜和丸，芡子大，常含一丸咽津。（《圣惠方》龙脑丸）

2.治喉中热塞肿痛，散瘀散血：白药、朴硝。为末，以小管吹入喉。（《仁斋直指方》白药散）

3.治风痰上壅，咽喉不利：白药三两，黑丑五钱，同炒香，去黑丑一半为末，防风末三两，和匀，每茶服一钱。（《圣惠方》）

4.治衄血不止：红枣、白药（各烧存性）等分。为末，糯米饮眼。或煎汤洗鼻，频频缩药令入。（《经验良方》）

粪箕笃

【别名】铁板膏药草、犁壁藤、飞天雷公、田鸡草。

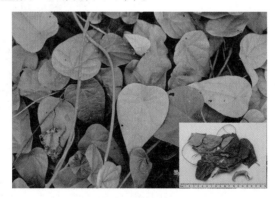

【来源】防己科植物粪箕笃 *Stephania longa* Lour. 的全株。

【形态特征】多年生藤本。茎黄褐色，有扭曲纵皱纹。叶互生，叶柄较长，盾状着生；叶片卵圆形或近宽三角形，先端锐尖，基部略凹陷或平截，粉绿色，叶脉掌状，背面带红棕色。伞形花序腋生或生于幼茎基部，花小，黄绿色；单性花，萼片、花瓣均肉质。核果。

【性味功效】苦，寒。清热解毒，利湿通便，消疮肿。

【应用】治热病发狂，黄疸，胃肠炎，痢疾，便秘，尿血，疮痈肿毒。

【选方】治脱肛：粪箕笃五钱，马骝卵五钱，猪大肠一节。共煲服。（《陆川本草》）

血水草

【别名】黄水芋、金腰带、一口血、小号筒、小绿号筒。

【来源】为罂粟科植物血水草 *Eomecon chionantha* Hance 的全草。

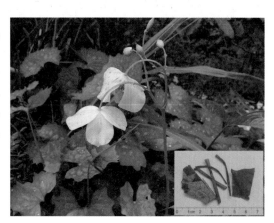

【形态特征】多年生草本花卉，根状茎横生，折断后有鲜黄色汁液。叶全为基生叶；叶柄长约4cm，肥脆多汁；叶片大，落纸质，阔心形，长7.5～15cm，边缘有波状齿，背面微有白霜。春季开花；花茎直立，上部分枝，肥嫩，有黄色汁液；花白色。葫果长圆形。

【性味功效】苦；寒；有小毒。清热解毒；活血止痛；止血。

【应用】用于目赤肿痛；咽喉疼痛；口腔溃疡；疔疮肿毒；毒蛇咬伤；癣疮；湿疹；跌打损伤；腰痛；咳血。

【选方】内服：煎汤，6～30g；或浸酒。外用：适量，鲜草捣烂敷；或晒干研末调敷；或煎水洗。（《中华本草》）

瓦松

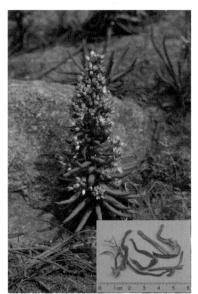

【别名】瓦花、瓦塔、狗指甲。

【来源】为景天科植物瓦松 *Orostachys fimbriata*（Turcz.）Berg.的干燥地上部分。

【形态特征】二年生草本植物。叶互生，有刺，线形至披针形，总状紧密花序，紧密，可呈宽20cm的金字塔形；花梗长可达1cm，萼片长圆形，花瓣红色，披针状椭圆形，花药紫色；近四方形，蓇葖长圆形，喙细，子细小卵形多数。

【性味功效】酸，平。有大毒。活血，止血，敛疮。

【应用】用于便血，吐血；外用治疮口久不愈合。

【选方】1.治吐血：瓦松，炖猪杀口内服。（《四川中药志》）

2.治鼻衄：鲜瓦松二斤。洗净，阴干，捣烂，用纱布绞取汁，加砂糖五钱拌匀，倾入瓷盘内，晒干成块。每次服五分至一钱，每日二次，温开水送服。忌辛辣刺激食物和热开水。（《全展选编·五官科》）

3.治热毒酒积，肠风血痢：瓦松八两（捣汁，和酒一半），白芍药五钱，炮姜末五钱。煎减半，空心饮。（《唐本草》）

伽蓝菜

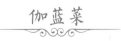

【别名】鸡爪三七、鸡脚三七、土三七、假川连。

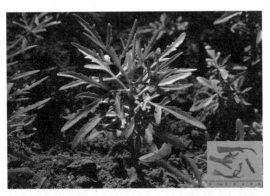

【来源】景天科植物伽蓝菜 Kalanchoe laciniata（L.）DC.的干燥全草。

【形态特征】多年生草本，叶对生，中部叶羽状深裂，裂片线形或线状披针形，边缘有浅锯齿或浅裂，聚伞花序排列圆锥状，苞片线形；萼片4，披针形，先端急尖；花冠黄色，高脚碟形，管部下部膨大，裂片4，卵形，雄蕊8；鳞片4，线形，心皮4，披针形。

【性味功效】甘、微苦，寒。清热解毒，散瘀消肿。

【应用】用于跌打损伤，毒蛇咬伤，疮疡脓肿，烧烫伤，湿疹，外伤出血。

【选方】1.清热解毒，散瘀消肿：治毒蛇咬伤，疮疡脓肿，跌打损伤。（广州部队《常用中草药手册》）
2.凉血止血：治外伤出血，汤火伤，湿疹。（《广西中草药》）

佛甲草

【别名】狗豆芽、珠芽佛甲草、指甲草。

【来源】为景天科植物佛甲草 Sedum lineare Thunb.的全草。

【形态特征】多年生草本植物，无毛。茎高10～20cm。3叶轮生，少有4叶轮或对生的，叶线形，先端钝尖，基部无柄，有短距。花序聚伞状，顶生，疏生花，中央有一朵有短梗的花；萼片线状披针形。蓇葖略叉开，花柱短；种子小。花期4～5月，果期6～7月。

【性味功效】甘，寒。清热，消肿，解毒。

【应用】用于咽喉肿痛，痈肿，疔疮，丹毒，烫伤，蛇咬伤，黄疸，痢疾。

【选方】1.治喉火：狗牙瓣五钱，捣烂，加蛋清冲开水服。（《贵阳民间药草》）
2.治咽喉肿痛：鲜佛甲草二两。捣绞汁，加米醋少许，开水一大杯冲漱喉，日数次。（《闽东本草》）
3.治喉癣：狗牙半支捣汁，加陈京墨磨汁，和匀漱喉，日咽四、五次。（《救生苦海》）
4.治乳痈红肿：狗牙瓣、蒲公英、金银花。加甜酒捣烂外敷。（《贵阳民间药草》）

委陵菜

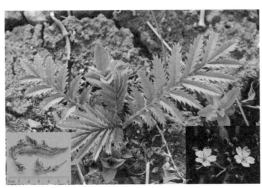
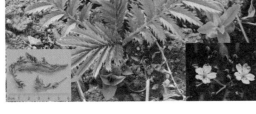

【别名】朝天委陵菜、萎陵菜、天青地白、五虎噙血、扑地虎。

【来源】为蔷薇科植物委陵菜 Potentilla chinensis Ser.的干燥全草。

【形态特征】多年生草本。根粗壮，圆柱形，稍木质化。花茎直立或上升，高20～70cm，叶为羽状复叶，有小叶茎生叶托叶草质，绿色，边缘锐裂。伞房状聚伞花序，萼片三角卵形，花瓣黄色，宽倒卵形，顶端微凹，比萼片稍长；花柱近顶生。瘦果卵球形，深褐色，有明显皱纹。

【性味功效】苦，寒。归肝、大肠经。清热解毒，凉血止痢。

【应用】用于赤痢腹痛，久痢不止，痔疮出血，痈肿疮毒。

【选方】1.治赤白痢疾：委陵菜15g，马齿苋15g，茶叶6g。水煎服，每日2次。(《甘肃中草药手册》)

2.治阿米巴痢疾：委陵菜30g，炒槐花12g。煎服。(《安徽中草药》)

3.治休息痢：委陵菜根15g，十大功劳15g，车前草9g。水煎服。(《湖南药物志》)

4.治久痢不止：委陵菜、白木槿花各15g。煎水服。(《贵阳民间药草》)

鸡骨草

【别名】红母鸡草、石门坎、黄食草、细叶龙鳞草、大黄草。

【来源】本品为豆科植物广州相思子*Abrus cantoniensis* Hance的干燥全株。

【形态特征】全草多缠绕成束。茎丛生，长藤状，灰棕色，疏被短柔毛。羽状复叶互生，小叶8～11对，矩圆形，下表面有伏毛。总状花序腋生，萼钟状；花冠突出，淡紫红色；雄蕊9，合生成管状，与旗瓣贴连，上部分离；子房近于无柄，花柱短。荚果矩圆形，扁平，疏生淡黄色毛，先端有尾状凸尖；种子4～6粒，矩圆形，扁平，褐黑色，光滑。

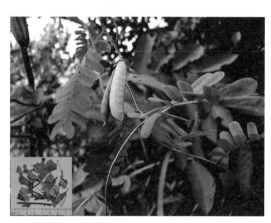

【性味功效】甘、微苦，凉。利湿退黄，清热解毒，疏肝止痛。

【应用】湿热黄疸，胁肋不舒，胃脘胀痛，乳痈肿痛。

【选方】1.治黄疸：鸡骨草二两，红枣七、八枚。煎服。(《岭南草药志》)

2.治瘰疬：鸡骨草六斤，豨莶草四斤。研末，蜜为丸，每丸重一钱。日服三次，每次二丸，连服二至四周。(广西《中草药新医疗法处方集》)

炒槐花

小槐花

【别名】山扁豆、粘人麻、黏草子、粘身柴咽、拿身草。

【来源】豆科山蚂蝗属植物小槐花*Desmodium caudatum* (Thunb.)DC.的干燥根。

【形态特征】灌木，三出复叶互生，叶柄扁，托叶披针状；小叶片长披针形，先端尖，基部楔形，全缘，疏被短柔毛。穗状总状花序，苞片条状披针形，花萼近二唇形；蝶形花冠绿白色而带淡黄晕，旗瓣矩圆形，端钝，基部有爪，翼瓣窄小，龙骨瓣近矩形；二体雄蕊。荚果条形，稍弯曲，被钩状短毛，具4～6荚节，节间紧缩，每节有1粒椭圆形种子。

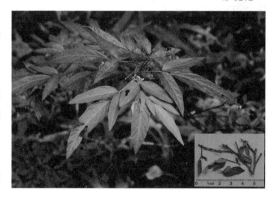

【性味功效】微苦、辛，平。清热解毒，祛风利湿。

【应用】用于感冒发烧，肠胃炎，痢疾，小儿疳积，风湿关节痛；外用治毒蛇咬伤，痈疖疔疮，乳腺炎。

【选方】1.毒蛇咬伤：小槐花根0.5～1两，红管药根3～5钱。水煎服或鲜品捣烂绞汁服，每天2剂。伤

口经外科常规处理后，用药外敷。(《全国中草药汇编》)

2.小儿疳积：小槐花根1两，与猪瘦肉同炖，喝汤吃肉。(《全国中草药汇编》)

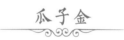

鸡眼草

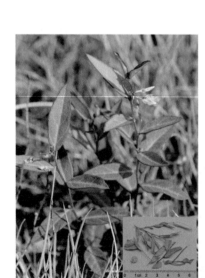

【别名】公母草、牛黄黄、掐不齐、三叶人字草、鸡眼豆。

【来源】为豆科鸡眼草属植物鸡眼草 *Kummerowia striata*（Thunb.）Schindl.的干燥全草。

【形态特征】一年生草本，披散或平卧，多分枝，高5~45cm，茎和枝上被倒生的白色细毛。叶为三出羽状复叶；托叶大，膜质，卵状长圆形，比叶柄长。花小，单生或2~3朵簇生于叶腋。荚果圆形或倒卵形，稍侧扁。花期7~9月，果期8~10月。

【性味功效】甘、淡，微寒。清热解毒，活血，利湿止泻。

【应用】用于胃肠炎，痢疾，肝炎，夜盲症，泌尿系感染，跌打损伤，疔疮疖肿。

【选方】1.治突然吐泻腹痛：土文花嫩尖叶，口中嚼之，其汁咽下。(《贵州民间药物》)

2.治中暑发痧：鲜鸡眼草三至四两。捣烂冲开水服。(《福建中草药》)

3.治湿热黄疸，暑泻，肠风便血：公母草七钱至一两。水煎服。年久肠风，须久服有效。(《中医药实验研究》)

4.治赤白久痢：鲜鸡眼草二两，凤尾蕨五钱。水煎，饭前服。(《浙扛民间常用草药》)

瓜子金

【别名】卵叶远志、苦草、辰砂草、竹叶地丁、小金不换。

【来源】为远志科植物瓜子金 *Polygala japonica* Houtt.的干燥全草。

【形态特征】多年生草本。叶互生，带贰质，卵状披针形，侧脉明显，有细柔毛。总状花序腋生，花紫色；萼片5，不等大，内面2片较大，花瓣状；花瓣3，基部与雄蕊鞘相连，中间1片较大，龙骨状，背面先端有流苏状附属物；雄蕊8，花丝全部连合成鞘状。蒴果广卵形，顶端凹，边缘有宽翅，具宿萼。种子卵形，密被柔毛。

【性味功效】辛、苦，平。祛痰止咳，活血消肿，解毒止痛。

【应用】用于咳嗽痰多，咽喉肿痛；外治跌打损伤，疔疮疖肿，蛇虫咬伤。

【选方】1.治疟疾：瓜子金（鲜）六钱至一两。酒煎，于疟发前二小时服。(《江西草药》)

2.治痰咳：瓜子金根二两，酌加水煎，顿服。(《福建民间草药》)

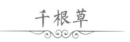

千根草

【别名】小飞扬、细叶小锦草。

【来源】为大戟科大戟属植物千根草 *Euphorbia thymifolia* L.的干燥全草。

【形态特征】一年生草本，根茎纤细，具多数不定根，常呈匍匐状，自基部极多分枝，被稀疏柔毛，叶对生，椭圆形、长圆形、到卵形，边缘有细锯齿，稀全缘，花序单生，或数个簇生于叶腋，被稀疏柔毛，蒴果卵状三棱形，种子长卵状四棱形，暗红色。

【性味功效】微酸、涩，微凉。清热利湿，收敛止痒。

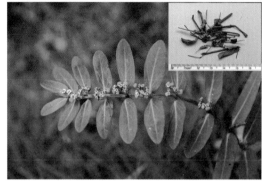

【应用】用于细菌性痢疾，肠炎腹泻，痔疮出血；外用治湿疹，过敏性皮炎，皮肤瘙痒。

【选方】1.治疟疾：生乳汁草四两，水煎，冲红砂糖适量，在发作前二小时服。（《岭南草药志》）

2.治痢疾：乳汁草一两，老茶叶五钱。煎水，冲蜜糖服。（《岭南草药志》）

3.治菌痢、肠炎：小飞扬草三至五钱。水煎服。（《文山中草药》）

4.治小儿急惊：乳汁草二两，洗净捣烂，合米泔水搅匀，去渣煎沸，冲蜜糖服。（《岭南草药志》）

牛耳枫

【别名】南岭虎南楠、老虎耳、南岭虎皮楠。

【来源】为交让木科交让木属植物牛耳枫 *Daphniphyllum calycinum* Benth的根、叶。

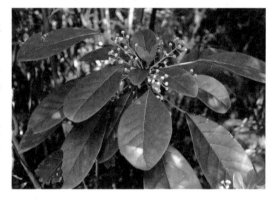

【形态特征】灌木。单叶近轮生；革质，长圆状椭圆形或长圆状倒卵圆形，花单性，蜂雄异株，无花瓣；总状花序腋生，雄蕊9～10，花药卵形，花丝极短；雌花萼片三角形，长约1.5mm，先端短尖，子房卵形，为不完全的2室，每室有胚珠2，花柱极短，直立。核果卵状，具突起，基部有萼宿存，有种子1。

【性味功效】辛、苦，凉。清热解毒，活血舒筋。

【应用】用于感冒发热，扁桃体炎，风湿关节痛；外用治跌打肿痛，骨折，毒蛇咬伤，疮疡肿毒。

【选方】治感冒发热，扁桃体炎，脾脏肿大：牛耳枫鲜根五钱至一两，或干根三至五钱。水煎服。（广州部队《常用中草药手册》）

三桠苦

【别名】小黄散、鸡骨树、三丫苦、三枝枪、三叉虎。

【来源】为芸香科吴茱萸属植物三叉苦 *Melicope pteleifolia*（Champ. ex Benth.）T. G. Hartley的干燥根。

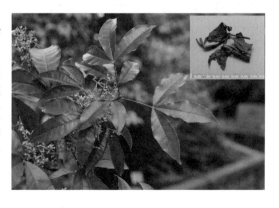

【形态特征】乔木。树皮灰白或灰绿色，光滑，纵向浅裂。3小叶，有时偶有2小叶或单小叶同时存在，叶柄基部稍增粗，小叶长椭圆形，两端尖。花序腋生，很少同时有顶生，花甚多；萼片及花瓣均4片；花瓣淡黄或白色。分果瓣淡黄或茶褐色，散生肉眼可见的透明油点；种子蓝黑色，有光泽。花期4～6月，果期7～10月。

【性味功效】苦，寒。清热解毒、散瘀止痛。

【应用】咽喉肿痛、风湿骨痛、疟疾、黄疸、湿疹、皮炎、跌打损伤及虫蛇咬伤等症。

【选方】1.治耳内生疖：三丫苦鲜叶捣烂取汁，滴耳。（《广西中草药》）

2.治外感痧气：三丫苦叶二至三两，煲水分数次服。（《广西中药志》）

3.治慢性支气管炎急性发作：鲜三丫苦叶一两，水煎服。（《福建中草药》）

4.治虫蛇咬伤，疖肿，跌打，扭伤：三丫苦鲜叶捣烂外敷。（广州部队《常用中草药手册》）

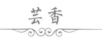

芸香

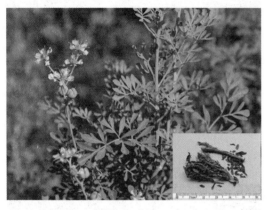

【别名】小叶香、百应草、香草、臭草。

【来源】为芸香科芸香属植物芸香 *Ruta graveolens* L.的干燥全草。

【形态特征】多年生草本植物，根系发达，支根多，根皮淡硫黄色。植株高达1m，各部有浓烈特殊气味。叶羽状复叶，灰绿或带蓝绿色。花金黄色，花柱短，子房每室有胚珠多颗。果皮有凸起的油点；种子甚多，肾形，褐黑色。

【性味功效】辛，微苦，凉。清热解毒，散瘀止痛。

【应用】用于感冒发热，牙痛，月经不调，小儿湿疹；外用治疮疖肿毒，跌打损伤。

【选方】1.治风湿筋骨疼痛：芸香草、千年健、大血藤、舒筋草，煎服。（《四川中药志》）

2.治鹅膝风：芸香草、牛舌头根、松节、石岩姜，泡酒服。（《四川中药志》）

3.治冷骨风，全身骨胳筋络肌肉痛，重至不能行走者：芸香草二至三斤。煎水，乘热熏之，以破竹席围坐盆中，上盖以簸箕；熏后汗出如浆，可重复二至三次。洗后忌风。（《重庆草药》）

梅叶冬青

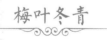

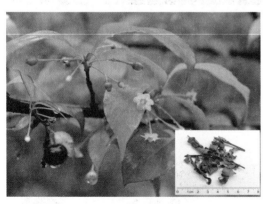

【别名】岗梅、梅叶冬青。

【来源】为冬青科冬青属植物梅叶冬青 *Ilex asprella*（Hook. et Arn.）Champ. ex Benth 的干燥根、叶。

【形态特征】落叶灌木，高3m。具长短枝和淡色皮孔。叶在长枝上互生，短枝上簇生；托叶小，卵形或卵状椭圆形，长4~6 cm，宽2~3.5 cm，边缘具锯齿，叶面绿色，被微柔毛，背面淡绿色，无毛。花单性，雌雄异株，雌花单生于叶腋内；花冠白色，基部合生。

【性味功效】苦、甘，凉。清热解毒，生津止渴。

【应用】用于感冒，高热烦渴，扁桃体炎，咽喉炎，气管炎，百日咳，肠炎，痢疾，传染性肝炎，野蕈、砒霜中毒。为凉茶主要原料；叶外用治跌打损伤，痈疖肿毒。

【选方】1.治疖肿：岗梅鲜叶，捣烂外敷。（广州空军《常用中草药手册》）

2.治跌打损伤，疮疖痈肿：鲜岗梅叶，捣烂外敷。（广州部队《常用中草药手册》）

3.治感冒发热：鲜岗梅叶一至二两。水煎服。（广州空军《常用中草药手册》）

大叶冬青

【别名】苦丁茶。

【来源】为冬青科植物大叶冬青 Ilex latifolia Thunb.的干燥叶。

【形态特征】常绿大乔木，叶片厚革质，长圆形或卵状长圆形，由聚伞花序组成的假圆锥花序生于二年生枝的叶腋内，无总梗；花淡黄绿色，果球形，成熟时红色，花期4月，果期9~10月。

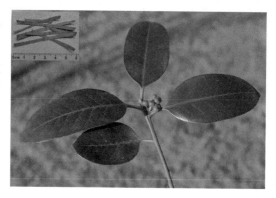

【性味功效】甘；苦；寒。疏风清热；明目生津。

【应用】主风热头痛；齿痛；目赤；聤耳；口疮；热病烦渴；泄泻；痢疾。

【选方】赤眼：新砖2片，冬青叶5斗。(《普济方》)

白蔹

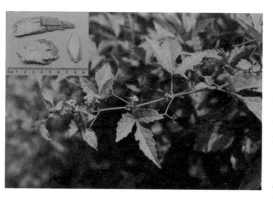

【别名】黄狗蛋。

【来源】为葡萄科植物白蔹 Ampelopsis japonica (Thunb.) Makino 的干燥块根。

【形态特征】木质藤本。小枝圆柱形，有纵棱纹，无毛。卷须不分枝或卷须顶端有短的分叉，相隔3节以上间断与叶对生。叶为掌状3~5小叶，小叶片羽状深裂或小叶边缘有深锯齿而不分裂。聚伞花序通常集生于花序梗顶端，直径1~2cm，通常与叶对生。果实球形，直径0.8~1cm，成熟后带白色，有种子1~3颗；种子倒卵形，顶端圆形，基部喙短钝。

【性味功效】苦，微寒。清热解毒，消痈散结，敛疮生肌。

【应用】用于痈疽发背，疔疮，瘰疬，烧烫伤。

【选方】1.治痈肿：白蔹二分，藜芦一分。为末，酒和如泥，贴上，日三。(《补缺肘后方》)

2.敛疮：白蔹、白及、络石各半两，取干者。为细末，干撒疮上。(《鸡峰普济方》)

3.治聤耳出脓血：白蔹、黄连（去须）、龙骨、赤石脂、乌贼鱼骨（去甲）各一两。上五味，捣罗为散。先以绵拭脓干，用药一钱匕，绵裹塞耳中。(《圣济总录》)

三叶崖爬藤

【别名】三叶青、金线吊葫芦、丝线吊金钟、三叶扁藤、石老鼠。

【来源】为葡萄科崖爬藤属植物三叶青 Tetrastigma hemsleyanum Diels et Gilg.的干燥块根或全草。

【形态特征】木质藤本。三出复叶互生；总叶柄较长，小叶柄短小；小叶片狭披针形或狭卵形，长5~6.5cm，宽1.5~2cm，先端渐尖，基部钝，侧生小叶基部稍不对称，两面无毛，边缘具疏浅锯齿。花单性异株，聚伞花序腋生；花绿白色；花萼近于全缘；花瓣4，三角状长椭圆形；雄蕊4；雌花子房4室，柱头4浅裂。浆果。种子2~4颗。

【性味功效】微苦，平。清热解毒、祛风化痰、活血止痛。

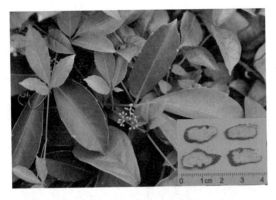

【应用】用于白喉，小儿高热惊厥、痢疾、肝炎。外用治毒蛇咬伤，扁桃体炎，淋巴结结核，子宫颈炎，蜂窝织炎，跌打损伤。

【选方】1.小儿高热：三叶青块根、射干、仙鹤草各5钱，白头翁2钱，钩藤1钱。水煎服，每日1剂。(《全国中草药汇编》)

2.病毒性脑膜炎：三叶青块根5钱（儿童3钱）。水煎服，每日1剂。(《全国中草药汇编》)

3.慢性迁延型肝炎：三叶青注射液，每次肌注2～4ml，每日2次。20～40天为一疗程。(《全国中草药汇编》)

4.蜂窝织炎，扁桃体炎，淋巴结结核：三叶青块根，用酒磨成糊状搽患处，每日2～3次。(《全国中草药汇编》)

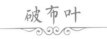

【别名】布渣叶。

【来源】为椴树科植物破布叶 *Microcos paniculata* Linn. 的叶。

【形态特征】灌木或小乔木，叶薄革质，卵状长圆形，先端渐尖，基部圆形，两面初时有极稀疏星状柔毛，以后变秃净，三出脉的两侧脉从基部发出，向上行超过叶片中部，边缘有细钝齿；苞片披针形；花柄短小；萼片长圆形，长5～8mm，外面有毛；核果近球形或倒卵形，长约1cm；果柄短。

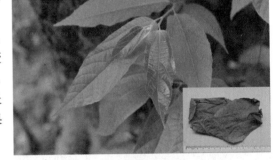

【性味功效】酸，平。清热毒，去食积。

【应用】用于感冒发热，黄疸，食欲不振，消化不良，脘腹胀痛，泄泻，疮疡，蜈蚣咬伤。

【选方】1.治感冒，消化不良，腹胀：布渣叶五钱至一两。水煎服。(广州部队《常用中草药手册》)

2.治黄疸：破布叶二两，猪血四两。煎水服，一日一次，连服六日。(《岭南草药志》)

3.治蜈蚣咬伤：布渣叶五钱至一两。水煎服。(广州部队《常用中草药手册》)

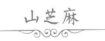

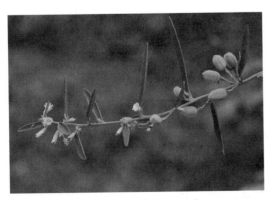

【别名】野芝麻、假芝麻、白头公、山油麻。

【来源】为梧桐科植物山芝麻 *Helicteres angustifolia* L.的根。

【形态特征】小灌木，小枝被灰绿色短柔毛。叶狭矩圆形或条状披针形，下面被灰白色或淡黄色星状茸毛，间或混生纲毛；聚伞花序有2至数朵花；花梗通常有锥尖状的小苞片4枚；萼管状，被星状短柔毛，5裂，裂片三角形；花瓣5片，淡红色或紫红色，比萼略长，基部有2个耳状附属体，蒴果卵状矩圆形，顶端急尖，密被星状毛及混生长绒毛；种子小，褐色，有椭圆形小斑点。

【性味功效】辛寒、味苦。清热解毒，止咳。

【应用】用治感冒高烧、扁桃体炎、咽喉炎、腮腺炎、麻疹、咳嗽和疟疾；外用治毒蛇咬伤、外伤出血、痔疮、痈肿疔疮。

【选方】1.治外感痧气，阳黄疸，热疟：山芝麻、古羊藤根、两面针等分。共磨粉。每服一钱。开水送下，日服二、三次。（《广西药植图志》）

2.治风湿痛：山芝麻根二两，黄酒四两。酌加水煎服。（《福建民间草药》）

3.治毒蛇咬伤：山芝麻根二至三两。用酒煎饮；另搽擦患处。（《岭南草药志》）

4.治肠炎腹泻：山芝麻干根五钱至一两。水煎服。（广州部队《常用中草药手册》）

中华猕猴桃

【别名】猕猴桃、羊桃、阳桃、红藤梨、白毛桃。

【来源】为猕猴桃科植物中华猕猴桃 *Actinidia chinensis* Planch. 的全株。

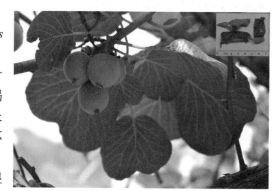

【形态特征】大型落叶藤本；叶纸质。聚伞花序，苞片小，卵形或钻形，长约1mm，均被灰白色丝状绒毛或黄褐色茸毛。果黄褐色，近球形、圆柱形、倒卵形或椭圆形，长4～6cm，被茸毛、长硬毛或刺毛状长硬毛，成熟时秃净或不秃净，具小而多的淡褐色斑点；宿存萼片反折。

【性味功效】苦、涩，寒。活血化瘀、清热解毒、利湿驱风。

【应用】治疗乳腺癌、胃癌、痢疾、跌打损伤、风湿性关节炎、肝炎、淋巴结核、水肿等病症。

【选方】治反胃呕吐：猕猴桃，生姜。分别捣烂，绞取汁液，混合均匀。分次服用。（《开宝本草》）

金丝桃

【别名】土连翘、五心花、金丝海棠、木本黄开口。

【来源】为藤黄科植物金丝桃 *Hypericum monogynum* L. 的根。

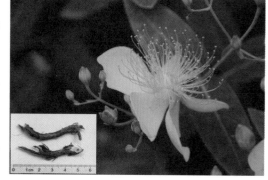

【形态特征】灌木，茎红色，叶对生，无柄或具短柄；叶片倒披针形或椭圆形至长圆形，花序；苞片小，线状披针形，早落。花星状；花蕾卵珠形；花瓣金黄色至柠檬黄色；雄蕊5束；子房卵珠形或卵珠状圆锥形至近球形；柱头小。蒴果宽卵珠形或稀为卵珠状圆锥形至近球形，种子深红褐色，圆柱形。

【性味功效】苦涩，温。清热解毒；散瘀止痛；祛风湿。

【应用】用于肝炎，肝脾肿大，急性咽喉炎，结膜炎，疮疖肿毒，蛇咬及蜂螫伤，跌打损伤，风寒性腰痛等。有小毒。

【选方】1.治风湿性腰痛：金丝桃根一两，鸡蛋两只，水煎二小时。吃蛋和汤，一天二次分服。（《中药大辞典》）

2.治蝮蛇、银环蛇咬伤：鲜金丝桃根加食盐适量，捣烂，外敷伤处。一天换一次。（《中药大辞典》）

3.治疖肿：鲜金丝桃叶加食盐适量，捣烂，外敷患处。（《中药大辞典》）

4.治漆疮、蜂螫伤：金丝桃根磨粉，用麻油残烧酒调敷局部。(《中药大辞典》)

元宝草

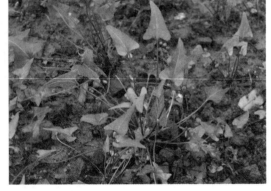

【别名】相思、灯台、双合合、对月草。

【来源】为藤黄科植物元宝草 *Hypericum sampsonii* Hance 的全草。

【形态特征】多年生草本，叶对生；花序顶生，多花，伞房状；花蕾卵珠形，先端钝形；花梗长2~3mm。雄蕊3束，宿存，每束具雄蕊10~14枚，花药淡黄色，具黑腺点。花柱3，长约2mm，自基部分离。蒴果宽卵珠形至或宽或狭的卵珠状圆锥形；种子黄褐色，长卵柱形，表面有明显的细蜂窝纹。

【性味功效】苦、辛，寒。凉血止血，清热解毒，活血调经，祛风通络。

【应用】用于吐血，咯血，衄血，血淋，创伤出血，肠炎，痢疾，乳痈，痈肿疔毒，烫伤，蛇咬伤，月经不调，痛经，白带，跌打损伤，风湿痹痛，腰腿痛。外用还可治头癣，口疮，目翳。

【选方】1.治吐血，衄血：元宝草，银花，水煎服。(《福建药物志》)

2.治肺结核咯血：元宝草，百部，仙鹤草，紫金牛，牯岭勾儿茶等，水煎服。(《浙江药用植物志》)

3.治溏泄：元宝草全草，水煎服。(《湖南药物志》)

长萼堇菜

【别名】犁头草、紫金锁、小甜水茄、瘩背草。

【来源】本品为堇菜科植物长萼堇菜 *Viola inconspicua* Bl.的干燥全草。

【形态特征】多年生草本，无地上茎。根状茎垂直或斜生；叶均基生，呈莲座状；叶片三角形、三角状卵形或戟形，叶柄无毛；托叶3/4与叶柄合生；花淡紫色，有暗色条纹；花梗细弱；萼片卵状披针形或披针形；花瓣长圆状倒卵形；下方雄蕊背部的距角状；子房球形；蒴果长圆形；种子卵球形，深绿色。

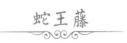

【性味功效】苦、辛，微寒。清热解毒，拔毒消肿。

【应用】用于急性结膜炎，咽喉炎，急性黄疸型肝炎，乳腺炎，痈疖肿毒，化脓性骨髓炎，毒蛇咬伤。

【选方】1.治急性结膜炎，咽炎，乳腺炎，疖痛，疔疮：全草。(《怒江药》)

2.治肝炎，咽喉痛，解海芋中毒，骨折，眼结膜炎，无名肿毒，疔疮：全草。(《桂药编》)

3.治目赤肿痛，湿热黄疸，乳腺炎，肠痈，疔疮：全株。(《滇省志》)

蛇王藤

【别名】双目灵、治蛇灵。

【来源】为西番莲科植物蛇王藤 *Passiflora moluccana* Reinw. ex Bl.var. *teysmanniana*（Miq.）Wilde的全草。

【形态特征】草质藤本。叶互生或近对生；叶柄被疏柔毛；全缘。花两性；聚伞花序常退化仅具1~2朵；花白色，5数；花梗长2.5~4.5cm；花瓣长圆形，比萼片短；副花冠由许多线形裂片组成，排成2轮，青紫色或黄色；雄蕊花丝分离；子房近无毛，花柱3，分离。浆果卵形或近球形，粉绿色。种子多数，灰黄色，偏平，有小窝孔。

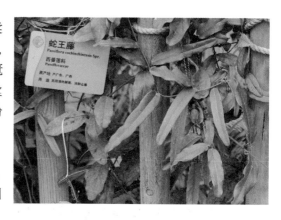

【性味功效】辛、苦，平。清热解毒，消肿止痛。

【应用】用于毒蛇咬伤，疮肿痛疖，胃和十二指肠溃疡。

【选方】1.治毒蛇咬伤，疔疮，疖肿：全草捣敷。（广州部队《常用中草药手册》）

2.治胃、十二指肠溃疡：全草，水煎服。（《海南岛常用中草药手册》）

了哥王

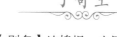

【别名】地棉根、山雁皮、埔银、指皮麻、九信草、南岭荛花。

【来源】为瑞香科植物了哥王*Wikstroemia indica*（Linn）C. A. Mey的茎叶。

【形态特征】灌木，高30~100cm。枝红褐色，无毛。叶对生，长椭圆形，全缘。花黄绿色，数朵组成顶生短总状花序；总花梗长6~10mm；花梗长1~2mm；花萼管状，被疏柔毛，裂片4，卵形；雄蕊8，2轮，花丝甚短；花盘鳞片4，通常两两合生；子房椭圆形，顶部被疏柔毛，柱头近球形，花柱极短。核果卵形，熟时暗红色至紫黑色。

【性味功效】辛，寒。有毒。清热解毒，消肿散结，止痛。

【应用】用于瘰疬、痈肿、风湿痛、百日咳、跌打损伤。

【选方】1.治痰火瘰：了哥王叶，加入食盐少许，共捣烂敷患处。（《岭南草药志》）

2.治鹤膝风：南岭荛花、接骨草。水煎，对酒服。（《湖南药物志》）

3.治疗疮肿毒；跌打损伤，蛇虫咬伤，小儿头疮：鲜了哥王茎叶，捣烂外敷或挤汁外涂。（广州部队《常用中草药手册》）

4.治疮疡，乳痈：了哥王叶适量，捣烂敷患处。（《广西中章药》）

岗松

【别名】扫卡木、扫把枝、松毛枝、蛇虫草、鸡儿松。

【来源】为桃金娘科植物岗松*Baeckea frutescens* L.的全株。

【形态特征】灌木，有时为小乔木；嫩枝纤细，多分枝。叶小，无柄，或有短柄，叶片有透明油腺点，干后褐色。花小，白色，单生于叶腋内；苞片早落；花梗长1~1.5mm；萼管钟状，长约1.5mm，萼齿5，细小三角形，先端急尖；花瓣圆形，分离；雄蕊10枚或稍少；子房下位，3室，花柱短，宿存。蒴果小，长约2mm；种子扁平，有角。

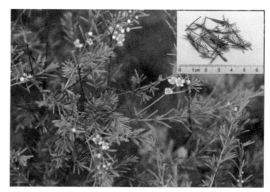

【性味功效】苦，辛，凉。化瘀止痛，清热解毒，利尿

通淋，杀虫止痒。

【应用】用于跌打损伤，肝硬化，热泻，热淋，小便不利，阴痒，脚气，湿疹，皮肤瘙痒，疥癣，水火烫伤，虫蛇咬伤。

【选方】1.治皮肤烂痒、湿疹：岗松煎水洗。(《广西中药志》)

2.治蜈蚣伤：叶，岗松捣敷。(《广西中药志》)

3.治疮癞：枝叶，岗松蒸油。(《广西中药志》)

白檀

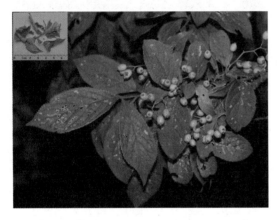

【别名】碎米子树、乌子树。

【来源】为山矾科植物白檀 *Symplocos paniculata* (Thunb.) Miq.的根

【形态特征】落叶灌木或小乔木；嫩枝有灰白色柔毛。叶膜质或薄纸质，阔倒卵形、椭圆状倒卵形或卵形；圆锥花序长5~8cm，通常有柔毛；苞片早落，通常条形，有褐色腺点；花萼长2~3cm，萼筒褐色，边缘有毛；花冠白色，5深裂几达基部；雄蕊40~60枚，子房2室，花盘具5凸起的腺点。核果熟时蓝色，卵状球形，顶端宿萼裂片直立。

【性味功效】苦、涩，微寒。消炎软坚，调气。

【应用】用于乳腺炎，淋巴腺炎，疝气，肠痈，胃癌，疮疖。

【选方】治腹内瘤肿：白檀根水煎服。(《浙江中药资源名录》)

小蜡

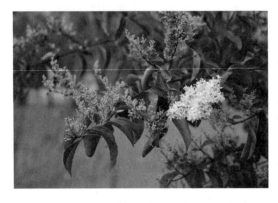

【别名】山指甲、小蜡树、黄心柳、水黄杨、千张树。

【来源】为木犀科植物小蜡 *Ligustrum sinense* Lour.的树皮和叶。

【形态特征】落叶灌木或小乔木。小枝圆柱形。叶片纸质或薄革质，卵形、椭圆状卵形、长圆形、长圆状椭圆形至披针形，或近圆形，先端锐尖、短渐尖至渐尖，或钝而微凹，基部宽楔形至近圆形，或为楔形，上面深绿色，疏被短柔毛或无毛，下面淡绿色，疏被短柔毛或无毛；叶柄被短柔毛。圆锥花序顶生或腋生；果近球形。

【性味功效】苦，寒。清热降火、消肿止痛、去腐生肌。

【应用】用于急性黄疸型传染性肝炎，痢疾，肺热咳嗽；外用治跌打损伤，创伤感染，烧烫伤。疮疡肿毒等外科感染性疾病。

【选方】1.治肺热咳嗽，咽喉肿痛，口舌生疮，湿热黄疸，痢疾：小蜡，水煎服。(《中华本草》)

2.治湿疹，皮炎，跌打损伤，烫伤：将小蜡捣烂或绞汁涂敷。(《中华本草》)

小叶女贞

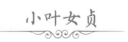

【别名】小叶冬青，小白蜡、棟青、小叶水蜡树。

【来源】为木犀科植物小叶女贞 *Ligustrum quihoui* Carr.的叶。

【形态特征】落叶灌木。小枝淡棕色。叶薄革质，形状和大小变异较大，先端锐尖、钝或微凹，基部狭楔形至楔形，叶缘反卷，上面深绿色，下面淡绿色，常具腺点，两面无毛，稀沿中脉被微柔毛，中脉在上面凹入，下面凸起，侧脉2～6对；花白色，香，无梗；花冠筒和花冠裂片等长；花药超出花冠裂片。核果宽椭圆形，黑色。

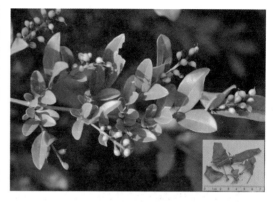

【性味功效】微苦，平。清热解毒。

【应用】用于烫伤、外伤。

【选方】治疗外伤：小叶女贞、倒板叶、松针各等分煎水外洗。(《陕西中草药》)

白花茶

【别名】扭肚藤。

【来源】为马鞭草科植物白花茶 *Callicarpa nudiflora* Hook. et Arn.的干燥叶。

【形态特征】全体被细毛，蔓状倾卧。茎方形，长一、二尺。叶对生，具短叶柄，叶片卵形或广卵形，长约七、八分，先端短尖，基部圆形或广楔形，边缘有锯齿。四时开花，从各叶腋轮生二至数朵，花冠白色筒状唇形，上唇舟状，密生绒毛，下唇二裂，萼筒状有尖裂。瘦果细小。

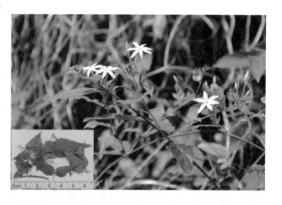

【性味功效】甘淡，微苦辛，平。清热解毒。

【应用】用于胸部积痛，咳血，咯血，肺热咳嗽，咳嗽胸痛；外用于皮肤疮疖肿毒，妇人乳痛，喉痛。

【选方】治疗出血：白花茶晒干研末，内服或外用。(《岭南中草药志》)

匙羹藤

【别名】武靴藤、金刚藤、蛇天角、饭杓藤。

【来源】为萝藦科植物匙羹藤 *Gymnemasylvestre*（*Retz.*）Schult.的根或嫩枝叶。

【形态特征】木质藤本，具乳汁；茎皮灰褐色，具皮孔；叶倒卵形或卵状长圆形；叶柄被短柔毛；聚伞花序伞形状；花序梗被短柔毛；花梗纤细；花小，绿白色；花萼裂片卵圆形；花冠绿白色；雄蕊着生于花冠筒的基部；花药长圆形，顶端具膜片；花粉块长圆形，直立；柱头宽而短圆锥状。蓇葖卵状披针形，形状如调羹。

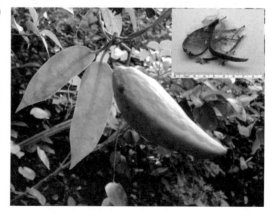

【性味功效】微苦，凉，有小毒。祛风止痛，解毒消肿。

【应用】用于风湿痹痛，咽喉肿痛，瘰疬，乳痈，疮疖，湿疹，无名肿毒，毒蛇咬伤。

【选方】1.治痈、疽、疔：匙羹藤（根），银花。水煎服。(《福建药物志》)

2.治无名肿毒，湿疹：匙羹藤（根），土茯苓。水煎服。(《福建药物志》)

马利筋

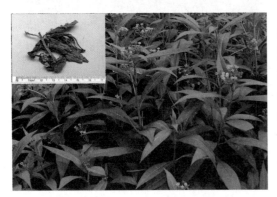

【别名】金凤花、尖尾凤、莲生桂子花、芳草花。

【来源】夹竹桃科植物马利筋 *Asclepias curassavica* L.的干燥全草。

【形态特征】多年生直立草本，灌木状，高达80cm，全株有白色乳汁；茎淡灰色，无毛或有微毛。叶膜质，披针形至椭圆状披针形。聚伞花序顶生或腋生，着花10~20朵；花萼裂片披针形，被柔毛；花冠紫红色。蓇葖披针形，长6~10cm，直径1~1.5cm，两端渐尖；种子卵圆形，长约6mm，宽3mm，顶端具白色绢质种毛。

【性味功效】苦，寒，有毒。消炎止痛、清热解毒、活血化瘀。

【应用】用于扁桃体炎、肺炎、支气管炎、尿路炎症、崩漏带下、创伤出血。咽喉肿痛、肺热咳嗽、热淋、崩漏、带下、痈疮肿毒、湿疹、顽癣、创伤出血。治骨蒸、四肢浮肿、淋痛、月经不调、扁桃腺炎、肺炎、支气管炎、膀胱炎、骨折、恶疮、止血及驱虫等。

【选方】1.治乳腺炎，痈疖：竹林标二至三钱。水煎服。(《云南中草药》)

2.治刀枪伤：竹林标鲜品捣烂外敷。(《云南中草药》)

苦郎树

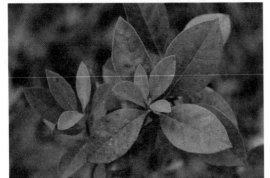

【别名】苦蓝盘，许树，假茉莉，海常山。

【来源】为马鞭草科植物苦郎树 *Clerodendrum inerme*（L.）Gaertn.的根。

【形态特征】攀援状灌木；根、茎、叶有苦味；幼枝四棱形，黄灰色，被短柔毛；小枝髓坚实。叶对生，薄革质；叶柄长约1cm；聚伞花序通常由3朵花组成；花很香，花序梗长2~4cm；苞片线形，长约2mm，对生或近于对生；花萼钟状；花冠白色，顶端5裂；雄蕊4，偶见6，花丝紫红色，柱头2裂。核果倒卵形。

【性味功效】苦，寒，有小毒。清热解毒、散瘀除湿、舒筋活络。

【应用】用于跌打瘀肿，皮肤湿疹、疮疥等。

【选方】1.治热毒：苦郎树根水煎，熏洗。(《生草药性备要》)

2.治跌打伤：苦郎树根捣敷。(《岭南采药录》)

白花灯笼

【别名】苦灯笼、岗灯笼、鬼灯笼、白花鬼灯笼。

【来源】为马鞭草植物白花灯笼 *Clerodendron fortunatum* Linn的根或全株。

【植物形态特征】直立灌木。幼枝密被短柔毛。叶对生，长椭圆形至倒卵状披针形，全缘或波状，表面疏被短柔毛，背面密生黄色小腺点。聚伞花序腋生，着花3～9朵。花萼红紫色。花冠淡红色或白略带紫色。浆果状核果近球形，深蓝绿色

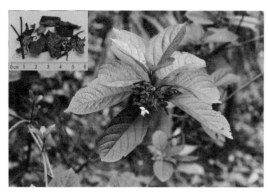

【性味功效】微苦，凉。清热解毒，止咳定痛。

【应用】用于感冒发热，咽喉炎，支气管炎，肺结核潮热，胃痛，疝痛；跌打损伤，疔疮疖肿。

【选方】1.治风湿痹痛：白花灯笼9～15g，水煎服，鲜品全草适量，煎水洗。(《广西本草选编》)

2. 治血瘙身痒：白花灯笼根皮15g，猪肉皮120g，水煎服。(《陆川本草》)

龙吐珠

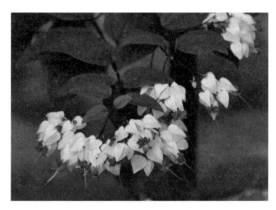

【别名】伞莎草。

【来源】为马鞭草科植物龙吐珠 *Clerodendrum thomsonae* Balf.的全株。

【形态特征】灌木，幼枝四棱形，被黄褐色短绒毛，老时无毛。叶片纸质，狭卵形或卵状长圆形，顶端渐尖，基部近圆形，全缘；聚伞花序腋生或假顶生，二歧分枝；苞片狭披针形；花萼白色，基部合生，中部膨大；花冠深红色；雄蕊4，与花柱同伸出花冠外；柱头2浅裂。核果近球形，外果皮光亮，棕黑色；宿存萼不增大，红紫色。花期3～5月。

【性味功效】淡，平。解毒消肿，活血行气。

【应用】用于疔疮疖肿、跌打肿痛、清热解毒、散瘀消肿。

【选方】治蛇虫咬伤：干龙吐珠，浸酒二十两(二星期可用)。凡用取药抹伤口，并将此酒内服一小杯。(《泉州本草》)

马缨丹

【别名】马缨丹、臭草、红彩花、头晕花、如意花。

【来源】为马鞭草科植物马缨丹 *Lantana camara* L.的干燥地上部分。

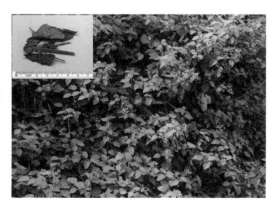

【形态特征】直立或半藤状灌木，有强烈臭气，全株被短毛。茎枝常有下弯钩刺。叶对生，卵形或长圆状卵形。四季开花，花序腋生，花冠高脚碟状，4～5裂，有红、粉红、黄、橙黄、白等多种颜色，故名"五色梅"。核果球形，肉质，成熟时紫黑色。

【性味功效】苦，寒。消肿解毒，祛风止痒。

【应用】用于痈肿，湿毒，疥癞，毒疮。

【选方】1.治毒核证：臭金凤叶捣烂，取自然汁，用双蒸酒冲服。又将叶捣烂，加红糖、冰片少许，敷于核上，不时转换，即可清凉止痛。(《岭南采药录》)

2.治皮炎、湿疹瘙痒：马缨丹新鲜枝叶煎水外洗。(广州部队《常用中草药手册》)

3.治跌打扭伤：马缨丹鲜叶捣烂外敷。(广州部队《常用中草药手册》)

4.治感冒风热：五色花叶一两，山芝麻五钱。水煎，日分二次服。(《广西中草药》)

豆腐柴

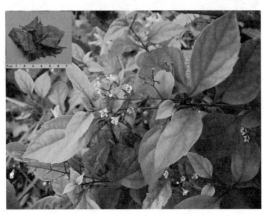

【别名】臭黄荆、观音柴、土黄芪。

【来源】为马鞭草科植物豆腐柴 *Premna microphylla* Turcz.的全草。

【形态特征】直立灌木。小枝被柔毛，后脱落；叶揉之有臭味，卵状披针形、椭圆形、卵形或倒卵形，先端尖或渐长尖，基部渐窄下延至叶柄成翅，全缘或具不规则粗齿，无毛或被短柔毛。聚伞花序组成塔形圆锥花序；花萼5浅裂，绿色，有时带紫色，密被毛或近无毛，具缘毛；花冠淡黄色，被柔毛及腺点，内面被柔毛，喉部较密。果球形或倒圆卵形，紫色。

【性味功效】苦、涩，凉。祛风除湿，舒筋活血，收敛止血，解毒。

【应用】用于风湿性关节炎，半身不遂，阑尾脓肿，痢疾腹泻，无名肿毒。

马鞭草

【别名】粘身蓝被、土马鞭、风须草、铁马鞭、马鞭子。

【来源】为马鞭草科植物马鞭草 *Verbena officinalis* L.的地上部分。

【形态特征】多年生草本。茎四方形，节和棱上有硬毛。叶片卵圆形至倒卵形或长圆状披针形。穗状花序顶生和腋生，花小，无柄，最初密集，结果时疏离；花萼长约2mm，有硬毛，有5脉；花冠淡紫至蓝色，外面有微毛，裂片5；雄蕊4，着生于花冠管的中部，花丝短；子房无毛。果长圆形，外果皮薄，成熟时4瓣裂。

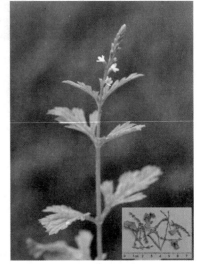

【性味功效】苦，凉。活血散瘀，解毒，利水，退黄，截疟。

【应用】用于癥瘕积聚，痛经经闭，喉闭，痈肿，水肿，黄疸，疟疾。

【选方】1.治疟疾、治急性肝炎：马鞭草1.5两，水煎，分3次服。(《全国中草药汇编》)

2.治痢疾：鲜马鞭草2两，土牛膝5钱。水煎服，每日1剂。孕妇慎用。(《全国中草药汇编》)

3.治急性胃肠炎：鲜马鞭草2两，鲜鱼腥草1两。洗净，捣烂，加冷开水适量，搅匀后，绞取药汁，服药水，每日2次。(《全国中草药汇编》)

金疮小草

【别名】青鱼胆草、白毛夏枯草、苦地胆、散血草、苦草。

【来源】为唇形科植物筋骨草 *Ajuga decumbens* Thunb.的全草。

【形态特征】一年生或二年生草本。具匍匐茎，被白色长柔毛；基生叶较多，匙形或倒卵状披针形；轮伞花序多花，穗状花序；花萼漏斗形，三角形萼齿及边缘疏被柔毛，余无毛；花冠淡蓝或淡红紫色，稀白色，筒状，疏被柔毛，内具毛环，上唇圆形，先端微缺，下唇中裂片窄扇形或倒心形，侧裂片长圆形或近椭圆形；小坚果合生面约占腹面2/3。

【性味功效】苦，寒。清热解毒，凉血消肿。

【应用】用于咽喉肿痛，肺热咯血，跌打肿痛。

【选方】1.治肺热咯血：筋骨草五钱，白芽根一两，冰糖一两。水煎服。(《中药大辞典》)

2.治扁桃体炎，咽炎，喉炎：筋骨草五钱至一两。水煎服。或用筋骨草鲜草四至五株，加豆腐共煮，吃豆腐并饮汤。(《中药大辞典》)

3.治跌打伤，扭伤：鲜筋骨草加少量生姜、大葱，捣烂外敷。(《中药大辞典》)

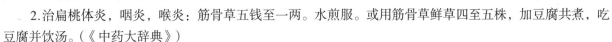

活血丹

【别名】连钱草、地钱儿、大叶金钱草、透骨草、破铜钱。

【来源】为唇形科植物活血丹 *Glechoma longituba*（Nakai）Kupr［*G. hederacea* L. var. *Longituba* Nakai］的全草。

【形态特征】多年生草本。匍匐茎着地生根，茎上升，四棱形。叶对生，叶柄长为叶片的1.5倍，被长柔毛；叶片心形或近肾形，先端急尖或钝，边缘具圆齿，两面被柔毛或硬毛。轮伞花序通常2花；小苞片线形，被缘毛；花萼筒状，萼齿5，上唇3齿较长，下唇2齿略短，顶端芒状，具缘毛；花冠蓝或紫色，下唇具深色斑点。小坚果长圆状卵形，深褐色。

【性味功效】苦、辛，凉。利湿清热、散瘀消肿。

【应用】用于热淋石淋，湿热黄疸，暑热症，伤风咳嗽，跌仆损伤，蛇咬，疥疮。

【选方】1.利小便，治膀胱结石：连钱草、龙须草、车前草各15g，煎服。(《浙江民间草药》)

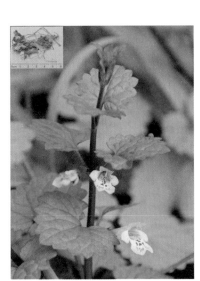

2.治肾炎水肿：连钱草、萹蓄草各30g，荠菜花15g，煎服。(《上海常用中草药》)

3.治胆囊炎，胆石症：金钱草、蒲公英各30g，香附子15g。煎服，每日1剂。(《浙江药用植物志》)

4.治疟疾：疟发前用连钱草7叶为丸塞鼻中。(《质问本草》)

韩信草

【别名】大力草、烟管草、偏向花、顺经草、调羹草。

【来源】为唇形科植物韩信草 *Scutellaria indica* L. 的全草。

【形态特征】多年生草本。茎深紫色，被微柔毛，茎上部及沿棱毛密。叶心状卵形或椭圆形，先端钝或圆，基部圆或心形，具圆齿。总状花序，苞片卵形或椭圆形，具圆齿，花萼被长硬毛及微柔毛，花冠蓝紫色，冠筒基部膝曲，下唇中裂片圆卵形，具深紫色斑点，侧裂片卵形。小坚果暗褐色，卵球形，被瘤点，腹面近基部具一果脐。

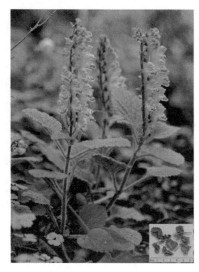

【性味功效】辛、苦，寒。清热解毒，活血止血，消肿止痛。

【应用】用于痈肿疔毒，肺痈，肠痈，瘰疬，吐血，跌打肿痛，筋骨疼痛等。

【选方】1.治跌打损伤，吐血：鲜韩信草二两。捣，绞汁，炖酒服。（《泉州本草》）

2.治吐血、咯血：鲜韩信草一两。捣，绞汁，调冰糖炖服。（《泉州本草》）

3.治劳郁积伤，胸胁闷痛；韩信草一两。水煎服。或全草半斤。酒一斤，浸三天。每次一两，日二次。（《福建中草药》）

4.治毒蛇咬伤：鲜韩信草二两。捣烂绞汁冲冷开水服，渣敷患处。（《福建中草药》）

酸浆

【别名】泡泡草、洛神珠、灯笼草、打拍草、红姑娘。

【来源】为茄科植物挂金灯 *Physalis alkekengi* L.var.fruncheti（Mast.）Makino 的全草。

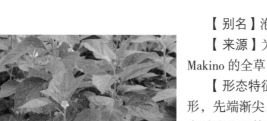

【形态特征】多年生草本。茎被柔毛。叶长卵形或宽卵形，稀菱状卵形，先端渐尖，基部不对称窄楔形、下延至叶柄，全缘波状或具粗牙齿，有时疏生不等大三角形牙齿，两面被柔毛，脉上较密，上面毛常不脱落。花梗初直伸，后下弯，密被柔毛。花萼宽钟状，密被柔毛，萼齿三角形，边缘被硬毛。花冠辐状。浆果球形，橙红色。种子肾形，淡黄色。

【性味功效】酸、苦，寒。清热解毒，利水消肿。

【应用】用于咽喉肿痛，肺热咳嗽，小便淋涩，黄疸，痢疾，湿疹。

【选方】1.治热咳咽痛：灯笼草，为末，白汤服，仍以醋调敷喉外。（《丹溪纂要》清心丸）

2.治喉疮并痛者：灯笼草，炒焦为末，酒调，敷喉中。（《医学正传》）

3.治小儿小便不通：酸浆草五钱。煎水服。（《贵阳民间药草》）

4.治中耳炎：锦灯笼鲜草拧汁，加冰片适量，滴耳。（《陕西中草药》）

白英

【别名】白毛藤、白草、毛千里光、毛风藤、排风藤。

【来源】为茄科植物白英 *Solanum lyratum* Thunb.的全草。

【形态特征】草质藤本，全株密被长柔毛。叶互生，叶片琴形或戟形，基部常3~5深裂。二歧聚伞花序顶生或腋外侧生，疏花。花冠紫色或白色，5深裂，裂片椭圆状披针形。浆果球形，成熟时红色或紫色，果柄弧状弯曲。种子扁，长圆形。

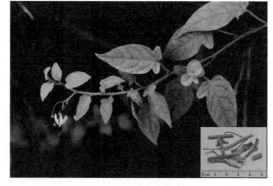

【性味功效】微苦，平。清热解毒，利湿消肿。

【应用】用于感冒风热表证，湿热黄疸、带下，热性小便不利、水肿，疟疾，近有用于抗肿瘤。外用治风湿痹痛，痈疔疮疖。

【选方】1.治感冒发热、乳痈等：可配合蒲公英、银花、一见喜等药同用。（《全国中草药汇编》）

2.治湿热黄疸或腹水肿痛、小便不利者：可配合金钱草、茵陈等药同用，使水湿之邪从小便排泄。（《全国中草药汇编》）

3.治风湿痹痛：可与秦艽、羌活、独活等药同用。（《全国中草药汇编》）

4.治肺癌以及胃肠道癌肿等症：配伍蛇莓、龙葵、白花蛇舌草等药。（《全国中草药汇编》）

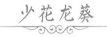

少花龙葵

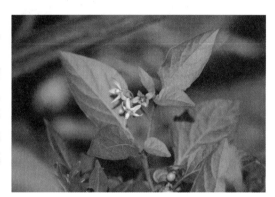

【别名】光果龙葵。

【来源】为茄科植物少花龙葵 *Solanum ameticanum* Mill. 的全草。

【形态特征】纤弱草本。叶薄，卵形至卵状长圆形，两面均具疏柔毛，有时下面近于无毛；叶柄纤细，具疏柔毛。花序近伞形，腋外生，纤细，具微柔毛，着生1~6朵花；萼绿色，5裂达中部，裂片卵形，具缘毛；花冠白色，筒部隐于萼内，5裂，裂片卵状披针形；浆果球状，幼时绿色，成熟后黑色；种子近卵形，两侧压扁。

【性味功效】甘、淡，凉。清热利湿，散瘀止痛。

【应用】用于妇女带下，月经不调，瘀血腹痛；热淋，石淋。

苦蘵

【别名】灯笼草、天泡子、天泡草、黄姑娘、小酸浆。

【来源】为茄科植物苦蘵 *Physalis angulata* L.的全草。

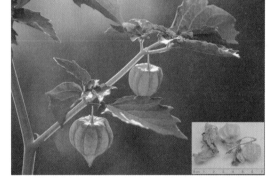

【形态特征】一年生草本。茎多分枝，分枝纤细。叶片卵形至卵状椭圆形，全缘或有不等大牙齿，两面近无毛。花单生于叶腋；花萼钟状，5中裂，裂片披针形，花冠淡黄色，5浅裂，喉部常有紫斑。浆果球形，包藏于宿萼之内。宿萼膀胱状，绿色，具棱，棱脊上疏被短柔毛，网脉明显。种子圆盘状。

【性味功效】苦、酸，寒。清热，利尿，解毒，消肿。

【应用】用于感冒，肺热咳嗽，咽喉肿痛，牙龈肿痛，湿热黄疸，痢疾，水肿，热淋，天疱疮，疔疮。

【选方】1.治咽喉红肿疼痛：新鲜苦蘵，洗净，切碎，捣烂，绞取自然汁一匙，用开水冲服。（《江西民间草药验方》）

2.治牙龈肿痛：苦蘵八钱。煎水含漱。（《江西民间草药》）

3.治湿热黄疸，咽喉红肿疼痛，肺热咳嗽，热淋：苦蘵五钱至八钱。水煎服。（《江西民间草药》）

4.治百日咳：苦蘵五钱，水煎，加适量白糖调服。（《江西民间草药验方》）

附注：1.苦蘵果实：主要用于牙痛，天疱疮，疔疮。

2.苦蘵根：主要用于水肿腹胀，黄疸，热淋。

十萼茄

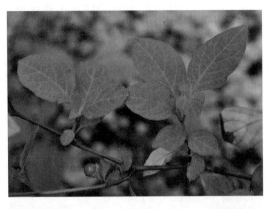

【别名】猫耳草、红丝线、钮扣子、血见愁、野花毛辣角

【来源】为茄科植物红丝线 *Lycianthes biflora*（Lour.）Bitt.［*Solanum biflorum* Lour.］的全株。

【形态特征】半灌木。茎基部木质，全株密被黄色柔毛。单叶互生，在枝上部成双生；具柄；叶片纸质，卵形，大小不等，全缘，两面均被疏柔毛。花常2~3朵（稀1或4~5朵）生于叶腋；花萼杯状，萼齿10裂，钻状条形，被毛；花冠淡紫色或白色，星状，5裂至中部。浆果球形，熟后绯红色。秃净，宿萼盘状，种子卵状三角形。

【性味功效】涩，凉。祛痰止咳，清热解毒。

【应用】用于狂犬病，外用治疗疮红肿，外伤出血。

【选方】1.治火疗：鲜毛药果叶，捣绒敷患处。（《全国中草药汇编》）

2.咳嗽气喘：十萼茄，血腥草全草15g，麦冬10g，配猪瘦肉适量，水煎服。（《全国中草药汇编》）

菜豆树

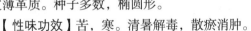

【别名】牛尾豆、豆角木、白鹤参、蛇树、辣椒树。

【来源】为紫葳科植物菜豆树 *Radermachera sinica*（Hance）Hemsl.的根、叶或果实。

【形态特征】小乔木。根直，色白。树皮锈黑色，枝叶聚生于干顶。叶对生，二至三回羽状复叶，小叶卵形至卵状披针形，全缘，侧生小叶片在近基部的一侧疏生少数盘菌状腺体。顶生圆锥花序；花冠钟状漏斗形，白色至淡黄色，裂片5，圆形，有皱纹。蒴果细长，圆柱形，稍弯曲，多沟纹，果皮薄革质。种子多数，椭圆形。

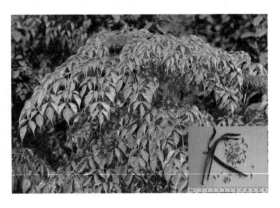

【性味功效】苦，寒。清暑解毒，散瘀消肿。

【应用】用于伤暑发热，痈肿，跌打骨折，毒蛇咬伤。

【选方】1.治伤暑发热：菜豆树鲜叶适量，水煎洗全身。（《广西中草药》）

2.治跌打损伤：菜豆树根30~60g，水煎或浸酒服。（《广西中草药》）

3.治毒蛇咬伤：菜豆树叶或果，捣烂敷头部囟门（先剃去头发）处。（《广西中草药》）

白接骨

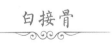

【别名】玉龙盘、接骨丹、猢狲节根、接骨草、华阿西达。

【来源】为爵床科植物白接骨 *Asystasia neesiana*（Wall.）Lindau的根茎。

【形态特征】多年生草本。根茎白色，质脆，带方形，有白色黏液。茎直立，略呈四棱形，分枝，节部膨大，棱上疏被白色短毛或光滑。叶对生；叶片长卵形至椭圆状长圆形。穗状花序或基部有分枝，顶生，花单生或双生，常偏于一侧；花冠淡紫红色，漏斗状，外疏生腺毛，花冠筒细长。蒴果长椭圆形，上部具种子4颗，下部实心细长似柄。

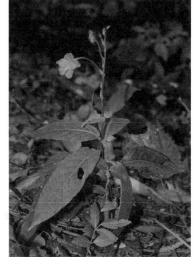

【性味功效】苦、淡，凉。化瘀止血，续筋接骨，利尿消肿，清热解毒。

【应用】用于吐血、便血、外伤出血，跌打损伤，腹水水肿，咽喉肿痛，疮痈肿毒。

【选方】1.治骨折：鲜白接骨全草，捣烂，患处复位后外敷。另取蛇葡萄根内皮、兰花根等量，捣烂敷在白接骨外面，后用夹板固定。7～10天换1次，至愈为止。（《浙江药用植物志》）

2.治风湿病，肢面浮肿：白接骨全草60g，银花30g，木通9g，水煎服。（《湖南药物志》）

3.治腹水：鲜白接骨根30g，水煎服。（《浙江民间常用草药》）

4.治咽喉肿痛：白接骨根茎、野玄参各30g。用木器捣烂，绞汁漱喉咽服，连服2～3次。（《浙江民间常用草药》）

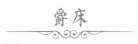

水蓑衣

【别名】窜心蛇、大青草、化痰清、方箭草、九节花。

【来源】为爵床科植物水蓑衣 *Hygrophila salicifolia*（Vahl）Nees.的全草。

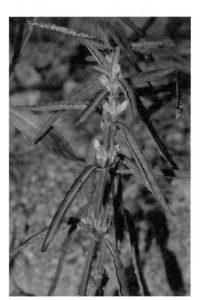

【形态特征】一年生至二年生草本。根状茎圆柱形，暗棕色，无毛或被短柔毛。叶对生，叶片通常为披针形或长圆状披针形，全缘或微波状，两面有线条状钟乳体。花3～7朵簇生叶腋；花萼被短糙毛，5裂达中部，裂片三角状披针形；花冠淡红紫色，冠檐二唇形，上唇2浅裂，下唇3裂，裂片圆形。蒴果条形。种子四方状圆形而扁，淡褐色，浸水即现白色密绒毛。

【性味功效】甘、微苦，凉。清热解毒，散瘀消肿。

【应用】用于时行热毒，丹毒，黄疸，口疮，咽喉肿痛，乳痈，吐衄，跌打伤痛，骨折，毒蛇咬伤。

【选方】1.治百日咳：窜心蛇、葫芦茶各30g，鹅不食草3g，水煎服。（《广东省惠阳地区中草药》）

2.治劳伤，跌打疼痛：九节花60g，石菖蒲6g，泡酒服。（《贵州草药》）

3.治骨折：先正骨，再用九节花适量捣绒，加酒炒热外敷；并捣绒取汁半茶杯内服，每日1次。（《贵州草药》）

4.治外伤吐血：鲜水蓑衣叶60g，捣烂绞汁，冲黄酒服。（《浙江药用植物志》）

爵床

【别名】六角英、瓦子草、肝火草、六方疳积草、小青草。

【来源】为爵床科植物爵床 *Rostellularia procumbens*（L.）Nees.的全草。

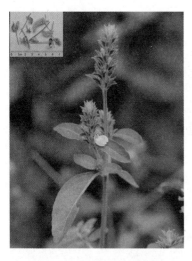

【形态特征】一年生草本。茎柔弱，基部呈匍匐状，茎方形，被灰白色细柔毛，节稍膨大。叶对生；叶片卵形、长椭圆形或阔披针形，全缘，两面均被短柔毛。穗状花序顶生或生于上部叶腋，圆柱形，密生多数小花；萼4深裂，裂片线状披针形或线形，边缘白色，薄膜状，外面密被粗硬毛；花淡红色或紫色，二唇形。蒴果线形，被毛。种子4颗，表面有瘤状皱纹。

【性味功效】苦、咸、辛，寒。清热解毒，和中化湿，活血止痛。

【应用】用于感冒发热，咽喉肿痛，咳嗽，小儿疳积，湿热泻痢，痈疮疖肿，湿疹。

【选方】1.治急感冒发热：小青草15～30g，水煎服。（《上海常用中草药》）

2.治咽喉肿痛：鲜爵床全草30g，捣烂绞汁服，渣捏成丸含于口中流出毒涎。（《闽东本草》）

3.治目赤肿痛（结膜炎）：爵床21g，豆腐2块，水煎，服汤食豆腐。（《江西草药》）

4.治肝硬化腹水：小青草15g，加猪肝或羊肝同煎服。（《浙江民间草药》）

鳞花草

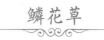

【别名】牛膝琢、鳞衣草。

【来源】为爵床科鳞花草 *Lepidagathis incurva* D. Don ［*L. hyalina* Nees］的全草。

【形态特征】直立、多分枝本草。小枝4棱，除花序外几全体无毛。叶纸质，长圆形至披针形，有时近卵形，两面均有稍粗的针状钟乳体。穗状花序顶生和近枝顶侧生，卵形；苞片顶端具刺状小凸起；小苞片及萼裂片均在背面和边缘被长柔毛；花冠白色，喉部内面密被倒生、白色长柔毛。蒴果长圆形。种子每室2粒。

【性味功效】甘、微苦，寒。清热解毒，消肿止痛。

【应用】用于蛇疮，口唇糜烂。

山大刀

【别名】山大颜、脂红叶、刀伤木、大罗伞、九节仔头。

【来源】为茜草科植物九节 *Psychotria rubra*（Lour.）Poir. ［*Antherura rubra* Lour.］的全草。

【形态特征】常绿灌木。小枝近四棱形，后渐变为圆形，暗黑色。叶对生，纸质；托叶膜质，早落；叶片长圆形、椭圆状长圆形或倒披针状长圆形，全缘，下面脉腋内有簇毛，干时暗红色。聚伞花序常顶生；总花梗极短，近基部3分歧；花小，白色；花冠漏斗状，顶端5裂，裂片三角状披针形。核果近球形，熟时红色；种子背面有纵沟。

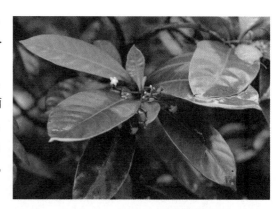

【性味功效】苦，寒。祛风解毒，活血止痛。

【应用】用于感冒发热，咽喉肿痛，白喉，痢疾，肠伤寒，疮疡肿毒，风湿痹痛，跌打损伤，毒蛇咬伤。

【选方】1.治肠伤寒：山大颜根、叶晒干研粉。成人每次服2～3g（儿童0.5g），每日3次。（《全国中草药汇编》）

2.治刀伤出血：山大刀叶捣烂或研末敷。（《陆川本草》）

3.治疮疖：大罗伞叶、土牛膝叶各适量。共捣烂，用酒调，冷敷患处。（《广西中草药》）

4.治骨折：山大刀根、叶研粉，酒醋调敷患处。（广州部队《常用中草药手册》）

绞股蓝

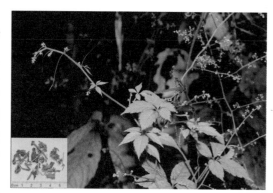

【别名】七叶胆、小苦药、公罗锅底、遍地生根。

【来源】为葫芦科植物绞股蓝 *Gynostemma pentaphyllum* (Thunb.) Makino 的全草。

【形态特征】多年生攀缘草本。茎细弱，具纵棱和沟槽，无毛或被短柔毛。叶互生；卷须纤细，2歧，稀单一；叶片膜质或纸质，鸟足状，具5～9小叶，通常5～7，卵状长圆形或长圆状披针形。雌雄异株，雄花为圆锥花序；雌花为圆锥花序，较雄花小，花萼、花冠均似雄花。果实球形，成熟后为黑色，光滑无毛。内含倒垂种子2颗，表面具乳突状突起。

【性味功效】苦、微甘，寒。清热解毒，止咳祛痰，益气养阴。

【应用】用于胸膈痞闷，痰阻咳嗽，心悸气短，眩晕头痛，健忘耳鸣，自汗乏力。

【选方】1.治慢性支气管炎：绞股蓝晒干研粉，每次3～6g，吞服，每日3次。（《浙江药用植物志》）

2.治劳伤虚损，遗精：绞股蓝15～30g，水煎服，每日1剂。（浙江《民间常用草药》）

鬼针草

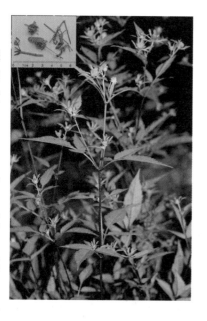

【别名】刺针草、小鬼针、粘花衣、针包草、鬼黄花。

【来源】为菊科植物鬼针草 *Bidens pilosa* L. 的全草。

【形态特征】一年生草本。茎中部叶和下部叶对生；叶片二回羽状深裂，裂片再次羽状分裂，小裂片三角状或菱状披针形，边缘具不规则细齿或钝齿，两面略有短毛；上部叶互生，羽状分裂。头状花序；舌状花黄色；筒状花黄色，裂片5。瘦果条形，具3、4棱，有短毛；先端冠毛芒状，3、4枚。

【性味功效】苦，平。清热解毒，祛风活血，散瘀消肿。

【应用】用于疟疾，腹泻，痢疾，胁痛，水肿，胃脘痛，噎膈，肠痛，咽喉肿痛，跌打损伤，蛇虫咬伤。

【选方】1.治急性胃肠炎：刺针草15～30g，车前草9g，水煎服。呕吐加生姜5片，腹痛加酒曲2个。（《全国中草药汇编》）

2.治气性坏疽：鲜鬼针草全草，冷水洗净，水煎汤熏）洗。（《福建民间草药》

3.治胃气痛：鲜鬼针草全草45g，和猪肉120g同炖，调黄酒少许，饭前服。（《泉州本草》）

4.治偏头痛：鬼针草30g，大枣3枚，水煎温服。（《江西草药》）

天名精

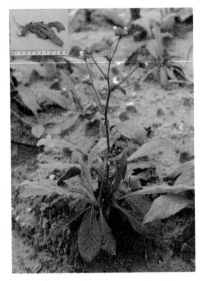

【别名】鹤虱草、活鹿草、皱面草、天芜菁、蟾蜍兰。

【来源】为菊科植物天名精 *Carpesium abrotanoides* L.的全草。

【形态特征】多年生草本。茎直立，上部多分枝，密生短柔毛。叶互生；下部叶片宽椭圆形或长圆形，边缘有不规则的锯齿或全缘，上面有贴生短毛，下面有短柔毛和腺点，上部叶片渐小，无柄。头状花序多数，沿茎枝腋生，平立或梢下垂；总苞钟状球形；总苞片3层；花黄色。瘦果条形，先端有短喙，有腺点，无冠毛。

【性味功效】苦、辛，寒。清热化痰，解毒杀虫，破瘀止血。

【应用】用于乳蛾喉痹，急慢惊风，牙痛，疗疮肿毒，痔瘘，皮肤痒疹，毒蛇咬伤。

【选方】1.治疗疮肿毒：鹤虱草叶、浮酒糟，同捣敷。（《集效方》）

2.治疟疾：天名精全草60g，龙芽草18g，爵床15g。水煎，早、晚饭前各服1次。（《浙江民间常用草药》）

3.治瘰疬：天名精五六枝，同鲫鱼煮熟，饮汁，数次自愈。（《鲆溪单方选》）

附注：鹤虱：主要用于蛔虫病，蛲虫病，绦虫病，虫积腹痛，小儿疳积。

地胆草

【别名】草鞋根、牛托鼻、铁灯盏、地胆头、理肺散。

【来源】为菊科植物地胆草 *Elephantopus scaber* L.的全草。

【形态特征】多年生草本，有时全株被白色粗毛。根状茎短，着生多数须状根，新鲜时黄白色，干燥后灰黄色。叶多基生，匙形或矩圆状倒披针形，边缘稍具钝锯齿，两面均被灰白色粗毛。头状花序着生长梗上，4～8呈稀疏单枝聚伞排列，分枝处有叶状苞片；头状花序有2列总苞片，外层紫色，全为管状花，花冠淡紫色。瘦果有棱，顶端通常有6枚长而硬的刺毛。

【性味功效】苦、辛，寒。清热泻火，凉血解毒，清热利湿。

【应用】用于感冒发热，咽喉肿痛，肺热咳嗽，顿咳，目赤肿痛，痢疾，湿热黄疸，内热消渴，水肿尿少，腹水鼓胀，月经不调，带下等。

【选方】1.防治流行性感冒，上呼吸道感染：地胆草、紫珠草、黑面叶各30g，大青叶、黄皮叶各15g。每日1剂，水煎，分2次服。（《全国中草药汇编》）

2.治流行性乙型脑炎：地胆草、三叉苦、积雪草各500g，钩藤、车前子各150g，地龙90g。加水煎1.5小时，过滤，浓缩成3000ml。每次服30ml，每日3次；小儿酌减。（《全国中草药汇编》）

3.治眼结膜炎：地胆草、小叶榕树叶各30g。水煎服，每日1剂。（《全国中草药汇编》）

一点红

【别名】红背叶、叶下红、羊蹄草。

【来源】为菊科植物一点红*Emilia sonchifolia*（L.）DC.的干燥全草。

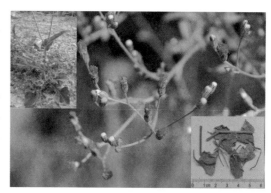

【植物形态特征】一年生或多年生草本。茎直立，叶片通常卵形，琴状分裂或具钝齿，上部的叶小，通常全缘，基部耳状，多少抱茎，无柄，叶背常为紫红色。头状花序，具长柄，花枝通常二歧分枝。总苞绿色，圆柱状，基部稍膨大，苞片1列，约与花冠同长；花紫色，全为两性管状花，花冠先端5齿裂。瘦果。

【性味功效】苦，凉。清热解毒，散瘀消肿。

【应用】用于上呼吸道感染，咽喉肿痛，口腔溃疡，肺炎，急性肠炎，细菌性痢疾，泌尿系统感染，睾丸炎，乳腺炎，疖肿疮疡，皮肤湿疹，跌打扭伤。

【选方】1.治赤白痢证及多年便血：羊蹄草和猪精肉煎汤服之。（《岭南采药录》）

2.治肠炎，腹泻：羊蹄草四两，番桃叶四两。加水适量，煎成1250ml，每日二次，每次50ml。（广西《中草药新医疗法处方集》）

3.治水肿：鲜羊蹄草全草、灯心草各二两。水煎，饭前服，日两次。（《福建民间草药》）

多须公

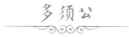

【别名】大泽兰、多须公、六月雪。

【来源】为菊科植物华泽兰*Eupatorium chinense* L.的干燥根。

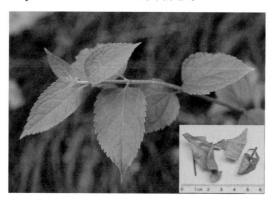

【植物形态特征】多年生草本或半灌木。根多数，细长圆柱形，根茎粗壮。茎上部或花序分枝被细柔毛。单叶对生，短叶柄，叶片卵形、长卵形或宽卵形，先端急尖、短尖或长渐尖，基部圆形或截形，边缘有不规则的圆锯齿，上面无毛，下面被柔毛及腺点。头状花序多数，在茎顶或分枝顶端排成伞房或复伞房花序；总苞狭钟状；头状花序含5～6小花。瘦果。

【性味功效】微苦，凉。清热解毒，利咽化痰。

【应用】用于白喉，扁桃体炎，咽喉炎，风湿性关节炎，痈疖肿毒，毒蛇咬伤。

【选方】治毒蛇咬伤：鲜华泽兰、鲜细叶香茶菜各90g，鲜元宝草30g。共捣烂，榨汁。冲凉开水1～2碗内服，用药渣敷伤口周围。（《全国中草药汇编》）

水飞蓟

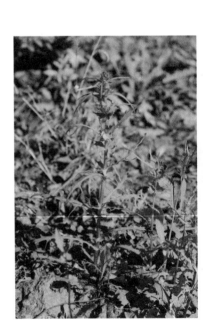

【别名】水飞雉、奶蓟、老鼠簕。

【来源】为菊科植物水飞蓟 *Silybum marianum*（L.）*Gaertn.* 的干燥成熟果实。

【植物形态特征】一年生或二年生草本。茎直立，多分枝，有棱长。基生叶大，莲座状，具柄，叶片长椭圆状披针形，羽状深裂，缘齿有硬刺尖，叶上面具光泽，具乳白色斑纹，下面短毛，脉上被长糙毛，中脉于叶背显着凸出；头状花序，总苞宽，近球形；总苞片多层，或外层的先端估尖；花托肉质，花全为管状花，两性；淡紫色或紫红色，赤有白色。瘦果。

【性味功效】苦，凉。清热利湿，疏肝利胆。

【应用】用于用于肝胆湿热，胁痛，黄疸。

【选方】治疗肝炎，用水飞蓟素、奶蓟素、西利马灵口服每次70~140mg，每日3次，至少服5~6周。（《全国中草药汇编》）

苦荬菜

【别名】苦荬、老鹳菜、盘儿草、鸭舌草。

【来源】为菊科植物苦荬菜 *Ixeridium sonchifolium*（*Maximowicz*）*C. Shih* 的干燥全草。

【植物形态特征】多年生草。全株无毛。茎直立，多分枝，紫红色。基生叶丛生，卵形、长圆形或披针形、长圆形或披针形，基部渐窄成柄，边缘波状齿裂或羽状分裂，裂片边缘具细锯齿；叶互生，舌状卵形，先端急尖，基部微抱茎，耳状，边缘具不规则锯齿。头状花序排成伞房状，外层总苞片小，内层总苞片5，条状披针形；为舌状花，黄色。瘦果黑褐色，纺锤形。

【性味功效】苦，寒。清热解毒，消肿止痛。

【应用】用于痈疖亲毒，乳痈，咽喉肿痛，黄疸，痢疾，淋证，带下，跌打损伤。

【选方】1.治乳痈：先在大椎旁开二寸处，用三棱针挑出血，用火罐拨后，再以苦荬菜、蒲公英、紫花地丁，共捣烂，敷患处。（《陕西中草药》）

2.治血淋尿血：苦荬菜一把。酒、水各半，煎服。（《针灸资生经》）

蟛蜞菊

【别名】黄花蟛蜞草、黄花墨菜、黄花龙舌草。

【来源】为菊科植物蟛蜞菊 *Wedelia chinensis*（*Osb.*）*Merr.* 的干燥全草。

【植物形态特征】多年生草本。匍匐状。叶对生；矩圆状披针形，先端短尖或钝，基部狭而近无柄，边近全缘或有锯齿，主脉3条。头状花序，具长柄，腋生或顶生；总苞片2列，披针形或矩圆形，内列较小；花托扁平；边缘舌状花1列，雌性，黄色，约10~12朵；中央管状花，两性，先端5裂齿。瘦果扁平。

【性味功效】甘、微酸，凉。清热解毒，化痰止咳，凉血平肝。

【应用】用于预防麻疹，感冒发热，白喉，咽喉炎，扁桃体炎，支气管炎，肺炎，百日咳，咯血，高血压；外用治疗疮疖肿。

【选方】治白喉：鲜蟛蜞菊二两，甘草二钱，通草五分。水浓煎服，日一至四剂。另用鲜蟛蜞菊捣烂绞汁，加相当于药量四分之一的醋，用棉签蘸药液涂抹伪膜，日二至三次。（《福建中草药》）

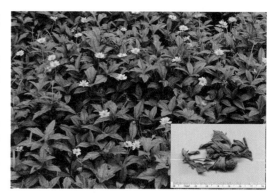

大吴风草

【别名】活血莲、独脚莲、斑点大无风草、石蕗。

【来源】为菊科植物大吴风草 *Farfugium japonicum*（*L.f.*）Kitam. 的干燥全草。

【植物形态特征】多年生葶状草本。基生叶莲座状，肾形，先端圆，全缘或有小齿或掌状浅裂，基部弯缺宽，两面幼时被灰白色柔毛，后无毛；叶柄长 15～5cm，幼时密被淡黄色柔毛，后多脱落，基部短鞘，抱茎，鞘内被密毛；茎生叶 1～3，苞叶状，长圆形或线状披针形，花葶高达 70cm，幼时密被淡黄色柔毛，基部被极密柔毛；瘦果圆柱形，有纵肋。

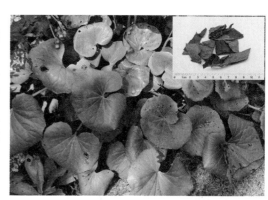

【性味功效】辛、甘、微苦，凉。活血止血，散结消肿。

【应用】用于咳嗽咯血，便血，月经不调，跌打损伤，乳腺炎，痈疖肿毒。

【选方】1.治感冒、流感：大吴风草五钱，水煎服。（《浙江民间常用草药》）

2.治咽喉炎、扁桃体炎：大吴风草根二至三钱，水煎服。（《浙江民间常用草药》）

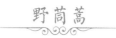

野茼蒿

【别名】冬风菜、假茼蒿。

【来源】为菊科植物革命菜 *Crassocephalum crepidioides*（*Benth.*）S. Moore 的干燥全草。

【植物形态特征】一年生直立草本。茎圆形，有纵条纹。单叶互生，具长柄，叶片矩圆状椭圆形，先端短尖或钝，基部渐狭，边缘有不规则的齿缺或浅裂，两面近秃净。头状花序少数，腋生及顶生，排列成狭圆锥花序；总苞绿色，圆柱形，苞片约20余枚，线状披针形，边缘膜质，顶端有小束毛；花粉红色，全部为管状花。瘦果狭圆柱形，赤红色。

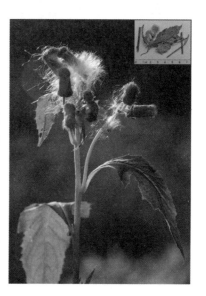

【性味功效】辛，平。健脾消肿，清热解毒。

【应用】用于感冒发热，痢疾，肠炎，尿路感染，营养不良性水肿，乳腺炎。

【选方】1.治营养不良性水肿、脾虚浮肿：用全草 2～3 两同鸡蛋 1～2 只或猪骨适量，水煎服。（《广西本草选编》）

2.治乳腺炎：用鲜全草捣烂取汁服，渣外敷。（《广西本草选编》）

金丝草

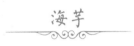

【别名】黄毛草、笔子草、猫尾草。

【来源】为禾本科植物金丝草 *Pogonatherum crinitum*（Thunb.）Kunth 的干燥全草。

【植物形态特征】多年生草本。秆直立，纤细。叶片扁平，线状披针形，两面和边缘多少被毛；穗状花序单生于主秆和分枝的顶端，柔软而微曲，穗轴纤细，节间甚短，被睫毛，节的顶端粗大成截头状；小穗成对，一具柄，一无柄，不孕小花的外稃存或缺，线形光滑，内稃缺；结实小花的外稃中间有裂隙，裂片被睫毛；雄蕊1，花柱2，柱头帚刷状，颖果褐色。

【性味功效】苦，寒。清热解毒，凉血止血，利湿。

【应用】用于主热病烦渴，吐血，衄血，咳血，尿血，血崩，黄疸，水肿，淋浊带下，泻痢，小儿疳热，疔疮痈肿。

【选方】1.治小儿烦热不解：金丝草一两。酌加开水炖服。（《福建民间草药》）

2.治发热口渴，泄泻，热淋，血淋：鲜金丝草二至四两。煎汤内服。（《闽东本草》）

海芋

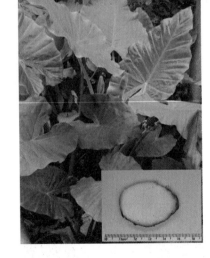

【别名】痕芋头、狼毒。

【来源】为天南星科植物海芋 *Alocasia odora*（Roxb.）K. Koch 的干燥根状茎。

【植物形态特征】多年生草本。茎粗壮，叶互生；阔卵形，极大，先端短尖，基部广心状箭头形，2裂，裂片先端浑圆，近叶柄处合生，裂口狭，全缘或微呈波状，侧脉约9~12对，粗而明显，绿色；叶柄粗壮，下部粗大，抱茎。花单性，同株；花序柄粗壮，每一叶腋内约有2个；佛焰苞的管长3~4cm，粉绿色，苞片舟状，绿黄色，先端锐尖；肉穗花序短于佛焰苞。浆果红色。

【性味功效】辛，寒，有毒。清热解毒，行气止痛，散结消肿。

【应用】用于流感，感冒，腹痛，肺结核，风湿骨痛，疔疮，痈疽肿毒，瘰疬，附骨痈，斑秃，疥癣，虫蛇咬伤。

【选方】1.治背痈：痕芋头和酒糟捣烂敷患处（已溃者勿用）。（《岭南草药志》）

2.治感冒暑气，头痛身倦：野芋根用湿纸封，煨热之，擦头额及腰脊、前后心、手弯脚弯，可令人遍身顺适。（《岭南采药录》）

3.治风热头痛：野芋头苗（切片），贴患部。（《广西中草药》）

魔芋

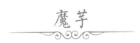

【别名】鬼芋、鬼头、花杯莲。

【来源】为天南星科植物魔芋 *Amorphophallus* Blume 的干燥球状块茎。

【植物形态特征】多年生草本。块茎扁球形，颈部周围生多数肉质根及纤维状须根。叶柄长45～150cm，黄绿色，光滑，绿褐色或白色斑块；披针形，叶片绿色，3裂，二歧分裂，2次裂片二回羽状分裂或二回二歧分裂。花序柄长，色泽同叶柄。佛焰苞漏斗状。雌花序圆柱形，紫色；雄花序紧接（有时杂以少数两性花）；花柱短于子房；佛焰苞外面具斑块，边缘玫红色，内面白色。浆果球形或扁球形。

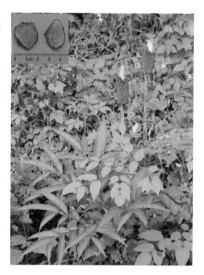

【性味功效】辛，苦，寒，有毒。化痰消积，解毒散结，行瘀止痛。

【应用】用于痰嗽，积滞，疟疾，瘰疬，癥瘕，跌打损伤。外用治痈疖肿毒，毒蛇咬伤。

【选方】1.治流行性腮腺炎：魔芋1块。用醋磨浓汁涂患处，日涂4～5次。（《四川中药志》）

2.治跌打扭伤肿痛：鲜魔芋适量，韭菜、葱白、甜酒酿各少许。同捣烂敷患处，干则更换。（《四川中药志》）

广东万年青

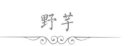

【别名】万年青、土千年健、粤万年青、井干草。

【来源】为天南星科植物广东万年青 *Aglaonema modestum* Schott ex Engl. 干燥的根茎及叶。

【植物形态特征】多年生常绿草本。地下茎横走。单叶互生；叶柄长5～20cm，1/2以上具鞘；叶片深绿色，卵形或卵状披针宽楔形，侧脉4～5对，表面常下凹，背面隆起。花序腋生；佛焰苞白色带浅黄色，长圆披针形；肉穗花序长为佛焰苞的2/3；花单性同株；雄花序在上，雌花序在下，雌雄花序紧接，无花被；雄蕊2，雌蕊近球形，柱头盘状。浆果绿色至黄红色。

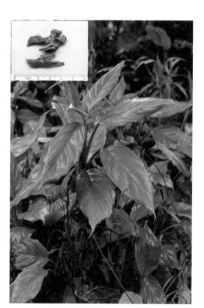

【性味功效】辛，微苦，寒，有毒。清热凉血，消肿拔毒，止痛。

【应用】用于咽喉肿痛，白喉，肺热咳嗽，吐血，热毒便血，疮疡肿毒，蛇、犬咬伤。

【选方】1.治咽喉肿痛：粤万年青鲜根茎捣烂绞汁三至五钱，加冷开水少许含漱。（《福建中草药》）

2.治白喉：粤万年青鲜根茎一两。捣烂，加醋一两，绞汁，加冷开水少许含漱。（《福建中草药》）

3.治痈肿：粤万年青鲜根茎适量，红糖少许。捣烂，敷患处。（《福建中草药》）

野芋

【别名】野芋艿、野芋头、红芋荷、野芋荷。

【来源】为天南星科植物野芋 *Colocasia antiquorum* Schott 的干燥块茎。

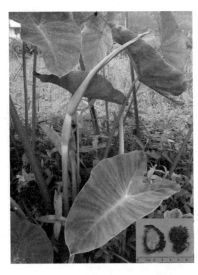

【植物形态特征】湿生草本。块茎球形，有多数须根。叶基生，叶柄肥厚，直立，叶片盾状，卵状，薄革质，表面略发亮，先端较尖，基部耳形，2裂，前裂片宽卵形，锐尖，后裂片卵形，钝，全缘，呈波状。花序柄比叶柄短；佛焰苞苍黄色，管部淡绿色，长圆形，肉穗花序短于佛焰苞；雌花序与不育雄花序等长；浆果橙红色。

【性味功效】辛，寒，大毒。清热解毒，散瘀消肿。

【应用】用于痈疮肿毒，乳痈，颈淋巴结炎，痔疮，疥癣，跌打损伤，虫、蛇咬伤。

【选方】1.治毒蛇咬伤：鲜野芋根捣烂如泥，或同井水磨糊状药汁，敷或涂搽于伤口周围及肿处。（《江西草药手册》）

2.治黄蜂、蜈蚣咬伤：野芋根适量，磨水外搽；或以鲜野芋根适量捣烂涂搽。（《江西草药手册》）

3.治土鳖咬伤：野芋鲜根和芝麻子共研碎敷患处。（《江西草药手册》）

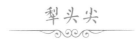

犁头尖

【别名】犁头七、犁头草、土半夏。

【来源】为天南星科植物犁头尖 *Typhonium blumei* Nicolson Sivadasan 的干燥块茎及全草。

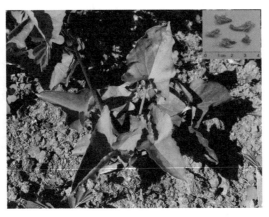

【植物形态特征】多年生草本。块茎近球形、椭圆形，褐色，具环节，节间有黄色根迹。幼株叶1~2，叶片深心形、卵状心形至戟形，多年生植株叶4~8枚，基部鞘状，淡绿色，上部圆柱形，绿色；叶片戟状三角形，绿色，佛焰苞管部绿色，卵形。肉穗花序无柄；雌花序圆锥形，淡绿色；雄花序橙黄色，鼠尾状，近直立，下部1/3具疣皱，向上平滑；雌花子房卵形，黄色柱头盘状具乳突，红色。浆果卵圆形。

【性味功效】苦，辛，温，有毒。解毒消肿，散瘀止血。

【应用】用于痈疽疔疮，无名肿毒，瘰疬，血管瘤，毒蛇咬伤，蜂螫伤，跌打损伤。外伤出血。

【选方】1.治跌打损伤：鲜犁头尖全草适量，加黄酒少许，捣烂敷患处。（《福建中草药》）

2.治瘰疬：犁头草适量，生盐少许，共捣烂，敷患处。（《广东民间草药》）

3.治蛇头疔：犁头尖鲜块茎，调雄黄少许捣烂，敷患处。（《福建中草药》）

竹叶莲

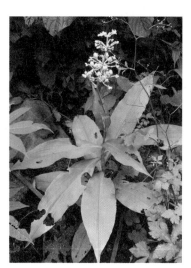

【别名】地藕、水芭蕉、竹叶菜、莲花姜。

【来源】为鸭跖草科植物竹叶莲 *Pollia japonica* Thunb. 的根茎或全草。

【植物形态特征】多年生草本。有香气。根茎细长横生，白色。茎较粗壮，节明显。叶互生；叶柄成鞘状抱茎；叶片长椭圆形，先端长渐尖，基部渐狭成鞘，全缘，上面粗糙，暗绿色，下面淡绿色，散生细毛。聚伞花序组成顶生圆锥花序，窄长如总状；总苞片卵状披针形，萼片3，圆形，花白色，3瓣，倒卵形，雄蕊6；子房3室。果实球形，浆果状，蓝黑色。

【性味功效】味甘、性寒。清热利尿，解毒消肿。

【应用】用于小便黄赤，热淋，疔痈疖肿，蛇虫咬伤。

【选方】治虫、蛇咬伤：竹叶莲全草捣烂，敷患处。（《湖南药物志》）

黄独

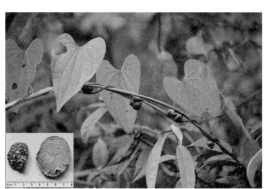

【别名】黄药根、木药子、大苦。

【来源】为薯蓣科植物黄独 *Dioscorea bulbifera* L. 干燥的块茎。

【植物形态特征】多年生草质缠绕藤本。块茎单生，球形或圆锥形，外皮暗黑色，密生须根。茎圆柱形，绿色或紫色，光滑无毛；叶腋内有紫棕色的球形或卵形的珠芽。叶互生；叶片广心状卵形，先端尾状，基部宽心形，全缘，叶柄扭曲，与叶等长成稍短。花单性，雌雄异株，呈穗状花序；雄花花被6片，披针形，雄蕊6；雌花花被6片，披针形。蒴果。

【性味功效】苦、辛，凉。有小毒。解毒消肿，化痰散结，凉血止血。

【应用】用于甲状腺肿大，淋巴结结核，咽喉肿痛，吐血，咯血，百日咳，癌肿；外用治疮疖。

【选方】1.治扭伤：黄独根、七叶一枝花（均鲜用）各等量，捣烂外敷。（《江西草药》）

2.治缩脚肠痈，干黄独一两，煎服。不可多用。（《浙江民间草药》）

蝴蝶花

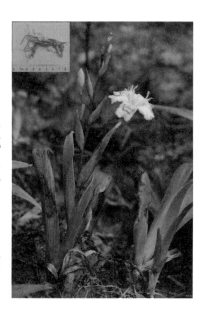

【别名】铁扁担、燕子花、蓝花铰剪。

【来源】为鸢尾科植物蝴蝶花 *Iris japonica* Thunb. 干燥的全草。

【植物形态特征】多年生草本。根茎匍匐，黄褐色，有较密的结节。叶互生，2列，剑形，革质。花茎较叶为长，花数朵组成疏松的总状花序；花淡紫蓝色，花被6，2轮，外轮倒阔卵形，先端稍凹，边缘微齿裂，下部淡黄色，中部具鸡冠状突起，内轮狭倒卵形，先端2裂，边缘稍有齿裂；雄蕊3，着生于外转花被的基部；雌蕊1。蒴果。

【性味功效】苦，寒，小毒。消肿止痛，清热解毒。

【应用】用于肝炎，肝肿大，肝区痛，胃痛，咽喉肿痛，便血。

【选方】治小儿瘰疬（未破者）：鲜蝴蝶花花捣汁涂患处。（《药用花卉》）

裂果薯

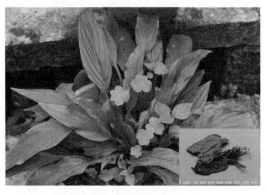

【别名】水三七、水田七、马老头。

【来源】为薯蓣科植物裂果薯 *Tacca plantaginea*（Hance）Drenth 的干燥块茎。

【植物形态特征】多年生草本。块茎粗而弯曲。叶根生，无毛，椭圆状披针形，先端渐尖，基部下延，全缘；具长柄。花茎由叶丛抽出，顶生伞形花序，花10余朵；总苞4枚，外面2枚阔卵形，内面2枚较小，卵形；苞片线形；花被钟状，外面淡绿色，内面淡紫色，裂片6，2轮，外轮3，长三角形，内轮3，雄蕊6，着生于花被管内面，5裂，上部呈倒生的袋状，花药淡紫色；蒴果。

【性味功效】甘，苦，凉，有小毒。清热解毒，止咳祛痰，散瘀止血。

【应用】用于感冒发热，痰热咳嗽，百日咳，脘腹胀痛，泻痢腹痛，消化不良，小儿疳积，跌打损伤，外伤出血。

【选方】1.治溃疡病：水田七、胡椒根（或胡椒）、淀粉、乌贼骨、地榆、石菖蒲。水煎，内服。（《广西实用中草药新选》）

2.治刀伤出血及伤口溃烂：水三七，磨水外搽，一日二次。（《贵州草药》）

第四节　清热凉血药

生地

【别名】生地黄，野地黄、山烟根。

【来源】玄参科植物地黄 *Rehmannia glutinosa* Libosch. 的干燥块根。

【形态特征】多年生草本植物，体高 10～30cm，密被灰白色多细胞长柔毛和腺毛。根茎肉质肥厚，鲜时黄色，在栽培条件下，直径可达5.5cm，茎紫红色。叶通常在茎基部集成莲座状，向上则强烈缩小成苞片，或逐渐缩小而在茎上互生。

【性味功效】甘，寒。清热凉血，养阴生津。

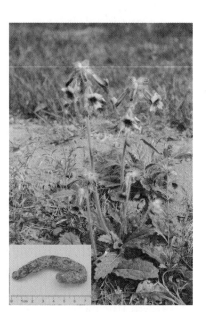

【应用】用于热入营血，温毒发斑，吐血衄血，热病伤阴，舌绛烦渴，津伤便秘，阴虚发热，骨蒸劳热，内热消渴。

【选方】1.生地治伤寒温病应发汗而不汗之，内蓄血者，并治鼻衄、吐血不尽，内有瘀血，面黄，大便黑：犀角一两，生地黄八两，芍药三两，牡丹皮二两。水煎，分三服。（《千金要方》）

2.生地治时气热毒在脏腑，欲发赤斑：地黄汁五合。上件药于锅中，以炼成了猪脂半斤相和，煎十余沸，滤去滓，入麝香搅匀。每服二合，尽服之，毒当从肉中为汗出，便愈。（《圣惠方》）

3.生地治热病，初觉烦躁头痛，腰脚疼：地黄汁三升，黄芩二分，生姜一分，白蜜半匙。上件药，细锉黄芩、生姜二味，以水一大盏，煎至六分。去滓，次入地黄、蜜，更煎三两沸。不计时候，分温二服。（《圣惠方》）

玄参

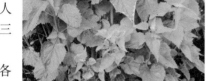
玄参、地黄、熟地黄的鉴别

【别名】鬼藏、正马、鹿肠、端、玄台。

【来源】为玄参科植物玄参 *Scrophularia ningpoensis* Hems. 的干燥根。

【形态特征】多年生草本。根圆柱形，下部常分叉，外皮灰黄褐色。茎直立，四棱形，光滑或有腺状柔毛。叶对生；叶片卵形或卵状椭圆形，长7～20cm，宽3.5～12cm，先端渐尖，基部圆形或近截形，边缘具钝锯齿，下面有稀疏散生的细毛。聚伞花序疏散开展，呈圆锥状。蒴果卵圆形，先端短尖，深绿或暗绿色，长约8mm，萼宿存。

【性味功效】甘、苦、咸，微寒。清热凉血，滋阴降火，解毒散结。

【应用】用于热入营血，温毒发斑，热病伤阴，舌绛烦渴，津伤便秘，骨蒸劳嗽，目赤，咽痛，白喉，瘰疬，痈肿疮毒。

【选方】1.治阳明温病，无上焦证，数日不大便，当下之，若其人阴素虚，不可行承气者：玄参一两，麦冬（连心）八钱。水八杯，煮取三杯，口干则与饮令尽。不便，再作服。（《温病条辨》）

2.治伤寒上焦虚，毒气热壅塞，咽喉连舌肿痛：玄参、射干、黄药各一两。上药捣筛为末，每服五钱，以水一大盏，煎至五分，去滓，不拘时温服。（《圣惠方》）

3.治急喉痹风，不拘大人小儿：玄参、鼠粘子（半生半炒）各一两。为末，新汲水服一盏。（《圣惠方》）

4.治三焦积热：玄参、黄连、大黄各一两。为末，炼蜜丸梧子大。每服三、四十丸，白汤下。小儿丸粟米大。（《丹溪心法》）

牡丹皮

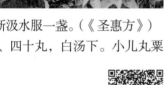
牡丹皮鉴定

【别名】丹皮、粉丹皮、木芍药、洛阳花。

【来源】毛茛科植物牡丹 *Paeonia suffruticosa* Andr. 的干燥根皮。

【形态特征】多年生落叶小灌木。根茎肥厚。枝短而粗壮。小叶卵形或广卵形，顶生小叶片通常为3裂，侧生小叶亦有呈掌状3裂者，上面深绿色，无毛。下面略带白色，中脉上疏生白色长毛。萼片5，覆瓦状排列，绿色；花瓣5片或多数，一般栽培品种，多为重瓣花，变异很大，通常为倒卵形，顶端有缺刻，玫瑰色，红、紫、白色均有；花盘杯状。

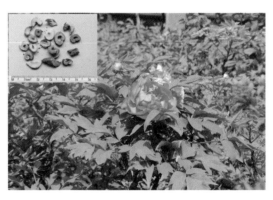

【性味功效】辛、苦，凉。清热凉血，活血化瘀。

【应用】用于温毒发斑，吐血衄血，夜热早凉，无汗骨蒸，经闭痛经，痈肿疮毒，跌扑伤痛。

【选方】1.治伤寒热毒发疮如豌豆：牡丹皮、山栀子仁、黄芩（去黑心）、大黄（锉、炒）、木香、麻黄（去根、节）。上六味等分，锉如麻豆大。每服三钱匕，水一盏，煎至七分，去滓，温服。（《圣济总录》）

2.治妇人恶血攻聚上面，多怒：牡丹皮半两，干漆（烧烟尽）半两。水二钟，煎一钟服。（《诸证辨疑》）

3.治伤寒及温病应发汗而不发汗之内蓄血者，及鼻衄、吐血不尽，内余瘀血，面黄，大便黑；消瘀血：犀角一两，生地黄八两，芍药三两，牡丹皮二两。上四味，细切，以水九升，煮取三升，分三服。（《千金方》）

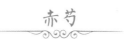

赤芍

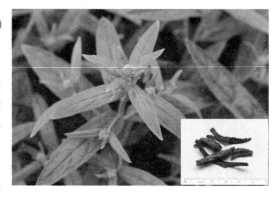

【别名】山芍药、草芍药、木芍药、赤芍药、红芍药。

【来源】毛茛科植物川芍药 *Paeonia lactiflora* Pall. 的干燥根。

【形态特征】多年生草本。根肥大，纺锤形或圆柱形，黑褐色。茎直立，上部分枝，基部有数枚鞘状膜质鳞片。叶互生；茎下部叶为二回三出复叶，上部叶为三出复叶。花两性，数朵生茎顶和叶腋；花瓣9～13，倒卵形，长3.5～6cm，宽1.5～4.5cm，白色，有时基部具深紫色斑块或粉红色，栽培品花瓣各色并具重瓣；花盘浅杯状，包裹心皮基部，先端裂片钝圆。

【性味功效】苦，微寒。清热凉血，散瘀止痛。

【应用】用于温毒发斑，吐血衄血，目养肿痛，肝郁胁痛，经闭痛经，癥瘕腹痛，跌扑损伤，痈肿疮疡。

【选方】1.治疗赤痢多腹痛不可忍：赤芍药100g，黄柏100g（以蜜拌合涂炙令尽锉）。上药捣筛为散每服15g以淡浆水一中盏煎至五分去滓不计时候稍热服。（《太平圣惠方》）

2.治疗妇人血崩不止、赤白带下：香附子、赤芍药。上等份为末盐一捻水二盏煎至一盏去渣服食前。（《太平圣惠方》）

3.治疗血痢腹痛：赤芍药、黄柏（去粗皮炙）、地榆各50g。上三味捣筛每服15g以浆水一盏煎至七分去滓不拘时温服。（《圣济总录》）

4.治衄血不止：赤芍药为末，水服二钱匕。（《事林广记》）

紫草

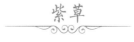

【别名】山紫草、红石根。

【来源】紫草科植物新疆紫草 *Arnebia euchroma*（Royle）Johnst. 的干燥根。

【形态特征】多年生草本。根直立，圆柱形，略弯曲，常分歧，外皮暗红紫色。茎直立，单一或上部分歧，全株被粗硬毛。叶互生，无柄；叶片长圆状披针形，长约6cm，宽约1.3cm，先端尖，基部楔形，全缘，两面被糙伏毛。聚伞花序总状，顶生；花两性；花冠白色，花冠管短，先端5裂，喉部具有5个鳞片状附肢，基部具有毛状物。

【性味功效】甘、咸，寒。清热凉血，活血解毒，透疹消斑。

【应用】用于血热毒盛，斑疹紫黑，麻疹不透，疮疡，湿疹，水火烫伤。

【选方】1.发斑疹：钩藤钩子、紫草茸各等分。上为细末，每服一字或五分、一钱，温酒调下，无时。（《小儿药证直诀》）

2.治过敏性紫癜：紫草五钱，蝉蜕二钱，当归四钱，竹叶三钱，西河柳三钱，牛蒡子三钱，黄柏三钱，知母三钱，苦参三钱。水煎服。（《新疆中草药手册》）

3.治血小板减少性紫癜：紫草二钱，海螵蛸五钱，茜草二钱。水煎服。（《新疆中草药手册》）

4.治小便卒淋：紫草一两。为散，每食前用井华水服二钱。（《千金翼方》）

水牛角

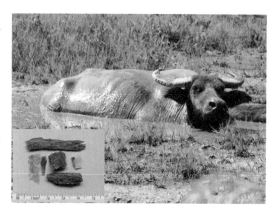

【别名】沙牛角。

【来源】牛科动物水牛 *Bubalus bubalis* Linnaeus 的角。

【形态特征】呈稍扁平而弯曲的锥形，长短不一。表面棕黑色或灰黑色，一侧有数条横向的沟槽，另一侧有密集的横向凹陷条纹。上部渐尖，有纵纹，基部略呈三角形，中空。角质，坚硬。气微腥，味淡。

【性味功效】苦，寒。清热凉血，解毒，定惊。

【应用】用于温病高热，神昏谵语，发斑发疹，吐血衄血，惊风，癫狂。

【选方】1.治喉痹肿塞欲死者：沙牛角，烧，刮取灰，细筛，和酒服枣许大，水调亦得。又小儿饮乳不快觉似喉痹者，亦取此灰涂乳上，咽下。（《海上集验方》）

　　2.治石淋，破血：牛角烧灰，酒服方寸匕，日五服。（《圣济总录》）

　　3.治赤秃发落：牛角、羊角（烧灰）等分。猪脂调涂。（《圣惠方》）

柘树

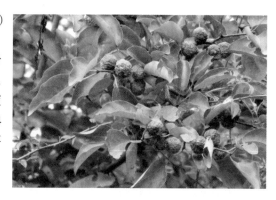

【别名】奴柘、灰桑、黄桑。

【来源】桑科植物柘树 *Cudrania tri-cuspidata*（Carr.）Bur. 的果实。

【形态特征】落叶灌木或小乔木。小枝黑绿褐色，光滑无毛，具坚硬棘刺。单叶互生，近革质，卵圆形或倒卵形。花单性，雌雄异株；皆成头状花序，具短梗，单一或成对腋生；雄花被4裂，苞片2或4，雄蕊4，花丝直立；雌花被4裂，花柱1。聚花果近球形，径约2.5cm，红色，有肉质宿存花被及苞片包裹瘦果。花期6月。果期9～10月。

【性味功效】平，苦。清热凉血，舒筋活络。

【应用】用于跌打损伤。

【选方】治跌打损伤：将柘树成熟果实，切片晒干研粉。每次一调羹，用黄酒吞服，每日二次，连用五至六天。（《浙江民间常用草药》）

火炭母

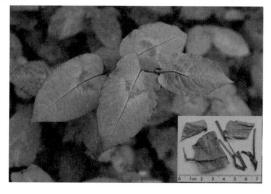

【别名】翅地利、火炭星、火炭藤、白饭草、白饭藤。

【来源】蓼科植物火炭母 *Polygunum chinense* L. 的全草入药。

【形态特征】多年生蔓性草本，长可达1.5m。茎圆柱形，略具棱沟，下部质坚实，多分枝，伏地者节处生根，嫩枝紫红色。单叶互生，矩圆状或卵状三角形。秋季枝顶开白色或淡红色小花，头状花序再组成圆锥状或伞房状。瘦果卵形，具三棱，黑色，光亮。

【性味功效】微酸、微涩，凉。清热解毒，利湿消滞，凉血止痒，明目退翳。

【应用】用于痢疾，肠炎，消化不良，肝炎，感冒，扁桃体炎，咽喉炎，白喉，百日咳，角膜云翳，霉菌性阴道炎，白带，乳腺炎，疖肿，小儿脓疱疮，湿疹，毒蛇咬伤。

【选方】治乳蛾咽肿热痛，啼声不出：火炭母一钱，大黄、芒消各三分，桔梗五分，甘草二分。以水一升。煮四味。取七合。去滓内芒消。搅调分温服。（《婴儿论》）

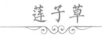

莲子草

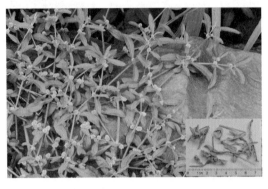

【别名】虾钳菜、节节花、水牛膝、鲨脚菜。

【来源】为苋科虾钳菜属植物莲子草 *Alternanthera Sessilis*（Linn.）DC. 的全草。

【形态特征】多年生草本。圆锥根粗，直径可达3mm；茎上升或匍匐，绿色或稍带紫色，有条纹及纵沟，沟内有柔毛，在节处有一行横生柔毛。叶片形状及大小有变化，条状披针形、矩圆形、倒卵形、卵状矩圆形，花药矩圆形；退化雄蕊三角状钻形，比雄蕊短，顶端渐尖，全缘；花柱极短，柱头短裂。胞果倒心形，深棕色，包在宿存花被片内。

【性味功效】微甘、淡，凉。清热凉血，利湿消肿，拔毒止痒。

【应用】用于痢疾，鼻衄，咯血，便血，尿道炎，咽炎，乳腺炎，小便不利。外用治疮疖肿毒，湿疹，皮炎，体癣，毒蛇咬伤。

【选方】治痢疾：鲜莲子草30g，水煎冲蛋服。（《全国中草药汇编》）

蛇莓

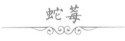

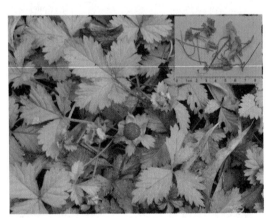

【别名】鸡冠果、野杨梅、地莓、蚕莓、三点红。

【来源】为蔷薇科植物蛇莓 *Duchesnea indica*（Andr.）Focke 的全草。

【形态特征】多年生草本。根茎短，粗壮；匍匐茎多数，长30~100cm，有柔毛。小叶片倒卵形至菱状长圆形，先端圆钝，边缘有钝锯齿，两面皆有柔毛，或上面无毛，具小叶柄；叶柄长1~5cm，有柔毛；托叶窄卵形至宽披针形。花单生于叶腋；花梗长3~6cm，有柔毛；花托在果期膨大，海绵质，鲜红色，有光泽，外面有长柔毛。

【性味功效】甘、苦，寒。清热凉血，消肿，解毒。

【应用】用于热病，惊痫，咳嗽，吐血，咽喉肿痛，痢疾，痈肿，疔疮，蛇虫咬伤，汤火伤。

【选方】1.治天行热盛，口中生疮：蛇莓自然汁，捣绞一斗，煎取五升，稍稍饮之。（《伤寒类要》）

2.治伤暑、感冒：干蛇莓25~40g，酌加水煎，日服二次。（《福建民间草药》）

3.治跌打损伤：鲜蛇莓捣烂，甜酒少许，共炒热外敷。（《江西草药》）

4.治吐血咯血：鲜蛇莓草100~150g，捣烂绞汁一杯，冰糖少许炖服。（《闽东本草》）

朱槿

【别名】赤槿、日及、扶桑、佛桑、红木槿。

【来源】为锦葵科植物朱槿*Hibiscus rosasinensis* L. 的花。

【形态特征】常绿灌木。小枝圆柱形，疏被星状柔毛。叶阔卵形或狭卵形，长4～9cm，宽25cm，先端渐尖，基部圆形或楔形，边缘具粗齿或缺刻，两面除背面沿脉上有少许疏毛外均无毛。花单生于上部叶腋间，常下垂，花梗长3～7cm，疏被星状柔毛或近平滑无毛，近端有节；花萼钟形，被星状柔毛，裂片5，卵形至披针形。花期全年。

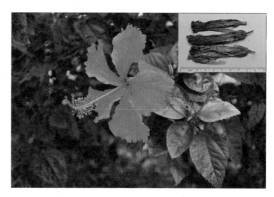

【性味功效】甘，平。清肺，凉血，化湿，解毒。

【应用】用于肺热咳嗽，咯血，鼻衄，崩漏，白带，痢疾，赤白浊，痈肿毒疮。

【选方】治痈疽，腮肿：扶桑叶或花，同白芙蓉叶、牛蒡叶、白蜜研膏敷之。(《本草纲目》)

木槿

【别名】日及、朝开暮落花、藩篱草、花奴玉蒸。

【来源】为锦葵科植物木槿*Hibiscus syriacus* L. 的花。

【形态特征】落叶灌木。叶菱形至三角状卵形，长3～10cm，宽2～4cm，具深浅不同的3裂或不裂，先端钝，基部楔形，边缘具不整齐齿缺，下面沿叶脉微被毛或近无毛。木槿花单生于枝端叶腋间，花萼钟形；花形呈钟状，有单瓣、复瓣、重瓣几种。外面疏被纤毛和星状长柔毛。蒴果卵圆形，直径约12mm，密被黄色星状绒毛。

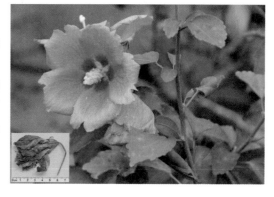

【性味功效】甘，平。清热利湿，凉血。

【应用】用于肠风泻血，痢疾，白带。

【选方】1.下痢噤口：红木槿花去蒂，阴干为末。先煎面饼二个，蘸末食之。(《济急方》)

2.反胃吐食：千叶白槿花，阴干为末。陈糯米汤调送三五口。不转再服。(《袖珍方》)

白薇

【别名】春草、芒草、薇草、白龙须、龙胆白薇。

【来源】为萝藦科植物白薇*Cynanchum atratum* Bunge. 和蔓生白薇*C.versicolor* Bge的干燥根。

【形态特征】直立多年生草本。根须状，有香气。叶卵形或卵状长圆形，长5～8cm，宽3～4cm，顶端渐尖或急尖，基部圆形，两面均被有白色绒毛，特别以叶背及脉上为密；侧脉6～7对。伞形状聚伞花序，无总花梗，生在茎的四周；花深紫色，直径约10mm；花萼外面有绒毛，内面基部有小腺体5个；柱头扁平。

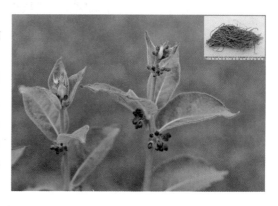

【性味功效】苦、咸，寒。清热凉血，利尿通淋，解毒疗疮。

【应用】用于温邪伤营发热，阴虚发热，骨蒸劳热，产后血虚发热，热淋，血淋，痈疽肿毒。刀伤。

【选方】1.治肺结核潮热：白薇15g，葎草果实15g，地骨皮20g，水煎服。（南京《常用中草药》）

2.治尿道感染：白薇25g，车前草50g，水煎服。（《常用中草药》）

3.治妇人乳中虚，烦乱呕逆：生竹茹1g，石膏1g，桂枝0.5g，甘草3.5g，白薇0.5g。上五味末之，枣肉和丸弹子大。以饮服一丸，日三夜二服。有热者倍白薇，烦喘者加柏实一分。（《金匮要略》）

4.治妇人遗尿，不知出时：白薇、芍药各50g。上二味，治下筛。酒服方寸匕，日三。（《千金方》）

狗肝菜

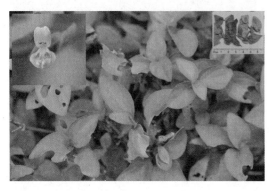

【别名】猪肝菜、羊肝菜、青蛇仔、路边青、小青。

【来源】为爵床科植物狗肝菜 *Dicliptera chinensis*（L.）Nees. 的全草。

【形态特征】一或二年生草本。根须状，淡黄色。茎多分枝，折曲状，具棱，节膨大呈膝状，下面节处常匍匐具根。叶对生，暗绿色或灰绿色，多皱缩，完整叶片卵形或卵状披针形，纸质，先端急尖或渐尖，基部楔形，下延，全缘，两面无毛或稍被毛。有的带花，由数个头状花序组成的聚伞花序生于叶腋，叶状苞片一大一小，倒卵状椭圆形。

【性味功效】苦，寒。清热凉血，利尿解毒。

【应用】用于感冒高热，斑疹发热，流行性乙型脑炎，风湿性关节炎，眼结膜炎，小便不利；外用治带状疱疹，疔肿。

【选方】1.治小便淋沥：新鲜狗肝菜一斤，蜜糖一两，捣烂取汁，冲蜜糖和开水服。（《广西民间常用草药》）

2.治带状疱疹：鲜狗肝菜三至四两，食盐少许，加米泔水，捣烂绞汁或调雄黄末涂患处。（《福建中草药》）

3.治疯狗咬伤：狗肝菜、狗芽花叶、狗咬菜、颠茄药，捣黄糖敷。并以适量煎水和黄糖服。戒食肉类、房事。（《岭南草药志》）

龙船花

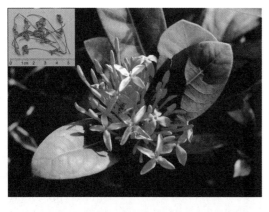

【别名】百日红、映山红、红缨树。

【来源】为茜草科植物龙船花 *Ixora chinensis* Lam. 的花。

【形态特征】常绿灌木。小枝深棕色。叶对生，柄长约5mm；托叶绿色，抱茎，顶端具软刺状突起；叶片薄革质，椭圆形或倒卵形，先端急尖，基部楔形，全缘。聚伞花序顶生，密集成伞房状；花序柄深红色；苞片极小，红色，齿状；花萼深约色，光滑无毛，4浅裂，裂片钝齿状；花冠略肉质，红色，4裂；浆果近球形，直径7~8mm，熟时紫红色。

【性味功效】甘淡，凉。清热凉血，散瘀止痛。

【应用】用于高血压，月经不调，闭经，跌打损伤，疮疡疔肿。

【选方】1.治诸毒疮及湿疥，去死肉，生新肉：龙船花叶二、三十块做一叠，用银簪刺数十孔，好醋一

钵，将叶放醋内同蒸，俟冷后，取一叶贴毒上，将干即换。(《岭南采药录》)

2.治跌打损伤，瘀血疼痛，疮疖痈肿：龙船花茎叶捣烂外敷，或全株晒干研粉，用水调敷患处。(《常用中草药手册》)

3.治高血压：龙船花三至五钱，水煎服。(《常用中草药手册》)

4.治月经不调，闭经：龙船花三至五钱，水煎服。(《常用中草药手册》)

红凤菜

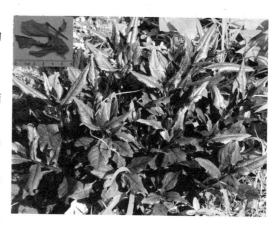

【别名】红菜、木耳菜、观音苋、脚目草、补血菜。

【来源】为菊科植物观音苋 *Gynur bicolor*（Roxb.）DC. 的全草。

【形态特征】多年生直立草本，全体光滑无毛。互生，多皱缩，绿褐色，背面带紫以，完整叶展平后，叶片呈椭圆状披针形，长6～9cm，宽1.5～3cm，先端尖，基部楔形，下延成耳状，边缘具不整齐锯齿，叶柄短，带紫褐色。可见头状花序顶生或腋生。瘦果红棕色，冠毛多。

【性味功效】辛、甘，凉。清热凉血，活血止血，解毒消肿。

【应用】用于咳血，崩漏，外伤出血，痛经，痢疾，疮疡毒，跌打损伤，溃疡久不收敛。

【选方】治溃疡久不收口：干红番苋叶，研细末，撒疮口。(《福建中草药》)

裸花水竹叶

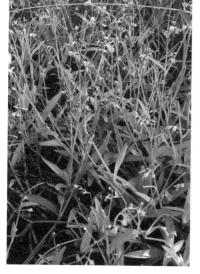

【别名】地韭菜、天芒针、地蓝花、鸭舌头、地潭花。

【来源】为鸭跖草科植物裸花水竹叶 *Murdannia malabaricum*（L.）Bruckn 的全草

【形态特征】多年生草本。须根发达。茎丛生，横卧，肉质，节处生不定根，节间明显，带紫色。单叶互生；叶片线状披针形，先端渐尖，基部成鞘抱茎，上面深绿色，下面有时有紫色斑点。聚伞花序排成顶生的圆锥花序状；总苞片条形至披针形，比叶短；花梗细；萼片3，长圆形，子室，每室有2颗种子。种子褐色，表面疏生大的窝孔。

【性味功效】甘、淡，凉。清肺热，凉血解毒。

【应用】肺热咳嗽，咳血，扁桃体炎，咽喉炎，急性肠炎。外用治疮疖红肿。

【选方】治乳痈红肿：红毛草、野菊花叶、水苋菜、芙蓉叶、马蹄草。共捣绒包敷患处。(《四川中药志》)

萱草

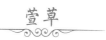

【别名】金针、黄花菜、忘忧草、宜男草、疗愁。

【来源】为百合科植物萱草 *Hemerocallis fulva*（L.）L. 的根。

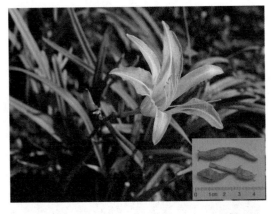

【形态特征】多年生草本，根状茎粗短，具肉质纤维根，多数膨大呈窄长纺锤形。叶基生成丛，条状披针形，背面被白粉。圆锥花序顶生，有花6～12朵，有小的披针形苞片。花被基部粗短漏斗状，花被6片，开展，向外反卷，外轮3片，内轮3片，边缘稍作波状。子房上位，花柱细长。

【性味功效】甘，凉。清热利尿，凉血止血。

【应用】用于腮腺炎，黄疸，膀胱炎，尿血，小便不利，乳汁缺乏，月经不调，衄血，便血。外用治乳腺炎。

【选方】1.治通身水肿：鹿葱根叶，晒干为末，每服二钱，食前米饮服。（《圣惠方》）

2.治大肠下血，诸药不效者：漏芦果十个，茶花五分，赤地榆三钱，象牙末一钱。以上四味，水煎服三次。（《滇南本草》）

3.治大便后血：萱草根和生姜，油炒，酒冲服。（《圣济总录》）

第五节　清虚热药

青蒿鉴定　　青蒿

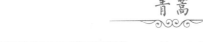

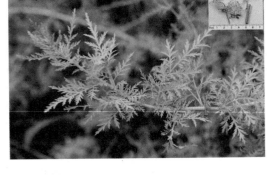

【别名】草蒿、廪蒿、邪蒿、香蒿、苹蒿。

【来源】为菊科植物黄花蒿 *Artemisia annua* L.的地上部分。

【形态特征】一年生草本。茎直立，圆柱形，具纵棱，上部多分枝。叶互生，三回羽状分裂，裂片细小，表面深绿色，两面被毛；叶轴两侧具狭翅；叶柄基部稍扩大抱茎；茎上部的叶向上逐渐细小呈线形，无柄，基生叶在开花时凋谢。头状花序细小，多数，球形，排列成圆锥状。瘦果椭圆形。

【性味功效】苦、辛，寒。清虚热，除骨蒸，解暑热，截疟，退黄。

【应用】用于温邪伤阴，夜热早凉，阴虚发热，骨蒸劳热，暑邪发热，疟疾寒热，湿热黄疸。

【选方】1.治中暑：青蒿嫩叶捣烂，手捻成丸，黄豆大，新汲水吞下。（《本草汇言》）

2.治暑毒热痢：青蒿配甘草，水煎服。（《圣济总录》）

3.治鼻中衄血：青蒿捣汁服之，并塞鼻中。（《卫生易简方》）

4.治牙齿肿痛：青蒿一握，煎水漱之。（《济急仙方》）

胡黄连

【别名】胡连、割孤露泽。

【来源】为玄参科植物胡黄连 *Picrorhiza scrophulariiflora* Pennell 的干燥根茎。

【形态特征】多年生草本。根茎圆柱形，根自节上生出。叶柄短，叶匙形或卵形，基部下延，边缘有锯齿或重锯齿。穗状花序，萼裂片披针形或倒卵状长圆形，花冠暗紫色，短于花萼，花冠下唇片约为上唇片的1/2，3裂。花丝细长，伸出花冠，无毛；子房2室，花柱细长，柱头单一。蒴果长卵形，主要室间开裂。

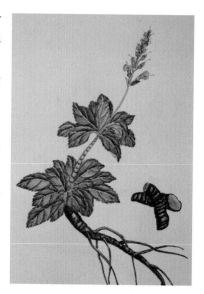

【性味功效】苦，寒。退虚热，除疳热，清湿热。

【应用】用于骨蒸潮热，小儿疳热，湿热泻痢，黄疸尿赤，痔疮肿痛。

【选方】1.治骨蒸劳气烦热，四肢无力，夜卧虚汗，唇口干焦，面无血色，日渐羸瘦：胡黄连配柴胡、生鳖甲，捣细罗为散，用生姜酒调服。（《圣惠方》）

2.治痈肿疮肿：胡黄连配穿山甲炭，以茶或鸡子清调涂。（《易简方》）

3.治旋耳疮：胡黄连研细末，麻油调搽。（《外科证治全书》）

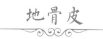

地骨皮

【别名】杞根、地骨、枸杞根、枸杞根皮、红榴根皮。

【来源】为茄科植物枸杞 *Lycium chinense* Mill.的根皮。

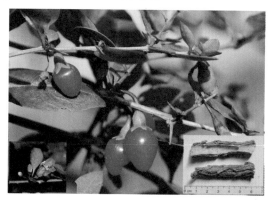

【形态特征】落叶灌木。植株常弯曲或俯垂，高1m左右，茎干较细，外皮灰色，具短棘。叶互生或簇生于短枝上，叶片卵形，卵状菱形或卵状披针形，全缘。花常1～4朵簇生于叶腋，花萼钟状，通常3中裂或4～5齿裂；花冠漏斗状，淡紫色，5深裂，裂片卵形，边缘具缘毛；雄蕊5，花丝基部密生绒毛。浆果卵状或长圆状，红色。

【性味功效】甘，寒。凉血除蒸、清肺降火。

【应用】用于阴虚潮热、骨蒸盗汗、肺热咳嗽、咯血、衄血、内热消渴。

【选方】1.治风虫牙痛：地骨皮，煎醋漱之，虫即出，亦可煎水服。（《肘后方》）

2.治耳聋，有脓水不止：地骨皮配五倍子，捣为细末。每用少许，渗入耳中。（《圣济总录》）

3.治臁疮：地骨皮，去粗皮，以竹刀刮粉，焙干为细末，贴之。（《普济方》）

4.治鸡眼：地骨皮配红花，研细。于鸡眼痛处敷之，或成脓亦敷。（《仁术便览》）

附注：枸杞：养肝，滋肾，润肺。枸杞叶：补虚益精，清热明目。

银柴胡

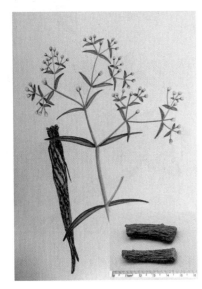

【别名】银胡、银夏柴胡、牛肚根、沙参儿、白根子。

【来源】为石竹科植物银柴胡*Stellaria dichotoma* L.var. lanceolata Bge. 的干燥根。

【形态特征】多年生草本。植株密被腺毛或柔毛。主根圆柱形。茎直立，节略膨大，上部二叉状分歧，密被短毛或腺毛。叶对生，无柄，披针形或线状披针形，全缘。花单生于叶腋；萼片5，绿色，边缘白膜质；花瓣5，白色，全缘，顶端2裂；雄蕊10，排成2列，花丝基部连合，黄色；子房上位，花柱3。蒴果近球形，成熟时顶端6齿裂。

【性味功效】甘，微寒。清虚热，除疳热。

【应用】用于阴虚发热，骨蒸劳热，小儿疳热。

【选方】1.治骨蒸劳热：银柴胡配胡黄连、秦艽、鳖甲（醋炙）、地骨皮、青蒿、知母、甘草，水煎服。(《证治准绳》)

2.治虚劳发热，或咳或不咳：银柴胡配沙参，水煎服。(《本草汇言》)

3.治温证潮热，身体枯瘦，皮肤甲错，消瘦而不润者：银柴胡配鳖甲，水煎服。(《温病指归》)

第三章　泻下药

第一节　攻下药

大黄

大黄的鉴定　　大黄识别　　切制大黄　　野生掌叶大黄　　大黄

【别名】将军、北大黄、川军。

【来源】为蓼科植物掌叶大黄 *Rheum palmatum* L. 的干燥根和根茎。

【形态特征】多年生高大草本。根状茎及根部肥厚，黄褐色。茎上疏被短柔毛，节处较密，中空。基生叶有肉质粗壮的长柄，约与叶片等长，叶片圆形或卵圆形，掌状浅裂，裂片呈大齿形或宽三角形，基部略呈心形；茎生叶较小，互生，具短柄；托叶鞘状，膜质，密生短柔毛。圆锥花序顶生；花小，花被黄白色。瘦果有3棱，沿棱生翅。

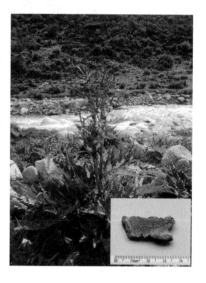

【性味功效】苦，寒。泻下攻积，清热泻火，凉血解毒，逐瘀通经，利湿退黄。

【应用】用于实热积滞便秘，血热吐衄，目赤咽肿，痈肿疔疮等。

【选方】1.治水肿，利小便：大黄配白术、防己，为末，制蜜丸。（《普济方》）

2.治热痈肿毒：大黄配白及、朴硝，为末，井水调搽，干则润之。（《景岳全书》）

3.治大便不通：大黄（锉，炒）配火麻仁（研），为末，炼蜜丸。（《普济方》）

4.治伤寒七八日，身黄如橘子色，小便不利，腹微满：大黄配茵陈蒿、栀子，水煎服。（《伤寒论》）

番泻叶

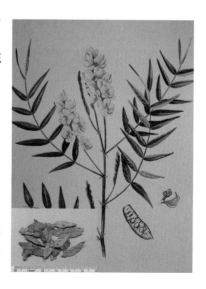

【别名】旃那叶、泻叶、泡竹叶

【来源】为豆科植物狭叶番泻 *Cassia angustifolia* Vahl 的干燥小叶。

【形态特征】小灌木。叶为羽状复叶，具5~8对小叶，小叶具短柄，小叶片披针形，先端渐尖，基部稍不对称，两面疏被毛近无毛；托叶卵状披针形。总状花序腋生；萼片长卵形；花瓣黄色，倒卵形；雄蕊花药略呈四方形，基部箭形；雌蕊弯曲呈镰刀状，子房具柄，疏被毛。荚果呈扁平长方形。种子略呈长方形而扁。

【性味功效】甘、苦，寒。泻热行滞，通便，利水。

【应用】用于热结积滞，便秘腹痛，水肿胀满。

【选方】治胃弱消化不良，便秘腹胀、胸闷：番泻叶配生大黄、橘皮、黄连、丁香、生姜。沸开水温浸2小时，去渣滤过服用。《现代实用中药》

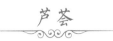

芦荟

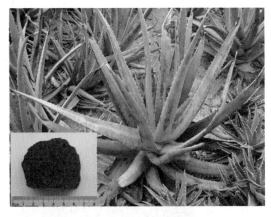

【别名】奴荟、象胆、卢会、讷会、奴会。

【来源】为百合科植物库拉索芦荟 *Aloe barbadensis* Miller 叶的汁液浓缩干燥物。

【形态特征】多年生肉质草本。茎极短。叶簇生于茎顶，近于直立，肥厚多汁；叶片呈狭披针形，先端长渐尖，基部宽阔，粉绿色，边缘有刺状小齿。花茎单生或稍分枝；总状花序；花点垂，黄色或有赤色斑点；花被管状，先端6裂，裂片稍外弯；雄蕊6枚，花药"丁"字形着生；雌蕊1枚，3室，每室有多数胚珠。蒴果，三角形，室背开裂。

【性味功效】苦，寒。泻下通便，清肝泻火，杀虫疗疮。

【应用】用于热结便秘，惊痫抽搐，小儿疳积；外治癣疮。

【选方】1.治癣疮：芦荟配大黄，为末，外敷。（《丹溪治法心要》）

2.治大便不通：芦荟粉末配水飞朱砂，滴好酒和丸，酒吞。（《本草经疏》）

3.治慢性肝炎活动期、肝原性低热：芦荟配胡黄连、黄柏，水泛为丸。（《浙江药用植物志》）

4.治小儿疳，杀虫：芦荟配芜荑、木香、鹤虱，为末。水浸炊饼，丸如黄米大。（《普济方》）

第二节　润下药

火麻仁

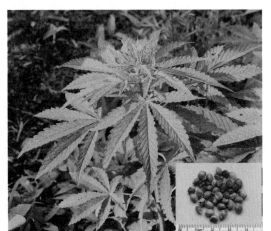

【别名】大麻仁、麻子。

【来源】为桑科植物大麻 *Cannabis sativa* L.的干燥成熟果实。

【形态特征】一年生草本。茎直立，多分枝，表面有纵直沟纹，密被细茸毛。掌状复叶；托叶线状披针形；小叶片披针形至线状披针形，先端长尖，基部狭楔形，边缘具粗锯齿。花单性，雌雄异株；雄花集成疏散的圆锥花序，顶生或腋生，花被片5，黄绿色，长卵形，覆瓦状排列；雌花丛生于叶腋，每花外有1苞片，卵形。瘦果扁卵圆形。

【性味功效】甘，平。润肠通便。

【应用】用于血虚津亏，肠燥便秘。

【选方】1.治大便秘涩不通：火麻仁配芝麻、桃仁、荆芥穗，为末，入盐少许，煎代茶饮。(《卫生简易方》)

2.治烫火伤：火麻仁配黄柏、黄栀子，共研末，调猪脂涂。(《四川中药志》)

3.治发落不生：火麻仁熬黑，压油敷头，则发渐长。(《卫生易简方》)

松子仁

【别名】松籽、松子仁、海松子、罗松子、红松果。

【来源】为松科植物红松 *Pinus koraiensis* Sieb.et Zucc.的干燥种仁。

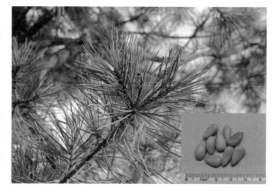

【形态特征】裸子植物，常绿乔木。小枝密生褐色柔毛。针叶5针一束，粗硬，深绿色，边缘具细锯齿，树脂道3个，叶鞘早落。雄球花椭圆状圆柱形，红黄色，多数密集于新枝下部成穗状；雌球花绿褐色，圆柱状卵圆形，直立，单生或数个集于新枝近顶端，具粗长的梗。球果卵状圆锥形，种鳞先端钝，向外反曲。

【性味功效】甘，温。润肺，滑肠。

【应用】用于肺燥咳嗽，慢性便秘。

【选方】1.治肺燥咳嗽：松子仁配胡桃肉、蜜。(《得配本草》)

2.治虚秘：松子仁配柏子仁、麻仁。(《得配本草》)

亚麻子

【别名】胡麻子、亚麻仁、壁虱胡麻、大胡麻。

【来源】为亚麻科植物亚麻 *Linum usitatissimum* L.的干燥成熟种子。

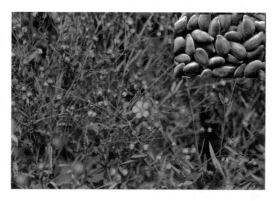

【形态特征】一年生草本。茎直立，上部分枝，基部稍木质，表面具纵纹。单叶互生；叶片线形或线状披针形，先端渐尖，基部渐窄，全缘，叶脉常3出。花单生于枝顶及上部叶腋；萼片宿存；花瓣蓝色或白色，倒卵形或广倒卵形；雄蕊5枚，与花瓣互生；子房5室，每室有2枚胚珠。蒴果球形，成熟时顶端5瓣裂。

【性味功效】甘，平。润燥通便，养血祛风。

【应用】用于肠燥便秘，皮肤干燥，瘙痒，脱发。

【选方】1.治老人皮肤干燥，起鳞屑：亚麻子配当归、紫草，做蜜丸。开水送服。(《全国中草药汇编》)

2.治过敏性皮炎，皮肤瘙痒：亚麻子配白鲜皮、地骨皮。做蜜丸，开水送服。(《全国中草药汇编》)

3.治疮疡湿疹：亚麻仁配白鲜皮、地肤子、苦参。水煎，熏洗患处。(《山东中草药手册》)

4.治老年或病后体虚便秘：亚麻仁配当归、桑葚。制成蜜丸，开水送服。(《宁夏中草药手册》)

郁李仁

【别名】乌拉奈仁、小李仁。

【来源】为蔷薇科植物欧李*Prunus humilis* Bge.的干燥成熟种子。

【形态特征】落叶灌木。多分枝，小枝被柔毛。叶互生；叶片长圆形或椭圆状披针形，先端尖或短渐尖，基部楔形，边缘有浅细锯齿，两面均光滑，间或在叶背面沿主脉散生短柔毛。花与叶同时开放，单生或2朵并生；花瓣白色或稍近粉红色，上具较深的同色网纹，长倒卵形至倒卵形。核果球形。

【性味功效】辛、苦、甘，平。润肠通便，下气利水。

【应用】用于津枯肠燥，食积气滞，腹胀便秘，水肿，脚气，小便不利。

【选方】1.治水气，四肢浮肿，上气喘急，大小便不通：郁李仁配杏仁、薏苡仁，为末，制米糊丸。（《卫生易简方》）

2.治卒心痛：郁李仁三七枚，烂嚼，以新汲水下之，饮温汤尤妙。（《姚和众方》）

3.治积年上气，咳嗽不得卧：郁李仁30g，用水1L研如杏酪，去滓，煮令无辛气，次下酥一枣许，放温顿服之。（《圣济总录》）

4.治血汗：郁李仁研细，研鹅梨汁调下。（《圣济总录》）

第三节　峻下逐水药

芫花

【别名】芫、赤芫、芫条花、败花、头痛花、野丁香花。

【来源】为瑞香科植物芫花*Daphne genkwa* Sieb.et Zucc.的干燥花蕾。

【形态特征】落叶灌木。枝条稍带黄绿或紫褐色，幼时有绢状柔毛。叶对生、偶互生；叶椭圆形至长椭圆形，略为革质，下面有绢状柔毛，基部宽楔形或圆形，先端尖；叶柄短，有灰色短柔毛。花先叶开放，以侧生为多，花梗短，被灰黄色柔毛。花萼淡紫色，筒状，先端4裂，裂片卵形或长圆形。核果白色。

【性味功效】苦、辛，温；有毒。泻水逐饮，外用杀虫疗疮。

【应用】用于水肿胀满、胸腹积水、痰饮积聚、气逆咳喘、二便不利，外治疥癣秃疮，痈肿，冻疮。

【选方】1.治卒得咳嗽：芫花1L，水3L，煮取1L，去滓，以枣十四枚，煎令汁尽。（《肘后方》）

2.治咳嗽有痰：芫花60g，煮汁去滓，和饴糖熬膏。每服枣许。（《华佗神医秘传》）
3.治妇人血气冲心欲死：芫花9g配吴茱萸150g，上为末，炒姜酒下。（《普济方》）
4.治痈：芫花为末，胶和如粥敷之。（《千金要方》）

商陆

【别名】花商陆、见肿消、下山虎、土母鸡。

【来源】为商陆科植物商陆*Phytolacca acinosa* Roxb.的干燥根。

【形态特征】多年生草本。根肥大，肉质，圆锥形。茎直立，圆柱形，具纵沟，绿色或带紫红色。叶互生；叶片椭圆形至长椭圆形，先端锐尖或渐尖，基部楔形，全缘。总状花序顶生或侧生；花两性，小型。浆果扁球形，通常由8个分果组成，熟时紫黑色。

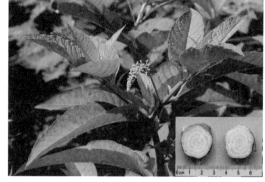

【性味功效】苦，寒；有毒。逐水消肿、通利二便；外用解毒散结。

【应用】用于水肿胀满，二便不通；外治痈肿疮毒。

【选方】1.治跌打：商陆研末，调热酒擂跌打青黑之处。（《滇南本草》）

2.治消化性溃疡：商陆粉配血余炭，鲜鸡蛋1个。先将鸡蛋去壳，用蛋清、蛋黄与药物搅拌均匀，在锅内放入少许茶油，待油烧熟后，将上药液倒入锅内煎熟即可。（《湖南中医杂志》）

3.治功能性子宫出血：商陆鲜根60～120g配猪肉250g，同煨。（《神农架中草药》）

4.治肿满，小便不利：商陆根捣烂，入麝香0.9g，贴于脐心，以帛束之，得小便利即肿消。（《本草纲目》）

千金子

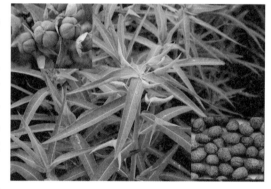

【别名】千两金、菩萨豆、续随子。

【来源】为大戟科植物续随子*Euphorbia lathyris* L.的干燥成熟种子。

【形态特征】二年生草本。全株微被白霜，内含乳汁。茎直立，多分枝。单叶交互对生；茎下部叶较密，线状披针形，茎上部叶具短柄，叶片广披针形，顶端锐尖，基部近心形，全缘，上面绿色，下面灰绿色。杯状聚伞花序，通常4枝排成伞状，每枝再叉状分枝；花单性，无花被。蒴果近球形，表面有褐黑两色相杂斑纹。

【性味功效】辛，温；有毒。泻下逐水，破血消癥；外用疗癣蚀疣。

【应用】用于二便不通，水肿，痰饮，积滞胀满，血瘀经闭；外治顽癣，赘疣。

【选方】1.治血瘀经闭：千金子配丹参、制香附，水煎服。（《安徽中草药》）

2.治黑子，去疣赘：千金子熟时破坏之，以涂其上。（《普济方》）

3.治阳水肿胀：千金子（炒，去油）配大黄。为末，制酒、水丸。（《摘玄方》）

巴豆

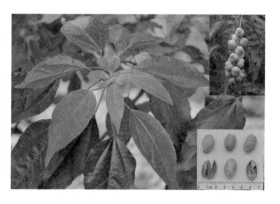

【别名】毒鱼子、巴仁、巴果、刚子、江子、老阳子。

【来源】为大戟科植物巴豆*Croton tiglium* L.的干燥成熟果实。

【形态特征】常绿小乔木。树皮深灰色，平滑，幼枝绿色，被稀疏星状柔毛；老枝具不明显黄色细纵裂纹。叶互生，托叶早落；叶片卵形，顶端渐长尖，基部圆形或阔楔形，叶缘有疏浅细锯齿，两面均具稀疏星状毛。花小，单性，雌雄同株，顶生总状花序，花绿色。蒴果长圆形至倒卵形，有3～4钝棱，密生星状毛。

【性味功效】辛，热，有大毒。外用蚀疮。

【应用】用于恶疮疥癣、疣痣。

【选方】1.治肝硬化腹水：巴豆霜配轻粉1.5g，放于四、五层纱布上，贴在肚脐上，表面再盖二层纱布，感到刺痒时即可取下。(《中草药新医疗法资料选编》)

2.治咽喉闭塞，不通甚者：巴豆(去大皮)一枚。上钻中心，绵裹，令有出气处，内于鼻中。(《圣惠方》)

3.治小儿痰喘：巴豆一粒，杵烂，绵裹塞鼻。(《古今医鉴》)

4.治一切疮毒及腐化瘀肉：巴豆去壳，炒焦，研膏，点肿处则解毒，涂瘀肉则自腐化。(《痈疽神秘验方》)

乌桕

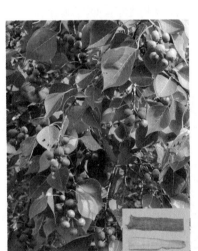

【别名】乌荼子，木蜡树、木梓树、蜡烛树、木油树。

【来源】为大戟科植物乌桕*Sapium sebiferum*（L.）Roxb.的干燥根皮、树皮、叶。

【形态特征】落叶乔木。树皮灰褐色，深纵裂，皮孔细点状。枝细长，灰白色。叶互生；叶片纸质，菱形至菱状卵形，顶端骤尖或尾状长尖，基部宽楔形或近圆形，全缘，上表面绿色，稍有光泽，下表面初时粉白色，后渐变黄色，秋时变红赭色。花单生，雌雄同株，穗状花序顶生。蒴果木质梨状球形，具尖头。

【性味功效】苦，微温；有小毒。杀虫、解毒、利水、通便。

【应用】外用可治疔疮，鸡眼，乳腺炎，跌打损伤，湿疹，皮炎。

【选方】1.治烂脚、疥癞、蛇伤：取叶煎水洗之。(《岭南采药录》)

2.治水气，小便涩，身体虚肿：乌桕皮配木通、槟榔，捣细罗为散，以粥饮调下。(《太平圣惠方》)

3.治大便不通：乌桕木根方寸一寸，劈破，以水煎服。(《斗门方》)

第四章　祛风湿药

独活

【别名】香独活、肉独活、川独活、资丘独活。

【来源】为伞形科植物重齿毛当归 *Angelica pubescens* Maxim. f. biserrata Shan et Yuan 的干燥根。

【形态特征】多年生草本。茎直立，带紫色，有纵沟纹。根生叶和茎下部叶，叶柄细长。叶片卵圆形，2回3出羽状复叶，小叶片3裂，最终裂片长圆形，先端渐尖，基部楔形或圆形，边缘有不整齐重锯齿，两面均被短柔毛，茎上部的叶简化成膨大的叶鞘。花白色，顶生或侧生复伞形花序，果实为双悬果。

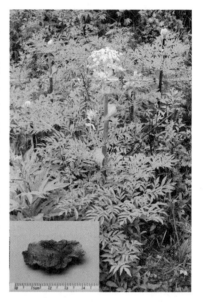

【性味功效】辛、苦，微温。祛风除湿，通痹止痛。

【应用】用于风寒湿痹，腰膝疼痛，少阴伏风头痛。

【选方】1.治风痹：独活、石南各四两，防风三两，附子、乌头、天雄、茵芋各二两。以酒二斗，渍七日，服半合，日三，以知力度。(《千金方》)

2.治少阴寒湿腰痛：独活、苍术、防风、细辛、川芎、甘草。水煎服。(《症因脉治》)

3.治头痛属少阴者：独活、细辛、川芎、秦艽、生地、羌活、防风、甘草，水煎服。(《症因脉治》)

4.治齿根动痛：生地黄、独活各三两。上二味细切，以酒一升渍一宿，含之。(《千金方》)

威灵仙

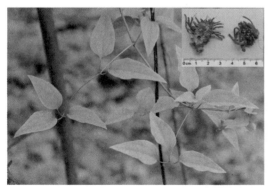

【别名】铁脚威灵仙、百条根、老虎须、铁扫帚。

【来源】为毛茛科植物威灵仙 *Clematis chinensis* Osbeck 的干燥根及根茎。

【形态特征】攀援性灌木。根多数丛生，细长，外皮黑褐色。茎干后黑色，具明显条纹，幼时被白色细柔毛，老时脱落。叶对生，羽状复叶，小叶通常5片，罕为3片，小叶卵形或卵状披针形，先端尖，基部楔形或广楔形，罕有浅心形者，全缘，上面沿叶脉有细毛，下面光滑。花白色，腋生及顶生圆锥花序，果实为扁平状卵形瘦果。

【性味功效】辛、咸，温。祛风除湿，通络止痛。

【应用】用于风湿痹痛，肢体麻木，筋脉拘挛，屈伸不利，骨哽咽喉。

【选方】1.治手足麻痹：威灵仙(炒)五两，生川乌头，五灵脂各四两。为末，醋糊丸，梧子大。每服七丸，用盐汤下。忌茶。(《普济方》)

2.治破伤风病：威灵仙半两，独头蒜一个，香油一钱。同捣烂，热酒冲服，汗出。(《卫生易简方》)

3.治诸骨鲠咽：威灵仙一两二钱，砂仁一两，沙糖一盏。水二钟，煎一钟，温服。(《纲目》)

4.治疟疾：威灵仙，以酒一钟，水一钟，煎至一钟，临发温服。(《本草原始》)

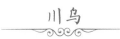

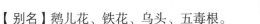

野生川乌　制川乌

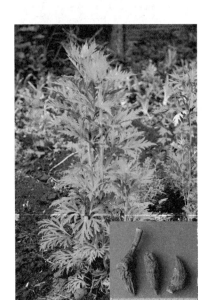

【别名】鹅儿花、铁花、乌头、五毒根。

【来源】为毛茛科植物乌头 *Aconitum carmichaeli* Debx. 的干燥母根。

【形态特征】多年生草本。块根通常2个连生，纺锤形至倒卵形，外皮黑褐色。茎直立或稍倾斜，下部光滑无毛，上部散生贴伏柔毛。叶互生，革质，有柄；叶片卵圆形，3裂几达基部，两侧裂片再2裂，中央裂片菱状楔形，先端再3浅裂，裂片边缘有粗齿或缺刻。花蓝紫色，为总状圆锥花序。果实为长圆形蓇葖果，具横脉。

【性味功效】辛，苦，热；有大毒。祛风除湿，温经止痛。

【应用】用于治疗风寒湿痹、关节疼痛等病症。一般炮制后内服。

【选方】1.治风腰脚冷痹疼痛：宜用贴焙川乌头三分（去皮、脐 生用）、捣细罗为散以酽醋调涂于故帛上敷之，须臾痛止。（《圣惠方》）

2.治破伤风：乌头（生，去皮、脐）一枚，雄黄（研）0.5g，麝香（研）0.5g，上为细散，每服5g以温酒调下。（《普济方》））

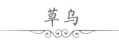

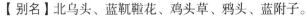

川乌、草乌、附子的鉴定

【别名】北乌头、蓝靰鞡花、鸡头草、鸦头、蓝附子。

【来源】为毛茛科植物北乌头 *Aconitum kusnezoffii* Reichb. 的干燥块根。

【形态特征】多年生草本植物，块根圆锥形或胡萝卜形，茎无毛，等距离生叶，通常分枝。叶片纸质或近革质，五角形，基部心形，三全裂，中央全裂片菱形，近羽状分裂，表面疏被短曲毛，背面无毛；叶柄无毛。花蓝紫色，为顶生总状花序，通常与其下的腋生花序形成圆锥花序，果实为蓇葖果，种子呈扁椭圆球形，沿棱具狭翅，只在一面生横膜翅。

【性味功效】辛，苦，热；有大毒。祛风除湿，温经止痛。

【应用】用于风寒湿痹，关节疼痛，心腹冷痛，寒疝作痛，麻醉止痛。

【选方】1.治一切痈肿毒：草乌、贝母、天花粉、南星、芙蓉叶等分。为末，用醋调搽四围，中留头出毒，如干用醋润之。（《景岳全书》）

2.久患头风：草乌头尖（生用）一分，赤小豆三十五粒，麝香一字，为末。每服半钱，薄荷汤冷服。更随左右搐鼻。（《指南方》）

3.治喉痹、口噤不开：草乌头、皂荚等分。为末，入麝香少许，擦牙，并搐鼻内，牙关自开也。（《纲目》）

4.治一切诸疮未破者：草乌头为末，入轻粉少许，腊猪油和搽。（《普济方》）

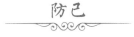

【别名】粉防己、汉防己、石蟾蜍、白木香、猪大肠。

【来源】为防己科植物粉防己 *Stephania tetrandra* S. Moore的干燥根。

【形态特征】多年生缠绕藤本。根圆柱状，有时呈块状，外皮淡棕色或棕褐色。茎柔韧，圆柱形，有时稍扭曲，具细条纹，枝光滑无毛，基部稍带红色。叶互生，质薄较柔，叶柄盾状着生，长与叶片相等；叶片外形近圆形，先端锐尖，基部截形或稍心形，全缘，两面均被短柔毛，上面绿色，下面灰绿色。花小，雌雄异株，为头状的聚伞花序。果实为球形核果。

【性味功效】苦，寒。利水消肿，祛风止痛。

【应用】用于水肿脚气，小便不利，湿疹疮毒，风湿痹痛；高血压。

【选方】1.治肺痿喘嗽：汉防己为细末。每服三钱，浆水一盏，同煎至七分，和滓温服之。（《儒门事亲》）

2.治肺痿咯血多痰者：汉防己、葶苈等分。为末。糯米饮，每服一钱。（《古今录验方》）

3.治膀胱水蓄胀满，几成水肿：汉防己二钱，车前、韭菜子、泽泻各三钱。水煎服。（《本草切要》）

4.治遗尿，小便涩：防己、葵子、防风各一两。上三味，以水五升，煮取二升半，分三服，散服亦佳。（《千金方》）

蚕砂

【别名】蚕屎、晚蚕砂、原蚕砂、蚕粪。

【来源】为蚕蛾科昆虫家蚕 *Bombyx mori* Linnaeus. 的干燥粪便。

【形态特征】幼虫呈长圆筒形，由头、胸、腹3部分构成。头部外包灰褐色骨质头壳，胸部3个环节各有1对胸足，腹部10个环节有4对腹足和1对尾足，第8腹节背面中央有1个尾角，第1胸节和第1至第8腹节体侧各有1对气门。

【性味功效】甘、辛，温。祛风湿，止痛。

【应用】用于腰膝关节疼痛，月经过多，腹痛，皮肤风疹。

【选方】1.治妇人血崩：蚕砂为末，酒服三、五钱。（《儒门事亲》）

2.治眯目不出：蚕砂拣净，空心以新汲水吞下十枚。勿嚼破。（《圣惠方》）

3.治头风白屑作痒：蚕砂烧灰淋汁，洗之。（《圣惠方》）

松节

【别名】黄松木节、油节头、松郎头。

【来源】为油松 *Pinus tabulaeformis* Carr 的干燥瘤状节或分支节。

【形态特征】常绿乔木。树皮灰褐色，呈鳞甲状裂，裂隙红褐色。枝轮生，小枝粗壮。叶针形。花单性，雌雄同株，均为松球花序；雄球序长卵形，淡黄绿色，簇生于前一年小枝顶端；雌球序阔卵形，紫色，1~2枚着生于当年新枝顶端，多数珠鳞成螺旋状紧密排列。种子具翅，呈不规则之椭圆形，稍扁，紫褐色或褐色。

【性味功效】苦，温。祛风燥湿，舒筋通络。

【应用】用于风湿关节痛，腰腿痛，大骨节病，跌打肿痛。

【选方】1.治齿风，疼痛不止：槐白皮、地骨皮各一两，松节一两（锉）。上药，捣筛为散，每用五钱，以浆一（二）中盏，煎五、七沸，去滓，热含冷吐。（《圣惠方》）

2.治水田皮炎：松节、艾叶各适量，制成松艾酒精，涂抹患处。（《全展

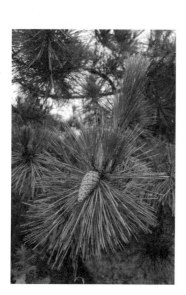

选编·皮肤科》）

3.治患脚屈，积年不能行，腰脊挛痹及腹内紧结者：松节一斛，净洗，锉之，以水三斛，煮取九斗，以渍曲；又以水二斛煮滓，取一斛，渍饭。酿之如酒法，熟即取饮，多少任意。（《补缺肘后方》）

丁公藤

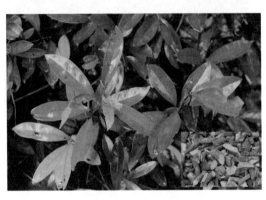

【别名】麻辣子、包公藤。

【来源】为旋花科植物丁公藤 *Erycibe obtusfolia* Benth. 的干燥藤茎。

【形态特征】攀援性藤本。幼枝被密柔毛，老枝无毛。单叶互生，叶片革质，椭圆形、长圆形或倒卵形，全缘，两面均有毛。花小，金黄色或黄白色，为腋生或顶生总状聚伞花序，密被锈色短柔毛。果实为球形浆果。种子1粒。

【性味功效】辛，温；有小毒。祛风除湿，消肿止痛。

【应用】用于风湿性关节炎、类风湿性关节炎、坐骨神经痛、半身不遂、跌打肿痛。

【选方】治风寒湿痹，手脚麻木，腰酸背痛，跌打损伤：丁公藤，桂枝，麻黄，羌活，当归，川芎，白芷，等药材，蒸煮放冷，加白酒密闭浸泡即可。（《中国药典》2020年版一部）

闹羊花

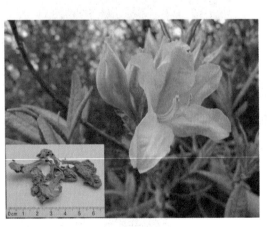

【别名】踯躅花、惊羊花、老虎花、石棠花、黄喇叭花。

【来源】为杜鹃花科植物羊踯躅 *Rhododendron molle* G. Don 的干燥花。

【形态特征】高大落叶灌木。老枝光滑，带褐色，幼枝有短柔毛。单叶互生，叶柄短。被毛；叶片椭圆形至椭圆状倒披针形，先端钝而具短尖，基部楔形，边缘具向上微弯的刚毛，幼时背面密被灰白色短柔毛。金黄色花，花多数，成顶生短总状花序，与叶同时开放，花冠漏斗状，外被细毛，果实为长椭圆形蒴果，熟时深褐色，具疏硬毛，种子多数。细小。

【性味功效】辛，温；有大毒。祛风除湿，散瘀定痛。

【应用】用于风湿痹痛，跌打损伤，皮肤顽癣。外用治癣，煎水含漱治龋齿痛。

【选方】1.治风湿痹，身体手足收摄不遂，肢节疼痛，言语謇涩：踯躅花不限多少，以酒拌蒸一炊久，取出晒干，捣罗为末。用牛乳一合，暖令热，调下一钱。（《圣惠方》）

2.治疟疾：羊踯躅花一分，嫩松树梢五钱，水煎服。（《湖南药物志》）

3.治风痰注痛：踯躅花、天南星。并生时同捣作饼，甑上蒸四、五遍，以稀葛囊盛之，临时取焙为末，蒸饼丸梧子大。每服三丸，温酒下。腰脚骨痛，空心服；手臂痛，食后服。（《续传信方》）

4.治风虫牙痛：踯躅一钱，草乌头二钱半。为末，化蜡丸豆大。绵包一丸，咬之，追涎。（《海上仙方》）

寻骨风

【别名】清骨风、猫耳朵、穿地节、毛香、白毛藤。

【来源】为马兜铃科草本植物绵毛马兜铃 *Aristolochia mollissima* Hance 的地上部分。

【形态特征】多年生缠绕草本，全株密被白黄色绵毛。茎细长，具数条纵沟。叶互生，卵形或卵圆状心形，先端尖或钝，基部心形，全缘，两面密生绵毛，尤以下面密厚。花单生于叶腋，花被弯曲，上端烟斗状，内侧黄色，中央紫色。果实为椭圆状倒卵形蒴果，胞伺开裂。种子扁平。

【性味功效】辛，苦，平。祛风除湿，活血通络，止痛。

【应用】主风湿痹痛；肢体麻木；筋骨拘挛；脘腹疼痛；跌打伤痛；外伤出血；乳痈及多种化脓性感染。

【选方】1.治风湿关节痛：寻骨风全草五钱，五加根一两，地榆五钱。酒水各半，煎浓汁服。(《江西民间草药》)

2.治疟疾：寻骨风根长约四市寸，剪细，放碗内，加少量水，放饭上蒸出汁，分三次连渣服。每隔四小时服一次。最后一次在疟发前二小时服下。(《江西民间草药》)

3.治痈肿：寻骨风一两，车前草一两，苍耳草二钱。水煎服，一日一剂，分二次服。(徐州《单方验方新医疗法选编》)

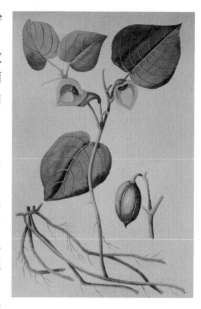

马钱子炮制方法

马钱子

【别名】番木鳖、苦实把豆儿、火失刻把都、苦实、马前。

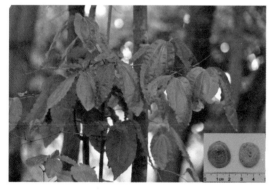

【来源】为马钱科植物马钱 *Strychnos nux-vomica* L. 的干燥成熟种子。

【形态特征】乔木。树皮灰色，具皮孔，枝光滑。叶对生，叶片草质，广卵形或近于圆形，全缘，两面均光滑无毛，有光泽，主脉5条罕3条，在背面凸起，两侧者较短，不达叶端；叶腋有短卷须。聚伞花序顶生枝端，被短柔毛，花白色。果实为球形浆果，幼时绿色，成熟时橙色，表面光滑。种子表面灰黄色，密被银色茸毛，柄生于一面的中央，另一面略凹入，有丝光。

【性味功效】苦，温；有毒。通络止痛，散结消肿。

【应用】用于风湿顽痹，麻木瘫痪，跌扑损伤，痈疽肿痛；小儿麻痹后遗症，类风湿性关节痛。

【选方】1.治脚气，手足麻痹，半身不遂，小便不禁或自遗：番木鳖(去皮，磨细粉)六分，甘草(细粉)六分。炼蜜为丸40粒，每日三次，每次1~2粒，食后温水送服，连服七日，停七日再服。(《现代实用中药》)

2.治癍疮入目：苦实把豆儿半个，轻粉、水花银朱各五分，片脑、麝香、枯矾少许。为末，左目吹右耳，右目吹左耳，日二次。(《飞鸿集》)

3.治缠喉风肿：番木鳖仁一个，木香三分。同磨水，调熊胆三分，胆矾五分，以鸡毛扫患处。(《唐瑶经验方》)

4.治狂犬病：马前子一粒，酒磨成粉末，开水吞服。(《贵州省中医验方秘方》)

雷公藤

【别名】黄藤、黄腊藤、菜虫药、红药、水莽草。

【来源】为卫矛科雷公藤属植物雷公藤 *Tripterygium wilfordii* Hook. f. 的干燥根。

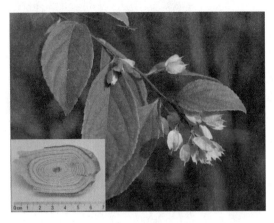

【形态特征】高大攀援藤本。小枝红褐色，有棱角，具长圆形的小瘤状突起和锈褐色绒毛。单叶互生，亚革质，卵形、椭圆形或广卵圆形，脉上疏生锈褐色短柔毛；叶柄表面密被锈褐色短绒毛。花小，白色，为顶生或腋生的大型圆锥花序，果实翅果，膜质，先端圆或稍成截形，基部圆形，3棱，中央通常有种子1粒。种子细长，线形。

【性味功效】苦，辛，凉；有大毒。祛风，解毒，杀虫。

【应用】外用治风湿性关节炎，皮肤发痒，杀蛆虫、孑孓，灭钉螺，毒鼠。

【选方】1.治风湿关节炎：雷公藤根、叶，捣烂外敷，半小时后即去，否则起泡。（江西《草药手册》）

2.治皮肤发痒：雷公藤叶，捣烂，搽敷。（《湖南药物志》）

3.治腰带疮：雷公藤花、乌药，研末调擦患处。（《湖南药物志》）

徐长卿

【别名】鬼督邮、寮刁竹、逍遥竹、了刁竹、对节莲。

【来源】为萝藦科牛皮消属植物徐长卿 *Cynanchum paniculatum*（Bge.）Kitag. 的干燥根及根茎。

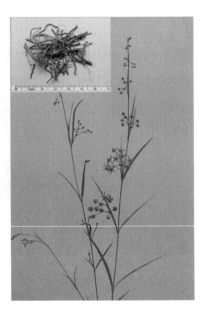

【形态特征】多年生草本。根茎短，须状根多数。茎细，刚直，节间长。叶对生，披针形至线形，先端尖，全缘，边缘稍外反，有缘毛，基部渐狭，下面中脉隆起。圆锥花序顶生于叶腋，花黄绿色，广卵形，副花冠黄色，肉质，肾形，果实为蓇葖果角状。种子顶端着生多数银白色绒毛。

【性味功效】辛，温。祛风化湿，止痛止痒。

【应用】用于风湿痹痛，胃痛胀满，牙痛，腰痛，跌扑损伤，荨麻疹、湿疹。

【选方】1.治恶庄心痛，闷绝欲死：鬼督邮一两（末），安息香一两（酒浸，细研，去滓，慢火煎成膏）。上药，以安息香煎和丸如梧桐子大。不计时候，以醋汤下十丸。（《圣惠方》）

2.治风湿痛：徐长卿根八钱至一两，猪精肉四两，老酒二两。酌加水煎成半碗，饭前服，日二次。（《福建民间草药》）

3.治经期腹痛：对叶莲根三钱，月月红二钱，川芎一钱。切细，泡酒四两，内服。（《贵阳民间药草》）

4.治精神分裂症（啼哭、悲伤、恍惚）：徐长卿五钱。泡水当茶饮。（《吉林中草药》）

两面针

【别名】入地金牛、红心刺刁根、红倒钩簕、两背针、下山虎。

【来源】为芸香科植物两面针 *Zanthoxylum nitidum*（Roxb.）DC. 的干燥根。

【形态特征】幼龄植株为直立的灌木，成龄植株攀援于它树上的木质藤木。老茎有翼状蜿蜒而上的木栓层，茎、枝、叶轴下面和小叶中脉两面均着生钩状皮刺，茎干粗大，上部的皮刺其基部呈长椭圆形枕状凸起，位于中央的针刺短且纤细。单数羽状复叶，对生，革质，花瓣淡黄绿色，腋生伞房状圆锥花序。果实为蓇葖果，成熟时紫红色，种子圆珠状。

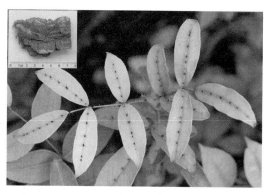

【性味功效】苦、辛，平；有小毒。行气止痛，活血化瘀，祛风通络。

【应用】用于气滞血瘀引起的跌打损伤、风湿痹痛、胃痛、牙痛、毒蛇咬伤；外治汤火烫伤。

【选方】1.治牙痛：两面针根皮三至五钱，水煎服，或研成粉五分，水冲服。（广州部队《常用中草药手册》）

2.治烫伤：两面针干根，研成粉撒布局部，在撒粉前先用两面针，煎水外洗。（《广西实用中草药新选》）

3.治对口疮：两面针鲜根皮配红糖少许，捣烂外敷。（《福建中草药》）

4.治风湿骨痛：两面针根皮三钱，鸡蛋一只，水煎服。（《陆川本草》）

海桐皮

【别名】钉桐皮、鼓桐皮、刺桐皮。

【来源】为豆科植物刺桐 *Erythrina variegata* L.的干燥树皮。

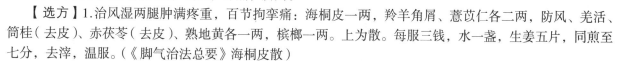

【形态特征】高大乔木，树皮灰棕色，具黑色圆锥状刺。3出复叶，全缘，两面叶脉均有稀疏毛茸；托叶2，线形早落。总状花序，被绒毛；萼佛焰状，萼口偏斜，由背开裂至基部；花冠蝶形，大红色，短于萼；雄蕊10，两束，花丝淡紫色，药黄色；花柱1，浅绿色，密被紫色软毛。荚果串珠状，微弯曲。种子1~8颗，球形，暗红色。花期3月。

【性味功效】苦辛，平。祛风湿，通经络，杀虫。

【应用】用于治风湿痹痛，痢疾，牙痛，疥癣。

【选方】1.治风湿两腿肿满疼重，百节拘挛痛：海桐皮一两，羚羊角屑、薏苡仁各二两，防风、羌活、筒桂（去皮）、赤茯苓（去皮）、熟地黄各一两，槟榔一两。上为散。每服三钱，水一盏，生姜五片，同煎至七分，去滓，温服。（《脚气治法总要》海桐皮散）

2.治风癣有虫：海桐皮、蛇床子等分，为末，以腊猪脂调搽之。（《如宜方》）

八角枫

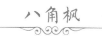

【别名】白金条、白龙须、八角梧桐、白筋条。

【来源】为八角枫科植物八角枫 *Alangium chinense*（*Lour.*）Harms 的侧根或细须根。

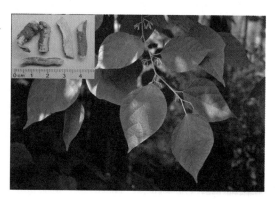

【形态特征】落叶灌木或乔木；树皮淡灰色，平滑；枝条水平状展开。单叶互生，基部两侧不对称，阔楔形、截形、稀近心形，全缘或有2~3裂，裂片大小不一，背面脉分叉处常有丛毛，主脉4~6，叶柄红色。二歧聚伞花序腋生，具小花8~30朵，花白色，后变乳黄色，花丝基部及花柱疏生粗短毛。核果卵圆形，熟时黑色。花期6~7月，果期

9～10月。

【性味功效】味辛、苦，性温，有毒。祛风除湿、舒筋活络、散瘀止痛。

【应用】治风湿疼痛，麻木瘫痪，心力衰竭，劳伤腰痛，跌打损伤。

【选方】1.治虚弱，喘咳：八角枫根3g，炖肉吃。（《贵州草药》）

2.治筋骨疼痛：白龙须1.2g，白牛膝9g。炖猪脚吃。（《曲靖专区中草药》）

3.治小儿惊风：八角枫根1.5g，煎水服。（《贵州草药》）

4.治过敏性皮炎：八角枫根（适量），煎水外洗。（《云南中草药》）

络石藤

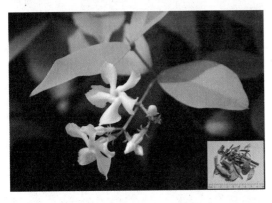

【别名】风车茉莉、明石、白花藤。

【来源】为夹竹桃科植物络石 *Trachelospermum jasminoides*（Lindl）Lem.的带叶藤茎。

【形态特征】常绿木质藤本，具乳汁。茎褐色，叶对生，叶片卵状披针形或椭圆形，先端短尖或钝圆，基部宽楔形或圆形，全缘，聚伞花序腋生或顶生；花白色，花管外被细柔毛，花冠反卷，5裂，右向旋转排列，雄蕊5，果长圆柱形，种子线形而扁，褐色，花期4~5月，果熟期10月。

【性味功效】性微寒，味苦。祛风通络，凉血消肿。

【应用】用于风湿热痹、筋脉拘挛、腰膝酸痛、喉痹、痈肿、跌扑损伤。

【选方】1.治外伤出血：络石藤适量。晒干研末。撒敷，外加包扎。（《江西草药》）

2.治筋骨痛：络石藤一至二两。浸酒服。（《湖南药物志》）

3.治喉痹咽塞，喘息不通，须臾欲绝：络石草二两。切，以水一大升半，煮取一大盏，去滓，细细吃。（《近效方》）

木瓜

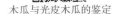

木瓜与光皮木瓜的鉴定

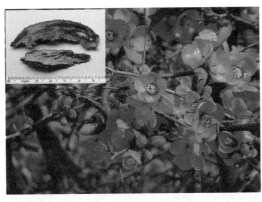

【别名】皱皮木瓜、宣木瓜、红木瓜。

【来源】为蔷薇科植物贴梗海棠 *Chaenomeles speciosa*（Sweet）Nakai的果实。

【形态特征】落叶灌木，高达2m，小枝无毛，有刺。叶片卵形至椭圆形，长3～10cm，宽1～1.5cm。花簇生，淡红色或白色；花柱5，基部合生，无毛；梨果球形或长圆形，长约8cm，干后果皮皱缩。花期3～4月，果期10月。

【性味功效】性温，味酸，舒筋活络，和脾化湿。

【应用】用于湿痹拘挛、腰膝关节酸重疼痛、吐泻转筋、脚气水肿。

【选方】木瓜煎治筋急项强，不可转侧：木瓜2个（取盖去瓤）没药（研）60g乳香（研）7.5g，制法上二味，纳木瓜中，盖严，以竹签固定，饭上蒸三四次，烂研成膏。每服3～5匙，地黄酒（即生地黄汁75ml与无灰酒300ml相和）炖暖化下。（《普济本事方》）

蕲蛇

【别名】棋盘蛇、祁蛇、大白花蛇。

【来源】为蝰蛇科动物五步蛇*Agkistrodon acutus*（Guenther）除去内脏的干燥蛇体。

【形态特征】本品成圆盘形。头部呈三角形而扁平，鼻尖端向上，口较宽大，习称"龙头虎口"，上颚有长毒牙一对。背部棕褐色，密被菱形鳞片，有纵向排列的24个方形灰白花纹习称"方胜纹"。腹部色白，鳞片较大，有24个圆珠状黑班，习称"念珠斑"。尾部渐细，末端角质三角形，习称"佛指甲"。脊椎骨显著突起，两侧具多数肋骨。气微腥味微咸。

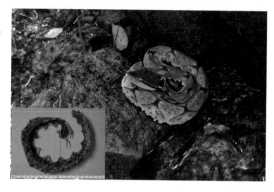

【性味功效】性甘、温，味咸。散风通络，镇痉，攻毒。

【应用】主治半身不遂，四肢拘挛，关节酸痛，疥癣恶疮等症。

【选方】蕲蛇酒主治中风半身不遂及恶疮风癞：蕲蛇1条（酒洗，润透，去骨刺及近头3寸，只取肉）4两，酒糊为丸，如梧桐子大，每服1丸，煮酒吞下。（《喻选古方试验》）

乌梢蛇

【别名】乌蛇、乌风蛇、南蛇。

【来源】为游蛇科动物乌梢蛇*Zaocys dhumnades*（Cantor）除去内脏的干燥体。

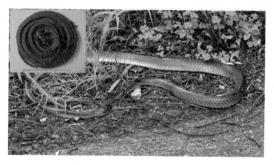

【形态特征】蛇体多呈圆盘状，盘径13～16cm，表面黑褐色或绿黑色，密被菱形细鳞。背部高耸，俗称"剑脊"。背鳞行数为偶数。头扁圆、似龟头，与颈部区分明显。口内有多数刺状牙齿。眼大但不塌陷而有光泽。腹部剖开边缘向内卷曲，内面黄白色或淡棕色，可见排列整齐的肋骨，尾部渐细而长，气腥味淡。质坚硬。以头尾齐全，皮黑肉黄，质地坚实为佳。

【性味功效】气腥，味淡甘，平。祛风，通络，止痉。

【应用】治风湿顽痹，麻木拘挛，中风口眼歪斜，半身不遂，小儿惊风，抽搐痉挛，破伤风，麻风疥癣，瘰疬恶疮。

【选方】治疗痹症：乌蛇、麻黄、白芍、甘草、桃仁、川乌、草乌、地龙各15g，黄芪20g，桂枝25g，红花、细辛各10g，随证加减，水煎服。（《实用中医内科杂志》）

豨莶草

【别名】粘金强子、珠草、棉苍狼、肥猪草。

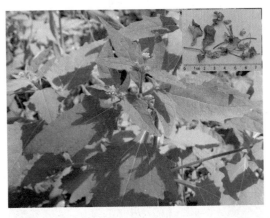

【来源】为菊科草本植物豨莶 *Siegesbeckia orientalis* L.的地上部分。

【形态特征】多年生草本，茎粗壮，四棱形，叶片心形或阔卵形，边缘为具胼胝尖的中齿状，轮伞花序具总梗，苞片叶状，线状披针形，花萼管状，外面被灰色星状短毡毛，花冠白色或黄色，二强雄蕊，内藏花丝被毛，后对花丝在毛环上方有钩状反折的附属器；花柱先端不等的2短裂。小坚果无毛。

【性味功效】味辛、苦，性寒，祛除风湿、强健筋骨、清热解毒。

【应用】用于乳腺炎、风寒泄泻、反胃呕吐等症。

【选方】1.治关节痛：牛尾菜五钱，路边荆一两，老鼠刺一两，豨莶草五钱。水煎服。(《湖南药物志》)

2.治疗高血压：豨莶草30g，地骨皮10g，浓煎分2~3次服；或用其片剂，每服1.5g，每日2~3次。(《中华内科杂志》)

臭梧桐

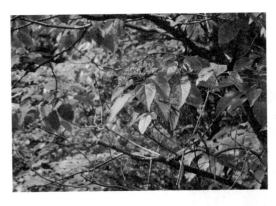

【别名】泡花桐、八角梧桐、追骨风。

【来源】为马鞭草科植物海州常山 *Clerodendrum trichotomum* Thunb.的嫩枝及叶。

【形态特征】灌木或小乔木，叶片纸质，顶端渐尖；伞房状聚伞花序顶生或腋生，苞片叶状，早落；花萼中部略膨大，有5棱脊，顶端5深裂，裂片三角状披针形或卵形，顶端尖；花香，花冠白色或带粉红色，顶端5裂，裂片长椭圆形，雄蕊4，花丝与花柱同伸出花冠外；花柱较雄蕊短，柱头2裂。核果近球形，包藏于增大的宿萼内，成熟时外果皮蓝紫色。

【性味功效】辛，苦，凉，祛风湿，通经络，降血压。

【应用】主治风湿痹痛，半身不遂，高血压病，偏头痛，湿疹瘙痒。

【选方】1.治风湿痹痛，或两手不能仰举：地梧桐(花、叶、梗、子俱可采取，切碎，晒干，磨末子)一斤，莶草(豨莶草)(炒，磨末)八两。上二味和匀，炼蜜丸如桐子大。早晚以白滚汤送下四钱。忌食猪肝、羊血等物。或单用臭梧桐二两，煎汤饮，以酒过之，连服十剂，或煎汤洗手足亦可。(《养生经验合集》桐丸)

2.治半肢风：臭梧桐叶并梗，晒燥磨末，共两斤，用白蜜一斤为丸。早滚水下，晚酒下，每服三钱。(《纲目拾遗》)

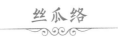
丝瓜络

【别名】丝瓜网、黄瓜壳、絮内瓤。

【来源】为葫芦科植物丝瓜 *Luffa cylindrica* (L.) Roem.成熟果实的维管束。

【形态特征】一年生攀援草本。茎枝粗糙，叶互生，边缘有锯齿，基部深心形，花单性，雌雄同株；雄花通常10~20朵生于总状花序的顶端，花序梗粗壮，花萼筒钟形，被短柔毛；花冠黄色，幅状，雄蕊5，稀

3；雌花单生，子房长圆柱状，有柔毛，柱头3，膨大。果实圆柱状，未成熟时肉质，成熟后干燥，里面有网状纤维，由先端盖裂。种子多数，黑色。

【性味功效】甘，平。主治通络，活血，祛风。

【应用】用于痹痛拘挛、胸胁胀痛、乳汁不通。

【选方】1.治胸胁疼痛：炒丝瓜络、赤芍、白芍、延胡索各9g，青皮6g。煎服。（《安徽中草药》）

2.治胸痹及心气痛：丝瓜络15g，橘络3g，丹参10g，薤白12g。水煎服。（《四川中药志》）

3.治乳少不通：丝瓜络30g，无花果60g。炖猪蹄或猪肉服。（《四川中药志》）

4.治风湿性关节痛：丝瓜络15g，忍冬藤24g，威灵仙12g，鸡血藤15g。水煎服。（《山东中草药手册》）

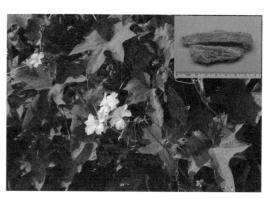

伸筋草

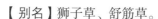

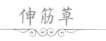

【别名】狮子草、舒筋草。

【来源】为石松科植物石松 *Lycopodium japonicum* Thunb. 的干燥全草

【形态特征】匍匐茎呈细圆柱形，略弯曲，长可达2m，直径1～3mm，其下有黄白色细根。直立茎作二叉状分枝。叶密生茎上，螺旋状排列，皱缩弯曲，线形或针形，长3～5mm，黄绿色至淡黄棕色，无毛，先端芒状，全缘，易碎断。质柔软，断面皮部浅黄色，木部类白色。

【性味功效】苦、辛、温；祛风散寒，除湿消肿，舒筋活络。

【应用】主治风寒湿痹，筋脉拘挛疼痛，外用治跌打扭伤肿痛。

【选方】1.治关节酸痛：石松三钱，虎杖根五钱，大血藤三钱。水煎服。（《浙江民间常用草药》）

2.治关节酸痛，手足麻痹：凤尾伸筋草一两，丝瓜络五钱，爬山虎五钱，大活血三钱。水、酒各半煎服。（《江西中草药学》）

3.治小儿麻痹后遗症：凤尾伸筋、南蛇藤根、松节、寻骨风各五钱，威灵仙三钱，茜草两钱，杜蘅五分。煎服。（《江西中草药学》）

4.治带状疱疹：石松（焙）研粉，青油或麻油调成糊状，涂患处，一日数次。（《浙江民间常用草药》）

附注：石松子：收湿；敛疮；止咳。主治皮肤糜烂，另治小儿夏季汗疹；咳嗽。

老鹳草

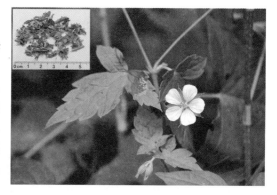

【别名】老鸦嘴、老官草、破铜钱。

【来源】本品为牻牛儿苗科植物老鹳草 *Geranium Wilfordii* Maxim. 干燥的地上部分。

【形态特征】多年生草本，茎伏卧或略倾斜，多分枝。叶对生，具平伏卷曲的柔毛，叶片3～5深裂，近五角形。花小，每1花梗2朵，腋生；花萼5，花瓣5，白色或淡红色，具深红色纵脉；雄蕊10，全具花药；花柱5裂，延长并与果柄连合成喙。蒴果。种子长圆形，黑褐色。花期5～6月。果期6~7月。

【性味功效】辛、苦、平；祛风湿，通经络，止泻利。

【应用】用于风湿痹痛，麻木拘挛，筋骨酸痛，泄泻痢疾。

【选方】1.治腰扭伤：老鹳草根一两，苏木五钱，煎汤，血余炭三钱冲服，每日一剂，日服二次。（《内蒙古中草药新医疗法资料选编》）

2.治急慢性肠炎下痢：牻牛儿苗六钱，红枣四枚。煎浓汤，一日三回分服。（《现代实用中药》）

3.治肠炎，痢疾：老鹳草一两，凤尾草一两，煎成90ml，一日三次分服，连服一至二剂。（《浙江省中草药抗菌消炎经验交流会资料选编》）

4.治风湿麻木，筋骨不舒，手足疼痛，皮内作痒：老鹳草480两，每1两清膏，兑炼蜜2两，装瓶重2两。每服3~5钱，温开水冲下。（《北京市中药成方选集》）

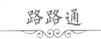

路路通

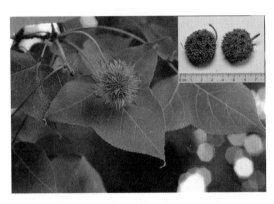

【别名】九孔子、枫木上球、枫香果、狼目。

【来源】为金缕梅科植物枫香树 *Liquidambar formosana* Hance 的成熟果序。

【形态特征】枫香树皮落叶乔木，高20~40m。树皮灰褐色，方块状剥落。叶互生；叶柄长3~7cm；托叶线形，早落；叶片心形，常3裂，幼时及萌发枝上的叶多为掌状5裂，长6~12cm，宽8~15cm，裂片卵状三角形或卵形，先端尾状渐尖，基部心形，边缘有细锯齿，齿尖有腺状突，复果圆球形，表面带刺，蒴果多数长于复果内里，种子多、细、扁平。

【性味功效】苦、微辛，性平；疏肝气，通经络，祛风湿，利水道。

【应用】主治脘腹胀痛，月经不调，乳结，乳汁不通，风湿痹痛，肢体麻木，手足拘挛，水肿，小便不利，痈肿湿疹。

【选方】1.治脏毒：路路通1个。煅存性，研末。酒煎服。（《古今良方》）

2.治荨麻疹：枫球500g，煎浓汁。每日3次，每次18g，空心服。（《湖南药物志》）

3.治耳内流黄水：路路通15g，水煎服。（《浙江民间草药》）

4.治癣：枫木上球10个（烧存性），白砒五厘。共为末，香油搽。（《德胜堂方》）

海风藤

【别名】爬岩香、满坑香、岩胡椒。

【来源】为胡椒科攀缘植物风藤 *Piper kadsura*（Choisy）Ohwi 的干燥藤茎。

【形态特征】常绿木质藤本，全株有香气。茎呈扁长圆柱形，微弯曲，有条棱，具节，节处生不定根。叶互生，卵形或卵状披针形，基部近圆形，全缘，质稍厚；穗状花序生于枝梢，与叶对生；花单性，雌雄异株；无花被，苞片盾状；雄蕊2枚，浆果近球形，褐黄色。

【性味功效】辛、苦，微温；祛风湿，通经络，止痹痛。

【应用】用于风寒湿痹，肢节疼痛，筋脉拘挛，屈伸不利。

【选方】1.治跌打损伤：海风藤、大血藤、竹根七、山沉香、红牛膝、

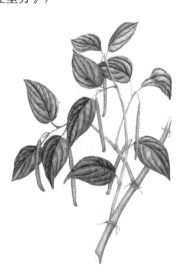

地乌龟。泡酒服。(《四川中药志》)

2.治支气管哮喘,支气管炎:海风藤、追地风各二两。用白酒一斤,浸泡一周。日服二次,每次10ml,早晚空腹服。服时不可加温,否则失效。心脏病人及孕妇忌服,感冒及月经期暂停服。(《全展选编·内科》)

桑寄生

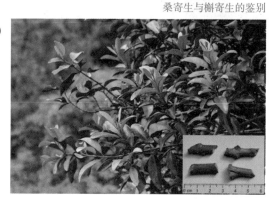

桑寄生与槲寄生的鉴别

【别名】广寄生、苦楝寄生、桃树寄生、松寄生。

【来源】为桑寄生科植物桑寄生 *Taxillus chinensis*(DC.)Danser的枝叶。

【形态特征】常绿寄生小灌木,嫩枝、叶密被褐色或红褐色星状毛,小枝黑色,无毛,具散生皮孔。叶近对生或互生,革质;总状花序,花序和花均密被褐色星状毛,苞片卵状三角形,花红色,花冠稍弯,下半部膨胀,裂片4枚,披针形,反折;花柱线状,柱头圆锥状。果椭圆状,两端均圆钝,黄绿色,果皮具颗粒状体,被疏毛。

【性味功效】苦、甘,平;祛风湿,益肝肾,强筋骨,安胎的功效。

【应用】治腰膝酸痛,筋骨痿弱,偏枯,脚气,风寒湿痹,胎漏血崩,产后乳汁不下;治久咳,舌纵眩晕。

【选方】1.治毒痢脓血,六脉微小,并无寒热:桑寄生二两,防风、大芎二钱半,炙甘草三钱。为末。每服二钱,水一盏,煎八分,和滓服。(《杨氏护命方》)

2.治妊娠胎动不安,心腹刺痛:桑寄生一两半,艾叶半两(微炒),阿胶一两(捣碎,炒令黄燥)。上药,锉,以水一大盏半,煎至一盏,去滓。食前分温三服。(《圣惠方》)

3.治膈气:生桑寄生捣汁一盏。服之。(《濒湖集简方》)

狗脊

狗脊鉴定

【别名】金毛狗脊、猴毛头、金狗脊。

【来源】为蚌壳蕨科植物金毛狗脊 *Cibotium barometz*(L.)J.Sm.的干燥根茎。

【形态特征】多年生。根茎平卧,有时转为直立,短而粗壮,带木质,密被棕黄色带有金色光泽的长柔毛。叶多数,丛生成冠状,大形;叶柄粗壮,基部密被金黄色长柔毛和黄色狭长披针形鳞片;叶片卵圆形,3回羽状分裂;孢子囊群着生于边缘的侧脉顶上,棕褐色。

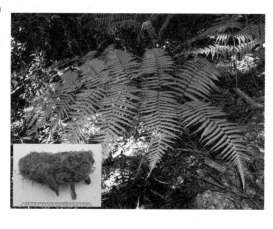

【性味功效】味苦、甘,性温。祛风湿,补肝肾,强腰膝。

【应用】用于风湿痹痛,腰膝酸软,下肢无力。

【选方】1.固精强骨:金毛狗脊、远志肉、白茯神、当归身等分。为末,炼蜜丸,梧子大。每酒服五十丸。(《濒湖集简方》)

2.治病后足肿:用狗脊煎汤渍洗。并节食以养胃气。(《伤寒蕴要》)

3.治腰痛及小便过多:金毛狗脊、木瓜、五加皮、杜仲。煎服。(《四川中药志》)

4.治遗尿，白带过多：本品又有温补固摄作用。治肾虚不固之尿频、遗尿，可与益智仁、茯苓、杜仲等配伍；若冲任虚寒，带下过多清稀，宜与鹿茸、白蔹、艾叶同用，如白蔹丸。(《普济方》)

鹿衔草

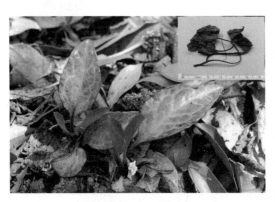

【别名】鹿蹄草、鹿含草、鹿安茶。

【来源】为鹿蹄草科植物鹿蹄草 *Pyrola decorata* 的干燥全草。

【形态特征】常绿草本状小半灌木；根茎细长。叶3~6，近基生，薄革质，长圆形或倒卵状长圆形或匙形。花葶细，直径1.5~2mm，常带紫色，总状花序长2.5~4cm，有4~10花，花倾斜，半下垂，花冠碗形，直径1~1.5cm，淡绿色或黄绿色或近白色；花梗长5~9mm，腋间有膜质苞片，披针形；雄蕊10；花柱长5~10mm，倾斜，上部弯曲，顶端有环状突起稀不明显，伸出花冠，柱头5圆裂。蒴果扁球形，直径7~10mm。

【性味功效】甘、苦，温。祛风湿，强筋骨，止血，止咳。

【应用】用于风湿痹痛，肾虚腰痛，腰膝无力，月经过多，久咳劳嗽。

【选方】1.治肺结核咯血：鹿衔草、白及各四钱。水煎服。(《山西中草药》)

2.治慢性风湿性关节炎，类风湿性关节炎：鹿蹄草、白术各四钱，泽泻三钱。水煎服。(《陕甘宁青中草药选》)

3.治慢性肠炎，痢疾：鹿蹄草五钱。水煎服。(《陕甘宁青中草药选》)

宽筋藤

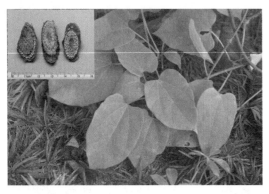

【别名】松根藤、舒筋藤、大松身、大接筋藤、舒筋藤。

【来源】为防己科青牛胆属植物中华青牛胆 *Tinospora sinensis* (Lour.) Merr.以藤茎入药。

【形态特征】为落叶草质高大藤木；茎枝肥厚，叶纸质，阔卵状心形或圆心形，；掌状脉5条；叶柄被短柔毛。总状花序，雄花序单生或几个簇生，雌花序单生；萼片6，2轮，外轮小，内轮阔卵形；花瓣6，近菱形，有爪，雄花有6枚雄蕊；雌花有3心皮。核果近球形，鲜红色，内果皮背部有龙骨状凸起和许多疣状小凸点，胎座迹有椭圆形的开口。

【性味功效】味苦，性凉。舒筋活络，祛风止痛。

【应用】用于治疗风湿痹痛，坐骨神经痛，腰肌劳损，跌打损伤。

【选方】1.用于风湿关节炎、黄水病：宽筋藤，蒂达，诃子肉，余甘子(去核)，毛诃子。共研成粗粉，过筛混匀，煎服。(《中华本草》)

2.用于风寒感冒、热病初起、恶寒发热，头及关节疼痛：藏木香、诃子、毛诃子、余甘子、悬钩子茎、宽筋藤、尕架(干姜或山奈)。煎服。(《四部医典·后续本》)

卷柏

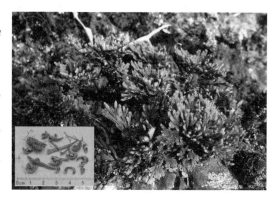

【别名】把抓、老虎爪、长生草、万年松、九死还魂草。

【来源】为卷柏科植物卷柏 *Selaginella tamariscina* (Beauv.) Spring的干燥全草。

【形态特征】本品卷缩似拳状，长3~10cm。枝丛生，扁而有分枝，绿色或棕黄色，向内卷曲，枝上密生鳞片状小叶，叶先端具长芒，中叶（腹叶）两行，卵状矩圆形，斜向上排列，叶缘膜质，有不整齐的细锯齿。背叶（侧叶）背面的膜质边缘常呈棕黑色。基部残留棕色至棕褐色须根，散生或聚生成短干状。质脆，易折断。

【性味功效】味辛，性平。活血通经。

【应用】用于经闭痛经，症瘕痞块，跌扑损伤；卷柏炭用于吐血，崩漏，便血，脱肛。

【选方】1.治妇人血闭成瘕，寒热往来，子嗣不育者：卷柏四两，当归二两（俱浸酒炒），白术、牡丹皮各二两，白芍药一两，川芎五钱。分作七剂，水煎服；或炼蜜为丸，每早服四钱，白汤送。（《本草汇言》）

2.大肠下血：卷柏、侧柏、棕榈等分。烧存性为末。每服三钱，酒下。亦可饭丸服。（《仁存方》）

桫椤

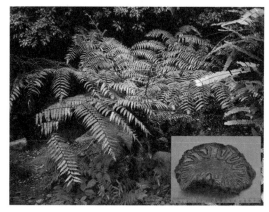

【别名】飞天蠄蟧、湾桫椤、蛇木、树蕨。

【来源】为桫椤科桫椤 *Alsophila spinulosa* (Wall. ex Hook.) R. M. Tryon的蕨类植物。

【形态特征】桫椤茎干高达6m或更高。叶螺旋状排列于茎顶端；叶片大，长矩圆形，三回羽状深裂；羽片17~20对，互生；中部羽片二回羽状深裂；小羽片18~20对，基部小羽片稍缩短，边缘有锯齿；叶脉在裂片上羽状分裂，基部下侧小脉出自中脉的基部；叶纸质；羽轴、小羽轴和中脉上面被糙硬毛，下面被灰白色小鳞片。孢子囊群孢生于侧脉分叉处，囊群盖球形，薄膜质。

【性味功效】味微苦，性平。有小毒。祛风除湿，活血通络，止咳平喘，清热解毒，杀虫。

【应用】风湿痹痛，肾虚腰痛，跌打损伤，小肠气痛，风火牙痛，咳嗽，哮喘，疥癣，蛔虫病，蛲虫病及预防流感。

【选方】1.治肾虚腰痛：飞天蠄蟧15g，杜仲藤9g，川续断9g，红牛膝6g，五指牛奶9g，巴戟天9g。煎服及外洗。（《中国药用孢子植物》）

2.治骨痛，腹痛，风火牙痛：飞天蠄蟧15g。水煎冲酒服。（《中国药用孢子植物》）

3.治小肠气痛：飞天蠄蟧15g，猪小肚1个。煎汤服。（《中国药用孢子植物》）

4.治哮喘咳嗽：飞天蠄蟧15g，陈皮9g，猪肉适量。煎汤服。（《中国药用孢子植物》）

苏铁

【别名】铁树、凤尾铁、凤尾蕉、凤尾松。

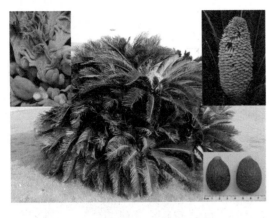

【来源】本品为苏铁科苏铁属植物苏铁 *Cycans revoluta* Thunb.，以叶、根、花及种子入药。

【形态特征】树干矮小，基部膨大成盘状茎，羽状叶，幼嫩时被柔毛，两侧具刺；羽状裂孢片在叶轴上较稀疏地排成两列，中部的羽状裂片间距约2厘米，披针状条形，两面中脉隆起，平滑有光泽，上面深绿色，下面色较浅。雄球花卵状圆柱形或矩圆形；种子卵圆形或宽倒卵圆形，顶端有尖头，熟时黄褐色或浅褐色，种皮硬质，平滑，有光泽。

【性味功效】味苦、酸、涩，性平。化湿理气，清热解毒。

【应用】慢性肝炎，急性黄疸型肝炎，高血压，难产，痈疮，肿毒。

【选方】1.治妇女卵巢肿瘤，胃癌，呕吐反胃，铁树叶约90～120g，红枣7～10个，煮汤服，疗程一个月。（《常见食物药用》）

2.治咳嗽咯血，铁树花10～30g（干花减半），冰糖适量，炖汤服。（《常见食物药用》）

3.治月经闭止或月经过多，铁树叶烧存性，研末，每次服3～6g，黄酒送服。（《常见食物药用》）

山蒟

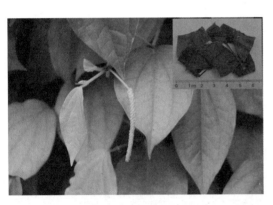

【别名】见风追、过节风、千节风、上树蛇。

【来源】为胡椒科胡椒属植物山蒟 *Piper hancei* Maxim.的干燥茎。

【形态特征】攀援藤本，长10余米。除花序轴和苞片柄外均光滑无毛。茎、枝具细纵纹，节上生不定根。叶互生，纸质或近革质，卵状披针形或椭圆形；叶柄长5～12mm；叶鞘长约为叶柄之半。花单性，雌雄异株，聚集成与叶对生的穗状花序；雄蕊2枚，花丝短。雄花序长约3cm，果期延长；苞片与雄花序的相同，但柄略长；子房近球形，离生，柱头4或3。浆果球形。

【性味功效】味辛，性温。祛风除湿，活血消肿，行气止痛，化痰止咳。

【应用】风湿痹痛，胃痛，痛经，跌打损伤，风寒咳喘，疝气痛。

【选方】1.治风湿痹痛：①山蒟鲜茎叶30g。水煎服，每日1剂。②山蒟、威灵仙、秦艽、桂枝、川芎各9g。水煎服，每日1剂。（《浙江民间常用草药》）

2.治风湿劳伤，爬岩香30g，威灵仙、兔耳风各9g。泡酒或煨水服。（《贵州草药》）

3.治关节疼痛、跌打损伤，山蒟、锦鸡儿、枫荷梨各30g，大活血15g。加水酒为引，水煎服。（《草药手册》）

假蒟
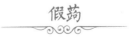

【别名】蛤药、酿苦瓜、封口好、毕拨子。

【来源】本品为胡椒种植物假蒟 *Piper sarmentosum* Roxb.的干燥根。

【形态特征】秃净灌木或亚灌木。茎基部匍匐状，上部直立或攀援，节膨大。叶互生，阔卵形或近圆形，先端短尖，基部近截形或浅心形，全缘；绿色；主脉5～7条，细脉网状；叶柄长1～3cm。花小，单性异株；穗状花序；花序柄长1~2.5cm；苞片盾状，与中轴合生，；无花被，花柱3~5枚，最初不大凸起，最后外弯。浆果密集成桑椹状，青色。

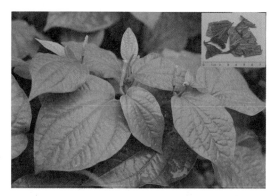

【性味功效】苦，性温。祛风散寒；行气止痛；活络；消肿。

【应用】主风寒咳喘，风湿痹痛，脘腹胀满，泄泻痢疾，产后脚肿，跌打损伤。

【选方】1.治龋齿痛：假蒌根五钱。水煎含漱。(《广西中草药》)

2.洗痔疮：(《本草求原》)

3.和鸡卵煮食之，能疗疟疾。凡患血箭疮，捣敷之。理脚气症，水煎内服外洗。(《岭南采药录》)

4.煎水洗涤溃疡、恶疮。(《野生药植图说》)

金粟兰

【别名】珠兰、鱼子兰、茶兰。

【来源】为金粟兰科金粟兰 *Chloranthus spicatus*（Thunb.）Makino的干燥全草。

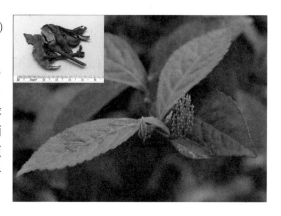

【形态特征】半灌木，直立或稍平卧；茎圆柱形，无毛。叶对生，厚纸质，椭圆形或倒卵状椭圆形，顶端急尖或钝，基部楔形，边缘具圆齿状锯齿，齿端有一腺体，腹面深绿色，光亮，背面淡黄绿色，侧脉6~8对，两面稍凸起；叶柄长8~18mm；托叶小。穗状花序排列成圆锥花序状，通常顶生，少有腋生；苞片三角形；花小，黄绿色；雄蕊3枚；子房倒卵形。

【性味功效】辛、温、甘。祛风定、活血止痛、杀虫。

【应用】主风湿痹痛、跌打损伤、偏头痛、顽癣。

【选方】治风湿疼痛，跌打损伤，癫痫：鱼子兰一至二两。水煎或泡酒服。(《云南中草药》)

五指毛桃

【别名】五指牛奶、土黄芪、土五加皮、五爪龙。

【来源】为桑科植物粗叶榕 *Ficus simplicissima* Lour.的根。

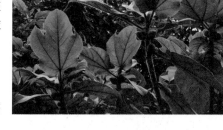

【形态特征】灌木状，高1~2.5m，茎不分枝或稀分枝，圆柱形。叶倒卵形至长圆形，全缘或具疏浅锯齿；叶柄圆柱形，上面有沟槽，密被钩状短粗毛；托叶披针形，红色，薄被钩状毛。榕果成对腋生或簇生于无叶枝上，无梗，球形，雄花花被片4，雄蕊2，花被4，子房近球形，花柱侧生，短，漏斗形；雌花花被片4，子房梨形。瘦果近球形。

【性味功效】味甘，性平。健脾补肺，行气利湿，舒筋活络。

【应用】脾虚浮肿，食少无力，肺痨咳嗽，盗汗，带下，产后无乳，风湿痹痛，水肿，肝硬化腹水，肝炎，跌打损伤。

【选方】1.治产后无乳，五指牛奶60g。炖猪脚服。(《广西民间常用草药手册》)

2.治白带：五指牛奶30g，一匹绸60g。水煎服。(《广西民间常用草药手册》)

3.治老年气虚浮肿：五指牛奶90g，千斤拔30g，水煎服。或五指牛奶90g，炖猪脊骨食。(《广西民间常用草药手册》)

4.治神经衰弱：五指毛桃根常配葫芦茶、含羞草各50g，浸酒500ml，备用。每次20ml，每日3次。(《中国民族药志》)

金线草

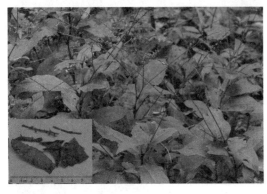

【别名】蟹壳草、毛蓼、白马鞭、人字草。

【来源】为蓼科植物金线草 *Antenoron filiforme*（Thunb.）Rob. et Vaut.的干燥全草。

【形态特征】多年生草本。根状茎粗壮。茎直立，具糙伏毛，有纵沟，节部膨大。叶椭圆形或长椭圆形，全缘，两面均具糙伏毛。总状花序呈穗状，通常数个，顶生或腋生；苞片漏斗状，绿色，边缘膜质，具缘毛；花被4深裂，红色。瘦果卵形，双凸镜状，褐色，有光泽，长约3mm，包于宿存花被内。花期7~8月，果期9~10月。

【性味功效】味辛、苦，性凉。凉血止血，清热利湿，散瘀止痛。

【应用】用于咳血，吐血，便血，血崩，泄泻，痢疾，胃痛，经期腹痛，产后血瘀腹痛，跌打损伤，风湿痹痛，瘰疬，痈肿。

【选方】1.治初期肺痨咯血：金线草茎叶30g。水煎服。江西《草药手册》

2.治肺结核咯血：金线草30g，千日红15g，筋骨草9g，苎麻根15g。水煎，加白糖15g，冲服。(《青岛中草药手册》)

3.治痢疾：鲜金线草、龙芽草各30g。水煎服。(《福建药物志》)

4.治经期腹痛，产后瘀血腹痛：金线草30g，甜酒50ml。加水同煎，红糖冲服。(江西《草药手册》)

5.治风湿骨痛：人字草、白九里明各适量。煎水洗浴。(《广西中药志》)

6.治皮肤糜烂疮：金线草茎叶水煎洗患处。(江西《草药手册》)

南天竹

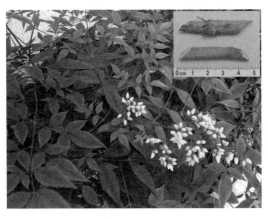

【别名】白天竹、天竹子、天竹、南天烛、山黄芩。

【来源】为小檗科南天竹属植物南天竹 *Nandina domestica* Thunb.的根、茎及果。

【形态特征】常绿灌木，高约2m。茎直立，丛生，分枝少，叶互生，叶柄基部膨大呈鞘状；叶通常为三回羽状复叶，先端渐尖，基部楔形，全缘，两面深绿色，冬季常变为红色。花成大型圆锥花序，萼片多数，每轮3片，内两轮呈白色花瓣状；雄蕊6，离生，花药纵裂；子房1室，有2个胚珠，花柱短。浆果球形，熟时红色或有时黄色，种子扁圆形。

【性味功效】根茎：味苦，性寒。平果：味苦，性平。根茎：清热除湿，通经活络；果：止咳平喘。

【应用】根茎用于感冒发热，眼结膜炎，肺热咳嗽，湿热黄疸，急性胃肠炎，尿路感染，跌打损伤；果用于咳嗽，哮喘，百日咳。

【选方】1.治肺结核：南天竹果实20g，水煎服。[《贵州民族常用天然药物》（苗族）]

2.治胃痛：南天竹根或茎、岩豇豆（吊石苣苔）各10g，夏枯草8g，矮地茶（紫金牛）5g，水煎服。[《贵州民族常用天然药物》（苗族）]

3.治胃痛：南天竹根或茎、牛皮消各适量，水煎服。[《贵州民族常用天然药物》（布依族）]

4.治咳嗽：南天竹果实3～9g，水煎服。[《贵州民族常用天然药物》（水族）]

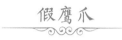

假鹰爪

【别名】爪芋根。

【来源】为番荔枝科植物假鹰爪*Desmos chinensis* Lour.的根。

【形态特征】直立或攀援灌木；枝皮粗糙，有纵条纹，有皮孔。叶薄纸质或膜质。花黄白色，单朵与叶对生或互生；花梗无毛；萼片卵圆形，外面被微柔毛；外轮花瓣比内轮花瓣大，两面被微柔毛，内轮花瓣长圆状披针形，两面被微毛；花托凸起，顶端平坦或略凹陷；雄蕊长圆形，药隔顶端截形；心皮长圆形，被长柔毛，柱头近头状，顶端2裂。果有柄，念珠状。

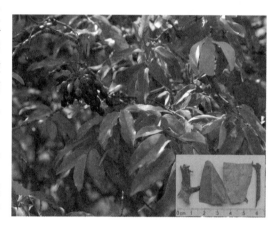

【性味功效】味辛，性温。祛风止痛，行气化瘀，杀虫止痒。

【应用】治风湿关节痛，产后风痛，产后腹痛，流血不止，痛经，胃痛，腹胀，消化不良，腹泻，肾炎水肿，跌打损伤。

【选方】1.治消化不良：假鹰爪根、叶3～12g。水煎服。（《广西本草选编》）

2.治产后腹痛：假鹰爪根9～15g。水煎服。（《广西本草选编》）

3.治风湿痹痛，跌打损伤：假鹰爪根9～15g。水煎或浸酒服。（《广西本草选编》）

4.治诸骨鲠喉：假鹰爪根或叶15～30g。水煎含咽。（《广西本草选编》）

5.治疥癣：假鹰爪根皮捣烂，调醋外涂。（《广西本草选编》）

紫玉盘

【别名】酒饼婆、油椎、香蕉、酒饼子、牛刀树、牛荅子。

【来源】本品为番荔枝科紫玉盘属植物紫玉盘*Uvaria macrophylla* Roxb. var. *microcarpa*（Champ.）Finet et Gagnep. 的干燥根。

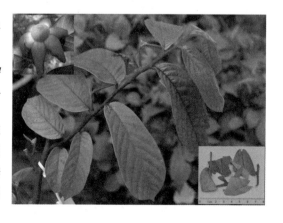

【形态特征】直立灌木，全株均被黄色星状柔毛，叶革质，长倒卵形或长椭圆形，顶端急尖或钝，基部近心形或圆形；花与叶对生，暗紫红色或淡红褐色，萼片阔卵形；花瓣内外轮相似，卵圆形，顶端圆或钝；雄蕊线形最外面的雄蕊

常退化为倒披针形的假雄蕊；心皮长圆形或线形，柱头马蹄形，顶端2裂而内卷。果卵圆形或短圆柱形，暗紫褐色，顶端有短尖头；种子圆球形。

【性味功效】苦、甘，微温。健胃行气，祛风止痛。

【应用】用于消化不良，腹胀腹泻，跌打损伤，腰腿疼痛。

【选方】1.治风湿关节痛：酒饼婆根30～60g，水煎冲酒服；或浸酒服，并用药酒外搽；或用鲜根、叶煎水熏洗。（《广西本草选编》）

2.治跌打肿痛：鲜酒饼婆叶捣烂，酒炒外敷。（《广西本草选编》）

3.治咳嗽多痰：酒饼婆叶6～10g。水煎服。（《广西本草选编》）

阴香

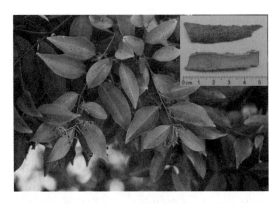

【别名】山玉桂、桂树、八角、山桂枝、连粘树、土山肉桂。

【来源】为樟科植物阴香Cinnamomum burmannii（Nees）Blume的干燥树皮。

【形态特征】乔木；树皮光滑，灰褐色至黑褐色，内皮红色，味似肉桂叶互生或近对生，稀对生，圆锥花序腋生或近顶生，比叶短少花，疏散，密被灰白微柔毛，最末分枝为3花的聚伞花序。花绿白色，花被内外两面密被灰白微柔毛，子房近球形，长约1.5mm，略被微柔毛，花柱长2mm，具棱角，略被微柔毛，柱头盘状。果卵球形。

【性味功效】辛、微甘，温。

【应用】用于虚寒胃痛，腹泻，风湿关节痛；外用治跌打肿痛，疮疖肿毒，外伤出血。

【选方】1.治虚寒胃痛，腹泻：2～3钱，水煎服或0.5～1钱研粉吞服。（《全国中草药汇编》）

2.疮疖肿毒，外伤出血：外用适量，研粉酒调涂敷或干粉撒患处。（《全国中草药汇编》）

樟树皮

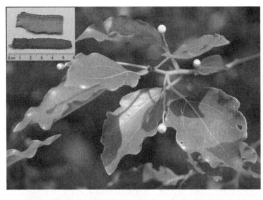

【别名】香樟树皮、樟皮、樟木皮。

【来源】为樟科植物樟Cinnamomumcamphora（L.）Presl.的树皮。

【形态特征】常绿乔木，树皮灰褐色或黄褐色，纵裂；小枝淡褐色，光滑；枝和叶均有樟脑味。叶互生，革质。圆锥花序腋生，核果球形。

【性味功效】味辛、苦，性温。入脾、胃、肺经。祛风除湿，暖胃和中，杀虫疗疮。

【应用】用于风湿痹痛，胃脘疼痛，呕吐泄泻，脚气肿痛，跌打损伤，疥癣疮毒，毒虫螫伤。

【选方】1.治霍乱上吐下泻：樟树皮一把。水煎，温服。（《养素园传信方》）

2.治心疼：香樟树皮，取时去面上黑色者，用内第二层皮，捣碎，煎汤服。（《玉局方》）

3.治风湿关节痛：樟树二重皮（鲜）、地胆草鲜根各一两。水煎服。（《福建中草药》）

4.治湿气脚肿：樟木皮一斤，蛤蒌半斤，杉木皮一斤。煎汤熏洗。（《陆川本草》）

博落回

【别名】落回、号筒杆、号筒青、山号筒、喇叭筒。

【来源】为罂粟科植物博落回 *Macleaya cordata*（Willd.）R.Br. *Bocconia cordata* Willd. 的全草。

【形态特征】多年生直立草本，基部木质化，具乳黄色浆汁。茎高 1～4m，绿色，光滑，多白粉，中空，上部多分枝。叶片宽卵形或近圆形，表面绿色，无毛，背面多白粉，被易脱落的细绒毛，大型圆锥花序多花，蒴果狭倒卵形或倒披针形。

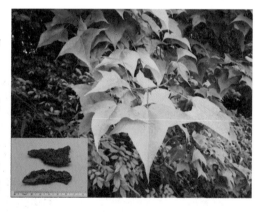

【性味功效】味苦，辛，性寒，温，大毒。散瘀；祛风；解毒；止痛；杀虫。

【应用】主痈疮疔肿；臁疮；痔疮；湿疹；蛇虫咬伤；顽癣。

【选方】1.治恶疮，瘰疬，赘瘤，息肉，白癜风，蛊毒，溪毒，已上疮瘘者：博落回、百丈青、鸡桑灰等分。为末敷。（《本草拾遗》）

2.治指疔：博落回根皮、倒地拱根等分。加食盐少许，同浓茶汁捣烂，敷患处。（《江西民间草药验方》）

3.治臁疮：博落回全草，烧存性，研极细末，撒于疮口内，或用麻油调搽，或同生猪油捣和成膏敷贴。（《江西民间草药验方》）

4.治蜈蚣、黄蜂咬伤：取新鲜博落回茎，折断，有黄色汁液流出，以汁搽患处。（《江西民间草药验方》）

枫香树

【别名】枫皮、枫香木皮。

【来源】为金缕梅科植物枫香树 *Liquidambarformosana* Hance 的树皮。

【形态特征】详见路路通。

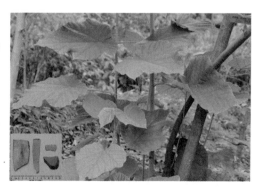

【性味功效】辛、微涩，平。归脾、肝经。除湿止泻，祛风止痒。

【应用】用于痢疾，泄泻，大风癞疾，痒疹。

【选方】1.治水泻水痢：枫香木皮煎饮。（《世医得效方》）

2.治大风癞疮：枫香木皮，烧存性，和轻粉各等分。为细末，麻油调搽。（《世医得效方》）

半枫荷

【别名】翻白叶树、阴阳叶。

【来源】为梧桐科植物异叶翅子木 *Pterospermumheterophyllum* Hance 的根或茎枝。

【形态特征】常绿乔木，树皮灰色，稍粗糙；芽体长卵形，略有短柔毛；当年枝干后暗褐色，无毛；老枝灰色，有皮孔。叶簇生于枝顶，革质，异型，不分裂的叶片卵状椭圆形，上面深绿色，发亮，下面浅绿色，无毛；叶柄较粗壮，上部有槽，无毛。

【性味功效】味甘，性温。祛风湿，舒筋活血。

【应用】风湿性关节炎，类风湿关节炎，腰肌劳损，慢性腰腿痛，半身不遂，跌打损伤，扭挫伤。外用治刀上出血。

【选方】治风湿关节痛、腰腿痛：①半枫荷根、枫荷梨根各30g。炖猪骨或猪瘦肉同服。②半枫荷茎500g。切片浸酒2500ml，10天后用。每日服3次，每次5～30ml，并搽患部至皮肤发红为度。（《全国中草药汇编》）

七爪风

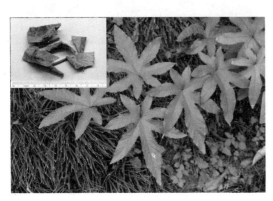

【别名】七指风。

【来源】为蔷薇科七爪风 *Rubus reflexus* Ker 的根。

【形态特征】蔓生无刺常绿小灌木。茎密被褐黑色长硬毛。叶的两面、叶柄和花萼均密被黄褐色或灰白色长柔毛、叶掌状5～7深裂，叶背灰白色。花序生于侧枝上，有花多朵，5～6月开花，白色。果球形，秋季成熟，红色，多汁。

【性味功效】苦、涩、酸，平；入肺、肝二经。祛风除湿、活血通络。

【应用】治疗风寒湿痹，四肢关节痛，中风偏瘫，肢体麻木，活动障碍。

【选方】血崩：七爪风根30～60g，切片炒焦，水煎服。（《中国瑶药学》）

石楠

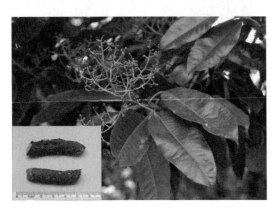

【别名】红树叶、石岩树叶、水红树、山官木。

【来源】为蔷薇科植物石楠 *Photinia serrulata* Lindl. 的根和叶。

【形态特征】常绿灌木或小乔木，枝褐灰色，无毛；冬芽卵形，鳞片褐色，无毛；叶片革质，长椭圆形、长倒卵形或倒卵状椭圆形，上面光亮，幼时中脉有绒毛，成熟后两面皆无毛，叶柄粗壮，幼时有绒毛，以后无毛；复伞房花序顶生，总花梗和花梗无毛。

【性味功效】味辛、苦，性平。有小毒。归肝、肾经。祛风止痛。

【应用】用于头风头痛，腰膝无力，风湿筋骨疼痛。

【选方】1.治鼠瘘：石南、生地黄、茯苓、黄连、雌黄各二两。为散。敷疮上，每日2次。（《肘后方》）

2.治腰膝酸痛：石楠叶、牛膝、络石藤各9g，枸杞6g，狗脊12g。水煎服。（《青岛中草药手册》）

3.治跌打损伤：鲜石兰根皮，鲜苎麻根各等分，加甜酒适量，同捣烂外敷，干则更换。（《安徽中草药》）

附注：1.石楠根：祛风除湿，活血解毒。用于风痹，历节痛风，外感咳嗽，疮痈肿痛，跌打损伤。

香花崖豆藤

【别名】鸡血藤根、岩豆藤。

【来源】为豆科植物香花崖豆藤 *Millettia dielsiana* Harms 的根。

【形态特征】攀援灌木。茎皮灰褐色，剥裂，枝无毛或被微毛。羽状复叶；具叶柄，叶轴被稀疏柔毛，后秃净，上面有沟；托叶线形；小叶2对，纸质，披针形，长圆形至狭长圆形；中脉在上面微凹，下面甚隆起，细脉网状，两面均显著；小托叶锥刺状。圆锥花序顶生。荚果线形至长圆形，扁平，密被灰色绒毛；种子长圆状凸镜形。

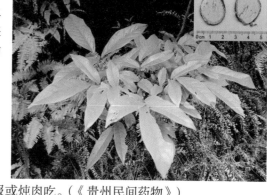

【性味功效】味苦，微甘，性温。归大肠经。补血活血，祛风活络。

【应用】气血虚弱，贫血，四肢无力，痢疾，风湿痹痛，跌打损伤，外伤出血。

【选方】1.治贫血：岩豆藤根30g，五香血藤15g。泡酒服或炖肉吃。（《贵州民间药物》）

2.治关节风湿痛：鸡血藤干根30～60g，酒、水煎服。（《福建中草药》）

千金拔

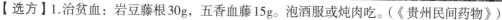

【别名】金鸡落地、大力黄、千金坠。

【来源】为豆科千斤拔属植物千斤拔 *Flemingia prostrata* C. Y. Wu 以根入药。

【形态特征】直立或披散亚灌木。幼枝三棱柱状，密被灰褐色短柔毛。叶具指状3小叶，小叶厚纸质，长椭圆形或卵状披针形，上面被疏短柔毛，背面密被灰褐色柔毛；小叶柄极短，密被短柔毛。总状花序腋生，各部密被灰褐色至灰白色柔毛；苞片。荚果椭圆状，种子2颗，近圆球形，黑色。花、果期夏秋季。

【性味功效】性平，味甘、微涩。祛风除湿、舒筋活络、强筋壮骨、消炎止痛。

【应用】用于风湿痹痛，腰肌劳损，四肢痿软，跌打损伤，咽喉肿痛。

【选方】1.治风湿性关节炎，腰腿痛：千斤拔30g，半枫荷15g，水煎服。（《香港中草药》）

2.治坐骨神经痛：蔓性千斤拔根、肖梵天花根各30g。水煎服。（《福建药物志》）

3.治产后腰膝痛：蔓性千斤拔根30g，茜草、威灵仙各9g。水煎服。（《福建药物志》）

4.治劳倦乏力：蔓性千斤拔根15g，称星树（梅叶冬青）30g。水煎服。（《福建药物志》）

龙须藤

【别名】羊蹄藤、乌郎藤、过岗圆龙、九龙藤。

【来源】为豆科羊蹄甲属植物龙须藤 *Bauhinia championi* (Benth.) Benth. 的藤。

【形态特征】藤本，有卷须；嫩枝和花序薄被紧贴的小柔毛。叶纸质，卵形或心形，上面无毛，下面被紧贴的短柔毛，渐变无毛或近无毛，干时粉白褐色；基出脉5～7条；叶柄纤细，略被毛。总状花序狭长，腋生，有时与叶对生或数个聚生于枝顶而成复总状花序，被灰褐色小柔毛；荚果倒卵状长圆形或带状，扁平，无毛，果瓣革质；种子圆形，

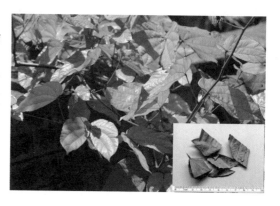

扁平。

【性味功效】苦、涩，平。祛风除湿，活血止痛，健脾理气。

【应用】用于风湿性关节炎，腰腿疼，跌打损伤，胃痛，小儿疳积。

【选方】1.治胃、十二指肠溃疡：九龙藤一至二两，两面针二至三钱。水煎，每日一剂，分二到三次服。（《中草药新医疗法处方集》）

2.风湿性关节痛、腰腿痛：龙须藤鲜根60~90g，酒500ml浸，每次服1杯，每日两次；或干根30g水煎服。（《中草药手册》）

3.治跌打损伤：龙须藤干根、茎15~30g，水煎调酒服。（《福建中草药》）

4.治偏瘫：（龙须藤）根30克，黄酒、猪肉共煮熟，吃猪肉和汤。（《浙江民间常用草药》）

乌榄

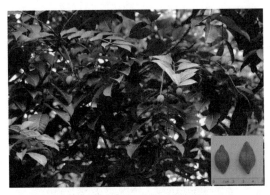

【别名】木威子、乌橄榄、黑榄。

【来源】为橄榄科植物乌榄 *Canariumpimela* Leenh. 的果实。

【形态特征】乔木，小枝干时紫褐色。无托叶。小叶4~6对，纸质至革质，无毛，宽椭圆形、卵形或圆形，稀长圆形；花序腋生，为疏散的聚伞圆锥花序（稀近总状花序），无毛。有果1~4个，果成熟时紫黑色，狭卵圆形，横切面圆形至不明显的三角形；外果皮较薄，干时有细皱纹。种子1~2；不育室适度退化。花期4~5月，果期5~11月。

【性味功效】味酸、涩，性平。入脾、肺经。止血，利水，解毒。

【应用】内伤吐血，咳嗽痰血，水肿，乳痈，外伤出血。

【选方】治乳腺炎：榄角（乌榄果实用温热开水烫过，闷软去核，盐渍）60~90g。水煎熏洗患处。（《广西本草选编》）

算盘子

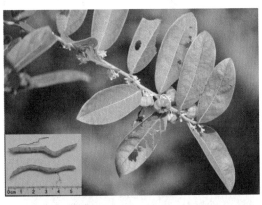

【别名】黎击子、野南瓜、柿子椒、算盘珠。

【来源】为大戟科植物算盘子 *Glochidionpuberum*（L.）Hutch. 的果实。

【形态特征】直立灌木，多分枝；小枝灰褐色；小枝、叶片下面、萼片外面、子房和果实均密被短柔毛。叶片纸质或近革质，花小，雌雄同株或异株，2~5朵簇生于叶腋内；蒴果扁球状，成熟时带红色；种子近肾形，具三棱，朱红色。花期4~8月，果期7~11月。

【性味功效】味苦，性凉。归肾经。清热除湿，解毒利咽，行气活血。

【应用】痢疾，泄泻，黄疸，疟疾，淋浊，带下，咽喉肿痛，牙痛，疝痛，产后腹痛。

【选方】1.治黄疸：算盘子60g，大米（炒焦黄）30~60g。水煎服。（《甘肃中草药手册》）

2.治尿道炎，小便不利：野南瓜果实15~30g。水煎服。（《湖北中草药志》）

附注：1.算盘子根：清热，利湿，行气，活血，解毒消肿。感冒发热，咽喉肿痛，咳嗽，牙痛，湿热泻痫，黄疸，淋浊，带下，风湿痹痛，腰痛，疝气，痛经，闭经，跌打损伤，痈肿，瘰疬，蛇虫咬伤。

2.算盘子叶：清热利湿，解毒消肿。湿热泻痢，黄疸，淋浊，带下，发热，咽喉肿痛，痈疮疖肿，漆疮，湿疹，虫蛇咬伤。

多花勾儿茶

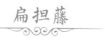

【别名】勾儿茶，牛鼻圈，牛儿藤，金刚藤，黄鳝藤。

【来源】为鼠李科植物勾儿茶 *Berchemia sinica* Schneid. 的根。

【形态特征】藤状或直立灌木；幼枝黄绿色，光滑无毛。叶纸质，上部叶较小，卵形或卵状椭圆形至与卵状披针形，下部叶较大，椭圆形至矩圆形，上面绿色，无毛，下面干时栗色，无毛，或仅沿脉基部被疏短柔毛；叶柄无毛；托叶狭披针形，宿存。花通常数个簇生排成顶生宽聚伞圆锥花序，或下部兼腋生聚伞总状花序。核果圆柱状椭圆形，无毛。

【性味功效】味微涩，性平。祛风利湿，活血止痛。

【应用】用于风湿性关节痛，痛经，产后腹痛。外用治骨折肿痛。

【选方】1.治小儿疳积：黄鳝藤干根15～30g，水煎服。（《福建中草药》）

2.治肺结核、内伤咳血：黄鳝藤15～30g，水煎服。（《陕西中草药》）

3.治湿热黄疸：多花勾儿茶的茎、叶30～60g，玉柏（金不换草）12～15g，水煎服。（《福建民间草药》）

扁担藤

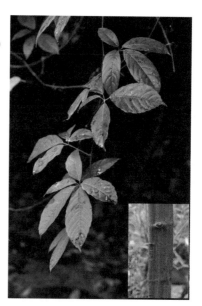

【别名】扁藤、大芦藤、铁带藤。

【来源】为葡萄科崖爬藤属植物扁担藤 *Tetrastigma planicaule*（Hook.f.）Gagnep. 的全株。

【形态特征】木质大藤本，全体无毛。茎扁带状，故称"扁藤"，横切面呈肾形，分枝稍扁或圆柱状。卷须与叶对生，粗壮，不分枝。叶为掌状复叶；叶柄粗壮；小叶5片，具柄；小叶片革质，长方披针形，无毛或近无毛。春、夏间开绿色小花，复伞形聚伞花序腋生，花4数；花萼全缘；花瓣早落。浆果卵圆形，熟时黄色，具两粒种子。

【性味功效】味辛、涩，性温。祛风除湿，舒筋活络。

【应用】用于风湿骨痛，腰肌劳损，跌打损伤，半身不遂。

【选方】1.治中风偏瘫，乙脑后遗手足畸形：扁藤30g，炖猪蹄服。（《福建中草药》）

2.治游走性风湿痛，背痛：扁藤30g，盐肤木15g，狮子尾（天南星科）6g，水煎服。（《福建中草药》）

梵天花

【别名】三角枫、三合枫、藕头婆、犬跤迹、犬跤爪。

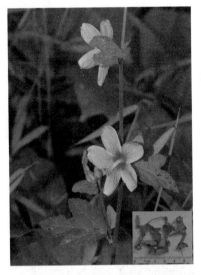

【来源】为锦葵科植物梵天花 *Urena procumbens* Linn. 的全草。

【形态特征】直立半灌木，有分枝，高约1m，枝条密生星状短柔毛。叶互生，通常3～5深裂，裂口深达中部以下，裂片倒卵形或菱形，顶端1枚裂片于基部收缩变窄，边缘有小锯齿。花腋生、单生或稍丛生；副萼5裂，裂片三角形；花萼5裂，两者均被星状毛；花瓣5，粉红色，椭圆形，雄蕊合生，花丝连合成管状，花药紫红色。

【性味功效】甘，温。祛风解毒，治痢疾，疮疡，风毒流注，毒蛇咬伤。

【应用】用于铁打损伤、风湿关节炎、劳力过伤、背痈肿毒、荨麻疹、蛇毒咬伤、产后双膝无力。

【选方】

1.治风毒流注：梵天花四两，羊肉八两。酌加酒水各半炖三小时服，日一次。（《福建民间草药》）

2.治毒蛇咬伤：梵天花鲜叶捣烂，浸米泔水洗之，以渣敷伤口。（《福建中草药》）

3.治痢疾：梵天花三至五钱，水煎服。（《广西实用中草药新选》）

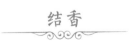

木棉

【别名】英雄树、攀枝花、红棉、斑芝棉、攀枝。

【来源】为木棉科植物木棉 *Bombax malabarica* L. [*Gossampinus malabarica*（L.）Merr.]，以花、树皮和根入药。

【形态特征】落叶大乔木，高达25m。树皮深灰色，树干常有圆锥状的粗刺，分枝干展。掌状复叶，长圆形至长圆状披针形；花生于近枝顶叶腋，先叶开放，红色或橙红色；花瓣肉质，倒卵状长圆形，两面被星状柔毛；雄蕊多数。蒴果长圆形，木质，长10～15cm，被灰白色长柔毛和星状毛，内有丝状绵毛。种子多数，倒卵形，黑色，藏于绵毛内。花期春季，果期夏季。

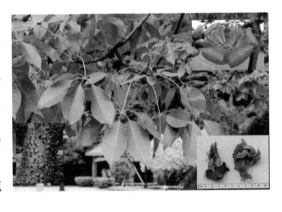

【性味功效】甘，淡；性凉。清热，利湿，解毒。

【应用】用于泄泻，痢疾，血崩，疮毒。常用量5～10g。

【选方】1.消疮肿，止痛，敷跌打，消红肿。又治木棉疔，煲肉食。（《生草药性备要》）

2.治湿热腹泻，痢疾：木棉花五钱，凤尾草一两。水煎服。（《四川中药志》1982年）

3.治细菌性痢疾，急慢性胃肠炎：鲜木棉花二两。水煎，冲冬蜜服。（《福建药物志》）

附注：花：清热利湿，解暑，用于肠炎，痢疾，暑天可作凉茶饮用。树皮：祛风除湿，活血消肿，用于风湿痹痛，跌打损伤。根：散结止痛，胃痛，颈淋巴结结核。

结香

【别名】打结花、打结树、黄瑞香、家香、喜花。

【来源】为瑞香科植物结香 *Edgeworthia chrysantha* Lindl 的根与花。

【形态特征】其高约0.7～1.5m，小枝粗壮，褐色，常作三叉分枝，幼枝常被短柔毛，韧皮极坚韧；叶痕大，叶在花前凋落，长圆形，披针形至倒披针形，先端短尖，基部楔形或渐狭。它喜生于阴湿肥沃地。

【性味功效】甘，温。舒筋活络，消炎止痛。

【应用】全株入药能舒筋活络，消炎止痛，可治跌打损伤，风湿痛；也可作兽药，治牛跌打。

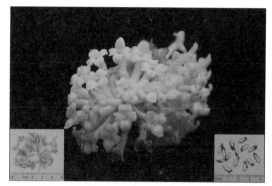

【选方】1.［苗药］葛花珠，猴石花：根、茎、花蕾治青盲，疳积眼，跌打，风湿《湘蓝考》。花蕾作密蒙花药用。（《苗医药》）

2.［瑶药］雪花，雪花木：根治跌打损伤，风湿痹痛；叶治产后虚弱，浮肿；茎叶治血崩；花治月经不调；全株治月经不调，贫血，产后恶露过多，风湿痹痛，水煎服治惊风。（《桂药编》）

3.［侗药］美介朦：全株洗患处治神经麻痹。（《桂药编》）

白簕

【别名】鹅掌簕、三加皮、三叶五加。

【来源】为五加科植物白簕 *Acanthopanax* Miq，根和叶入药，晒干或鲜用。

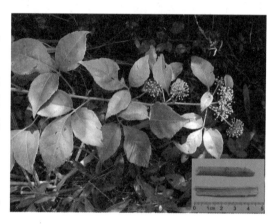

【形态特征】披散灌木，高1～7m，常攀附于其他灌木或乔木上。掌状复叶通常有小叶3片，叶柄有刺，小叶椭圆状卵形。秋冬抽出伞形花序，花瓣黄绿色，果球形，冬季成熟，熟后黑色，花期8～11月，果期9～12月。

【性味功效】苦、涩，微寒。凉血解毒，逐风，排脓。

【应用】治风湿性关节炎、腰腿痛、肠炎、痢疾；清热；活血消肿。感冒发热；咳嗽胸痛；风湿痹痛；刀伤；痈疮疔疖；湿疹；疥疮；毒虫咬伤。

楤木

【别名】刺龙包、雀不站、鸟不宿、刺老包。

【来源】为五加科楤木 *Araliaceae Aralia* Linn. 的根皮和茎皮。

【形态特征】鸟不宿高2～5m，树皮灰色，疏生粗壮直刺，小枝通常淡灰棕色，有黄棕色绒毛，叶为二回或三回羽状复叶，圆锥花序大，果实球形，黑色。花期7～9月，果期9～12月。它生于森林、灌丛或林缘路边，垂直分布从海滨至海拔2700m。

【性味功效】甘、微苦，平。祛风除湿，利尿消肿，活血止痛。

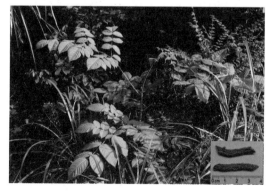

【应用】用于肝炎，淋巴肿大，肾炎水肿，糖尿病，白带，胃痛，风湿关节痛，腰腿痛，跌打损伤。

【选方】

1.治溃疡病：楤木根二至三两，长梗南五味子藤（红木

香），乌药、枳壳、甘草各三钱。水煎服。（《常用中草药单方验方选编》）

2.治外伤血肿：楤木鲜根皮加食盐少许捣烂，外敷伤处。（《常用中草药单方验方选编》）

3.治崩漏：梅木根、胡颓子根、大蓟根各二至四两。加猪夹心肉煮服。有炎症发热者，酌加六月雪、蕺菜、节节草各一两。（《浙江民间常用草药》）

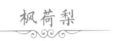

枫荷梨

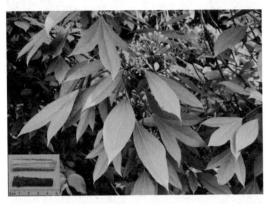

【别名】半荷枫、鸭脚荷、白皮半枫荷、白荷。

【来源】为五加科植物树参*Dendropanax chevalieri*（Vig.）Merr. et Chun，以根或枝叶入药。

【形态特征】叶革质或纸质，无腺点，叶形为化大，不分裂叶椭圆形/椭圆状披针形至线状披针形，分裂叶为倒三角形，2～3深裂，全缘或有少数不明显的细锯齿，羽状脉或三出脉，侧脉5～20对。伞形花序单生或2～3枚聚生；花柱合生为柱状。果枋果状，无棱，宿存花柱短，长不及1mm。花期8～9月，果期9～11月。

【性味功效】甘、辛，温。祛风除湿，活血消肿。

【应用】祛风除湿，舒筋活血。用于偏头痛，风湿性关节炎，类风湿关节炎，腰肌劳损，慢性腰腿痛，半身不遂，跌打损伤；外用治刀上出血。

【选方】1.治偏瘫：枫荷梨根一至二两。水煎服，连服一个季度。（《浙江民间常用草药》）

2.治月经不调：枫荷梨根五钱。酒炒，水煎空腹服，每日一剂。（《江西草药》）

3.治陈伤、风湿性关节炎：枫荷梨根、虎杖根、红楤木根、菝葜根各一斤，木通半斤。加烧酒六斤，浸七天，即成风湿酒。每天饮一小杯。（《浙江民间常用草药》）

4.治偏头痛：枫荷梨茎二两。水煎去渣，煮鸡蛋一个，服汤食蛋。（《江西草药》）

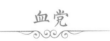

血党

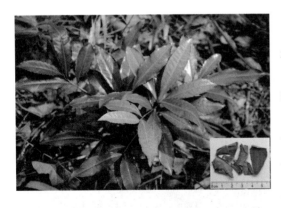

【别名】珍珠盖伞、假血党、大巴戟、石狮子、铁郎伞。

【来源】为紫金牛科植物山血丹*Ardisia punctata* Lindl.的根或全株。

【形态特征】绿直立灌木，高30～60cm。根肥壮，柔软。叶互生，矩圆形至椭圆状披针形，先端短尖或钝，基部阔楔形，上面深绿色，秃净，下面淡绿色，被暗褐色小毛，全叶具无数黑色腺点，边缘处连成一明显的边脉，叶边缘有腺体。伞形花序生于被微毛，顶略弯的花枝上。萼被微毛，花冠内部白色，外被紫色斑点，裂片钝头。浆果球形，熟时深红色。

【性味功效】苦，辛；性平。

【应用】主治疗风湿痹痛；痛经；经闭；跌打损伤；咽喉肿痛；无名肿痛。

【选方】1.治痛经、萎黄病：血党、姜黄、茜草、槟榔钻、黄花倒水莲。煎服。（《广西实用中草药新选》）

2.祛风湿：煎汤，9~1g，内服。(《中华本草》)

3.治跌打损伤：适量，鲜品捣敷。(《中华本草》)

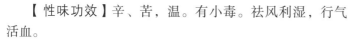

白背枫

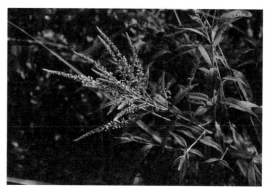

【别名】驳骨丹、独叶埔姜、白鱼号、白花洋泡。

【来源】为马钱科狭叶醉鱼草 *Buddleja asiatica* Lour.的全株。

【形态特征】直立灌木或小乔木，嫩枝条四棱形，老枝条圆柱形；幼枝、叶下面、叶柄和花序均密被灰色或淡黄色星状短绒毛。叶对生，叶片膜质至纸质，狭椭圆形、披针形或长披针形；总状花序窄而长，由多个小聚伞花序组成，花萼钟状或圆筒状，蒴果椭圆状，种子灰褐色，椭圆形，两端具短翅。

【性味功效】辛、苦，温。有小毒。祛风利湿，行气活血。

【应用】用于妇女产后头风痛、胃寒作痛，风湿关节痛，跌打损伤，骨折；外用治皮肤湿痒、阴囊湿疹、无名肿毒。

【选方】1.外用治皮肤湿痒、阴囊湿疹、无名肿毒：3~5钱，外用适量煎水洗患处。(《全国中草药汇编》)

2.治外伤出血：研末调敷。(《全国中草药汇编》)

3.主治风湿痹痛，坐骨神经痛，腰肌劳损，半身不遂，跌打扭伤：内服：煎汤，15~30g；或浸酒服。(《全国中草药汇编》)

赪桐

【别名】百日红、贞桐花、状元红、荷苞花、红花倒血莲。

【来源】为马鞭草科植物赪桐 *Clerodendron japonicum* (Thunb.) Sweet，以根、叶入药。

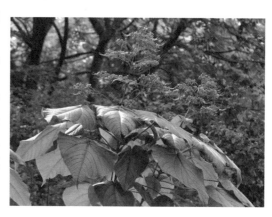

【形态特征】植株高1~4m，叶片圆心形，顶端尖或渐尖，基部心形，边缘有疏短尖齿，表面疏生伏毛，二歧聚伞花序组成顶生，大而开展的圆锥花序，花序的最后侧枝呈总状花序，花萼红色，外面疏被短柔毛，散生盾形腺体，花冠红色，稀白色，果实椭圆状球形，绿色或蓝黑色，花期：5~11月。果圆形，蓝紫色。

【性味功效】微甘、淡，凉。祛风利湿、消肿散瘀。

【应用】用于风湿骨痛，腰肌劳损，跌打损伤，肺结核咳嗽，咯血；外用治疗疮疖肿。

【选方】1.治瘰疬溃疡：鲜赪桐叶，用银针密刺细孔，再用米汤或开水冲泡。贴患处，日换二三次。(《福建民间草药》)

2.治疗疮：鲜赪桐叶一握。和冬蜜捣烂，敷患处。若用干叶，先研成细末，再调冬蜜敷患处。(《福建民间草药》)

3.治跌打积瘀：赪桐叶十两，苦地胆半斤，泽兰四两，鹅不食草四两。捣烂，用酒炒热后，敷患处。（《广西民间常用草药》）

附注：根：祛风利湿，散瘀消肿。叶：解毒排脓。

毛麝香

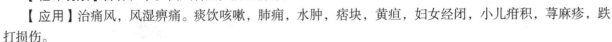

【别名】麝香草、五凉草、酒子草、毛老虎、饼草。

【来源】为玄参科植物毛麝香 *Adenosma glutinosum*（L.）Druce，以全草入药。

【形态特征】直立草本，被黏、质疏、长毛，密被多细胞长柔毛和腺毛茎圆柱形，上部四方形，中空，简单或常有分枝。叶对生，下面亦被多细胞长柔毛，尤以沿中肋及侧脉为多，并有稠密的黄色腺点，腺点脱落后留下褐色凹窝。花紫蓝色上唇卵圆形，先端截形至微凹，下唇三裂，蒴果卵形，先端具喙，有2纵沟，种子有网纹。

【性味功效】辛、苦，温。祛风止痛，散瘀消肿，解毒止痒。

【应用】用于小儿麻痹初期，受凉腹痛，风湿骨痛。外用跌打损伤，肿痛，痈疖肿毒，黄蜂蜇伤，湿疹，荨麻疹。

【选方】1.治哮喘：毛麝香净叶切丝，配洋金花卷烟吸。（《广东中药》）

2.治腺鼠咬伤：五凉草，煎水洗，或捣敷，再和苦楝树薳各二两，煎水饮之，另以甘蔗煎水洗之。（《岭南采药录》）

虎刺

【别名】刺虎、伏牛花、绣花针、黄脚鸡、鸟不宿。

【来源】为茜草科植物虎刺 *Damnacanthus indicus* Gaertn. f.，以根或全株入药。

【形态特征】常绿小灌木，高30~70cm。根粗大分枝，或缢缩呈念珠状，根皮淡黄色。枝条细，灰白色，分枝多，有直刺，常对生于叶柄间，黄绿色，小枝有灰黑色细毛。叶对生，卵形或阔椭圆形，长1~2.5cm，先端凸尖，基部圆形，表面有光泽，革质，全缘；几无柄。花小，白色，1~2朵生于叶腋。核果球形，熟时红色。

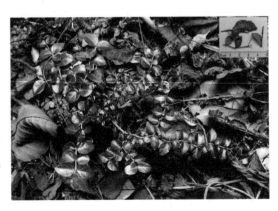

【性味功效】苦甘，平。祛风利湿，活血消肿。

【应用】治痛风，风湿痹痛。痰饮咳嗽，肺痈，水肿，痞块，黄疸，妇女经闭，小儿疳积，荨麻疹，跌打损伤。

【选方】1.治痛风：虎刺鲜根或花一两（干根三至五钱）。煎汁用酒冲服。（《浙江民间草药》）

2.治风湿关节、肌肉痛：绣花针全草一至三两。酒、水各半煎二次，分服。（《江西民间草药》）

3.治痰饮咳嗽：虎刺鲜根二至三两。水煎服。（《福建中草药》）

4.治肺痈：虎刺三两，猪胃炖汤，以汤煎药服。每日剂。（《江西民间草药》）

牛白藤

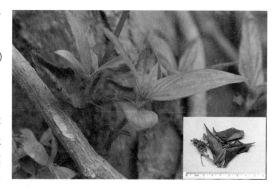

【别名】广花耳草、土五加皮、涂藤头、土加藤、大叶亚婆巢。

【来源】为茜草科植物牛白藤 *Hedyotis hedyotidea*（DC.）Merr.以根、藤、叶入药。

【形态特征】多年生藤状灌木，高3～5m。触之粗糙，幼枝四棱形密被粉末状柔毛。叶对生；叶柄长3～10mm；托叶长4～6mm，有4～6条刺毛。叶片卵形或卵状披针形，先端渐尖，基部阔楔形，上面粗糙，下面被柔毛，全缘，膜质。花序球形，腋生或顶生；花细小，白色，具短梗；萼筒陀螺状，线状披针形；蒴果近球形，直径约2mm，先端极隆起，有宿存萼裂片，开裂。花期秋季。

【性味功效】性味甘、淡，凉。清热解暑，祛风湿，续筋骨。

【应用】用于风湿关节痛，痔疮出血，疮疖痈肿，跌打损伤；用于感冒，肺热咳嗽，肠炎；外用治湿疹、皮肤瘙痒，带状疱疹。

【选方】1.防治中暑，感冒咳嗽：牛白藤叶制凉茶。（《广州部队常用中草药手册》）

2.治腰腿痛：牛白藤根、藤干品五钱至一两，水煎服。（《广州部队常用中草药手册》）

3.治皮肤湿疹，瘙痒，带状疱疹：牛白藤鲜叶煎水外洗。（《广州部队常用中草药手册》）

附注：根、藤：祛风活络，消肿止血。用于风湿关节痛，痔疮出血，疮疖痈肿，跌打损伤。叶：清热祛风。用于感冒，肺热咳嗽，肠炎；外用治湿疹、皮肤瘙痒，带状疱疹。

羊角藤

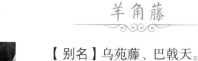

【别名】乌苑藤、巴戟天。

【来源】为茜草科植物羊角藤 *Morinda umbellata* L.，以根及全株入药。

【形态特征】蔓状或攀援灌木。枝细长，节间长。叶对生，有柄，矩圆状披针形或倒卵状矩圆形，长4～12cm，宽1.5～3.5cm，先端短尖或钝，基部狭，上面秃净或稍粗糙，下面秃净或被柔毛；头状花序4～8个合成顶生、无梗、伞形花丛；花白色，无柄；萼片短，截形；花冠高脚碟状，长不及5mm，4裂；复生球状浆果。

【性味功效】甘，凉。祛风除湿，止痛止血。

【应用】用于胃痛，风湿关节痛；叶外用治创伤出血。

【选方】1.治肾虚腰痛：羊角藤干根皮五钱至一两，酌加猪骨。水煎服。（《福建中草药》）

2.治关节风湿痛：羊角藤干根一至二两。酒水炖服。（《福建中草药》）

白马骨

【别名】六月雪、鱼骨刺、凉粉草、细牙家、鸡骨柴。

【来源】为茜草科植物白马骨 *Serissa serissoides*（DC.）Druce的全草。

【形态特征】果期9～11月。小灌木，通常高达1m；枝粗壮，灰色，被短毛，后毛脱落变无毛，嫩枝被微柔毛。花托无毛；萼檐裂片5，坚挺延伸呈披针状锥形，极尖锐，长4mm，具缘毛；花冠管长4mm，外面无毛，喉部被毛，裂片5，长圆状披针形，长2.5mm；花药内藏，长1.3mm；花柱柔弱，长约7mm，2裂，裂片长1.5mm。

【性味功效】苦辛，凉。祛风，利湿，清热，解毒。

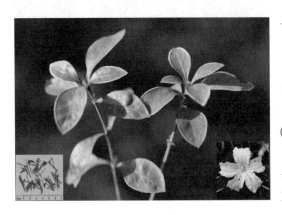

【应用】治风湿腰腿痛，痢疾，水肿，目赤肿痛，喉痛，齿痛，妇女白带，痈疽，瘰疬。

【选方】1.治水痢：白马骨茎叶煮汁服。(《本草拾遗》)

2.治肝炎：六月雪二两，过路黄一两，水煎服。(《浙江民间常用草药》)

3.治偏头痛：鲜白马骨一至二两，水煎泡少许食盐服。(《泉州本草》)

4.治恶疮瘰疬，蚀息肉，白癜风：白马骨、黄连、细辛、白调（一作"白芷"）、牛膝、鸡桑皮、黄荆等。烧为末，淋汁，以物揩破涂之。(《本草拾遗》)

接骨草

【别名】白龙骨、冷坑兰、冷坑青、痱痒草、八棱麻、乌骨麻。

【来源】为忍冬科植物接骨草 *Sambucus chinensis* Lindl 根茎或全草。

【形态特征】多年生高大草本或亚灌木。高达3m，髓部白色。枝圆柱形，有棱，银白色。羽状复叶的托叶叶状或有时退化呈蓝色的腺体；小叶2～3对，互生或对生，狭卵形，长6～13cm，宽2～3cm，先短毛渐尖，基部钝圆，两侧不等，边缘有细锯齿，近基部或中部以下边缘常有1或数枚腺齿；顶生小叶卵形，基部楔形，小叶无托叶，基部一对小叶有时有短柄。

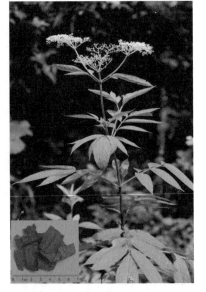

【性味功效】苦，平。活血散瘀，消肿止咳。

【应用】治跌打扭伤，痄腮，闭经，咳嗽。

【选方】1.治骨折：鲜接骨草根，加鲜苦参根等量，入黄酒捣烂裹敷伤处，外夹以杉树栓皮，固定，每天换一次。(《浙江天目山药植志》)

2.治咳嗽：鲜接骨草茎叶一两，炖猪肉服。(《浙江天目山药植志》)

3.治挫伤、扭伤：接骨草鲜全草加食盐适量捣烂外敷伤处。(《浙江民间常用草药》)

4.治闭经：接骨草鲜全草一至二两，水煎，冲黄酒、红糖服。(《浙江民间常用草药》)

接骨木

【别名】戳树、蒴树、大叶接骨木、舒筋树、樟木树。

【来源】为忍冬科植物接骨木 *Caprifoliaceae Sambucus williamsii* Hance 的茎枝。

【形态特征】落叶灌木或乔木，高4～8m。茎无棱，多分枝；枝灰褐色，无毛。单数羽状复叶对生，长卵圆形或椭圆形至卵状披针形，长4～12cm，边缘具锯齿，两面无毛。顶生的卵圆形的圆锥花序，花白色至淡黄色；花萼钟形，裂片5；花冠合瓣，裂片5，倒卵形；雄蕊5，与花冠上裂片互生。浆果状核果近球形，黑紫色或红色，具3～5核。

【性味功效】甘苦，平。祛风，利湿，活血，止痛。

【应用】治风湿筋骨疼痛，腰痛，水肿，风痒，瘾疹，产后血晕，跌打肿痛，骨折，创伤出血。

【选方】1.治筋骨折伤：鲜接骨木根皮（或鲜叶）二至五两，黄栀子一两，共捣烂，黄酒适量，炒热，按伤处大小摊药于布上，骨折复位后即以上药敷患处，夹板固定。（《江西草药手册》）

2.治脚肿：铁骨散根（接骨木根），同甘草煎水洗。（《植物名实图考》）

3.治汤火伤：接骨木棍皮及叶适量，研粉，以菜油或香油调敷。（《陕西中草药》）

4.治风湿性关节炎痛：接骨木根三至四两，鲜豆腐四至五两。酌加开水或红酒炖撮。（《福建民间草药》）

附注：茎枝：祛风、利湿、活血、止痛；根皮：用于风湿关节痛、痰饮、水肿、泄泻、黄疸、烫伤；叶子：活血、行瘀、止痛；花朵：发汗、利尿。

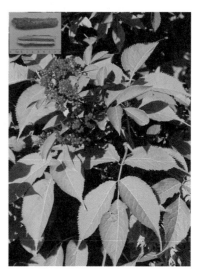

金钮扣

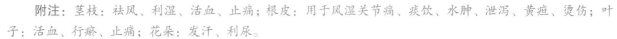

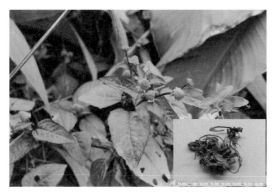

【别名】天文草、红细水草、散血草、小铜锤。

【来源】为菊科植物金钮扣 *Spilanthes paniculata* Wall. ex DC 的全草。

【植物形态特征】一年生草本。茎直立或斜升，有纵条纹。叶卵形，宽卵圆形或椭圆形。头状花序单生，或圆锥状排列，卵圆形，总苞片绿色，卵形或卵状长圆形，花托锥形，托片膜质，倒卵形，花黄色。瘦果长圆形，稍扁压，暗褐色。

【性味功效】辛、苦，凉；有小毒。解毒，消炎，消肿，祛风除湿，止痛，止咳定喘。

【应用】用于感冒，肺结核，百日咳，哮喘，毒蛇咬伤，疮痈肿毒，跌打损伤及风湿关节炎。

【选方】1.治龋齿痛：用金钮扣全草水煎含漱，并用鲜叶捣烂塞龋洞。（《广西本草选编》）

2.治感冒风寒、气管炎：用全草1～3钱，水煎服。（《广西本草选编》）

芙蓉菊

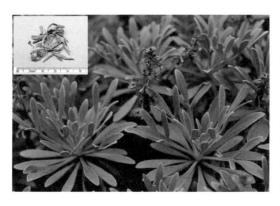

【别名】香菊、玉芙蓉、千年艾、蕲艾。

【来源】为菊科植物芙蓉菊 *Crossostephium chinense*（L.）Makino 的全草。

【形态特征】常绿亚灌木，直立，多分枝，成株树冠常呈圆球形，叶互生，质柔、密生于枝顶，叶片匙形或刀披针形，长2～4cm，两面密被白色绒毛，具有芳香气息。树冠银装素裹，为绿色植物类群中少偶的"白叶植物"。秋至冬季开花，头状花序象金黄色的小球，直径生于上部叶腋内，具柄。

【性味功效】辛、苦，微温。祛风湿，消肿毒。

【应用】用于风寒感冒，小儿惊风，痈疽疔疮。

【选方】1.治风寒感冒：芙蓉菊干叶25～30g。水煎，调冰糖服。(《福建中草药》)

2.治痈疽初起，无名肿毒：芙蓉菊鲜叶适量，红糖少许。捣烂敷患处。(《福建中草药》)

3.治疔：芙蓉菊鲜叶、野菊鲜叶。捣烂，调蜜敷患处。(《福建中草药》)

4.治小儿惊风：取叶捣烂敷脐中。(《岭南采药录》)

附注：根：辛、苦，微温。祛风湿。用于风湿关节痛，胃脘冷痛。叶：辛、苦，微温。祛风湿，消肿毒。

千年健

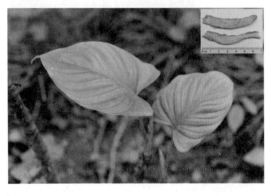

【别名】一包针、千年见、千颗针。

【来源】为天南星科植物千年健 *Homalomena occulta*（Lour.）Schott.的根茎。

【形态特征】多年生草本。根茎匍匐，长圆柱形，肉质。鳞叶线状披针形，向上渐狭；叶具肉质长柄，上部圆柱形，有浅槽，下部膨大，呈翼状，基部扩大呈叶鞘，叶片近纸质，箭状心形或卵状心形，先端长渐尖，基部近心形，两面光滑无毛，侧脉平展，向上斜升，干后呈有规则的皱缩。种子长圆形，褐色。

【性味功效】性温，味苦、辛。祛风湿、健筋骨。属祛风湿药下属分类的祛风湿强筋骨药。

【应用】用量4.5～9g，煎汤内服。用治风寒湿痹、腰膝冷痛、下肢拘挛麻木。外敷适量，用治中风关节肿痛、慢性盆腔炎、骨折愈合迟缓。

【选方】1.治风寒筋骨疼痛、拘挛麻木：千年健、地风各30g，老鹳草90g。共研细粉。每服3g。(《全国中草药汇编》)

2.固精强骨：千年健、远志肉、白茯神、当归身各等分。为末，炼蜜丸，梧子大，每酒服50丸。方中千年健祛风湿，强筋骨，为君药。(《濒湖集简方》)

3.治痈疽疮肿：千年健、穿山甲、野菊花。水煎服。(《经验方》)

百足藤

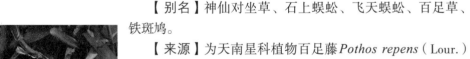

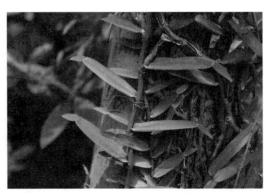

【别名】神仙对坐草、石上蜈蚣、飞天蜈蚣、百足草、铁斑鸠。

【来源】为天南星科植物百足藤 *Pothos repens*（Lour.）Druce［*Flagellaria repens* Lour］的全草。

【形态特征】附生藤本，长1～20m。分枝较功，营养枝具棱，常曲折，贴附于树上；花枝圆柱形，一般没有气生根，多披散或下垂。叶柄长楔形，先端微凹，叶片披针形，与叶柄皆具平行纵脉，细脉网结，但极不明显。总花序柄腋生和顶生，披针形，覆瓦状排列或较远离；花序柄细长，肉穗花序黄绿色，雄蕊黄色，雌蕊淡绿，细圆柱形，浆时成熟时焰色，卵形。

【性味功效】辛；温。散瘀接骨，消肿止痛。

【应用】主劳伤；跌打肿痛；骨折；疮毒。

【选方】1.祛湿凉血、治劳伤：15～30g；煎汤，或浸酒，内服。（《新华本草纲要》）

2.治跌打肿痛；骨折；疮毒：适量，捣敷；或酒炒敷。（《新华本草纲要》）

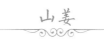

山姜

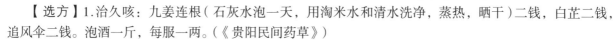

【别名】和山姜、九姜连、姜叶淫羊藿、九龙盘、姜七。

【来源】为姜科植物山姜*Alpinia japonica*（Thunb.）Miq.
的根茎。

【形态特征】多年生草本，高35～70cm。根茎横生，分
枝。叶片通常2～5片；叶片披针形或狭长椭圆形，总状花序
顶生；总苞片披针形，开花时脱落；小苞片极小，早落；花
通常2朵聚生，在2朵花之间常有退化的小花残迹可见；果
球形或椭圆形，被短柔毛，熟时检红色，先端具宿存的萼
筒；种子多角形，长约5mm，径约3mm，有樟脑味。

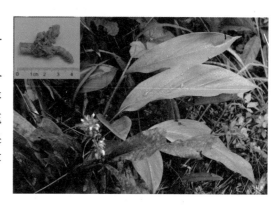

【性味功效】辛；温。温中；散寒；祛风；活血。

【应用】主治脘腹冷痛；肺寒咳嗽；风湿痹痛；跌打损伤；月经不调；劳伤吐血。

【选方】1.治久咳：九姜连根（石灰水泡一天，用淘米水和清水洗净，蒸热，晒干）二钱，白芷二钱，
追风伞二钱。泡酒一斤，每服一两。（《贵阳民间药草》）

2.治虚弱咳嗽：九姜连粉末30g，核桃仁30g。加蜂糖60g，混匀蒸热，制成龙眼大的丸子，含化吞服。
（《贵阳民间药草》）

第五章　化湿药

广藿香

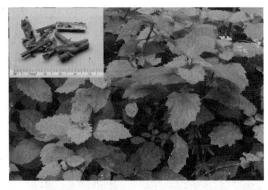

【别名】海藿香、土藿香，排香草、大叶薄荷、兜娄婆。

【来源】为唇形科植物广藿香 *Pogostemon cablin* (*Blanco.*) Benth.的地上部分。

【形态特征】多年生草本。茎直立，粗壮，密被灰黄色茸毛。叶对生，叶片卵圆形或长椭圆形，叶先端短尖或钝圆，基部楔形或钝圆，叶缘具不整齐的粗锯齿，两面均被茸毛。轮伞花序多花密集，组成连续的假穗状花序。花冠淡红紫色，冠檐二唇形，上唇3裂，下唇全缘。小坚果近球形，稍压扁。

【性味功效】辛，微温。芳香化浊，和中止呕，发表解暑。

【应用】用于湿浊中阻，脘痞呕吐，暑湿表证，湿温初起，发热倦怠，胸闷不舒，寒湿闭暑，腹痛吐泻，鼻渊头痛。

【选方】1.治暑月吐泻：滑石（炒）60g，广藿香7.5g，丁香1.5g。为末，每服3~6g，淅米油调服。（《禹讲师经验方》）

2.治胎气不安，气不升降，呕吐酸水：香附、广藿香、甘草各6g。为末，每服6g，入盐少许，沸汤调服之。（《圣惠方》）

3.治上呼吸道感染发热：广藿香10g，香薷6g，野菊花15g，青蒿10g，制成冲剂，每6小时1次，每次15g，开水冲服。[《江苏中医》1987，（7）：11]

4.香口去臭：广藿香洗净，煎汤，时时噙漱。（《摘玄方》）

泽兰与佩兰的鉴别

佩兰

【别名】兰草、泽兰、圆梗泽兰、香水兰。

【来源】为菊科植物佩兰 *Eupatorium fortunei* Turcz. 的地上部分。

【形态特征】多年生草本。茎直立，下部光滑无毛。叶对生，揉之有香气。头状花序排列呈聚伞花序状，每个头状花序具花4~6朵，花两性，全部为管状花；花有冠毛，冠毛均比花冠为短；花冠白色。瘦果圆柱形，有5棱，熟时黑褐色。

【性味功效】辛，平。芳香化湿，醒脾开胃，发表解暑。

【应用】用于湿浊中阻，脘痞呕恶，口中甜腻，口臭，多涎，暑湿表证，湿温初起，发热倦怠，胸闷不舒。

【选方】1.治五月霉湿，并治秽浊之气：藿香叶3g，佩兰叶3g，陈皮4.5g，制半夏4.5g，大腹皮（酒洗）3g，厚朴（姜汁炒）2.4g，加鲜荷叶9g为引。煎汤服。（《时病论》芳香化浊法）

2.治中暑头痛：佩兰、青蒿、菊花各9g，绿豆衣12g。水煎服。（《青

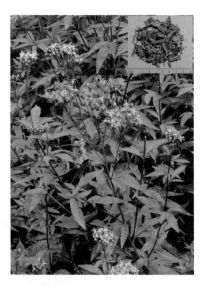

岛中草药手册》）

3.治急性胃肠炎：佩兰、藿香、苍术、茯苓、三颗针各9g。水煎服。（《全国中草药汇编》）

4.治唇疮：佩兰叶取汁洗之，日三上，瘥。（《普济方》）

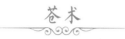

苍术

【别名】南苍术、茅术、山精、赤术、仙术。

【来源】为菊科植物茅苍术 *Atractylodes lancea*（Thunb.）DC. 的根茎。

【形态特征】多年生草本。根茎横走，呈结节状，粗大不整齐。茎直立下部木质化。叶互生，革质。头状花序顶生，花多数，两性，全为管状花，有多数羽状长冠毛，花冠白色。瘦果被白柔毛。

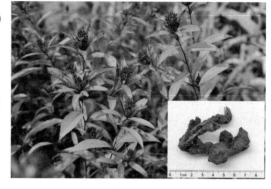

【性味功效】辛、苦，温。燥湿健脾，祛风散寒，明目。

【应用】用于湿阻中焦，脘腹胀满，泄泻，水肿，脚气痿躄，风湿痹痛，风寒感冒，夜盲，眼目昏涩。

【选方】1.治湿气身痛：苍术，泔浸切，水煎，取浓汁熬膏。白汤点服。（《简便单方》）

2.治筋骨疼痛因湿热者：黄柏（炒）、苍术（米泔浸炒），上二味为末，沸汤入姜汁调服。二物皆有雄壮之气，表实气实者，加酒少许佐之。（《丹溪心法》二妙散，即《世医得效方》苍术散）

3.治飧泄：苍术60g，小椒30g（去目，炒）。上为极细末，醋糊为丸，如梧桐子大。每服30丸，食前温水下。（《保命集》椒术丸）

厚朴

厚朴鉴定　　姜炙厚朴

【别名】厚皮、重皮、赤朴、油朴、川朴、紫油厚朴。

【来源】为木兰科植物厚朴 *Magnolia officinalis* Rehd.et Wils.的干皮、根皮及枝皮。

【形态特征】落叶乔木。树皮紫褐色，幼枝淡黄色，有绢毛。单叶互生，密集小枝顶端；叶片背面幼时被灰白色短绒毛，老时呈白粉状。花与叶同时开放，单生枝顶，花梗粗短，有毛；花被片9～12，白色，有香气。聚合果长卵状椭圆形，木质。每室具种子常1枚。

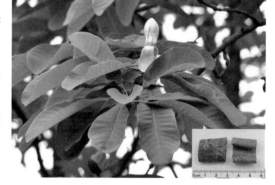

【性味功效】苦、辛，温。燥湿消痰，下气除满。

【应用】用于湿滞伤中，脘痞吐泻，食积气滞，腹胀便秘，痰饮喘咳。

【选方】1.治虫积：厚朴、槟榔各6克，乌梅二个，水煎服。（《保赤全书》）

2.治心脾不调，肾气弱，或便尿白浊：厚朴（生姜汁制，微炒用）30g，白茯苓3g。上二味匀作一服，水酒各一碗，煎至一碗。分作二服，食前温服。（《普济方》莹泉散）

3.治腹满痛大便闭者：厚朴240g，大黄120g，枳实五枚。上三味，以水一斗二升，先煮二味，取五升，内大黄煮取三升。温服一升，以利为度。（《金匮要略》厚朴三物汤）

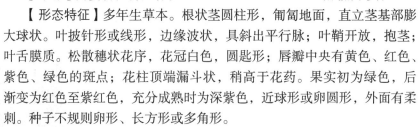

砂仁鉴定

砂仁

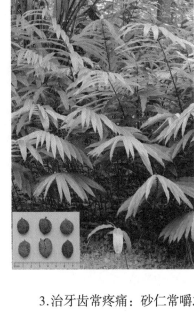

【别名】缩砂仁、缩沙密、缩砂蓉。

【来源】为姜科植物阳春砂 *Amoumum villosum* Lour.的成熟果实。

【形态特征】多年生草本。根状茎圆柱形，匍匐地面，直立茎基部膨大球状。叶披针形或线形，边缘波状，具斜出平行脉；叶鞘开放，抱茎；叶舌膜质。松散穗状花序，花冠白色，圆匙形；唇瓣中央有黄色、红色、紫色、绿色的斑点；花柱顶端漏斗状，稍高于花药。果实初为绿色，后渐变为红色至紫红色，充分成熟时为深紫色，近球形或卵圆形，外面有柔刺。种子不规则卵形、长方形或多角形。

【性味功效】辛，温。化湿开胃、温脾止泻、理气安胎。

【应用】用于湿浊中阻，脘痞不饥，脾胃虚寒，呕吐泄泻，妊娠恶阻，胎动不安。

【选方】1.消食和中，下气止心腹痛：砂仁炒研，袋盛浸酒，煮饮。（《纲目》缩砂酒）

2.治骨鲠：砂仁、威灵仙各4.5g。用水二盅，入砂糖半碗，煎一盅。含在口中慢慢咽下，四五次即出。（《疡科选粹》三仙汤）

3.治牙齿常疼痛：砂仁常嚼之。（《直指方》）

4.治口疮：砂仁火煅存性为末，掺上。（《疡医大全》）

白豆蔻

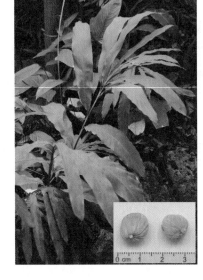

【别名】白豆蔻、白蔻、白蔻仁、多骨、壳蔻。

【来源】为姜科植物白豆蔻 *Amomum kravanh* Pierre ex Gagnep.的成熟果实。

【形态特征】多年生丛生草本。根茎匍匐，粗壮。叶2列，叶鞘边缘纸质或膜质，无毛；叶片披针形，两面无毛。花序从根茎上抽出，常半掩于土中；花序倒卵形至倒锥形，土黄色，先端圆形至平截。蒴果土黄色或间有棕红色，近球形，有3棱，被柔毛，先端钝尖，花被宿存。种子多角形，棕红色，芳香。

【性味功效】辛，温。化湿行气，温中止呕，开胃消食。

【应用】用于湿浊中阻，不思饮食，湿温初起，胸闷不饥，寒湿呕逆，胸腹胀痛，食积不消。

【选方】1.治胃腹胀满，呕吐：白豆蔻3g，藿香6g，半夏、陈皮各4.5g，生姜6g。水煎服。（《全国中草药汇编》）

2.治胃冷久呃：沉香、白豆蔻、苏叶各3g，上共为末。每服2.1g，柿蒂汤下。（《寿世秘典》）

3.治产后呃逆：白豆蔻、丁香各15g。研细。桃仁汤服3g，少顷再服。（《乾坤秘韫》）

草豆蔻

【别名】草蔻、草蔻仁、假麻树、偶子、豆蔻。

【来源】为姜科植物草豆蔻*Alpinia katsumadai* Hayata的成熟果实。

【形态特征】多年生草本。根茎粗壮。叶2列，叶片狭椭圆形或披针形，上面光滑或微被毛，下面被疏毛；叶鞘膜质，抱茎；叶舌广卵形，革质。总状花序顶生，花序轴密被黄色粗柔毛；花梗被柔毛；唇瓣前部具红色或红黑色条状纹理，后部具淡紫红色斑点。蒴果近圆球形，外被粗毛，萼宿存，熟时黄绿色。种子卵状多角形，表面灰棕色，被有灰白色假种皮。

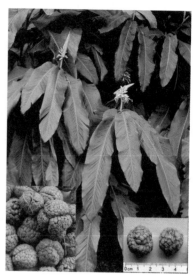

【性味功效】辛，温。燥湿行气，温中止呕。

【应用】用于寒湿内阻，脘腹胀满冷痛，嗳气呕逆，不思饮食。

【选方】1.治小儿霍乱吐泻：草豆蔻、槟榔、甘草等分。上为末。姜煎3g，空心服。(《普济方》)

2.治心腹胀满，短气：豆蔻30g，去皮为末。以木瓜、生姜汤下1.5g。(《千金要方》)

3.治大肠虚冷腹痛，不思饮食：草豆蔻45g，白术、高良姜各0.9g，陈橘皮、厚朴各0.3g。上为细末；每服6g，水一中盏煎至七分，空心食前和滓温服。(《鸡峰普济方》豆蔻散)

4.治虚寒泄泻，腹痛无度：厚朴(姜制)60g，肉果(面煨)十枚，草豆蔻(煨)十枚。上为末，每服6g，水煎服。(《赤水玄珠》草果散)

水蓼

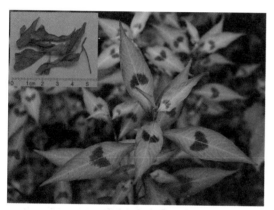

【别名】辣蓼、蔷、虞蓼、蔷蓼、蔷虞。

【来源】为蓼科植物水蓼*Polygonum hydropiper* L.的全草。

【形态特征】一年生草本。茎红紫色，无毛，节常膨大，且具须根。叶均有腺状小点，无毛或叶脉及叶缘上有小刺状毛；托鞘膜质，简状，有短缘毛。穗状花序腋生或顶生，细弱下垂，下部的花间断不连；花具细花梗而伸出苞外，间有1~2朵花包在膨胀的托鞘内。瘦果卵形，扁平，少有3棱，表面有小点，黑色无光，包在宿存的花被内。

【性味功效】辛，平。化湿，行滞，祛风，消肿。

【应用】用于治痧秽腹痛，吐泻转筋，泄泻，痢疾，风湿，脚气，痈肿，疥癣，跌打损伤。

【选方】1.治干霍乱不吐利，四肢烦，身冷汗出：水蓼(切)、香薷(择切)各1二两。上二味，以水五盏，煎取三盏，去滓，分温三服。(《圣济总录》水蓼饮)

2.治风寒太热：水蓼、淡竹叶、姜茅草，煎服。(《四川中药志》)

3.治水泻：红辣蓼一两，水煎，日分三次服。(《广西中草药》)

4.治痢疾，肠炎：水辣蓼全草二两，水煎服，连服三天。(《浙江民间常用草药》)

雀舌草

【别名】滨繁缕、石灰草、抽筋草、天蓬草、莩荙子。

【来源】为石竹科雀舌草*Stellaria alsine* Grimm.[*S. uliginosa* Murr.]的全草。

【形态特征】二年生草本。茎纤细，下部平卧，上部有稀疏分枝，绿色或带紫色。叶对生；无柄；聚伞花序顶生或腋生；花白色。蒴果较宿存的萼稍长，成熟时6瓣裂。花期4~6月，果期7~8月。

【性味功效】辛、平。祛风散寒，续筋接骨，活血止痛，解毒。

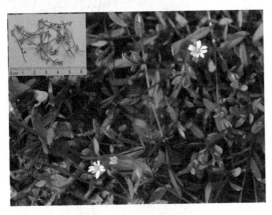

【应用】用于伤风感冒，风湿骨痛，疮疡肿毒，跌打损伤，骨折，蛇咬伤。

【选方】1.治伤风感冒：雀舌草二两，红糖半两。水煎，日服两次，服药后盖被令出微汗。（《福建民间草药》）

2.治冷痢：雀舌草二两，水煎，日服两次。（《福建民间草药》）

3.治痔漏：雪里花为末，湿者干掺，干者麻油调搽一二度，其痔即消缩。（《纲目拾遗》）

4.治跌打损伤：雀舌草一两，黄酒二至四两，加水适量煎服。（《福建民间草药》）

白兰花

【别名】白兰、白玉兰、白缅花。

【来源】为木兰科植物白兰 *Michetia* alba DC.的花。

【形态特征】常绿乔木。树皮灰色，幼枝和芽被白色柔毛。叶薄革质，两面无毛或于下面被疏毛。花白色，单花腋生，极香。果近球形，由多数开裂的心皮组成，多不结实。

【性味功效】苦、辛，温。止咳、化浊。

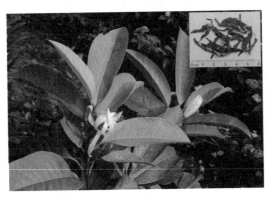

【应用】用于胸闷腹胀、中暑、咳嗽、慢性支气管炎、前列腺炎、妇女白带。

【选方】1.治湿阻中焦，气滞腹胀：白兰花5g，厚朴10g，陈皮5g。水煎服。（《四川中药志》1979年版）

2.治中暑头晕胸闷：白兰花5~7朵，茶叶少许。开水泡服。（《福建药物志》）

3.治脾虚湿盛的白带：白兰花10g，苡仁30g，白扁豆30g，车前子5g。煎服。（《四川中药志》1979年版）

4.治咳嗽：兰花5~7朵。水煎调蜂蜜适量服，每日1剂。（《福建药物志》）

无根藤

【别名】无头藤、无娘藤、无根草、菟丝藤、罗网藤。

【来源】为樟科植物无根藤 *Cassytha filiformis* L.的全草。

【形态特征】寄生缠绕草本，借盘状吸根附于寄主上。茎线状，绿色或绿褐色，嫩茎被锈色短柔毛。叶退化为微小鳞片。穗状花序。花极小，两性，白色。果实小，球形，包藏于花后增大的肉质果托内。

【性味功效】淡，凉。清热利湿、凉血解毒。

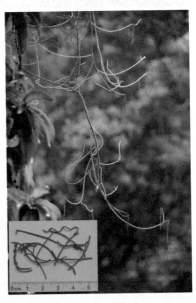

【应用】用于结膜炎、急性黄疸型肝炎、小儿疳积、水肿、咯血，痈疮、烫伤。

【选方】1.治尿路结石：无根藤60g，地骨皮、木通、灯心草各12g。水煎服。（《香港中草药》）

2.治慢性肾炎：无根藤、金丝草、田基黄各30g。水煎服。(《香港中草药》))

3.治痢疾：无根藤、叶下珠各15g，樟木9g。水煎服。(《福建药物志》)

4.治阴囊肿大：取鲜无根草24～30g，青壳鸭蛋1只。水适量，炖服。每日服1次，连服5～6天。(《闽南民间草药》)

天香炉

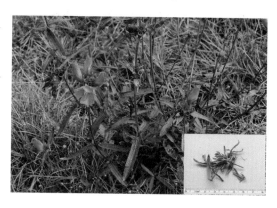

【别名】紫金种、大香炉、天吊香、仰天盅、细金香炉。

【来源】为野牡丹科植物金锦香 *Osbeckia chinensis* L.的全草或根

【形态特征】多年生直立草本或亚灌木。茎四棱，具粗毛。叶对生，线形，两面有粗毛。花数朵，顶生，成头状花序，无柄；花瓣4，淡紫色，稀有白色。蒴果顶端4孔开裂，宿萼杯状，近顶部略收缩，截头形。

【性味功效】辛酸而涩，温，无毒。祛风化湿，止血消瘀。

【应用】用于咳嗽，哮喘，痢疾，泄泻；吐血，咯血，便血，经闭，疳积，风湿骨痛，跌打损伤。

【选方】1.治赤白痢，泄泻：金石榴全草五钱至一两，水煎服。(《湖南药物志》)

2.治吐血：鲜金锦香一两，当归二钱。水煎服。(《泉州本草》)

3.治便血、下痢：金锦香、木槿花。炖服。一方以金锦香一两，冰糖五钱，开水适量冲炖服。(《闽东本草》)

4.治脱肛：金锦香二至五钱，水煎服。(《闽东本草》)

鸡蛋花

【别名】擂捶花、大季花、蛋黄花、蕃花仔、缅栀子。

【来源】为夹竹桃科植物鸡蛋花 *Plumeria rubra* Linn. var. acutifolia.的花。

【形态特征】小乔木。全株无毛，树皮带青色，小枝肉质且厚，多白色乳汁。叶互生，聚生于小枝顶部，纸质。花顶生，排成2歧或3歧聚伞花序，花大，芳香，花冠白色，漏斗状。蓇葖果成对生于果柄上，革质，无毛；种子长圆形，扁平，顶部具长圆形的膜质翅。

【性味功效】甘、淡，凉。清热利湿，润肺解毒。

【应用】用于湿热下痢，里急后重，肺热咳嗽。

【选方】1.治感冒发热：鸡蛋花叶15～30g。水煎服。(《广西本草选编》)

2.治百日咳，气管炎：鸡蛋花或茎皮3～9g，配灯台树叶。水煎服。(《云南思茅中草药选》)

3.治传染性肝炎：鸡蛋花或茎皮3～9g。水煎服。(《云南思茅中草药选》)

4.治细菌性痢疾：鸡蛋花、土棉花、金银花各9g。水煎服。(《全国中草药汇编》)

牡荆

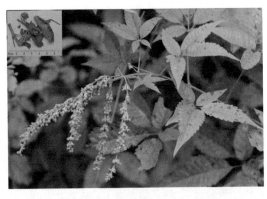

【别名】荆条棵、五指柑、黄荆柴、黄金子、楚（古名）。

【来源】为马鞭草科植物牡荆 *Vitex negundo* L.var.*cannabi folia*（Sieb.et Zucc.）Hand. Mazz.的地上部分。

【形态特征】落叶灌木或小乔木，有香味。叶对生，间有3叶轮生；掌状五出复叶；总叶柄密被黄色细毛。圆锥状花序顶生或侧生，密被粉状细毛。浆果黑色。

【性味功效】微苦、辛，平。解表化湿，解毒祛痰，止咳平喘。

【应用】用于咳嗽，慢性支气管炎，胃痛，腹痛，暑湿泻痢，风湿瘙痒，乳痈肿痛，蛇虫咬伤。

【选方】1.治风寒感冒：鲜牡荆叶24g，或加紫苏鲜叶12g，水煎服。（《福建中草药》）

2.预防中暑：牡荆干嫩叶6~9g，水煎代茶饮。（《福建中草药》）

3.治小便出血：捣牡荆叶取汁，酒服二合。（《千金要方》）

4.治急性胃肠炎：牡荆鲜茎叶30~60g。水煎服。（《福建中草药》）

附注：1.牡荆子：用于咳嗽气喘，胃痛，泄泻，痢疾，疝气痛，脚气肿胀，白带，白浊。

2.牡荆茎：用于感冒，喉痹，牙痛，脚气，疮肿，烧伤。

3.牡荆根：用于感冒头痛，牙痛，疟疾，风湿痹痛。

凉粉草

【别名】仙人冻、薪草、仙草。

【来源】为唇形科植物凉粉草 *Mesona chinese* Benth.的地上部分。

【形态特征】多年生草本。方柱形，下部伏地，上部直立。叶对生，纸质或近膜质，两面被柔毛或近无毛。花白色或淡红色，甚小，排成顶生且多花的总状花序，总花梗短。果萼增大，筒状或近坛状。

【性味功效】甘、淡，寒。消暑解渴、清热解毒。

【应用】用于中暑口渴、湿火骨痛；近有用于糖尿病、高血压病。

【选方】1.治花柳毒入骨：仙人冻六两，蒸数次，加生麻雀八只，连毛，浸双料酒四斤，浸二十天。每次服三两为度。（《岭南采药录》）

2.治痢疾：凉粉草、败酱草各30g。水煎服。

3.治糖尿病：鲜凉粉草90g。水煎，代茶饮。

4.治风火牙痛：凉粉草干，浓煎，连服2~3次。

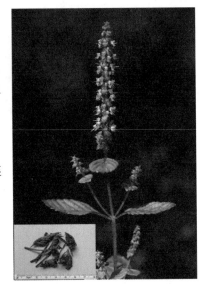

马兰

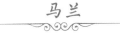

【别名】紫菊、驻菊、路边菊。

【来源】为菊科植物马兰 *Kalimeris indica*（L.）sch.- Bip.［*Astertndicus* L.］的全草。

【形态特征】多年生草本。根茎有匍枝。叶互生，薄质，两面或上面具疏微毛或近无毛。头状花序单生于枝端并排列成疏伞房状。瘦果倒卵状长圆形，极扁，褐色，边缘浅色而有厚肋，上部被腺毛及短柔毛，易脱落，不等长。

【性味功效】辛，凉。凉血止血，清热利湿，解毒消肿。

【应用】用于吐血，衄血，血痢，崩漏，创伤出血，黄疸，水肿，淋浊，感冒，咳嗽，咽痛喉痹，痔疮，痈肿，丹毒，小儿疳积。

【选方】1.治大便下血：马兰、荔枝草各30g。煎服。(《安徽中草药》)

2.治紫癜症：马兰、地锦草各15g。煎服。(《安徽中草药》)

3.治咽喉肿痛：马兰根、水芹菜根各30g，加白糖少许，捣烂取汁服，连服3～4次。(《浙江药用植物志》)

4.治口腔炎：海金沙全草、马兰各30g。水煎服。(《福建中草药处方》)

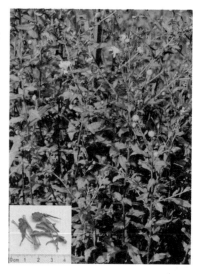

第六章　利水渗湿药

第一节　利水消肿药

泽泻

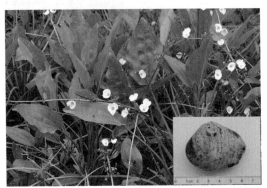

【别名】水泻、泽芝、及泻、鹄泻、建泽泻。

【来源】为泽泻科植物东方泽泻 *Alisma orientate*（Sam.）Juzep.的干燥块茎。

【形态特征】多年生沼生植物，叶丛生，叶柄长达50cm，基部扩延成中鞘状，叶片宽椭圆形至卵形，基部广楔形、圆形或稍心形，全缘，两面光滑；叶脉5～7条。花茎由叶丛中抽出，花序通常为大型的轮生状圆锥花序；瘦果多数，扁平，倒卵形，背部有两浅沟，褐色，花柱宿存。

【性味功效】甘、淡，寒。利水渗湿，泄热，化浊降脂。

【应用】用于小便不利，水肿胀满，泄泻尿少，痰饮眩晕，热淋涩痛，高脂血症。

【选方】1.治水湿停蓄之水肿，小便不利：与猪苓、茯苓、桂枝配用。（《伤寒论》五苓散）

2.治脾胃伤冷，水谷不分，泄泻不止：与苍术、厚朴、陈皮配用。（《丹溪心法》胃苓汤）

3.治痰饮停聚，清阳不升之头目昏眩：配白术同用。（《金匮要略》泽泻汤）。

薏苡仁

砂烫薏苡仁　　薏苡仁炮制

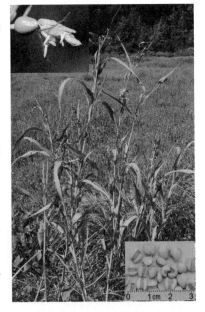

【别名】苡米、薏米、薏仁米、沟子米。

【来源】为禾本科植物薏米 *Coixlacryma-jobi* L.var.*ma-juen*（Roman.）Stapf的干燥成熟种仁。

【形态特征】一年生草本。须根黄白色，海绵质。秆直立丛生，多节。叶鞘抱茎，叶舌干膜质，叶片扁平宽大。总状花序腋生成束，雌小穗位于花序下部，外面包以骨质念珠状总苞，总苞卵圆形，珐琅质，坚硬有光泽，雄小穗位于花序上部。颖果外包坚硬的总苞，卵形或卵状球形。

【性味功效】甘、淡，凉。利水渗湿，健脾止泻，除痹，排脓，解毒散结。

【应用】用于水肿，脚气，小便不利，脾虚泄泻，湿痹拘挛，肺痈，肠痈，赘疣，癌肿。

【选方】1.治脾虚湿盛之泄泻：与茯苓、人参、白术等合用。参苓白术散（《和剂局方》）

2.治湿痹而筋脉挛急疼痛者：与防风、独活、苍术同用。薏苡仁汤（《类证治裁》）。

赤小豆

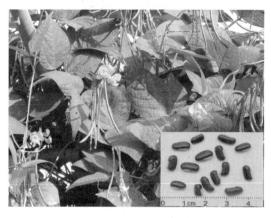

【别名】红小豆、赤豆、朱豆、赤小豆。

【来源】为豆科植物赤小豆*Vigna umbellata*Ohwi et Ohashi 的干燥成熟种子。

【形态特征】一年生草本，茎纤细，羽状复叶具3小叶；托叶盾状着生，披针形或卵状披针形；小托叶钻形，小叶纸质，卵形或披针形，沿两面脉上薄被疏毛，有基出脉3条。总状花序腋生，花2～3朵；花梗短，着生处有腺体；荚果线状圆柱形，种子6～10颗，长椭圆形，暗红色，种脐凹陷。

【性味功效】甘、酸，平。利水消肿，解毒排脓。

【应用】用于水肿胀满，脚气浮肿，黄疸尿赤，风湿热痹，痈肿疮毒，肠痈腹痛。

【选方】1.治水谷痢疾：小豆一合，熔蜡三两，顿服取效。（《必效方》）

2.治热毒下血，或因食热物发动：赤小豆末，水服方寸匕。（《梅师方》）

3.治肠痔下血：小豆二升，苦酒五升，煮熟日干，再浸至酒尽乃止，为末。酒服一钱，日三服。（《肘后方》）

4.治舌上出血，如簪孔：小豆一升，杵碎，水三升和，绞汁服。（《肘后方》）

冬瓜皮

【别名】白瓜皮、白东瓜皮。

【来源】为葫芦科植物冬瓜*Benincasahispida*（Thunb.）Cogn. 的干燥外层果皮。

【形态特征】一年生蔓生或架生草本，茎被黄褐色硬毛及长柔毛，有棱沟，长约6m。单叶互生，两面均被粗毛，叶脉网状。花单性，雌雄同株；花单生于叶腋，花梗被硬毛；花萼管大，裂片三角卵形，边缘有锯齿；花冠黄色，5裂至基部。瓠果大型，肉质，长圆柱状或近球形。种子多数，卵形，白色或淡黄色。

【性味功效】甘，凉。利尿消肿。

【应用】用于水肿胀满，小便不利，暑热口渴，小便短赤。

【选方】1.治肿胀：用半斤，同冬瓜皮半斤，紫苏根叶半斤，生姜皮三两。煎汤熏洗，暖卧取汗。洗三次，小便清长，自然胀退。（《摘玄方》）

2.治跌扑伤损：用干冬瓜皮一两，真牛皮胶一两，锉入锅内炒存性，研末。（《本草纲目》）

玉米须

【别名】棒子毛、玉麦须、玉蜀黍须、包谷须。

【来源】为禾本科植物玉蜀黍 *Zea mays* L.的花柱和柱头。

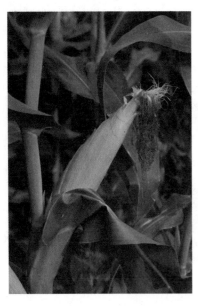

【形态特征】高大的一年生栽培植物。秆粗壮，直立，高1~4m，通常不分枝，基部节处常有气生根。叶片宽大，线状披针形。在秆顶着生雄性开展的圆锥花序；雄花序的玉米须分枝三棱状，在叶腋内抽出圆柱状的雌花序，雌花序外包有多数鞘状苞片，雌小穗密集成纵行排列于粗壮的穗轴上，颖片宽阔。

【性味功效】甘、淡，平。利尿消肿，清肝利胆。

【应用】用于水肿，小便淋沥，黄疸，胆囊炎，胆结石，高血压病，糖尿病，乳汁不通。

【选方】1.治尿路感染：玉米须15g，金钱草45g，萆薢30g。水煎服。（《湖北中草药志》）

2.治肾炎、初期肾结石：玉蜀黍须，分量不拘，煎浓汤，频服。（《贵阳市秘方验方》）

3.治尿血：玉米须30g，荠菜花15g，白茅根18g。水煎去渣，1日2次分服。（《食物中药与便方》）

4.治高血压，伴鼻衄、吐血：玉米须、香蕉皮各30g，黄栀子9g。水煎冷却后服。（《食物中药与便方》）

葫芦

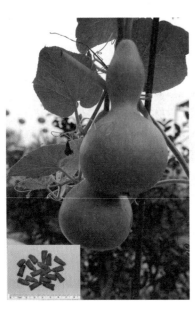

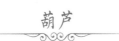

【别名】葫芦壳、抽葫芦、壶芦、蒲芦。

【来源】为葫芦科植物葫 *Lagenaria siceraria*（Molina）Standl的干燥种子。

【形态特征】一年生攀援草本；茎、枝具沟纹，被黏质长柔毛，老后渐脱落，变近无毛。叶柄纤细，叶片卵状心形或肾状卵形，先端锐尖，边缘有不规则的齿，基部心形，半圆形或近圆形，两面均被微柔毛，叶背及脉上较密。卷须纤细，初时有微柔毛，后渐脱落，变光滑无毛，上部分2歧。雌雄同株，雌、雄花均单生。

【性味功效】甘，平。止泻，引吐，利尿，消肿，散结。

【应用】用于热痢，肺病，皮疹，水肿，腹水，颈淋巴结结核。

【选方】1.治预解胎毒：七、八月，或三伏日，或中秋日，剪壶卢（须如环子脚者）阴干，于除夜煎汤浴小儿，则可免出痘。（唐瑶《经验方》）

2.治腹胀黄肿：用亚腰壶卢连子烧存性，每服一个，食前温酒下。不饮酒者，白汤下。十余日见效。（《简便方》）

泽漆

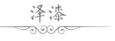

【别名】五凤草、奶浆草、倒毒伞、九头狮子草。

【来源】为大戟科植物泽漆 *Euphorbia helioscopia* L.的干燥全草。

【形态特征】一年生或二年生草本，高10~30cm，全株含乳汁。茎基部分枝，茎丛生，基部斜升，无毛或仅分枝略具疏毛，基部紫红色，上部淡绿色。叶互生。杯状聚伞花序顶生，蒴果球形，光滑。种子褐色，卵形，有明显凸起网纹，具白色半圆形种阜；总花序多歧聚伞状，顶生；蒴果无毛。种子卵形，表面在凸起的网纹。

【性味功效】，苦微寒。利尿消肿，化痰散结，杀虫止痒。

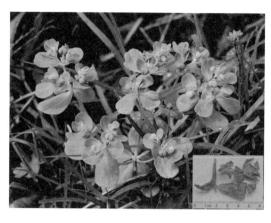

【应用】用于腹水、水肿、肺结核、颈淋巴结核、痰多喘咳、癣疮。

【选方】1.治脚气赤肿，行步作疼：猫儿眼睛草不以多少（锉碎），入鹭鸶藤、蜂窝各等分。每服50g，水五碗，煎至二碗，趁热熏洗。（《履巉岩本草》）

2.治瘰疬：猫儿眼睛草一、二捆，井水二桶，锅内熬至一桶，去滓澄清，再熬至一碗，瓶收。每以椒、葱、槐枝，煎汤洗疮净，乃搽此膏。（《纲目》引《便民方》）

3.治癣疮有虫：猫儿眼睛草，晒干为末，香油调搽。（《卫生易简方》）

蝼蛄

【别名】天蝼、蝼蛄、土狗崽、地狗。

【来源】为蝼蛄科昆虫蝼蛄 *Gryllotalpa africana* Palisot et Beaurois的成虫全体。

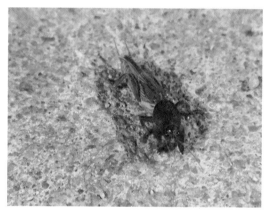

【形态特征】体长圆形，淡黄褐色或暗褐色，全身密被短小软毛。雌虫体长约3cm余，雄虫略小。头圆锥形，前尖后钝，头的大部分被前胸板盖住。触角丝状，复眼一对，口器发达。前胸背板坚硬膨大，翅2对，足3对，腹部纺锤形，背面棕褐色，末端2节的背面两侧有弯向内方的刚毛，最末节上生尾毛2根，伸出体外。

【性味功效】咸，寒。利水消肿，通便，解毒。

【应用】用于水肿，石淋，小便不利，瘰疬，痈肿恶疮。

【选方】1.主难产，出肉中刺，溃痈肿，下哽噎，解毒，除恶疮。（《本经》）

2.治恶疮，水肿，头面肿。（《日华子本草》）

3.利大小便，通石淋，治瘰疬，骨鲠。（《纲目》）

三白草

【别名】水木通、白水鸡、田三白、白面姑。

【来源】为三白草科植物三白草 *Saururus chinensis*（Lour.）Baill.的干燥根茎或全草。

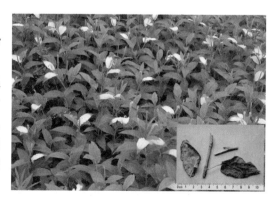

【形态特征】多年生湿生草本，高约1m；茎粗壮，有纵长粗棱和沟槽，下部伏地，常带白色，上部直立，绿色。叶纸质，密生腺点，阔卵形至卵状披针形，花序白色，无毛，但花序轴密被短柔毛；苞片近匙形，上部圆，无毛或有疏缘毛，下部线形，被柔毛，且贴生于花梗上；雄蕊6枚，花药长圆形，纵裂。果近球形，表面多疣状凸起。

【性味功效】甘，辛，寒。利尿消肿，清热解毒。

【应用】用于水肿，小便不利，淋沥涩痛，带下；外治疮疡肿毒，湿疹。

【选方】1.治疗疮炎肿：三白草鲜叶一握，捣烂敷患处，日换两次。(《福建民间草药》)

2.治绣球风：鲜三白草，捣法洗患处。(《浙江天目山药植志》)

3.尿路感染、水肿：鲜根茎或鲜全草一两，水煎服。(《浙江民间常用草药》)

闭鞘姜

【别名】广商陆、水蕉花。

【来源】为姜科闭鞘姜属植物闭鞘姜 *Costusspeciosus*（Koenig）Smith，以根状茎入药。

【形态特征】多年生草本，基部近木质，顶部常分枝，旋卷。叶片长圆形或披针形，顶端渐尖或尾状渐尖，基部近圆形，叶背密被绢毛。穗状花序顶生，椭圆形或卵形，苞片卵形，革质，红色，被短柔毛，具增厚及稍锐利的短尖头，淡红色；花萼革质，红色，嫩时被绒毛；花冠白色或顶部红色；唇瓣宽喇叭形，纯白色，顶端具裂齿及皱波状；蒴果稍木质。种子黑色，光亮。

【性味功效】辛、酸，微寒。利水消肿，解毒止痒。

【应用】用于百日咳，肾炎水肿，尿路感染，肝硬化腹水，小便不利；外用治荨麻疹，疮疖肿毒，中耳炎。

【选方】1.歪根：根茎主治胃气痛、阳痿、噤口痢、百日咳、肾炎水肿、尿路感染、荨麻疹、无名肿毒。(《民族药志二》)

2.块根：治肾炎水肿，膀胱热淋，肝硬化腹水，眼睛红肿热痛。(《拉祜医药》)

第二节　利尿通淋药

车前子

【别名】凤眼前仁、车轮草、猪耳草。

【来源】为车前科植物车前 *Plantago asiatica* L.的干燥成熟种子。

【形态特征】多年生草本，叶根生，具长柄，几与叶片等长或长于叶片，基部扩大；叶片卵形或椭圆形，先端尖或钝，基部狭窄成长柄，全缘或呈不规则波状浅齿，通常有5~7条弧形脉。穗状花序为花茎的2/5~1/2；花淡绿色，每花有宿存苞片1枚，三角形；花萼4，基部稍合生，蒴果卵状圆锥形，成熟后约在下方2/5处周裂，下方2/5宿存。种子4~8枚或9枚，近椭圆形，黑褐色。

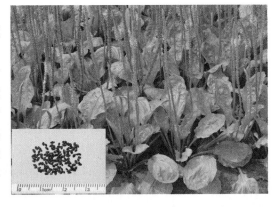

【性味功效】甘，寒。清热利尿通淋，渗湿止泻，明目，祛痰。

【应用】用于热淋涩痛，水肿胀满，暑湿泄泻，目赤肿痛，痰热咳嗽。

【选方】1.湿热下注于膀胱而致小便淋沥涩痛者：与木通、瞿麦、滑石等同用，如八正散。(《和剂局方》)

2.病久肾虚，腰重脚肿：与牛膝、肉桂、山茱萸、熟地黄等同用，如济生肾气丸。（《济生方》）

3.小便不利之水泻：可单用本品研末，米饮送服；若脾虚湿盛泄泻，可配白术同用；若暑湿泄泻，可与香薷、茯苓、获苓等同用，如车前子散。（《杨氏家藏方》）

萹蓄

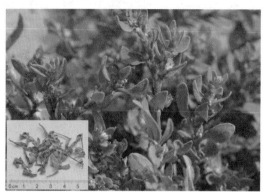

【别名】百节草、萹竹、粉节草、竹片菜。

【来源】为蓼科植物萹蓄 *Polygonum aviculare* L.的干燥地上部分。

【形态特征】一年生草本，高15～50cm。植物体有白色粉霜。茎平卧地上或斜上伸展，基部分枝甚多，绿色，具明显萹蓄的节及纵沟纹；幼枝上微有棱角。单叶互生，几无柄；花簇生于叶腋；花梗短；苞片及小苞片均为白色透明膜质；花被绿色。

【性味功效】苦，微寒。利尿通淋，杀虫，止痒。

【应用】用于热淋涩痛，小便短赤，虫积腹痛，皮肤湿疹，阴痒带下。

【选方】1.治蛔虫心痛，面青，口中沫出：萹蓄十斤。细锉，以水一石，煎去滓成煎如饴。空心服，虫自下皆尽，止。（《药性论》）

2.治小儿蛲虫攻下部痒：萹竹叶一握。切，以水一升，煎取五合，去滓，空腹饮之，虫即下，用其汁煮粥亦佳。（《食医心镜》）

3.治肛门湿痒或痔疮初起：萹蓄100～150g。煎汤，趁热先熏后洗。（《浙江民间草药》）

地肤子

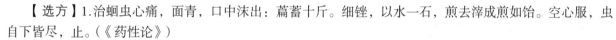

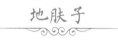

【别名】地葵、益明、独扫子、竹帚子。

【来源】为藜科植物地肤 *Kochia scoparia*（L.）Schrad的干燥成熟果实。

【形态特征】一年生草本，高50～150cm。茎直立，多分枝，淡绿色或浅红色，生短柔毛。叶互生。花单个或2个生于叶腋，集成稀疏的穗状花序，花下有时有锈色长柔毛。胞果扁球状五角星形，果皮与种子离生，包于花被内。种子1颗，扁卵形，黑褐色。

【性味功效】辛、苦，寒。清热利湿，祛风止痒。

【应用】用于小便涩痛，阴痒带下，风疹，湿疹，皮肤瘙痒。

【选方】1.治久血痢，日夜不止：地肤子50g，地榆1.5g（锉），黄芩1.5g。上药捣细罗为散。每服，不计时候，以粥饮调下10g。（《圣惠方》）

2.治目痛及眯忽中伤，因有热眯者：取地肤子白汁注目中。（《僧深集方》）

3.治雀目：地肤子250g，决明子一升。上二味捣筛，米饮和丸。每食后，以饮服二十九至三十丸。（《广济方》地肤子丸）

海金沙

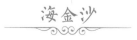

【别名】金沙藤、左转藤、竹园荽。

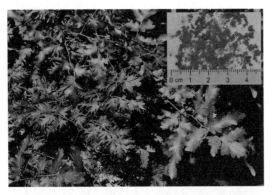

【来源】为海金沙科植物海金沙 *Lygodium japonicum* （Thunb.）Sw.的干燥成熟孢子。

【形态特征】多年生草质藤本，根状茎横走，生黑褐色有节的毛；根须状，黑褐色，坚韧，亦被毛。叶多数，对生于茎上的短枝两侧，纸质，边缘有不整齐的细钝锯齿，孢子叶卵状三角形，多收缩而呈深撕裂状。夏末，小羽片下面边缘生流苏状的孢子囊穗，黑褐色，孢子表面有小疣。

【性味功效】甘、咸，寒。清利湿热，通淋止痛。

【应用】用于热淋，石淋，血淋，膏淋，尿道涩痛。

【选方】1.热淋急痛：海金沙草阴干为末，煎生甘草汤，调服二钱，此陈总领方也。一加滑石。（《夷坚志》）

2.小便不通，脐下满闷：海金沙一两，蜡面茶半两，捣碎。每服三钱，生姜甘草煎汤下，日二服。亦可末服。（《图经本草》）

石韦

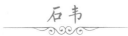

石韦

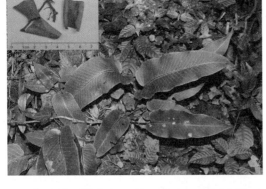

【别名】金星草、石剑、金汤匙、蛇舌风。

【来源】为水龙骨科植物庐山石韦 *Pyrrosia*（Bak.）Ching 的干燥叶。

【形态特征】中型附生蕨类，横生，密被鳞片；鳞片披针形。叶远生，近二型；叶柄与叶片大小和长短变化很大，不育叶和能育叶同型或略短而阔；中脉上面稍凹，下面隆起，侧脉多少可见，小脉网状。孢子囊群近椭圆形，在侧脉间整齐成多行排列，布满整个叶片下面，或聚生于叶片的大上半部，初时为星状毛覆盖而呈淡棕色，成熟后孢子囊开裂外露而呈砖红色。

【性味功效】甘、苦，微寒。利尿通淋，清肺止咳，凉血止血。

【应用】用于热淋，血淋，石淋，小便不通，淋沥涩痛，肺热喘咳，吐血，衄血，尿血，崩漏。

【选方】1.治痢疾：石韦全草一荫，水煎，调冰糖25g，饭前服。（《闽东本草》）

2.治崩中漏下：石韦为末，每服15g，温酒服。（《纲目》）

3.治咳嗽：石韦（去毛）、槟榔（锉）等分。上二味，罗为细散，生姜汤调服。（《圣济总录》）

冬葵子

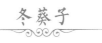

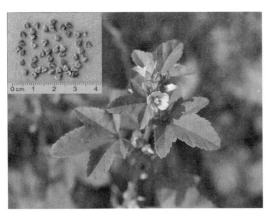

【别名】葵子、葵菜子。

【来源】为锦葵科冬葵 *Mealva crispa* L.的果实。

【形态特征】一年生草本，高30~90cm。茎直立，被疏毛或几无毛。叶互生；掌状5~7浅裂，圆肾形或近圆形，基部心形，边缘具钝锯齿，掌状5~7脉，有长柄。花小，丛生于叶腋，淡红色，小苞片3，广线形；果实扁圆形，由10~12心皮组成，心皮无毛，淡棕色。果扁球形，网状，具细柔毛。种子，暗黑色。

【性味功效】甘，寒。利水通淋，滑肠通便，下乳。

【应用】用于二便不通，淋病，水肿，妇女乳汁不行，乳房肿痛。

【选方】1.治大便不通十日至一月者：葵子末入乳汁等分，和服。(《圣惠方》)

2.治血淋及虚劳尿血：葵子一升，水三升，取汁，日三服。(《千金方》)

3.治妊娠患子淋：英子一升，以水三升，煮取二升，分再服。(《千金方》)

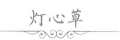

灯心草

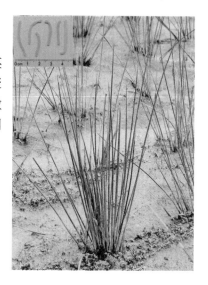

【别名】蔺草、龙须草、马棕根、野马棕。

【来源】为灯心草科植物灯心草*Juncus effusus* L.的干燥茎髓。

【形态特征】多年生草本，高40～100cm。根茎横走，密生须根。茎簇生，直立，细柱形，内弃满乳白色髓，占茎的大部分。花序假侧生，聚伞状，多花，密集或疏散；花淡绿色，具短柄。蒴果长圆状，先端钝或微凹，长约与花被等长或稍长，内有3个完整的隔膜。种子多数，卵状长圆形，褐色。

【性味功效】甘、淡，微寒。清心火，利小便。

【应用】用于心烦失眠，尿少涩痛，口舌生疮。

【选方】1.治破伤：灯心烂嚼，和唾贴之，用帛裹。(《胜金方》)

2.治乳痈乳吹：水灯心一两。酒水各半煎服。(《中医药实验研究》)

3.治阴疳：灯心草(烧灰)，入轻粉、麝香(共研末涂敷)。(《纲目》)

草薢

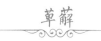

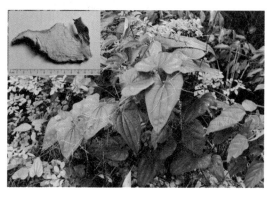

【别名】黄山姜、百枝、土薯蓣。

【来源】为薯蓣科植物粉背薯蓣*Dioscorea hypoglauca* Palibin的干燥根茎。

【形态特征】粉背薯蓣，多年生缠绕藤本。叶互生，三角状心形，或卵状披针形，顶端渐尖，边缘波状，叶片干后近乎黑色，下面常盖有白色粉状物。花单性，雌雄异株，花序基部的花通常2～3朵集在一起。蒴果成熟后反曲下垂，表面栗褐色，成熟后顶端开裂。种子四周围以薄膜状的翅，通常两两迭生，着生于每室的中央。

【性味功效】苦、平。利湿去浊，祛风除痹。

【应用】用于膏淋，白浊，白带过多，风湿痹痛，关节不利，腰膝疼痛。

【选方】1.治脚气肿痛，不能动履，不论寒热虚实，久病暴发皆可：草薢25g，黄柏、苍术、牛膝、木瓜、猪苓、泽泻、槟榔各10g。水二大碗，煎一碗。每日食前服一剂。(《本草备要》)

2.治丈夫腰脚痹、缓急，行履不稳者：草薢12g，杜仲4g。捣筛。每旦，温酒和服15g，增至25g。禁食牛肉。(《广利方》)

3.治风寒湿痹，腰骨强痛：干草薢根，每次25g，猪脊骨半斤合炖服。(《泉州本草》)

石竹

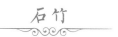

【别名】北石竹、长萼石竹、三脉石竹。

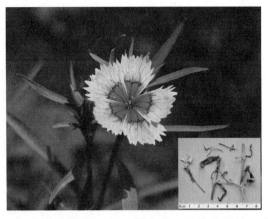

【来源】为石竹科植物石竹 *Dianthus chinensis* L.的干燥全草或根。

【形态特征】多年生草本，高30～50cm，全株无毛。茎直立，上部分枝。叶片线状披针形；花单生枝端或数花集成聚伞花序，花萼圆筒形，有纵条纹，萼齿披针形，直伸，有缘毛；子房长圆形，花柱线形。蒴果圆筒形，包于宿存萼内，顶端4裂；种子黑色，扁圆形。

【性味功效】苦、寒。利尿通淋，破血通经。

【应用】用于尿路感染、热淋、尿血、妇女经闭、疮毒、湿疹。

【选方】降心火，利小肠，逐膀胱邪热，为治淋要药。（《本草备要》）

瞿麦

【别名】野麦、石柱花、十样景花、巨麦。

【来源】为石竹科植物瞿麦 *Dianthus superbus* L.的干燥地上部分。

【形态特征】多年生草本，高50～60cm，有时更高。茎丛生，上部分枝。叶片线状披针形，叶对生，多皱缩，展平叶片呈条形至条状披针形。枝端具花及果实，花萼筒状宽卵形；花瓣棕紫色或棕黄色。蒴果长筒形。花1或2朵生枝端，有时顶下腋生；苞片2～3对，倒卵形；花萼圆筒形，蒴果圆筒形；种子扁卵圆形，黑色，有光泽。

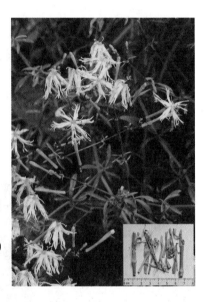

【性味功效】苦，寒。利尿通淋，活血通经。

【应用】用于热淋，血淋，石淋，小便不通，淋沥涩痛，经闭瘀阻。

【选方】1.治淋证，尤以热淋最为适宜：常与萹蓄、木通、车前子同用，如八正散。（《和剂局方》）

2.治小便淋沥有血：则与栀子、甘草等同用，如立效散。（《和剂局方》）

3.治石淋：与石韦、滑石、冬葵子配伍，如石韦散。（《症治汇补》）

粗齿铁线莲

【别名】大蓑衣藤、白头公公、线木通。

【来源】为毛茛科粗齿铁线莲 *Clematis argentilucida*（Lévl. et Vant.）W. T. Wang的全草。

【形态特征】落叶藤本。一回羽状复叶，顶端渐尖，基部圆形、宽楔形或微心形，常有不明显3裂，边

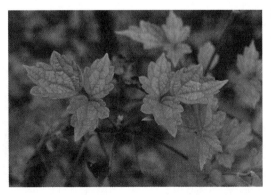

缘有粗大锯齿状牙齿，上面疏生短柔毛，下面、密生白色短柔毛至较疏，或近无毛。腋生聚伞花序常有3-7花，或成顶生圆锥状聚伞花序多花，较叶短；花白色，近长圆形，顶端钝，两面有短柔毛，内面较疏至近无毛；雄蕊无毛。瘦果扁卵圆形，有柔毛。

【性味功效】苦、辛，温。利尿，通络，理气通便，解毒。

【应用】用于风湿性关节炎，小便不利，闭经，便秘腹胀，风火牙痛，眼起星翳，虫蛇咬伤，黄疸。

【选方】1.治风火牙痛：铁线莲鲜根加食盐捣烂敷患处。（《天目山药用植物志》）

2.治眼起星翳：铁线莲鲜根捣烂塞鼻孔，左目塞右孔，右目塞左孔。（《天目山药用植物志》）

3.治虫蛇咬伤：铁线莲全草捣烂，敷患处。（《湖南药物志》）

含羞草

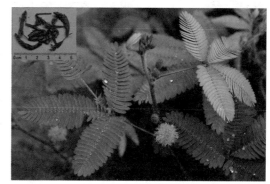

【别名】感应草、喝呼草、知羞草、怕丑草。

【来源】为豆科植物含羞草 *Mimosa pudica* L.的全草。

【形态特征】披散、亚灌木状草本，托叶披针形。羽片和小叶触之即闭合而下垂；羽片通常2对。头状花序圆球形，具长总花梗，单生或2~3个生于叶腋；花小，淡红色；花萼极小，花冠钟状，外面被短柔毛；雄蕊4枚，伸出于花冠之外；子房有短柄，无毛；胚珠3~4颗，花柱丝状，柱头小。荚果长圆形，种子卵形。

【性味功效】甘、寒。清热利尿，化痰止咳，安神止痛。

【应用】用于感冒，小儿高热，急性结膜炎，支气管炎，胃炎，肠炎，泌尿系结石，疟疾，神经衰弱；外用治跌打肿痛，疮疡肿毒。

【选方】1.治神经衰弱，失眠：含羞草一至二两（干品），水煎服。（广州部队《常用中草药手册》）

2.治带状疱疹：含羞草鲜叶捣烂外敷。（广州部队《常用中草药手册》）

望江南

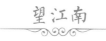

【别名】金豆子、羊角豆、江南豆。

【来源】为豆科决明属植物望江南 *Cassia occidentalis* L.的种子。

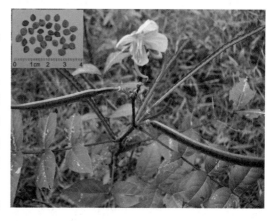

【形态特征】灌木或半灌木，高1~2m。分枝少，无毛。叶互生，叶片卵形至椭圆状披针形，有缘毛。伞房状总状花序顶生或腋生；花黄色，花瓣5，倒卵形；雄蕊10，发育雄蕊7，3枚不育，无花药；子房线形而扁，被白色长毛，花柱丝状。荚果扁平，线形，褐色。种子30~40颗，卵形，稍扁，淡褐色，有光泽，种子间有薄的横隔膜。

【性味功效】苦，寒。肃肺，清肝，利尿，通便，解毒消肿。

【应用】用于咳嗽气喘，头痛目赤，小便血淋，大便秘结，痈肿疮毒，蛇虫咬伤。

【选方】1.治肿毒：金豆子叶，晒研，醋和敷，留头即消；或酒下二三钱。（《纲目拾遗》）

2.治血淋：羊角豆全草30g。水煎服。（《福建民间草药》）

胡枝子

【别名】随军茶、牡荆、荆条、胡枝条。

【来源】为豆科胡枝子属植物胡枝子 *Lespedeza bicolors* Turcz.的根。

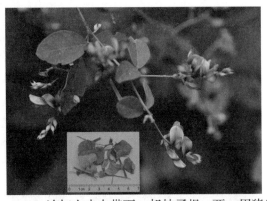

【形态特征】灌木，3出复叶，小叶狭卵形、倒卵形或椭圆形，顶端有小叶。总状花序腋生，成圆锥花序状，棕色，外面被白疏柔毛；萼长4裂，裂片常无毛，卵形或广披针形；花冠紫色；雄蕊10，两体；雌蕊1，花柱内弯。荚果斜倒卵形，有子房柄及短尖，被柔毛。

【性味功效】甘，平。润肺清热，利水通淋。

【应用】用于肺热咳嗽，百日咳，鼻衄，淋病。

【选方】1.治腰膝疼痛：胡枝子根、猪瘦肉各二两，黄酒半斤；开水一碗冲炖，分服。（《闽东本草》）

2.治妇人赤白带下：胡枝子根一两，用猪瘦肉四两炖汤，以汤煎药服。（《江西民间草药》）

3.治脱力：胡枝子根，炖老酒服。（《闽东本草》）

黄花地桃花

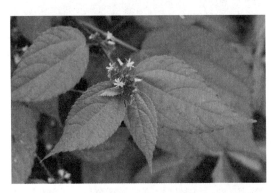

【别名】黄花虱麻头、千打槌、地桃。

【来源】为椴树科植物刺蒴麻 *Triumfetta rhomboidea* Jacq. 的根或全草。

【形态特征】亚灌木。嫩枝被灰褐色短茸毛。叶互生，叶片纸质，生于茎下部的阔卵圆形，先端常3裂，基部圆形，生于茎上部的长圆形，上面有疏毛，下面有星状柔毛，边缘有不规则的粗锯齿。聚伞花序数枝腋生，花序柄及花柄均极短，萼片狭长圆形，顶端有角，被长毛，花瓣比萼片略短，黄色，边缘有毛，雄蕊10，子房有刺毛。有种子2~6颗。

【性味功效】苦，寒。清热利湿，通淋化石。

【应用】用于风热感冒，痢疾，泌尿系结石，疮疖，毒蛇咬伤。

【选方】1.治感冒风热表证：黄花地桃花、鬼针草、金丝草同煎服。（《中医方药学》）

茶

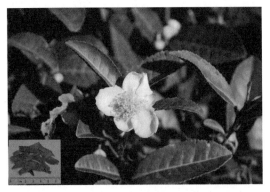

【别名】苦茶、苦槚、茶芽、酪奴。

【来源】为山茶科山茶属植物茶 *Camellia sinensis*（L.）O. Ktze.的嫩叶或嫩芽。

【形态特征】常为绿灌木，有时呈乔木状，多分枝，嫩枝有细毛，老则脱落。单叶互生，长椭圆形或椭圆状披针形，或倒卵状披针形，先端渐尖，有时稍钝，基部楔形，边缘有锯齿，质厚，老则带革质，上面深绿色，有光泽，平滑无毛，下面淡绿色，羽状网脉，幼叶下面具短柔毛；叶柄短，略扁。

【性味功效】苦、甘，微寒。强心利尿，抗菌消炎，收敛止泻。

【应用】用于肠炎，痢疾，小便不利，水肿，嗜睡症；外用治烧烫伤。

【选方】1.治卒头痛如破，非中冷又非中风，是痛是膈中痰，厥气上冲所致，名为厥头痛，吐之即瘥：单煮茗作饮二三升许，适冷暖，饮二升；须臾即吐，吐毕又饮，如此数过，剧者须吐胆乃止，不损人而渴则

瘈。(《千金方》)

2. 治腰痛难转：煎茶五合，投醋二合，顿服。(《食疗本草》)

3. 治诸般喉症：细茶三钱(清明前者佳)，黄柏三钱，薄荷叶三钱，硼砂(煅)二钱。上各研极细，取净末和匀，加冰片三分吹之。(《万氏家抄方》)

夹竹桃

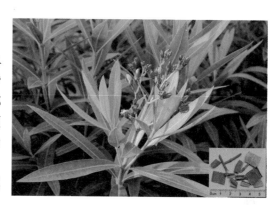

【别名】红花夹竹桃、柳叶桃树、洋桃、叫出冬。

【来源】为夹竹桃科植物夹竹桃 *Nerium indicum* Mill. 的叶。

【形态特征】常绿直立大灌木，枝条灰绿色，嫩枝条具棱，被微毛，老时毛脱落。叶3~4枚轮生，叶面深绿，叶背浅绿色，中脉在叶面陷入，叶柄扁平，先端尖，全缘，基部楔形，上面深绿色，下面淡绿色，平行羽状脉。聚伞花序顶生，花冠深红色或粉红色，花冠为单瓣呈5裂时，其花冠为漏斗状，种子长圆形

【性味功效】苦、寒、有毒。强心利尿、祛痰定喘、镇痛、祛瘀。

【应用】用于心力衰竭，喘息咳嗽，癫痫，跌打损伤肿痛，经闭。

【选方】1. 治心脏病并心力衰竭：夹竹桃绿叶(不老不嫩者)，用湿布拭净，于60~70℃低温下烘干研末。成人第一日用一分至一分二厘，分二至三次服；第二、第三日，每日八厘至一分二厘，分二至三次服，至病情好转，可减为每日三厘或更少量。(《湖南药物志》)

2. 治哮喘：夹竹桃叶七片，粘米一小杯。同捣烂，加片糖煮粥食之，但不宜多服。(《岭南采药录》)

3. 治癫痫：夹竹桃小叶三片，铁落二两。水煎，日服三次，二日服完。(《云南中草药》)

铜锤玉带草

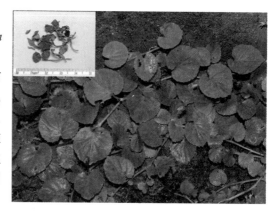

【别名】地茄子草、地浮萍、马莲草、铜锤草。

【来源】为桔梗科植物铜锤玉带草 *Pratia begon iifolia*(Wall.)Lindl 的全草。

【形态特征】多年生草本，，有白色乳汁。匍匐草本，节上生根，被开展的柔毛，不分枝或在基部有长或短的分枝。叶互生，叶片圆卵形、心形或卵形。花单生叶腋；花梗长，无毛；花萼筒坛状，无毛，裂片条状披针形，伸直，雄蕊在花丝中部以上连合，花丝筒无毛，花药管长1mm余，背部生柔毛，下方2枚花药顶端生髯毛。果为浆果，紫红色，椭圆状球形，种子多数，近圆球状，稍压扁，表面有小疣突。

【性味功效】苦、麻，热。活血祛瘀，除风利湿。

【应用】用于风湿疼痛，月经不调，子宫脱垂，跌打损伤、骨折。

【选方】1.治跌打损伤疼痛、内伤出血：铜锤草0.9g，白地榆1.2g，楠木香1.2g，苏木6g。共研末，开水或酒送服，日服2次。或泡酒服。(《昆明民间常用草药》)

2.治风湿痹痛、跌打损伤：地茄子全草120g，泡酒500g。浸2~5天，每10~15ml，每日服3次。(《四川中药志》)

3.治小儿发热：(铜锤玉带草)鲜草加百草霜、桐油，捣烂敷脐中。(《湖南药物志》)

第三节　利湿退黄药

金钱草与广金钱的鉴别

金钱草

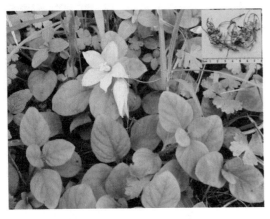

【别名】落地金钱、钱芋金。

【来源】为报春花科植物过路黄 *Lysimachia christinae* Hance 的干燥全草。

【形态特征】多年生草本植物，茎柔弱，匍匐地面，长20~60cm淡绿带红色，无毛或微具短柔毛。叶对生，叶柄与叶片约等长；叶片心形或卵圆形，两面均有黑色腺条，主脉1，于叶之背面隆起。花成对腋生，花梗较叶柄稍长或长达叶端；花萼5深裂，裂片披针形，长约4mm，通常绿色，外面有黑色腺条。蒴果球形，直径约2.5mm，有黑色腺条。

【性味功效】甘、咸，微寒。利湿退黄，利尿通淋，解毒消肿。

【应用】用于湿热黄疸，胆胀胁痛，石淋，热淋，小便涩痛，痈肿疔疮，蛇虫咬伤。

【选方】1.治胆石症：金钱草60g，鸡内金18g。共研细粉，分3次开水冲服。（《福建药物志》）

2.治胆囊炎：金钱草45g，虎杖根15g。水煎服。如有疼痛加郁金15g。（《全国中草药汇编》）

3.治急性黄疸型肝炎：金钱草90g，茵陈45g，板蓝根15g，水煎加糖适量，每日分3次服，连服10~15剂。（《浙南本草新编》）

虎杖

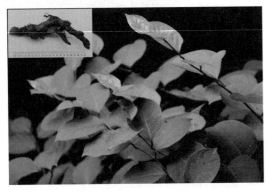

【别名】大叶蛇总管、山大黄、斑杖、苦杖。

【来源】为蓼科植物虎杖 *Polygonum cuspidatum* Sieb. et Zucc. 的干燥根茎和根。

【形态特征】多年生草本。根状茎粗壮，横走。茎直立，高1~2m，粗壮，空心，具明显的纵棱，具小突起，无毛，散生红色或紫红斑点。叶宽卵形或卵状椭圆形，近革质，顶端渐尖，基部宽楔形、截形或近圆形；叶柄长1~2cm，具小突起；托叶鞘膜质，偏斜，长3~5mm，褐色，具纵脉，无毛，顶端截形，无缘毛，常破裂，早落。

【性味功效】微苦，微寒。利湿退黄，清热解毒，散瘀止痛，止咳化痰。

【应用】用于湿热黄疸，淋浊，带下，风湿痹痛，痈肿疮毒，水火烫伤，经闭，癥瘕，跌打损伤，肺热咳嗽。

【选方】1.治急性黄疸型传染性肝炎：虎杖30g，鸡眼草60g。每日1剂。（《全国中草药资料选编》）

2.治湿热黄疸：虎杖、金钱草、板蓝根各30g。水煎服。（《四川中药志》）

3.治皮肤湿疹：虎杖、算盘子根各24g，水煎服。（《福建药物志》）

垂盆草

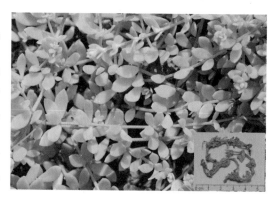

【别名】鼠牙半支、瓜子草、佛指甲、狗牙草。

【来源】为景天科植物垂盆草 *Sedum sarmentosum* Bunge 的干燥全草。

【形态特征】多年生草本。不育枝及花茎细，匍匐而节上生根，直到花序之下。3叶轮生，叶倒披针形至长圆形，先端近急尖，基部急狭，有距。聚伞花序，有3~5分枝；花无梗；萼片5，披针形至长圆形，先端钝，基部无距；花瓣5，黄色，披针形至长圆形，先端有稍长的短尖；雄蕊10，较花瓣短；鳞片10，楔状四方形，先端稍有微缺。种子卵形。

【性味功效】甘、淡，凉。利湿退黄，清热解毒。

【应用】用于湿热黄疸，小便不利，痈肿疮疡。

【选方】1.治肠炎，痢疾：垂盆草30g，马齿苋30g。水煎服，每日1剂。(《四川中药志》)

2.治咽喉肿痛：垂盆草15g，山豆根9g。水煎服。(《青岛中草药手册》)

3.治无名肿毒，创伤感染：鲜垂盆草配等量鲜大黄、鲜青蒿，共捣烂敷患处。(《陕甘宁青中草药选》)

积雪草

积雪草鉴定

【别名】马蹄草、连钱草、破铜钱草。

【来源】为伞形科植物积雪草 *Centella asiatica* (L.) Urb. 的干燥全草。

【形态特征】多年生草本，茎匍匐，细长，节上生根。叶片膜质至草质，圆形、肾形或马蹄形，边缘有钝锯齿，基部阔心形，两面无毛或在背面脉上疏生柔毛；掌状脉5~7，两面隆起，脉上部分叉。伞形花序梗2~4个，聚生于叶腋；花瓣卵形，紫红色或乳白色，膜质。果实两侧扁压，圆球形，表面有毛或平滑。

【性味功效】苦、辛，寒。清热利湿，解毒消肿。

【应用】用于湿热黄疸，中暑腹泻，石淋血淋，痈肿疮毒，跌扑损伤。

【选方】1.治肺热咳嗽：积雪草30g，地麦冬30g，白茅根30g，枇杷叶15g，桑叶15g。水煎服。(《四川中药志》)

2.治黄疸型传染型肝炎：鲜积雪草全草15~30g；或加茵陈15g，栀子6g，白糖15g。水煎服。(《福建中草药》)

3.治痢疾：鲜积雪草全草60g，或加凤尾草、紫花地丁鲜全草各30g。水煎，调适量冰糖和蜜服。(《福建中草药》)

溪黄草

【别名】熊胆草、山熊胆、风血草、黄汁草。

【来源】为唇形科植物溪黄草 *Rabdosia serra* (Maxim.) Hara的全草。

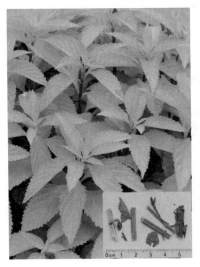

【形态特征】多年生草本。茎直立，四方形，分枝，稍被毛。叶对生，纸质，揉之有黄色液汁，上面被稀疏的短细毛，下面近无毛，有红褐色的腺点；具柄。花细小，淡紫色，集成聚伞花序再排成腋生圆锥花序。果实由4个小坚果组成。

【性味功效】苦，寒。清热利湿，凉血散瘀。

【应用】用于急性黄疸型肝炎，急性胆囊炎，肠炎，痢疾，跌打肿痛。

【选方】1.治急性黄疸型肝炎：溪黄草配酢浆草、铁线草，水煎服。（《中医方药学》）

2.治急性胆囊炎而有黄疸者：溪黄草配田基黄、茵陈蒿、鸡骨草、车前草，水煎服。（《中医方药学》）、

3.治湿热下痢：溪黄草鲜叶，捣汁冲服；溪黄草配天香炉、野牡丹，水煎服。（《中医方药学》）

肾蕨

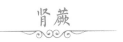

【别名】马骝卵、蜈蚣草、圆羊齿、蕨薯。

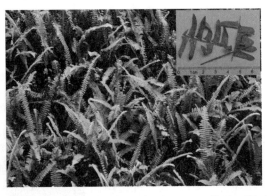

【来源】为骨碎补科植物肾蕨 *Nephrolepis cordifolia*（L.）C.Presl 的地下块茎。

【形态特征】附生或土生。根状茎直立，被蓬松的淡棕色长钻形鳞片，下部有粗铁丝状的匍匐茎向四方横展，匍匐茎棕褐色，不分枝，疏被鳞片，有纤细的褐棕色须根；匍匐茎上生有近圆形的块茎，直径1~1.5cm，密被与根状茎上同样的鳞片。叶簇生，暗褐色，密被淡棕色线形鳞片；叶片线状披针形或狭披针形。孢子囊群成1行位于主脉两侧，肾形。

【性味功效】苦、辛，平。清热利湿、消肿解毒、宁肺止咳、止血。

【应用】用于治疗黄疸、淋浊、小便痛、痢疾、疝气、乳痈、瘰疬、烫伤、蛇虫咬伤等。

【选方】1.治肺热咳嗽，小儿积热：肾蕨块茎9~15g。水煎服。（《广西本草选编》）

2.治湿热腹泻：凤凰蛋60g。捣烂冲开水，去渣服。（《湖南药物志》）

3.治湿热黄疸：圆羊齿干全草15~30g。水煎服。（《福建中草药》）

毛茛

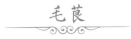

【别名】五虎草、毛建草、白灸、鹤膝草。

【来源】为毛茛科毛茛属植物毛茛 *Ranunculus japonicus* Thunb.的全草及根。

【形态特征】多年生草本，须根多数，簇生。茎直立，具分枝，中空，有开展或贴伏的柔毛。基生叶为单叶；叶柄有开展的柔毛；叶片轮廓圆心形或五角形，基部心形或截形，通常3深裂不达基部，中央裂片倒卵状楔形或宽卵形或菱形，边缘有粗齿或缺刻，两面被柔毛，茎下部叶与基生叶相同，茎上部叶较小，裂片披针形，有尖齿牙；最上部叶为宽线形，全缘，无柄。

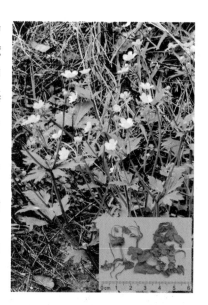

【性味功效】辛，温，有毒。消肿，破痞，止痛，温中，退黄，截疟。

【应用】用于治疗黄疸、胃痛、疟疾、哮喘、牙痛、偏头痛、淋巴结核、风湿性关节炎、角膜云翳等。

【选方】1.治黄疸：用鲜毛茛捣烂团成丸（如黄豆大），缚臂上，夜即起泡，用针刺破放出黄水，黄疸自愈。（《药材资料汇编》）

2.治疟疾：用鲜草捣烂，敷寸口脉上（太渊穴），用布包好，1h后，皮肤起水泡，去药，用针挑破水泡。（《湖南药物志》）

3.治牙痛：用毛茛鲜根和食盐少许杵烂，敷于经渠穴，右边牙痛敷左手，左边牙痛敷右手。又可以毛茛少许，含牙痛处。（《江西民间草药》）

木豆

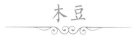

【别名】观音豆、树豆、三叶豆、花螺树豆。

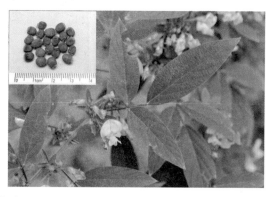

【来源】为豆科木豆属植物木豆 *Cajanus cajan*（L.）Millspaugh 的种子。

【形态特征】直立矮灌木，小枝条弱，有纵沟纹，被灰色柔毛。三出复叶，互生；托叶小；叶片卵状披针形，全缘，两面均被毛，下面具有不明显腺点。总状花序腋生，具梗；花柱细长线形，基部有短柔毛，柱头渐尖，密被黄色短柔毛。种子3~6粒，近圆形，种皮暗红色，有时有褐色斑点，种脐侧生。

【性味功效】辛、涩，平。利湿，消肿，散瘀，止血。

【应用】用于湿痹痛，跌打损伤，衄血，便血，疮疖肿毒，产后恶露不尽，水肿，黄疸型肝炎。

【选方】1.治心虚水肿，喘促无力：木豆30g，猪心1个。合炖服，连服数次可消。（《泉州本草》）

2.治肝肾水肿：木豆、苡仁各15g。合煎汤服，每日2次。忌食盐。（《泉州本草》）

3.治血淋：木豆、车前子各9g。合煎汤服。（《泉州本草》）

猪屎豆

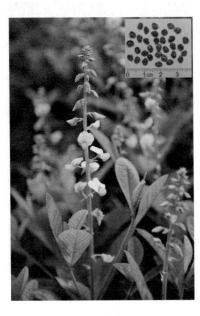

【别名】野苦豆、大眼兰、野黄豆草、猪屎青。

【来源】为豆科植物猪屎豆 *Crotalaria pallida* Ait.的全草。

【形态特征】多年生草本或灌木状；叶为掌状三出复叶，小叶片长圆形或椭圆形。总状花序顶生，有花10~40朵；花梗长3~5mm；花萼近钟形，5裂，萼齿三角形，约与萼筒等长，密被短柔毛；花冠黄色，伸出萼外，旗瓣圆形或椭圆形，基部具胼胝体二枚，翼瓣长圆形龙骨瓣最长，弯曲，具长喙；子房无柄。

【性味功效】苦、辛，平。清热利湿，解毒散结。

【应用】用于痢疾，湿热腹泻，小便淋沥，小儿疳积，乳腺炎。

【选方】治乳腺炎：①（猪屎豆）全草适量，和酒槽捣敷患处；并可取茎叶浓煎，于换药时熏洗患处。②（猪屎豆）全草30g，海金沙全草30g，珍珠菜15g。水煎服，红糖、米酒为引。（《草药手册》）

排钱树

【别名】排钱草、虎尾金钱、钱串草、串钱草。

【来源】为豆科山排钱树属植物排钱树 *Phyllodium pulchellum*（L.）Desv.的根及叶。

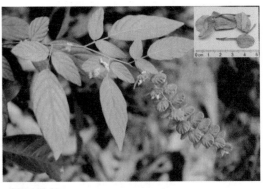

【形态特征】灌木。枝纤细，被柔毛。3出复叶，顶端小叶矩圆形，基部浑圆形，边缘稍作波浪形，革质，上面绿色，秃净或两面均被小柔毛；总状花序顶生及侧生，由12~60个伞形花序或丛生花序组成，花柄与萼同被短柔毛；裂齿披针形；花冠蝶形，白色；雄蕊10，2体；雌蕊1，花柱内弯。荚果矩圆形，秃净或被小柔毛，边缘具睫毛，通常有节2个。

【性味功效】淡、涩，平。有小毒。清热利湿，活血祛瘀，软坚散结。

【应用】用于感冒发热，疟疾，肝炎，肝硬化腹水，血吸虫病肝脾肿大，风湿疼痛，跌打损伤。

【选方】1.治感冒、发热：排钱草干叶三至六钱，水煎服。（《常用中草药手册》）

2.治锁喉风，牙痛：排钱草二两。水煎服。（《福建民间草药》）

3.治跌打损伤：排钱树干茎、叶二至三两，水煎调酒服。（《福建中草药》）

葫芦茶

【别名】葫芦叶、咸鱼草、田刀柄。

【来源】为豆科植物葫芦茶 *Tadehagi triquetrum*（L.）Ohashi的干燥全株。

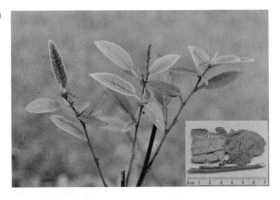

【形态特征】灌木，幼枝三棱形，棱上被疏短硬毛，老时渐变无。叶仅具单小叶，叶基葫芦型，托叶披针形，有条纹；叶下面网脉明显。总状花序顶生和腋生，被贴伏丝状毛和小钩状毛；花2~3朵簇生于每节上；苞片钻形或狭三角形。荚果密被黄色或白色糙伏毛，腹缝线直，背缝线稍缢缩；种子宽椭圆形或椭圆形。

【性味功效】微苦，凉。清热利湿，消滞杀虫。

【应用】用于感冒发热，湿热积滞之阮腹满痛，膀胱湿热之小便赤涩，水肿腹胀，小儿疳积。

【选方】1.治风湿性关节酸痛：葫芦茶茎，每次60g，合猪脚节炖服。(《泉州本草》)

2.治痢疾：葫芦茶全草、细叶扯头孟根各60～90g。加鸡蛋一个同煎，煎至鸡蛋熟时，加生盐调味，汤蛋同服。(《岭南草药志》)

田皂角

【别名】合萌、水皂角。

【来源】为豆科植物田皂角 *Aeschynomene indica* L.的地上部分。

【形态特征】一年生亚灌木状草本，多分枝。偶数羽状复叶，互生；托叶膜质，披针形，先端锐尖，小叶20～30对，长圆形，先端圆钝，有短尖头，基部圆形，无小叶柄。总状花序腋生，花少数，总花梗有疏刺毛，有粘质；花冠黄色，带紫纹；雄蕊10枚合生，上部分裂为2组，每组有5枚，花药肾形；子房无毛，有子房柄。荚果

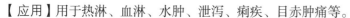

【性味功效】甘、苦，微寒。清热利湿，祛风明目，通乳。

【应用】用于热淋、血淋、水肿、泄泻、痢疾、目赤肿痛等。

【选方】1.治小便不利：合萌二至五钱。煎服。(《上海常用中草药》)

2.治黄疸：田皂角(鲜)五两。水煎服，每日一剂。(《江西草药》)

3.治吹奶：水茸角，不拘多少，新瓦上煅干，为细末，临卧酒调服二钱匕。已破者，略出黄水，亦效。(《中藏经》)

红背山麻杆

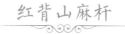

【别名】红背娘、红背叶、红罗裙、红帽顶。

【来源】为大戟科红背山麻杆 *Alchornea trewioides*(Benth.)Mull. Arg.的干燥叶。

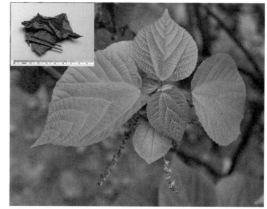

【形态特征】灌木，高1～2m；小枝被灰色微柔毛，后变无毛。叶薄纸质，阔卵形，顶端急尖或渐尖，基部浅心形或近截平，边缘疏生具腺小齿，上面无毛，下面浅红色，仅沿脉被微柔毛；托叶钻状，具毛，凋落。雌雄异株，雄花序穗状，腋生或生于一年生小枝已落叶腋部，具微柔毛。蒴果球形，被微柔毛；种子扁卵状，浅褐色，具瘤体。

【性味功效】甘，凉。清热利湿、散瘀止血、杀虫止痒。

【应用】用于前列腺炎，痢疾，小便不利，血尿，尿路结石或炎症，红崩，白带，腰腿痛，跌打肿痛；外用治外伤出血，荨麻疹，湿疹等。

【选方】1.治湿疹：红背山麻杆叶晒干研粉，外敷患处。(广西《中草药新医疗法处方集》)

2.治褥疮：红背山麻杆、毛漆公叶各等量。晒干研末，清洁创面后，外敷。(《中草药新医疗法处方集》)

3.治赤痢、崩带、尿路结石或炎症：红背山麻杆30g，煎水兑白糖服，或配人苋等量。(《湖南药物志》)

飞扬草

【别名】大飞羊、飞扬、节节花、白乳草。

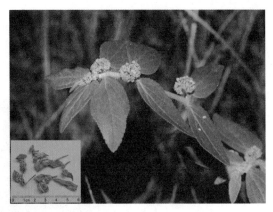

【来源】为大戟科植物飞扬草 *Euphorbia hirta* L.的干燥全草。

【形态特征】一年生草本。根纤细，常不分枝，偶3～5分枝。茎单一，自中部向上分枝或不分枝，被褐色或黄褐色的多细胞粗硬毛。叶对生，披针状长圆形、长椭圆状卵形或卵状披针形，先端极尖或钝，基部略偏斜。花序多数，于叶腋处密集成头状，基部无梗或仅具极短的柄，变化较大，且具柔毛。蒴果三棱状，被短柔毛。

【性味功效】辛、酸，凉；有小毒。清热解毒，利湿止痒，通乳。

【应用】用于肺痈，乳痈，疔疮肿毒，牙疳，痢疾，泄泻，热淋，血尿，湿疹，脚癣，皮肤瘙痒，产后少乳。

【选方】1.治小儿疳积：大飞扬草一两，猪肝四两。炖服。（《福建民间草药》）

2.治带状疱疹：鲜飞扬全草捣烂取汁，加雄黄末五分调匀，涂抹患处。（《福建中草药》）

白背叶

【别名】白叶野桐、白面戟、白鹤树。

【来源】为大戟科野桐属植物白背叶 *Mallotus apelta*（Lour.）Muell.-Arg.的叶。

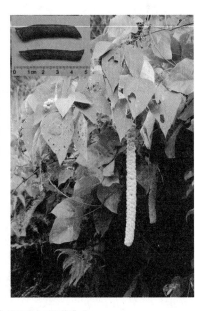

【形态特征】灌木，小枝、叶柄和花序均密被淡黄色星状柔毛和散生橙黄色颗粒状腺体。叶互生，卵形或阔卵形，稀心形，下面被灰白色星状绒毛，散生橙黄色颗粒状腺体；基出脉5条，最下一对常不明显，侧脉6-7对；基部近叶柄处有褐色斑状腺体2个。花外面密生灰白色星状毛和颗粒状腺体，柱头密生羽毛状突起。蒴果近球形，密生被灰白色星状毛的软刺，软刺线形，黄褐色或浅黄色。

【性味功效】苦，寒。清热解毒，消肿止痛，祛湿止血。

【应用】用于痈疖疮疡，鹅口疮，皮肤湿痒，跌打损伤，外伤出血。

【选方】1.治眼雾，赤眼红热，怕光流泪：鲜野桐一至二两（洗净，切碎），猪肝二至四两。水适量炖服。（《闽南民间草药》）

2.治淋浊：白背叶根五钱，茯神四钱，茯苓三钱。煎水空腹服。（《岭南草药志》）

3.治白带，淋浊、疝气，产后风瘫：白背叶五钱至一两，水煎服。（《广西中草药》）

车桑子叶

【别名】破故纸。

【来源】为无患子科植物车桑子 *Dodonaea viscosa*（L.）Jacq.［Ptelea viscosa L.］的叶。

【形态特征】灌木或小乔木，小枝扁，有狭翅或棱角，覆有胶状粘液。单叶互生；叶柄短或近无柄；叶片纸质，形状和大小变异很大，线形、线状匙形、线状披针形、倒披针形或长圆形，先端短尖、钝或圆，全缘或不明显的浅波状，两面有黏液，无毛，干时光亮。蒴果倒心形或扁球形，种皮膜质或纸质，有脉纹。透镜状，黑色。

【性味功效】微苦、辛，平。解毒消肿。

【应用】用于淋证；癃闭；皮肤瘙痒；痈肿疮疖；汤火伤。

【选方】治汤火伤：车桑子叶研细末，调蜜或茶油涂抹伤处。（《福建中草药》）

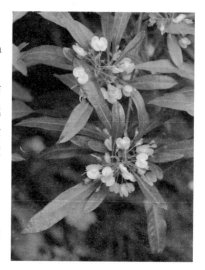

苘麻子

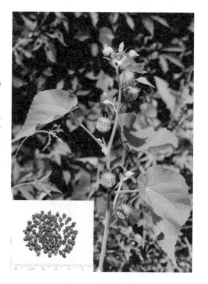

【别名】青麻子、野棉花子、白麻子、青麻。

【来源】为锦葵科植物苘麻 *Abutilon theophrasti* Medic. 的干燥成熟种子。

【形态特征】一年生草本，全株密生绒毛状星状毛。叶互生，圆心脏形，先端长尖，边缘具粗锯齿，叶脉掌状；叶柄长。花单生于叶腋，花萼5裂，绿色；花瓣5，黄色，倒卵形，顶端平凹，基部与雄蕊筒合生；雄蕊多数，花丝基部连合成筒；心皮15～20，环列成扁球形，先端突出如芒。果实半圆球形似磨盘，密生星状毛，成熟后形成分果。种子黑色，肾形，褐色，被星状柔毛。

【性味功效】苦，平。清热解毒，利湿，退翳。

【应用】用于赤白痢疾，淋证涩痛，痈肿疮毒，目生翳膜。

【选方】1.治赤白痢：苘麻子30g。炒令香熟，为末，以蜜浆下3g，不过再服。（《杨氏产乳方》）

2.治腹泻：苘麻子焙干，研细末。每次3g，每日服2次。（《吉林中草药》）

3.治尿道炎，小便涩痛：苘麻子15g。水煎服。（《长白山植物药志》）

黄葵

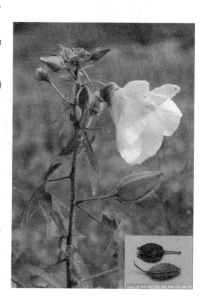

【别名】麝香秋葵、野芙蓉、假山稔、毛夹。

【来源】为锦葵科植物黄葵 *Abelmoschus moschatus*（L.）Medic.的根、叶、花。

【形态特征】草本，全株被长粗硬毛。叶互生，掌状5深裂，裂片椭圆状披针形，有时3～5浅裂，先端渐尖，基部心形或近戟形，两面均有粗毛，上部的叶片较小；托叶钻形。花单生于叶腋；小苞片7～10枚，线状披针形，脱落；花萼佛焰苞状；花冠鲜黄色，中央暗紫色；雄蕊管长约2.5cm；花柱枝5，柱头盘状。蒴果长圆形，顶端尖，被黄色长硬毛；种子肾形，具腺状脉纹，具香味。

【性味功效】微甘，凉。解毒消肿，排脓止痛。

【应用】用于痈疮肿痛，无名肿毒，蛇头疮。

【选方】治恶疮久不愈：槟榔1个（生者），木香、黄蜀葵花、黄连（去须）。余药与槟榔等分，为细散。先以温浆水洗疮净，看大小，入腻粉少许，蜜调涂于故帛上敷之，2～3日易之。（《圣济总录》）

秋葵

【别名】毛茄、黄蜀葵。

【来源】为锦葵科植物咖啡黄葵*Abelmoschus esculentus*（Linn.）Moench的根、叶、花或种子。

【形态特征】草本。茎圆柱形，疏生散刺。叶互生，被长硬毛；托叶线形，被疏硬毛。叶掌状3～7裂，裂片阔至狭，两面均被疏硬毛，边缘具粗齿及凹缺。花单生于叶腋间，，疏被糙硬毛；花萼钟形，较长于小苞片，密被星状短绒毛；花黄色，内面基部紫色，花瓣倒卵形。蒴果筒状尖塔形，种子球形，具毛脉纹。

【性味功效】淡，寒。利咽，通淋，下乳，调经。

【应用】用于咽喉肿痛，小便淋涩，产后乳汁稀少，月经不调。

【选方】1.治咽喉热痛：秋葵花、辛夷花（包）各6～9g，薄荷3g，水煎服。

2.治热淋涩痛：秋葵根、白茅根、车前草各10～15g，水煎服。（1～2方出自《新编中草药图谱及经典配方2》）

白背黄花稔
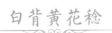

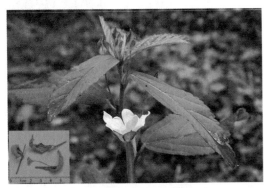

【别名】黄花地桃花、地膏药、黄花母、千斤坠。

【来源】为锦葵科植物白背黄花稔*Sida rhombifolia* L.的全草。

【形态特征】直立多枝半灌木，全株有星状毡毛或柔毛。叶菱形或圆状披针形，基部楔形，边缘有锯齿；托叶刺毛状。花腋生，中部以上有节；无小苞片；萼杯状，5裂，裂片三角形；5月起开花，花黄色，花瓣倒卵形。果半球形，分果8～10，被星状柔毛，顶端具2短芒。

【性味功效】苦，寒。消炎解毒、祛风除湿、止痛。

【应用】用于感冒发热，扁桃体炎，细菌性痢疾，泌尿系结石，黄疸，疟疾，腹中疼痛。外用治痈疖疔疮。

【选方】治乳腺炎：拔毒散、蒲公英，水煎服。外用拔毒散加鲜白菜、红糖捣敷患部。（《云南思茅中草药选》）

紫茉莉

【别名】胭脂花、胭粉豆、水粉花、粉子头。

【来源】为紫茉莉科植物紫茉莉 *Mirabilis jalaoa* L.的根及全草。

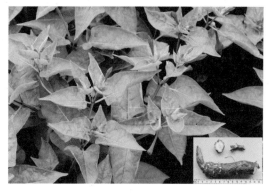

【形态特征】多年生草本。根肥粗，倒圆锥形，黑色或黑褐色。茎节稍膨大。叶片卵形或卵状三角形，全缘，两面均无毛，脉隆起。花常数朵簇生枝端，总苞钟形5裂，裂片三角状卵形；花被紫红色、黄色、白色或杂色，高脚碟状，5浅裂，瘦果球形，革质，黑色，表面具皱纹；种子胚乳白粉质。

【性味功效】甘、麻，凉。清热利湿，活血消肿。

【应用】用于乳痈，赤白带下，月经不调；热淋；痈疮肿毒。

【选方】治疥疮：紫茉莉鲜叶一握，洗净捣烂，绞汁抹患处。（《福建民间草药》）

马蹄金

【别名】黄疸草、小金钱草。

【来源】为旋花科植物马蹄金 *Dichondra repens* Forst.的全草。

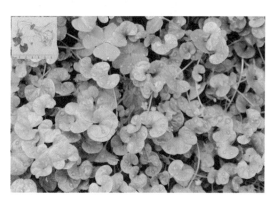

【形态特征】多年生匍匐小草本，茎细长，被灰色短柔毛，节上生根。叶肾形至圆形，先端宽圆形或微缺，基部阔心形，叶面微被毛，背面被贴生短柔毛，全缘；具长的叶柄。花单生叶腋，花柄短于叶柄，丝状；萼片倒卵状长圆形至匙形，背面及边缘被毛；花冠钟状，较短至稍长于萼，黄色，深5裂，裂片长圆状披针形，无毛；子房被疏柔毛，柱头头状。

【性味功效】苦、辛，凉。清热解毒，利湿，散瘀消肿。

【应用】用于湿热黄疸，痢疾，砂石淋痛，白浊，水肿，疮疡肿痛，跌打损伤。

【选方】1.治黄疸：荷包草、螺蛳三合。同捣汁澄清，煨热服。（《纲目拾遗》引《周益生家宝方》）

2.治急性黄疸型传染性肝炎：马蹄金30g，鸡骨草30g，千屈菜30g，山栀子15g，车前子15g。水煎服。（《四川中药志》1979年）

3.治水肿初起：活鲫鱼大者一尾，用瓷片割开，去鳞及肠血，以纸试净，勿见水，以荷包草填腹令满，甜白酒蒸熟，去草食鱼。（《百草镜》）

肾茶

【别名】猫须公、猫须草、牙努秒。

【来源】为唇形科植物肾茶 *Clerodendranthus spicatus*（Thunberg）C. Y. Wu ex H.W.Li的地上部分。

【形态特征】多年生草本。茎直立，高1～1.5m，具浅槽及细条纹，被倒向短柔毛。叶卵形、菱状卵形或卵状长圆形，边缘具粗牙齿或疏圆齿，齿端具小突尖，纸质，上面橄榄绿色，下面灰绿色。轮伞花序6花，在主茎及侧枝顶端组成具总梗长8～12cm的总状花序。花萼卵珠形，外面被微柔毛及突起的锈色腺点，内面无毛。小坚果卵形，深褐色，具皱纹。

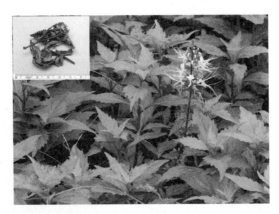

【性味功效】苦，凉。清热解毒，利水通淋。

【应用】用于膀胱湿热所致的尿急、尿热、尿痛。

母草

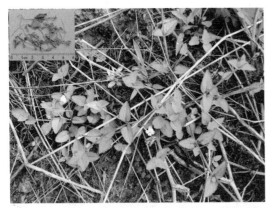

【别名】四方拳草、气痛草、四方草、小叶蛇针草。

【来源】为玄参科植物母草 *Lindernia crustacea*（L.）F. Muell的全草。

【形态特征】草本，常铺散成密丛。叶片三角状卵形或宽卵形，边缘有浅钝锯齿，上面近于无毛，下面沿叶脉有稀疏柔毛或近于无毛。花单生于叶腋或在茎枝之顶成极短的总状花序，花萼坛状，齿三角状卵形，外面有稀疏粗毛；花冠紫色，雄蕊2强。蒴果椭圆形，与宿萼近等长；种子近球形，浅黄褐色，有明显的蜂窝状瘤突。

【性味功效】微苦、淡，凉；清热利湿，解毒。

【应用】用于感冒，急、慢性菌痢，肠炎，湿热泻痢，肾炎水肿，白带，月经不调，痈疖肿毒，毒蛇咬伤，跌打损伤。

【选方】1.慢性泻痢或伴发热：母草配甘葛、马齿苋、陈茶叶各适量同炒，水煎服。（《庐山中草药》。）

2.慢性菌痢：鲜母草配鲜凤尾草、鲜野苋菜。水煎服。（《江西草药手册》）

3.慢性肾炎：母草配鲜马齿苋，酒浸，服用。（《江西草药手册》）

4.痈肿：母草和食盐少许（溃疡加白糖少许），捣烂敷患处。（《庐山中草药》）

水杨梅

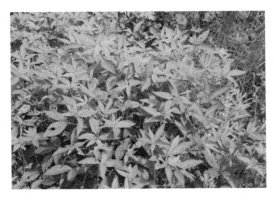

【别名】水石榴、小叶团花、白消木、兰布政。

【来源】为蔷薇科植物水杨梅 *Geum aleppicum* Jacq.的全草。

【形态特征】茎直立。羽状复叶，茎生叶托叶大，绿色，叶状，卵形，边缘有不规则粗大锯齿。花序顶生，疏散排列，花梗被短柔毛或微硬毛；花瓣黄色，萼片卵状三角形，顶端渐尖，副萼片狭小，披针形，顶端渐尖稀2裂；花柱顶生，在上部1/4处扭曲，成熟后自扭曲处脱落，脱落部分下部被疏柔毛。聚合果倒卵球形，瘦果被长硬毛，花柱宿存部分无毛，顶端有小钩；果托被短硬毛。

【性味功效】味苦；涩；性凉。清热利湿，解毒消肿。

【应用】用于湿热泄泻，痢疾，湿疹，疮疖肿毒，风火牙痛，跌打损伤，外伤出血。

【选方】1.治菌痢，肠炎：水杨梅全草，水煎，当茶饮。（《全展选编·传染病》。）

2.治风火牙痛：水杨梅，水煎，日含漱数次。水杨梅叶适量，食盐少许，共捣烂，塞虫牙孔内。（《广西中草药》）

3.治皮肤湿疹：水杨梅全草、三角泡、蚂蚱勒、苦地胆各适量，水煎洗患处。（《广西中草药》）

4.治外伤出血：鲜水杨梅叶或花，捣烂外敷。（《浙江民间常用草药》）

牛筋草

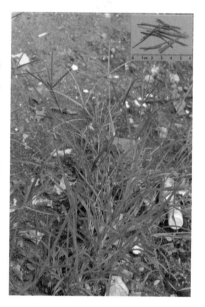

【别名】蟋蟀草、路边草、鸭脚草、蹲倒驴。

【来源】为禾本科植物牛筋草 *Eleusine indica* (L.) Gaertn. 的全草。

【形态特征】一年生草本，秆丛生，直立或基部膝曲。叶片扁平或卷折，叶鞘压扁，具脊，无毛或疏生疣毛，口部有时具柔毛。穗状花序，小穗有花3～6朵，颖披针形，脊上具狭翼；囊果卵形，基部下凹，具明显的波状皱纹。鳞被2，折叠，具5脉。种子矩圆形，有明显的波状皱纹。

【性味功效】甘；淡；凉。清热利湿，凉血解毒。

【应用】用于伤暑发热，小儿惊风，乙脑，流脑，黄疸，淋证，小便不利，痢疾，便血，疮疡肿痛，跌打损伤。

【选方】1.防治流行性乙型脑炎：牛筋草、白毛鹿茸草、生石膏，水煎服。（《全国中草药汇编》）

2.治风湿性关节炎：牛筋草、当归、威灵仙。水煎服。（《青岛中草药手册》）

3.治乳痈：牛筋草、青皮，水煎服。（《湖北中草药志》）

菝葜

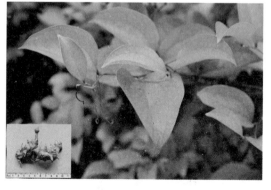

【别名】金刚兜、铁菱角、马加勒、红灯果。

【来源】为百合科植物菝葜 *Smilax china* L.的干燥根茎。

【形态特征】攀援灌木；根状茎不规则块状；疏生刺；叶薄革质，干后常红褐或近古铜色，圆形、卵形或宽卵形，下面粉霜常淡绿色；鞘一侧宽，叶柄近等宽，几全部具卷须，脱落点近卷须；花绿黄色，内花被片稍窄；雄花花药比花丝稍宽，常弯曲；雌花与雄花大小相似，有6枚退化雄蕊；浆果，熟时红色，有粉霜。

【性味功效】甘、微苦、涩，平。归肝、肾经。利湿去浊，祛风除痹，解毒散瘀。

【应用】用于小便淋浊，带下量多，风湿痹痛，疔疮痈肿。

【选方】1.治一切伏热，烦躁困闷：菝葜、贯众、人参、炙甘草，水煎服。（《圣济总录》）

2.治乳糜尿：菝葜、楤木根，水煎服。（《全国中草药汇编》）

3.治癌症：菝葜500～750g，文火浓煎3小时去渣，加猪肥肉30～60g，水煎服。（《全国中草药汇编》）

第七章　温里药

附子

【别名】附片、盐附子、黑顺片、白附片。

【来源】为毛茛科植物乌头 *Aconitu carmichaeli* Debx. 的子根的加工品。

【形态特征】块根倒圆锥形。茎，中部之上疏被反曲的短柔毛，等距离生叶，分枝。茎中部叶有长柄；叶片薄革质或纸质，五角形。萼片蓝紫色，外面被短柔毛，上萼片高盔形，自基部至喙长，下缘稍凹，喙不明显，侧萼片长 1.5～2cm；花瓣无毛，瓣片长约 1.1cm；雄蕊无毛或疏被短毛，花丝有 2 小齿或全缘；心皮 3～5，子房疏或密被短柔毛。蓇葖果。

【性味功效】辛、甘，大热；有毒。回阳救逆，补火助阳，散寒除湿。

【应用】治阴盛格阳，大汗亡阳，吐利厥逆，心腹冷痛，脾泄冷痢，脚气水肿小儿慢惊，风寒湿痹，踒躄拘挛，阳萎，疽疮漏及一切沉寒痼冷之疾。

【选方】1.治阳气暴脱证：炮附子、人参，用水煎服。(《正体类要》)

2.治虚脱汗出、吐泻肢冷：制附子、干姜、炙甘草。水煎服。(《伤寒论》)

3.治胃腹冷痛，呕吐泄泻，四肢厥冷：制附子、人参、干姜、白术、甘草。共研细粉，炼蜜为丸。(《太平惠民和剂局方》)

4.治肾盂肾炎（脾肾阳虚型）：熟附子、白术、山药、党参、车前子、泽泻、猪苓、茯苓、桂枝、干姜，水煎服。(《全国中草药汇编》)

肉桂

肉桂鉴定

【别名】桂、玉桂、桂皮。

【来源】为樟科植物肉桂 *Cinnamomum cassia* Presl 的干燥树皮。

【形态特征】详见桂枝。

【性味功效】味辛、甘，性大热。补火助阳，引火归元，散寒止痛，温通经脉

【应用】用于阳痿宫冷，腰膝冷痛，肾虚作喘，虚阳上浮，眩晕目赤，心腹冷痛，虚寒吐泻，寒疝腹痛，痛经经闭。

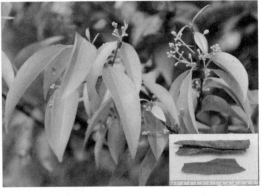

【选方】1.治肾虚喘咳、遗尿、尿频：肉桂、熟附子、泽泻、丹皮、熟地黄、山茱萸、山药、茯苓。水煎服，或制成丸剂。(《中华人民共和国药典》)

2.治打扑伤破，腹中有瘀血：桂心、当归、蒲黄。以酒服方。(《千金要方》)

3.治气血两虚证：人参、肉桂、川芎、干熟地黄、茯苓、白术、甘草、黄芪、当归、白芍药。(《太平惠民和剂局方》)

干姜

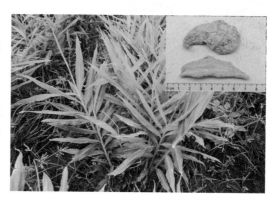

【别名】白姜、均姜、干生姜。

【来源】为姜科植物姜 *Zingiber officinale* Rosc. 的干燥根茎。

【形态特征】草本。根茎肥厚，有浓厚的辛辣气味。叶互生，排成2列，抱茎；叶片披针形。穗状花序椭圆形；苞片卵形，长约2.5cm，淡绿色；花萼具3短尖齿；花冠黄绿色，裂片3，披针形，唇瓣的中间裂片长圆状倒卵开，较花冠裂片短，有紫色条纹和淡黄色斑点，两侧裂片黄绿色，具紫色边缘；雄蕊1，子房3室，柱头近球形。蒴果。

【性味功效】味辛；性热。温中散寒；回阳通脉；温肺化饮。

【应用】主脘腹冷痛；呕吐；泄泻，亡阳厥逆；寒饮喘咳；寒湿痹痛。

【选方】1.外感风寒：桂枝、芍药、生姜、大枣、甘草。(《伤寒论》)

2.治头目旋晕吐逆：干姜、甘草，水煎服。(《传信适用方》)

3.治妊娠呕吐不止：干姜、人参、半夏，制丸服。(《金匮要略》)

4.治伤寒下之后：干姜、附子，水煎服。(《伤寒论》)

盐制吴茱萸

吴茱萸

【别名】吴萸、茶辣、辣子、臭辣子、吴椒。

【来源】为芸香科植物吴茱萸 *Evodia rutaecarpa* (Juss.) Benth. 的干燥近成熟果实。

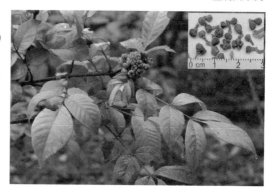

【形态特征】小乔木或灌木。叶有小叶5~11片，小叶薄至厚纸质，卵形，椭圆形或披针形，被短毛，油点大且多。花序顶生；萼片及花瓣均5片，偶有4片，镊合排列；腹面被疏长毛，腹面被毛，子房及花柱下部被疏长毛。果序宽，暗紫红色，有大油点，每分果瓣有1种子；种子近圆球形，一端钝尖，腹面略平坦，褐黑色，有光泽。

【性味功效】辛、苦，热；有小毒。散寒止痛，降逆止呕，助阳止泻。

【应用】用于厥阴头痛，寒疝腹痛，寒湿脚气，经行腹痛，脘腹胀痛，呕吐吞酸，五更泄泻，外治口疮；高血压。

【选方】1.治食已吞酸，胃气虚冷者：吴茱萸、干姜。(《圣惠方》)

2.治肝火：黄连、吴茱萸，水丸。(《丹溪心法》)

3.治呕而胸满及干呕吐涎沫、头痛者：吴茱萸、人参、生姜、大枣，水煎服。(《金匮要略》)

4.治头风：吴茱萸水煮，拭发根。(《千金翼方》)

丁香

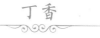

丁香鉴定

【别名】丁子香、支解香、雄丁香、公丁香。

【来源】为桃金娘科植物丁香 *Eugenia caryophllata* Thunb. 的干燥花蕾。

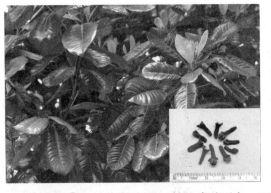

【形态特征】常绿乔木，树皮灰白而光滑；单叶大，叶对生，叶片革质，卵状长椭圆形，全缘.密布油腺点，叶柄明显。聚伞花序；花3朵1组，花瓣4片，花蕾初起白色，后转为绿色，花萼呈筒状，萼托长，顶端4裂。裂片呈三角形，鲜红色，雄蕊多数，子房下位；浆果卵圆形，红色或深紫色，内有种子1枚，呈椭圆形。

【性味功效】辛，温。温中降逆，补肾助阳。

【应用】用于脾胃虚寒，呃逆呕吐，食少吐泻，心腹冷痛，肾虚阳痿。

【选方】1.治伤寒咳噫不止及哕逆不定：丁香，干柿蒂，粉碎为散。煎人参汤服下。(《简要济众方》)

2.治小儿吐逆：丁香、半夏，同研为细末，姜汁和丸。(《百一选方》)

3.治朝食暮吐：丁香研末，甘蔗汁、姜汁和丸莲子大，噙咽之。(《摘元方》)

小茴香

【别名】茴香(本草纲目)蘹蕃(唐本草)。

【来源】为伞形科植物茴香 *Foeniculum vulgare* Mill.的干燥成熟果实。

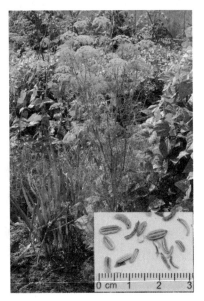

【形态特征】草本。茎直立，光滑，灰绿色或苍白色，多分枝。叶鞘边缘膜质；叶片轮廓为阔三角形，4～5回羽状全裂，复伞形花序顶生与侧生，小伞形花序；花柄纤细，不等长；无萼齿；花瓣黄色，倒卵形或近倒卵圆形；花丝略长于花瓣。果实长圆形，主棱5条，尖锐；每棱槽内有油管1，合生面油管2。

【性味功效】味辛，性温。散寒止痛，理气和胃。

【应用】用于寒疝腹痛，睾丸偏坠，痛经，少腹冷痛，脘腹胀痛，食少吐泻。盐小茴香用于寒疝腹痛，睾丸偏坠，经寒腹痛。

【选方】1.治肝肾阴寒，小腹疼痛，疝气：当归、枸杞子、盐小茴香、肉桂、乌药、沉香、茯苓、生姜。(《景岳全书》)

2.治癥瘕、小肠膀胱等气滞：盐橘核，川楝子，炒山楂，四制香附，荔枝核，炒小茴香，神曲。(《医学心悟》)

3.治寒凝气滞所致的小肠疝气，少腹痛引睾丸，喜暖畏寒：乌药、木香、盐小茴香、青皮、高良姜、槟榔、川楝子、巴豆霜。(《圣济总录》)

花椒

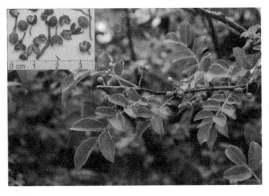

【别名】大椒，秦椒、蜀椒。

【来源】为芸香科植物花椒 *Zanthoxylum bungeanum* Maxim.的干燥成熟的果皮。

【形态特征】高3落叶小乔木；茎干上的刺常早落，枝有短刺，小枝上的刺基部宽而扁且劲直的长三角形，叶轴常有甚狭窄的叶翼；叶缘有细裂齿，齿缝有油点。花序顶生或生于侧枝之顶，花序轴及花梗密被短柔毛或无毛，黄绿色；雄花的雄蕊5～8枚；雌花有心皮3或2个。果紫红色，种子长3.5～4.5mm。

【性味功效】辛，温。归脾、胃、肾经。温中止痛，杀虫止痒。

【应用】用于脘腹冷痛，呕吐泄泻，虫积腹痛；外治湿疹，阴痒。

【选方】1.治中阳不振，蛔虫腹痛：人参、白术、茯苓、雷丸、花椒、乌梅。(《类证治裁》)

2.治疥疮：苦参、花椒，水煎温洗。(《外科证治全书》)

3.治脏寒蛔厥证：乌梅、细辛、干姜、黄连、当归、附子、花椒、桂枝、人参、黄柏。(《伤寒论》)

高良姜
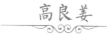

【别名】风姜、小良姜。

【来源】为姜科植物高良姜 *Alpinia officinarum* Hance 的干燥根茎。

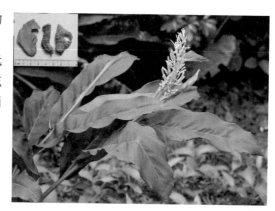

【形态特征】根茎延长，圆柱形。叶片线形，两面均无毛，无柄；叶舌薄膜质，披针形。总状花序顶生，直立，花萼管长8~10mm，顶端3齿裂，被小柔毛；花冠管较萼管稍短，裂片长圆形，长约1.5cm，后方的一枚兜状；唇瓣卵形，长约2cm，白色而有红色条纹，花丝长约1cm，花药长6mm；子房密被绒毛。果球形，直径约1cm，熟时红色。

【性味功效】辛，热。温胃散寒，消食止痛。

【应用】用于脘腹冷痛，胃寒呕吐，嗳气吞酸。

【选方】1.治卒心腹绞痛如刺：高良姜、厚朴、当归、桂心、水煎服。(《千金方》)

2.治养脾温胃，去冷消痰：良姜、干姜，制丸。(《局方》二)

3.治霍乱吐痢腹痛：高良姜、酒，煮沸，顿服。(《备急方》)

红豆蔻

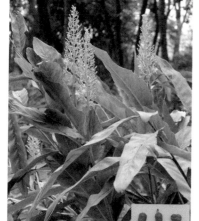

【别名】大良姜、山姜。

【来源】为姜科植物大高良姜 *Alpinia galanga* Willd. 的干燥成熟果实。

【形态特征】株高达2m；根茎块状，稍有香气。叶片长圆形或披针形，两面均无毛或于叶背被长柔毛；叶舌近圆形。圆锥花序密生多花，花绿白色；萼筒状宿存；花冠管长约6~10mm，裂片长圆形；唇瓣倒卵状匙形，长达2cm，白色而有红线条，深2裂。果长圆形，中部稍收缩，熟时棕色或枣红色，内有种子3~6颗。

【性味功效】辛，温。燥湿散寒，醒脾消食。

【应用】用于脘腹冷痛，食积胀满，呕吐泄泻，饮酒过多。

【选方】1.治腹痛体冷，不欲食：红豆蔻、荜茇、桂心、白术、当归、人参、附子、白豆蔻、干姜、陈皮、川椒，和蜜丸，生姜汤服。(《圣惠方》)

2.治风寒牙痛：红豆蔻为末，随左右以少许搐鼻中。(《卫生家宝方》)

胡椒
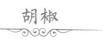

【别名】白胡椒、黑胡椒、白川、黑川。

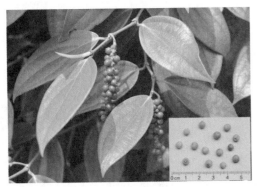

【来源】为胡椒科植物胡椒 *Piper nigrum* L. 的干燥近成熟或成熟果实。

【形态特征】木质攀援藤本；叶革质，阔卵形至卵状长圆形，两面均无毛；叶脉5~7条，最上1对互生，叶鞘延长，长常为叶柄之半。花杂性，通常雌雄同株；花序与叶对生；雄蕊2枚，花药肾形，花丝粗短；子房球形，柱头3~4，稀有5。浆果球形，无柄，成熟时红色，未成熟时干后变黑色。

【性味功效】辛，热。温中散寒，下气，消痰。

【应用】用于胃寒呕吐，腹痛泄泻，食欲不振，癫痫痰多。

【选方】1.治反胃呕哕吐食：胡椒、生姜水煎服。（《圣惠方》）

2.治冻伤：胡椒10%，白酒90%。把胡椒浸于白酒内，七天后过滤使用。涂于冻伤处，每日一次。（内蒙古《中草药新医疗法资料选编》）

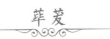

荜茇

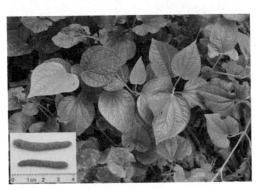

【别名】荜拨、鼠尾。

【来源】为胡椒科植物荜茇 *Piper longum* L. 的干燥近成熟或成熟果穗。

【形态特征】攀援藤本，长达数米。叶纸质，有密细腺。花单性，雌雄异株，穗状花序。雄花序长4~5cm，直径约3mm；雄蕊2枚，花药椭圆形，花丝极短。雌花序长1.5~2.5cm，直径约4mm，于果期延长；子房卵形，下部与花序轴合生，柱头3，卵形，顶端尖。浆果下部嵌生于花序轴中并与其合生，上部圆，顶端有脐状凸起，无毛，直径约2mm。

【性味功效】辛，热。温中散寒，下气止痛。

【应用】用于脘腹冷痛，呕吐，泄泻，偏头痛；外治牙痛。

【选方】1.治伤寒积冷，脏腑虚弱，胁肋胀满，米谷不化：荜拨、高良姜、干姜、肉桂，水泛丸，米饮汤下。（《局方》）

2.治飧泄气痢，腹胀满，不下食：荜拨、煨肉豆蔻、干姜、诃子、白术、甘草、木香。（《圣济总录》）

3.治气痢：牛乳、荜拨，水煎服。（《独异志》）

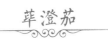

荜澄茄

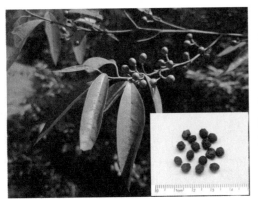

【别名】澄茄、毗陵茄子、毕澄茄、毕茄。

【来源】为樟科植物山鸡椒 *Litsea cubeba*（Lour.）Pers. 的干燥成熟果实。

【形态特征】落叶灌木或小乔木。叶互生，披针形或长圆形，两面均无毛，羽状脉，侧脉每边6~10条，具芳香味。伞形花序单生或簇生，苞片边缘有睫毛；每一花序有花4~6朵，先叶开放或与叶同时开放，花被裂片6，宽卵形；能育雄蕊9，花丝中下部有毛柄；雌花子房卵形，花柱短，柱头头状。果近球形。

【性味功效】辛，温。温中散寒，行气止痛。

【应用】用于胃寒呕逆，脘腹冷痛，寒疝腹痛，寒湿郁滞，小便浑浊。

【选方】1.治脾胃虚满，寒气上攻于心，心腹刺痛，两胁作胀：荜澄茄、高良姜、肉桂、丁香、姜厚朴、桔梗、陈皮、三棱、甘草、香附、姜，水煎服。（《扁鹊心书》）

2.治脾胃虚弱，胸膈不快，不进饮食：荜澄茄为细末，姜汁打神曲末，煮糊为丸。（《济生方》）

山奈

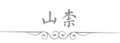

【别名】山奈子、三赖、山辣、沙姜。

【来源】为姜科植物山奈 *Kaempferia galanga* L.（Zingiberaceae）的干燥根茎。

【形态特征】根茎块状，芳香。叶通常2片贴近地面生长，近圆形干时于叶面可见红色小点，几无柄；叶鞘长2~3cm。花4~2朵顶生；苞片披针形，花白色，有香味；花冠管长2~2.5cm，裂片线形，侧生退化雄蕊倒卵状楔形，长1.2cm；唇瓣白色，基部具紫斑，宽2cm，深2裂至中部以下；雄蕊无花丝，药隔附属体正方形，2裂。果为蒴果。

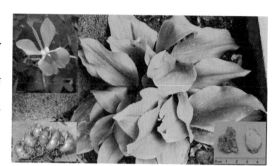

【性味功效】辛，温。行气温中，消食，止痛。

【应用】用于胸膈胀满，脘腹冷痛，饮食不消，跌打损伤，牙痛。

【选方】1.治心腹冷痛：山奈、丁香、当归、甘草，酒服下。（《濒湖集简方》）

2.治一切牙痛：山奈、麝香半钱，口噙温水，漱水吐去。（《海上方》麝香一字散）

买麻藤

【别名】买子藤，黑藤，乌骨风，麻骨风，大节藤。

【来源】为买麻藤科植物买麻藤 *Gnetum montanum* Markgr. f. montanum（Gnetaceae）的茎叶或根。

【形态特征】高达10米以上藤本。叶形大小多变，通常呈矩圆形，革质或半革质。雄球花序1~2回三出分枝，雄球花穗圆柱形，具13~17轮环状总苞，每轮环状总苞内有雄花25~45，排成两行；雌球花序有3~4对分枝，雌球花穗每轮环状总苞内有雌花5~8，胚珠先端有短珠被管；雌球花穗成熟时长约10cm。种子矩圆状，熟时黄褐色或红褐色，光滑，有时被亮银色鳞斑。

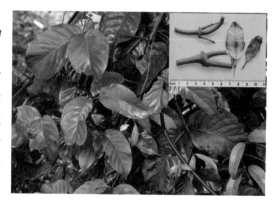

【性味功效】苦，温。祛风除湿，活血散瘀。

【应用】用于跌打损伤，风湿骨痛。

【选方】1.治骨折：鲜接骨藤适量捣烂，酒炒，复位后热敷包扎，固定，每天换药一次。（《全展选编·外科》）

2.治筋骨酸软：小叶买麻藤、五加皮、千斤拔。水煎服。（《全国中草药汇编》）

艳山姜

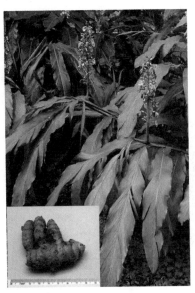

【别名】大良姜、大草蔻、假砂仁、土砂仁、草豆蔻

【来源】为姜科植物艳山姜 *Alpinia zerumbet*（Pers.）Burtt. et Smith（Zingiberaceae）的根茎和果实。

【形态特征】株高2~3m。叶片披针形；叶舌长5~10mm，外被毛。圆锥花序下垂，在每一分枝上有花1~3朵；小苞片椭圆形，白色，顶端粉红色；花萼近钟形，白色，顶粉红色，一侧开裂，顶端又齿裂；花冠管短，裂片长圆形，后方的1枚较大，乳白色，顶端粉红色，唇瓣匙状宽卵形；雄蕊长约2.5cm；子房被金黄色粗毛。蒴果卵圆形，直径约2cm，种子有棱角。

【性味功效】味辛；涩；性温。温中燥湿，行气止痛，截疟。

【应用】用于心腹冷痛，胸腹胀满，消化不良，呕吐腹泻，疟疾。

【选方】1.治胃痛：艳山姜、五灵脂。共研末，温开水送服。（《福建药物志》）

2.治疽：艳山姜、生姜、江南香，共捣烂敷患处。（《福建药物志》）

第八章 理气药

陈皮

陈皮产品　　陈皮鉴定　　醋青皮

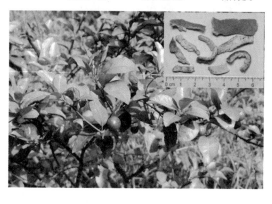

【别名】橘皮。

【来源】为芸香科植物橘*Citrus reticulata* Blanco 及其栽培变种的干燥成熟的果皮。

【形态特征】常绿小乔木或灌木。枝细，多有刺。叶互生；叶柄有窄翼，顶端有关节；叶片披针形或椭圆形，先端渐尖微凹，基部楔形，全缘或为波状有半透明油点。花单生或数朵丛生于枝端或叶腋；花萼杯状；花瓣5，白色或带淡红色，开时向上反卷。柑果近圆形或扁圆形，果皮薄而宽；种子卵圆形，白色，一端尖。

【性味功效】苦、辛，温。理气健脾，燥湿化痰。

【应用】用于脘腹胀满，食少吐泻，咳嗽痰多。

【选方】1.治感冒咳嗽：陈皮配榕树叶、枇杷叶，水煎服。(《壮族民间用药选编》)

2.治胸中气塞短气：陈皮配枳实、生姜，水煎服。(《金匮要略》)

3.治卒失声：陈皮，水煎服。(《肘后方》)

附：青皮

【性味功效】苦、辛，温。疏肝破气，消积化滞。

【应用】用于胸胁胀痛，疝气疼痛，乳癖，乳痈，食积气滞，脘腹胀痛。

枳实

麸炒枳壳

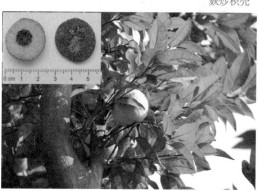

【别名】鹅眼枳实。

【来源】为芸香科植物酸橙*Citrus aurantium* L. 及其栽培变种的干燥幼果。

【形态特征】常绿小乔木。枝三棱形，有长刺。叶互生；叶柄有狭长形或狭长倒心形的叶翼；叶片革质，倒卵状椭圆形或卵状长圆形，先端短而钝，渐尖或微凹，基部楔形或圆形，全缘或微波状，具半透明油点。花单生或数朵簇生于叶腋及当年生枝条的顶端，白色，芳香；花萼杯状，5裂；花瓣5，长圆形。柑果近球形，熟时橙黄色。

【性味功效】苦、辛、酸，微寒。破气消积，化痰散痞。

【应用】用于积滞内停，痞满胀痛，大便不通，痰滞气阻，胸痹，脏器下垂。

【选方】1.治胸痹心中痞气，气结在胸，胸满胁下逆抢心：枳实配厚朴、薤白、桂枝、栝楼实，水煎服。(《金匮要略》)

2.治饱闷：枳实配山查、神曲、麦芽、草果，丸服。(《沈氏尊生书》)

木香

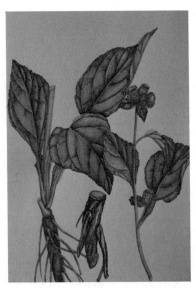

木香与川木香的鉴别

【别名】云木香、广木香。

【来源】为菊科植物木香 *Aucklandia lappa* Decne. 的干燥根。

【形态特征】多年生草本。主根粗大。茎被稀疏短柔毛。茎生叶有长柄，叶片三角状卵形或长三角形，两面有短毛；茎生叶基部翼状抱茎。头状花序顶生和腋生，花序常数个集生于花茎顶端。花冠暗紫色，5裂。瘦果长锥形，上端有两层羽状冠毛。

【性味功效】辛、苦，温。行气止痛，健脾消食。

【应用】用于胸胁、脘腹胀痛，泻痢后重，食积不消，不思饮食。

【选方】1.治内钓腹痛：木香配乳香、没药，水煎服。(《阮氏小儿方》)

2.寒疝以及偏坠小肠疝痛：木香配川楝子、小茴香、淡吴茱萸，水煎服。(《医方简义》)

香附

醋炙香附

【别名】莎草、香附子、雷公头、三棱草、香头草。

【来源】为莎草科植物莎草 *Cyperus rotundus* L. 的干燥根茎。

【形态特征】多年生草本。茎直立，三棱形；根状茎匍匐延长，部分膨大呈纹外向型形，有时数个相连。叶丛生于茎基部，叶鞘闭合包于茎上；叶片线形，先端尖，全缘，具平行脉，主脉于背面隆起。花序复穗状。小坚果长圆状倒卵形，三棱状。

【性味功效】辛、微苦、微甘，平。疏肝解郁，理气宽中，调经止痛。

【应用】用于肝郁气滞，胸胁胀痛，疝气疼痛，乳房胀痛，脾胃气滞，脘腹痞闷，胀满疼痛，月经不调，经闭痛经。

【选方】1.治耳卒聋闭：香附子（瓦炒）研末配萝卜子，水煎服。(《卫生易简方》)

2.治偏正头痛：香附子（炒）配川芎，以茶调服。(《卫生易简方》)

乌药

【别名】天台乌、台乌、矮樟、香桂樟、铜钱柴。

【来源】为樟科植物乌药 *Lindera aggregata*（Sims）Kosterm. 的干燥块根。

【形态特征】常绿灌木或小乔木。树皮灰褐色；根有纺锤状或结节状膨胀，外面棕黄色至棕黑色。幼枝青绿色，密被金黄色绢毛。顶芽长椭圆形。叶互生，卵形，近革质，上面绿色，有光泽，幼时密被棕褐色柔毛，后渐脱落，偶见残存斑块状黑褐色毛片；叶柄有褐色柔毛，后毛被渐脱落。花被片黄色或黄绿色；花梗被柔毛。果卵形。

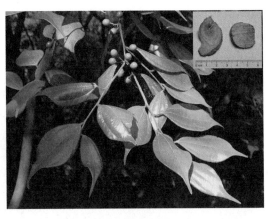

【性味功效】辛，温。行气止痛，温肾散寒。

【应用】用于寒凝气滞，胸腹胀痛，气逆喘急，膀胱虚冷，遗尿尿频，疝气疼痛，经寒腹痛。

【选方】1.治产后逆气：乌药配陈皮、藿香、枳壳、厚朴、泽泻、香附、木香，水煎服。（《沈氏尊生书》）

2.治胎前产后血气不和：乌药配香附、当归、川芎（俱酒炒），水煎服。（《本草切要》）

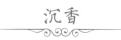

沉香

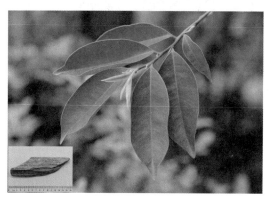

【别名】蜜香、沉水香、栈香。

【来源】为瑞香科植物白木香 *Aquilaria sinensis*（Lour.）Gilg.的木材。

【形态特征】乔木。树皮暗灰色；小枝圆柱形，具绉纹。叶革质，圆形、长圆形，有时近倒卵形；叶柄被毛。花芳香，黄绿色，组成伞形花序；花梗密被黄灰色短柔毛。蒴果果梗短，卵球形，幼时绿色，顶端具短尖头，基部渐狭，密被黄色短柔毛，种子褐色，卵球形，疏被柔毛。

【性味功效】辛、苦，微温。行气止痛，温中止呕，纳气平喘。

【应用】用于胸腹胀闷疼痛，胃寒呕吐呃逆，肾虚气逆喘急。

【选方】1.治阴虚肾气不归原：沉香磨汁配麦门冬、怀熟地、茯苓、山药、山茱萸、牡丹皮、泽泻、广陈皮，沉香汁服。（《本草汇言》）

2.治胃冷久呃：沉香配紫苏、白豆蔻，为末，柿蒂汤服。（《活人心统》）

3.治大肠气滞：沉香磨汁配当归、枳壳、杏仁泥、肉苁蓉、紫菀，沉香汁服。（《方脉正宗》）

檀香

【别名】白檀、白檀木。

【来源】为檀香科植物檀香 *Santalum album* L.的干燥心材。

【形态特征】小乔木。枝圆柱状，有多数皮孔和半圆形的叶痕；小枝节间稍肿大。叶，膜质，顶端锐尖，基部楔形或阔楔形；叶柄细长。三歧聚伞式圆锥花序腋生或顶生；总花梗，有细条纹。核果，外果皮肉质多汁。

【性味功效】辛，温。开胃止痛，行气温中。

【应用】用于寒凝气滞，胸膈不舒，胸痹心痛，脘腹疼痛，呕吐食少。

【选方】1.治心腹诸痛：白檀香配丹参、砂仁，水煎服。（《医学金针》）

2.解恶毒风肿：白檀香配沉香、槟榔，水煎服。（《圣济总录》）

川楝子

【别名】楝子、苦楝子、楝树果、石茱萸、川楝树子。

【来源】为楝科植物川楝 *Melia toosendan* Sieb.et Zucc.的干燥成熟果实。

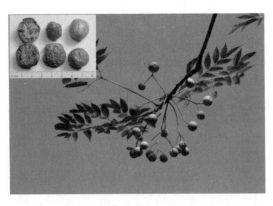

【形态特征】乔木。叶痕明显，膜质，基部楔形或近圆形，两面无毛。圆锥花序聚生于小枝顶部之叶腋内，两面被柔毛，外面较密。核果大，椭圆状球形，果皮薄，熟后淡黄色。

【性味功效】苦，寒；有毒。行气止痛，疏肝泄热，杀虫。

【应用】用于肝郁化火，胸胁，脘腹胀痛，虫积腹痛，疝气疼痛。

【选方】1.治小肠疝痛：川楝子配小茴香、木香、淡吴茱萸，水煎服。(《医方简义》)

2.治脏毒下血：苦楝子炒令黄配蜜丸，米饮服。(《经验方》)

3.治病在下焦：苦楝子配茴香，温酒服。(《圣惠方》)

荔枝核

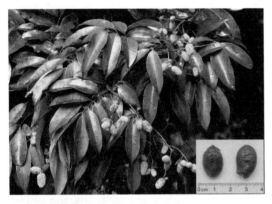

【别名】离枝。

【来源】为无患子科植物荔枝 *Litchi chinensis* Sonn. 的干燥成熟种子。

【形态特征】常绿乔木。小枝圆柱状，密生白色皮孔。小叶对生，薄革质或革质，两面无毛。花序顶生，多分枝；花梗纤细，有时粗而短。子房密覆小瘤体和硬毛。果卵圆形至近球形，成熟时通常暗红色至鲜红色；种子全部被肉质假种皮包裹。

【性味功效】甘、微苦，温。祛寒止痛，行气散结。

【应用】用于寒疝腹痛，睾丸肿痛。

【选方】1.治心腹胃脘久痛：荔枝核配木香，清汤调服。(《景岳全书》)

2.治血气刺痛：荔枝核配香附子，盐酒送下。(《妇人良方》)

佛手

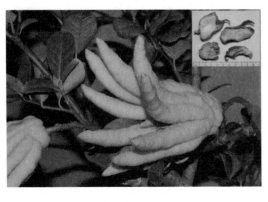

【别名】佛手柑、手柑。

【来源】为芸香科植物佛手 *Citrus medica* L. var. sarcodactylis Swingle. 的干燥果实。

【形态特征】常绿小乔木。老干灰褐色，幼枝绿色带刺。叶互生，椭圆形，呈薄革质。花单生或簇生于叶腋，质厚、白色、红色和紫色，具芳香。果实卵状或长圆形，果皮发皱，上有较大的油胞突出，淡黄至黄褐色，有浓郁的香味，老熟后呈古铜色，果肉坚硬而木质化。

【性味功效】辛、苦、酸、温。和胃止痛，燥湿化痰，疏肝理气。

【应用】用于肝胃气滞，胸胁胀痛，胃脘痞满，食少呕吐，咳嗽痰多。

【选方】1.治肝胃气痛：佛手配延胡索，水煎服。(《全国中草药汇编》)

2.治食欲不振：佛手配枳壳、生姜、黄连，水煎服。(《全国中草药汇编》)

3.治湿痰咳嗽：佛手配姜半夏、砂糖，水煎服。(《全国中草药汇编》)

香橼

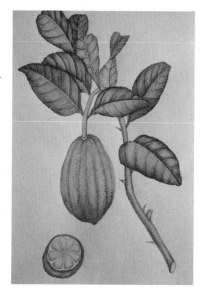

【别名】枸橼、钩缘干、香泡树。

【来源】为芸香科植物香圆 *Citrus wilsonii* Tanaka的干燥成熟果实。

【形态特征】灌木或小乔木。茎枝多刺。单叶，稀兼有单身复叶，叶片椭圆形或卵状椭圆形。花两性。果椭圆形、近圆形或两端狭的纺锤形，果皮淡黄色，粗糙，甚厚或颇薄，难剥离；种子小，平滑。

【性味功效】辛、酸、苦，温。疏肝理气，化痰，宽中。

【应用】用于肝胃气滞，脘腹痞满，胸胁胀痛，痰多咳嗽，呕吐噫气。

【选方】1.治臌胀：陈香橼配大核桃肉、缩砂仁，空心顿服。(《本经逢原》)

2.治气逆不进饮食或呕哕：陈极香橼配真川贝、当归、白通草、陈西瓜皮、甜桔梗，开水服。(《梅氏验方新编》)

玫瑰花

【别名】红玫瑰、徘徊花、笔头花、刺玫花、刺玫菊。

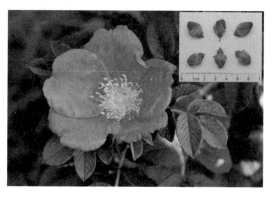

【来源】为蔷薇科植物玫瑰 *Rosa rugosa* Thunb.的干燥花蕾。

【形态特征】直立灌木。茎粗壮，有绒毛。小叶，无毛，叶柄和叶轴密被绒毛和腺毛；托叶下面被绒毛。花单生于叶腋，边缘有腺毛，外被绒毛；萼片卵状披针形，上面有稀疏柔毛，下面密被柔毛和腺毛；花瓣倒卵形，芳香，紫红色至白色；花柱离生，被毛。果扁球形。

【性味功效】甘、微苦，温。行气解郁，止痛，和血。

【应用】用于肝胃气痛，食少呕恶，月经不调，跌扑伤痛。

【选方】1.治肺病咳嗽吐血：鲜玫瑰花捣汁，炖冰糖服。(《泉州本草》)

2.治肝风头痛：玫瑰花配蚕豆花，开水服。(《泉州本草》)

3.治痢疾：玫瑰花配黄连、莲子，水煎服。(《安徽中草药》)

薤白

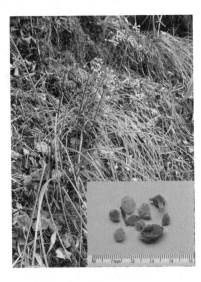

【别名】野葱、野薤、野白头、薤白头。

【来源】为百合科植物薤 *Allium chinense* G.Don 的干燥鳞茎。

【形态特征】多年生草本。鳞茎近球状，纸质或膜质，不破裂。叶半圆柱状。花葶圆柱状，伞形花序半球状至球状，小花梗近等长，花淡紫色或淡红色；花被片矩圆状卵形至矩圆状披针形，分离部分的基部呈狭三角形扩大，向上收狭成锥形，子房近球状，腹缝线基部具有帘的凹陷蜜穴；花柱伸出花被外。

【性味功效】辛、苦，温。行气导滞，通阳散结。

【应用】用于胸痹心痛，脘腹痞满胀痛，泻痢后重。

【选方】1.治赤痢：薤配黄柏，水煎服。(《本草拾遗》)

 2.治鼻渊：薤白配木瓜花、猪鼻管，水煎服。(《陆川本草》)

柿蒂

【别名】柿钱、柿丁、柿子把、柿萼。

【来源】为柿树科植物柿 *Diospyros kaki* Thunb. 的干燥宿萼。

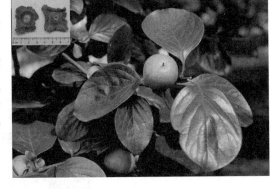

【形态特征】落叶大乔木。树皮深灰色至灰黑，有深棕色皮孔，嫩枝有柔毛。单叶互生，有短柔毛，沿脉密被褐色绒毛。花杂性，内面有毛，花柱自基部分离。浆果形状种种，多为卵圆球形，橙黄色或鲜黄色，基部有宿存萼片；种子褐色，椭圆形。

【性味功效】苦、涩，平。降逆止呃。

【应用】用于呃逆。

【选方】1.治呃逆：柿钱配丁香、人参，水煎服。(《洁古家珍》)

 2.治伤寒呕哕不止：干柿蒂配白梅、粗捣筛，水煎服。(《圣济总录》)

刀豆

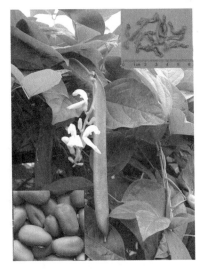

【别名】挟剑豆、刀豆子、大刀豆、刀巴豆、刀培豆。

【来源】为豆科植物刀豆 *Canavalia gladiata*(Jacq.) DC. 的干燥成熟种子。

【形态特征】一年生缠绕草质藤本。茎无毛。3出复叶，小叶片阔卵形或卵状长椭圆形，全缘。总状花序腋生，花疏，蝶形，子房具短柄。荚果大而扁；种子粉红色或红色。

【性味功效】甘，温。下气，温中，止呃。

【应用】用于虚寒呃逆，呕吐。

【选方】1.治气滞呃逆，膈闷不舒：刀豆取老而绽者，开水服。(《年希尧集验良方》)

 2.治鼻渊：老刀豆，文火焙干为末，酒服。(《年希尧集验良方》)

琴叶榕

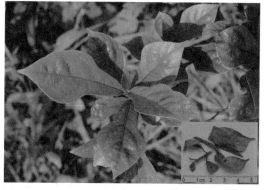

【别名】过山香、山甘草、牛根子、山沉香、铁牛入石。

【来源】为桑科植物琴叶榕*Ficus pandurata* Hance.的根、叶。

【形态特征】落叶小灌木。小枝及叶柄幼时生短柔毛，后变无毛。叶互生，叶片纸质，提琴形或倒卵形，网脉明显。隐头花序单生于叶腋或已落叶的叶腋，卵圆形，成熟时紫红色。瘦果。

【性味功效】味甘、微辛，性平。解毒消肿，祛风除湿，活血通经。

【应用】用于风湿痹痛，黄疸，疟疾，百日咳，乳痈，痛经，跌打损伤，痈疖肿痛。

【选方】1.治疟疾：琴叶榕根配酒炒，水煎服。（《江西民间草药验方》）

2.治痛经：琴叶榕干根配益母草、艾叶，水煎服。（《福建中草药》）

附注：琴叶榕叶：主要用于风湿痹痛，黄疸，疟疾，百日咳，乳痈，痛经，跌打损伤，痈疖肿痛。

夜合花

【别名】合欢花、夜香木兰。

【来源】为木兰科植物夜合花*Magnoliacoco*（Lour.）DC.的花。

【形态特征】常绿灌木或小乔木。全株各部无毛。树皮灰色，小枝绿色，平滑，稍具角棱而有光泽。叶革质，上面深绿色有光泽，边缘稍反卷；托叶痕达叶柄顶端。花梗向下弯垂，花圆球形，肉质，倒卵形，腹面凹。种子卵圆形，内种皮褐色，腹面顶端具侧孔，腹沟不明显，基部尖。

【性味功效】辛，温。行气祛瘀，止咳止带。

【应用】用于胁肋胀痛，乳房胀痛，疝气痛，癥瘕，跌打损伤，失眠，咳嗽气喘，白带过多。

【选方】1.治疗坠落车马伤折，内损疼痛：夜合花配赤芍药、骨碎补，酒调下。（《圣惠》）

2.治腰脚疼痛，久不愈：夜合花配牛膝、红兰花、石盐、杏仁、桂心，酒服。（《圣惠》）

黑老虎

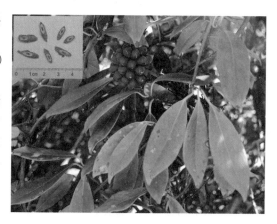

【别名】过山龙藤、臭饭团、中泰南五味子、四川黑老虎。

【来源】为五味子科植物冷饭团*Kadsuracoccinea*（Lem.）A.C.Smith的根及蔓茎。

【形态特征】常绿攀援藤本。全株无毛。叶革质，先端钝或短渐尖，基部宽楔形，全缘，网脉不明显。花单生于叶腋，稀成对；花托长圆锥形，顶端具分枝的钻状附属体；花丝顶端为两药室包围着。聚合果近球形，红色或暗紫色；小浆果倒卵形，外果皮革质；种子心形或卵状心形。

【性味与功效】辛，微苦，温。行气止痛，散瘀通络。

【应用】用于胃及十二指肠溃疡，慢性胃炎，风湿痹痛，跌打损伤，痛经，产后瘀血腹痛，疝气痛。

【选方】1.治疗慢性胃炎胃溃疡的病症：黑老虎配野桂皮、良姜、香附，水煎服。（《广西本草选编》）

2.治疗痛经或治产后恶露不净的腹痛：黑老虎配南五味根、凤尾草、乌药，水煎服。（《广西本草选编》）

九里香

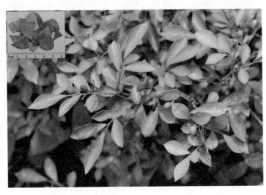

【别名】石桂树。

【来源】为芸香科植物九里香 *Murraya exotica* L.和的干燥叶和带叶嫩枝。

【形态特征】小乔木。枝淡黄灰色或白灰。叶有小叶，小叶倒卵形成倒卵状椭圆形，两侧常不对称顶端圆或钝，基部短尖，边全缘，平展；小叶柄甚短。花序顶生，或顶生兼腋生，花多朵聚成伞状，为短缩的圆锥状聚伞花序；花瓣盛花时反折。果橙黄至朱红色，顶部短尖，果肉有粘胶质液；种子有短的棉质毛。

【性味与功效】辛、微苦，温；有小毒。行气止痛，活血散瘀，解毒消肿。

【应用】用于胃痛，风湿痹痛，跌扑肿痛，疮痈，牙痛，虫蛇咬伤。亦用于麻醉止痛。

【选方】1.治湿疹：九里香，水煎，擦洗患处。（《福建中草药》）

2.治风湿痹痛：九里香，水煎服。（《中草药学》）

3.治骨折肿痛：九里香配鸡蛋清，调敷患处。（《云南中草药》）

隔山香

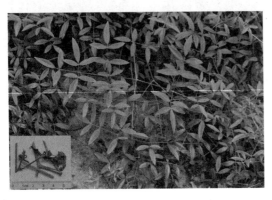

【别名】金鸡爪、香白芷。

【来源】为伞形科植物隔山香 *Ostericum citriodorum* （Hance）YuanetShan的全草。

【形态特征】多年生草本。全株光滑无毛。根颈有残存的须状叶鞘；有支根。茎单生。叶柄基部略膨大成短三角形的鞘。叶片长圆状卵形至阔三角形，边缘及中脉干后波状皱曲，密生极细的齿，无柄或有短柄。花白色，萼齿明显；花瓣倒卵形，顶端内折。果实椭圆形。

【性味与功效】辛、微苦，平。疏风清热，祛痰止咳，消肿止痛。

【应用】用于感冒，咳嗽，头痛，腹痛，痢疾，肝炎，风湿痹痛，疝气，月经不调，跌打伤肿，疮痈，毒蛇咬伤。

【选方】1.治感冒：隔山香配岩风根、紫苏叶、生姜，水煎服。（《浙江民间常用草药》）

2.治咳血：隔山香配接骨金粟兰根、雪见草、六月雪，水煎服。（《江西草药》）

3.治风热咳嗽：隔山香，水煎服。（《江西草药》）

山橙

【别名】猢狲果、马骝藤、猴子果。

【来源】为夹竹桃科植物山橙 *Melodinus suaveolens* Champ. ExBenth.的果。

【形态特征】木质藤本。小枝褐色。叶近革质，顶端短渐尖，基部渐尖或圆形。花白色；具乳汁，除花序被稀疏的柔毛外，其余无毛；花萼，被微毛，花冠外披微毛，或基部稍狭，上部向一边扩大而成镰刀状或成斧形，具双齿；花蕾顶端圆形或钝。浆果顶端具钝头；种子犬齿状或两侧扁平。

【性味与功效】味苦、微甘，性平。有小毒。行气，消积，杀虫。

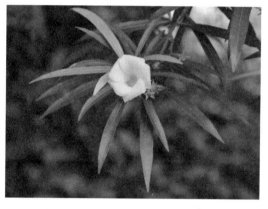

【应用】胃气痛，膈症胸满，小儿疳积，疝气瘰疬，皮肤热毒，湿癣疥癞。

【选方】1.治理小肠疝气：山橙配猪精肉，水煎服。(《岭南采药录》)

　2.治咳嗽痰多：山橙果煎汤或煮肉吃。(《原色中草药图集》)

黄花夹竹桃

【别名】黄花状元竹、酒杯花、柳木子。

【来源】为夹竹桃科植物黄花夹竹桃 *Thevetia peruviana*（Pers.）K.Schum［*Cerbera peruviana* Pers.］的叶。

【形态特征】乔木。全株无毛，具乳汁。树皮，皮孔明显；多枝柔软，小枝下垂。叶互生，近革质，无柄，两端长尖，边稍背卷。花黄色，顶生聚伞花序；花萼绿色。核果扁三角状球形，内果皮木质，生时绿色而亮，干时黑色。

【性味与功效】辛、苦，温；有大毒。利尿消肿，强心。

【应用】用于各种心脏病引起的心力衰竭，阵发性室上性心动过速，阵发性心房纤颤。

【选方】治蛇头疔：黄花夹竹桃鲜叶蜜调，包敷患处。(《福建中草药》)

石柑子

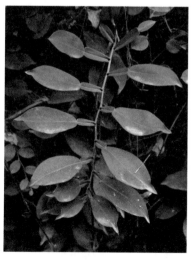

【别名】石气柑、石葫芦、藤桔、青笔标、铁斑鸠。

【来源】为天南星科植物石柑子 *Pothos chinensis*（Raf.）Merr.的全草。

【形态特征】藤本。茎亚木质，近圆柱形。叶片纸质，先端渐尖至长渐尖，常有芒状尖头，基部钝；叶柄倒卵状长圆形。花序腑生，佛焰苞卵形，紫褐色，肉穗花序短，椭圆形至近圆球形。浆果黄绿色至红色，卵形或长圆形。

【性味功效】辛、淡，平。有小毒。散瘀解毒，行气止痛，祛风除湿，消积。

【应用】用于食积胀满，血吸虫晚期肝脾肿大，风湿痹痛，脚气，跌打损伤，鼻窦炎。

【选方】1.治小儿食滞成疳：石柑子配桐寄生，蒸鸡肝或猪肝服。(《四川中药志》)

2.治脘腹胀痛：石柑子配鸡屎藤、香通，水煎服。(《四川中药志》)

3.治风湿疼痛：石柑子配见血飞、常春藤，水煎服。(《四川中药志》)

第九章　消食药

山楂

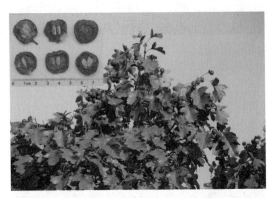

【别名】山里红、山里果、酸里红、酸枣、红果子。

【来源】为蔷薇科植物山里红 *Crataegus pinnatifida* Bge. var.*major* N.E.Br.的干燥成熟果实。

【形态特征】落叶乔木，具枝刺或无刺。单叶互生，叶片宽卵形或三角状卵形，稀菱状卵形。伞房花序；萼筒钟状，5齿裂；花冠白色，花瓣5；雄蕊约20；雌蕊1，子房下位，5室，花柱5。梨果近球形，深红色，有黄白色小斑点，萼片脱落很迟，先端留下一圆形深洼，小核3~5。

【性味功效】酸、甘，微温。消食健胃，行气散瘀，化浊降脂。

【应用】用于食积证、泄泻痢疾、瘀血证、高脂血症。

【选方】1.治食积证：本品单用即可奏效。临床常用本品配伍神曲、半夏、茯苓、陈皮、连翘、莱菔子（保和丸）；也可与木香、青皮等配伍，用以行气导滞，如匀气散。（《中药学》）

2.治泄泻痢疾：可单用本品，生用、炒用均可奏效。治痢疾初起，湿热壅盛，身热腹痛者，常配伍黄连、黄芩等；治泻痢日久，而致脾虚者，可配伍人参、白术等，如启脾丸。（《中药学》）

3.治瘀血证：治痛经、经闭，多配伍当归、红花、香附等；治瘀滞胸痹心痛，可与川芎、丹参、红花等活血化瘀药同用。（《中药学》）

4.治高脂血症：山楂、菊花、丹参各10g。每日1剂，水煎代茶饮。［山东中医杂志1993；（1）：57 降脂煎剂］

神曲

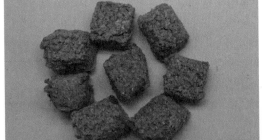

【别名】麦曲、六曲、六神曲、焦六曲、生六曲。

【来源】为苦杏仁、赤小豆、鲜青蒿、鲜辣蓼、鲜苍耳草等药加入面粉或麦麸混和后，经发酵而成的曲剂。

【形态特征】呈方形或长方形的块状，宽约3cm，厚约1cm，外表土黄色，粗糙；质硬脆易断，断面不平，类白色，可见未被粉碎的褐色残渣及发酵后的空洞。有陈腐气，味苦。以陈久、无虫蛀者佳。

【性味功效】甘、辛，温。健脾和胃，消食调中。

【应用】治饮食停滞，胸痞腹胀，呕吐泻痢，产后瘀血腹痛，小儿腹大坚积。

【选方】1.治食积不化、脘腹胀满、食少纳呆、肠鸣腹泻，常与麦芽、山楂等同用，如保和丸。（《中药学》）

2.治湿热食积、脘腹胀痛，本品配大黄、枳实、茯苓、黄芩、黄连、白术（枳实导滞丸）。（《中医药学

基础》）

3.治食积不化，兼脾胃虚弱者，可配伍人参、炒白术、木香、甘草、白茯苓、陈皮、砂仁、炒麦芽、山楂肉、山药、肉豆蔻等，如健脾丸。（《中医药学基础》）

4.治时暑暴泻及饮食所伤，胸膈痞闷：神曲（炒）、苍术（米泔浸，焙干）各等分。为末糊丸，如梧桐子大，每服三十丸，米饮下。（《局方》曲术丸）

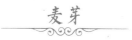

麦芽

【别名】麦蘖、大麦毛、大麦芽、大麦蘖。

【来源】为禾本科植物大麦 *Hordeum vulgare* L. 的成熟果实经发芽干燥的炮制加工品。

【形态特征】一年生或二年生草本。秆直立，光滑。叶鞘先端两侧具弯曲钩状的叶耳；叶舌小，膜质；叶片长披针形或带形，腹面粗糙，背面较平滑。穗状花序长4～10cm，每节生有3枚结实小穗；颖线形，内稃与外稃等长。颖果腹面具纵沟，成熟时与外稃粘着，不易分离。

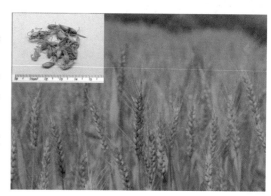

【性味功效】甘，平。行气消食，健脾开胃，回乳消胀。

【应用】用于食积证，乳汁郁积，乳房胀痛。

【选方】1.治乳癖：可与橘叶、陈皮、柴胡、香附、丝瓜络等同用。（《中药炮制学》）

2.治乳痈：常与蒲公英、金银花、冬瓜仁等同用。（《中药炮制学》）

稻芽

【别名】蘖米、谷蘖。

【来源】为禾本科植物稻 *Oryzasativa* L. 的成熟果实经发芽干燥的炮制加工品。

【形态特征】一年生草本。秆直立，丛生；中空，有节，叶具叶鞘，叶舌膜质而较硬，披针形，基部两侧下延与叶鞘边缘相合，幼时有明显的叶耳；叶片披针形至条状披针形，粗糙，叶脉明显。花柱2枚，柱头羽毛状。颖果平滑，淡黄色。

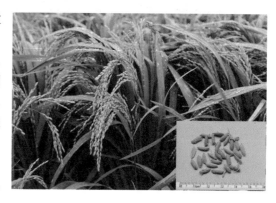

【性味功效】甘，温。消食和中，健脾开胃。

【应用】用于食积不消，腹胀口臭，脾胃虚弱，不饥食少。

【选方】1.小儿消化不良，面黄肌瘦：谷芽9g、甘草3g、砂仁3g、白术6g。水煎服。（《青岛中草药手册》）

2.小儿腹泻：炒谷芽9g、木香6g、诃子肉5g、葛根5g、通草2g。上药水煎，日分2次服。对症加味：挟热加白芍、黄芩；体虚加沙参、白术；溢奶或吐清水加丁香、柿蒂。（《中国社区医师》）

3.启脾进食：入炙甘草、砂仁、白术（麸炒）各一两。为末，白汤点服之，或丸服。（《澹寮方》谷神丸）

莱菔子

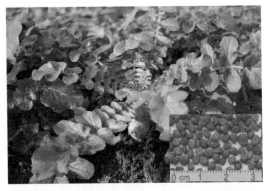

【别名】萝卜子、萝白子、菜头子。

【来源】为十字花科植物萝卜 *Raphanus sativus* L.的成熟种子。

【形态特征】一年生或二年生直立草本。肉质直根，长圆形、球形或圆锥形，外皮红色、绿色或白色。基生叶和下部茎生叶大头羽状半裂，上部叶长圆形，有锯齿或近全缘。总状花序顶生或腋生；花瓣4，白色、紫色或粉红色；雄蕊6，4长2短；雌蕊1。长角果圆柱形；种子1~6颗，卵形，微扁，长约3mm，红棕色。

【性味功效】辛、甘，平。消食除胀，降气化痰。

【应用】用于饮食停滞，脘腹胀痛，大便秘结，积滞泻痢，痰壅喘咳。

【选方】1.治食积气滞：莱菔子10g，炒山楂10g，炒神曲10g，炒麦芽10g，水煎服。（《图解中草药大全》）

2.治食积泄泻，腹胀嗳气：莱菔子10g，炒山楂10g，水煎服。《图解中草药大全》

3.治老年习惯性便秘：莱菔子适量，炒黄研细粉，每次服6g，每日服2次，糖开水冲服。（《图解中草药大全》）

4.痰壅喘咳：多与芥子、紫苏子等同用，以增强疗效，如三子养亲汤。（《韩氏医通》）

鸡矢藤

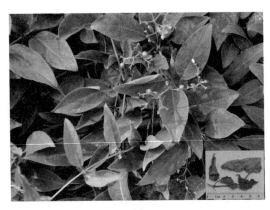

【别名】鸡屎藤、牛皮冻、红骨蛇、臭腥藤、鸡香藤。

【来源】为茜草科植物鸡矢藤 *Paederia scandens*（Lour.）Mer.的地上部分及根。

【形态特征】多年生草质藤本，基部木质。叶对生，有柄；叶片近膜质，卵形、椭圆形、矩圆形至披针形，基部浑圆或宽楔形，两面近无毛或下面微被短柔毛；托叶三角形，脱落。圆锥花序腋生及顶生，分枝为蝎尾状的聚伞花序。花白紫色，无柄。浆果球形，成熟时光亮，草黄色。

【性味功效】平，甘、苦。消食导滞，化痰止咳，清热解毒，止痛。

【应用】主治饮食积滞，小儿疳积，咽喉肿痛，痈疮疖肿，热痰咳嗽，热毒泻痢，烫火伤，风湿痹痛，神经性皮炎等。

【选方】1.治食积腹胀、腹泻，单味水煎服即有效，亦可配山楂、神曲等健胃消食药同用。如脾胃虚弱，饮食不化，可与党参、白术、麦芽等同用；治小儿疳积，可用其根与猪小肚炖服。（《福建中草药》）

2.治风湿关节痛：鸡矢藤、络石藤各30g。水煎服。（《福建药物志》）

3.治慢性气管炎：鸡屎藤30g，百部15g，枇杷叶10g。水煎，加盐少许内服。（《全国中草药汇编》）

4.治带状疱疹、热疖肿毒、跌打肿痛、毒蛇咬伤：鲜鸡屎藤嫩叶捣烂敷患处。（《安徽中草药》）

鸡内金

【别名】鸡肫皮、鸡黄皮、鸡肫、鸡胗。

砂炒鸡内金

【来源】为雉科动物家鸡 *Gallus gallus domesticus* Brisson 的干燥砂囊内壁。

【形态特征】为不规则卷片，厚约2mm。表面黄色、黄褐色或黄绿色，薄而半透明，具明显的条状皱纹。质脆，易碎，断面角质样，有光泽。气微腥，味微苦。

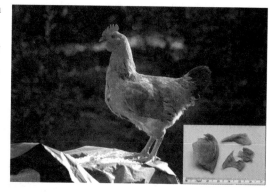

【性味功效】甘，平。健胃消食，涩精止遗，通淋化石。

【应用】用于食积不消，呕吐泻痢，小儿疳积，遗尿，遗精，石淋涩痛，胆胀胁痛。

【选方】1.治食积证：若病情较轻者，可单用研末服；若食积较重者，常与山楂、麦芽等同用，以增强消食导滞之效；治脾胃虚寒、食少泄泻，可配伍白术、干姜等。用治小儿疳积之脾虚者，常配伍白术、山药、使君子等，以健脾化积消疳。(《中药学》)

2.治遗精遗尿：治遗精，可单用。治遗尿，常与菟丝子、桑螵蛸等补肾缩尿药配伍，如鸡肶胵散。(《中药学》)

3.治石淋证：本品与金钱草、冬葵子、木通等同用。(《中药学》)

4.治脾胃泄泻：常与白术、山药、党参等同用，如益脾饼。(《医学衷中参西录》)

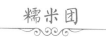

糯米团

【别名】糯米草、糯米藤、糯米条、红石藤、小粘药。

【来源】为荨麻科植物糯米团 *Gonostegia hirta* (Bl.) Miq. 的全草。

【形态特征】多年生草本，有时茎基部木质；茎蔓生、铺地或渐升，上部带四棱形，有短柔毛。叶对生，叶片草质或纸质，宽披针形至狭披针形、狭卵形或椭圆形，基出脉3~5条；托叶钻形。团伞花序腋生，通常两性，有时单性，雌雄异株；花被片5，雄蕊5，花丝条形，瘦果卵球形，白色或黑色。

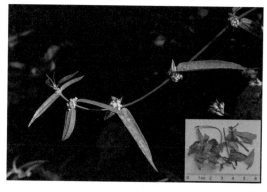

【性味功效】淡、微苦，凉。清热解毒，健脾消积，利湿消肿，散瘀止血。

【应用】用于消化不良，食积腹痛，白带；外用治血管神经性水肿，疔疮疖肿，乳腺炎，跌打肿痛，外伤出血。

【选方】1.治小儿腹泻：糯米团根、飞来鹤各15g，刺梨根12g，积雪草、马兰、焦米各9g，青木香、藿香各3g，水煎服。(《全国中草药汇编》)

2.治湿热白带：糯米团30g，椿根白皮15g，木通6g，水煎服。(《安徽中草药》)

3.治急性黄疸型肝炎：鲜糯米团、糯稻根各60g，水煎服。(《安徽中草药》)

4.治跌打损伤：鲜糯米团3份，鲜半夏1份，捣敷伤处，干则更换。(《安徽中草药》)

人面子

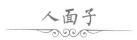

【别名】人面果、银棯、银莲果。

【来源】为漆树科植物人面子 *Dracontomelon dao* (Blanco) Merr. et Rolfe，的果实。

【形态特征】常绿乔木，小枝具棱，被灰白色细茸毛。单数羽状复叶，长30~46cm，互生；小叶

11～17，长圆形或长圆状椭圆形，基部偏斜而圆，全缘，近革质。圆锥花序顶生或腋生，被柔毛；花小，钟形，青白色；萼5裂，被柔毛；花瓣5，披针形，先端外弯；花盘杯状；雄蕊10；子房上位，5室。核果肉质，扁球形。

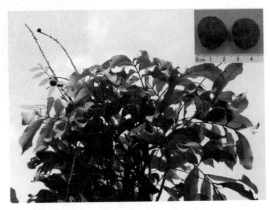

【性味功效】甘、酸，凉。健脾消食，生津止渴，醒酒。

【应用】主治消化不良，食欲不振，热病口渴。外用治烂疮，褥疮。

【选方】1.果3～5个，水煎服。(《全国中草药汇编》)

2.治背痈：人面子数粒，去核，和鲫鱼一条，捣烂敷之。(《岭南采药录》)

3.治小儿惊痫邪气，目上视，手足搐搦，角弓反张：人面子核烧灰服之。(《食物本草会纂》)

第十章 驱虫药

使君子

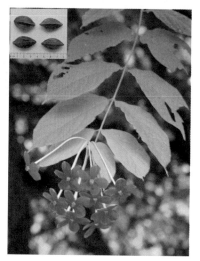

【别名】史君子、冬君子、五棱子、留求子、索子果。

【来源】为使君子科植物使君子*Quisqualis indica* L.的干燥成熟果实。

【形态特征】落叶藤状灌木。单叶对生，叶片长椭圆形、短圆形或卵形。穗状花序顶生，下垂；花瓣5，初白后红；雄蕊10，排成两轮；雌蕊1，子房下位。坚果近椭圆形，具5纵棱，偶有4～9棱，长2.5～4cm，直径约2cm，成熟时表面黑褐色至紫黑色，顶端狭尖，基部钝圆。

【性味功效】甘，温。杀虫消积。

【应用】用于蛔虫病，蛲虫病，虫积腹痛，小儿疳积。

【选方】1.治蛔虫病：使君子10g，苦楝皮10g，槟榔10g，乌梅10g，水煎服。(《图解中草药大全》)

2.治钩虫病：使君子、槟榔各4g，水煎服。每日早晨空腹服1次。(《图解中草药大全》)

3.治小儿虚肿，头面、阴囊俱浮：使君子（去壳）30g为末。每食后米汤服3g。(《简便方》)

4.治小儿疳积：①小儿疳积腹痛有虫、面色萎黄、形瘦腹大等，常与人参、白术、神曲等同用，以健脾益气消积，如肥儿丸；②若兼气滞腹胀者，可配伍陈皮、厚朴；③兼食积者，可配伍鸡内金、麦芽等。(《中药学》)

焦槟榔

槟榔

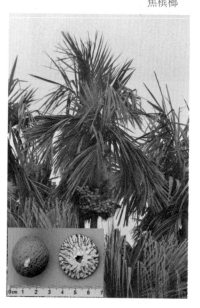

【别名】白槟榔、橄榄子、槟榔子、大腹槟榔、洗瘴丹。

【来源】为棕榈科植物槟榔*Areca catechu* L.的成熟种子。

【形态特征】茎直立，乔木状，高10m以上，有明显的环状叶痕。叶簇生于茎顶，羽片多数。雌雄同株，花序多分枝；雄花小，雌花较大。果实长圆形或卵球形，长3～5cm，橙黄色，中果皮厚，纤维质。种子卵形。

【性味功效】苦、辛，温。杀虫，消积，行气，利水，截疟。

【应用】用于多种肠道寄生虫病，虫积腹痛，积滞泻痢，里急后重，水肿脚气，疟疾。

【选方】1.治绦虫病：常单用或与南瓜子同用。(《中药学》)

2.治蛔虫、蛲虫病：常配伍使君子、苦楝皮。(《中药学》)

3.治姜片虫病：常与乌梅、甘草配伍，或与牵牛子研末同服。(《中药学》)

4.治食积满闷成痰涎呕吐：槟榔、半夏、砂仁、萝卜子、麦芽、干姜、白术各6g。水煎服。(《方脉正宗》)

附注：大腹皮（果皮）：行气宽中，行水消肿。用于湿阻气滞，脘腹胀闷，大便不爽，水肿胀满，脚气浮肿，小便不利。

南瓜子

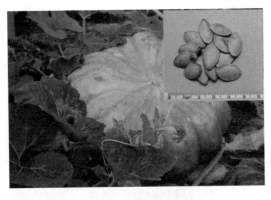

【别名】南瓜仁、白瓜子、北瓜子、窝瓜子、倭瓜子。

【来源】葫芦科南瓜属植物南瓜 *Cucurbita moschata* Duch.的种子。

【形态特征】一年生蔓生草本。茎有短刚毛，卷须3~4裂。叶片稍柔软，宽卵形或卵圆形，5浅裂，两面密生粗糙毛，基部深心形，边缘有细齿。花单生，黄色，雌雄同株；雄花花冠钟状，雄蕊3；雌花花柱短，果柄有棱和槽，瓜蒂扩大成喇叭状。果实常有数条纵沟。种子扁椭圆形。

【性味功效】性平、味甘。杀虫，下乳，利水消肿。

【应用】用于绦虫病，蛔虫病及血吸虫病。

【选方】1.治疗绦虫病：槟榔醋炒120g，南瓜子炒黄120g研末冲服。（《名中医梁秀清家传秘方》）

2.治小儿蛔虫：南瓜子30g，韭菜叶30g，水竹沥60g。开水冲服。（《湖南药物志》）

3.治疗急性期或晚期血吸虫病，以及蛔虫病：可以单味生用，连壳研细，冷开水调服，或配合其它驱虫泻下之品煎服。（《中药学》）

4.治产后手脚浮肿，糖尿病：南瓜子30g。炒熟，水煎服。（《食物中药与便方》）

鹤虱

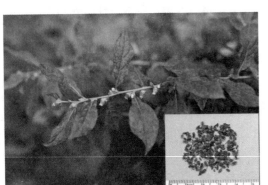

【别名】鹤虱、鹄虱、鬼虱、北鹤虱。

【来源】为菊科植物天名精 *Carpesium abrotanoides* L.的干燥成熟果实。

【形态特征】一年生或越年生草本。叶互生，无柄或基部的叶有短柄；叶片倒披针状或条形。花序顶生；花生于苞腋的外侧；花萼5深裂，宿存；花冠淡蓝色，较萼稍长；雄蕊5；子房4裂。小坚果4，卵形，褐色，有小疣状突起，边沿有2~3行不等长的锚状刺。

【性味功效】苦、辛，平，有小毒。杀虫消积，清热解毒，健脾和胃。

【应用】治虫积腹痛，阴道滴虫。

【选方】1.治小儿多吐蛔虫：鹤虱、大黄各0.3g，朴硝15g。水煎服。（《太平圣惠方》鹤虱散）

2.治虫积腹痛：鹤虱9g，南瓜子、槟榔各15g，水煎服。（《图解中草药大全》）

3.虫病肛痒：鹤虱、花椒、白鲜皮各15g，苦楝根皮9g。水煎，趁热熏洗或坐浴。（《图解中草药大全》）

榧子

【别名】香榧、玉榧、赤果、玉山果、野极子。

【来源】为红豆杉科植物榧树 *Torreya grandis* Fort.的干燥成熟种子。

【形态特征】常绿乔木，树皮灰褐色、浅黄色。叶呈假二列状排列，线状披针形。花单性，雌雄异株；雄球花圆柱形，雄蕊多数；雌花无梗，成对生于叶腋，只1花发育。胚珠1，直生。种子核果状、矩状椭圆形或倒卵状长圆形，熟时由珠托发育成的假种皮包被，淡紫褐色，有白粉。

【性味功效】甘，平。杀虫消积，润肺止咳，润燥通便。

【应用】钩虫病，蛔虫病，绦虫病，虫积腹痛，小儿疳积，肺燥咳嗽，大便秘结。

【选方】1.治虫积腹痛：①治蛔虫病，常与使君子、芜荑、鹤虱等同用；②治钩虫病，可单用，亦可配伍贯众、槟榔、苦楝皮等同用；③治绦虫病，常与槟榔、南瓜子等配伍。（《中药学》）

2.治肠燥便秘：常配伍火麻仁、郁李仁、瓜蒌仁等同用。（《中药学》）

3.肺燥咳嗽：证情较轻者可单用嚼服，或配伍沙参、桑叶、川贝母等滋阴润肺止咳之品。（《中药学》）

4.寸白虫：榧子日食7颗，满7日。（《图解中草药大全》）

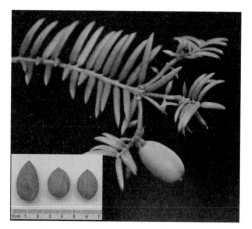

三尖杉

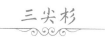

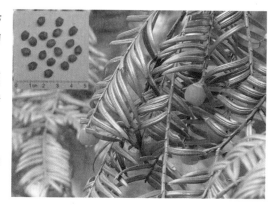

【别名】榧子、血榧、石榧、水柏子。

【来源】为三尖杉科植物三尖杉 *Cephalotaxus fortunei* Hook.f.的种子。

【形态特征】常绿乔木，树皮灰褐色至红褐色，片状脱落。叶螺旋状排成2列，线状披针形，微弯。花单性异株；雄球花呈球形，具短柄，每个雄球花有6~16雄蕊，基部具1苞片；雌球花具长梗，生于枝下部叶腋，由九对交互对生的苞片组成，每苞有2直立胚球。种子核果状，成熟时假种皮紫色或红紫色。

【性味功效】味甘、涩，性平。消积驱虫，润肺止咳，抗癌。

【应用】用于食积腹胀，小儿疳积，虫积，肺燥咳嗽。

【选方】1.驱虫消积：蛔虫疳泻：三尖杉种仁15g，使君子仁、大蒜各30g，水煎，食前空腹服；铁虫疳积：三类杉种仁 炒熟 日嚼服30g。亦治蛲虫、绦虫。

2.产后腹胀：三尖杉枝叶9g，四面风9g，岩附子9g，槟榔4.5g，山楂9g，当旭6g，木通6g，血泡木6g，水煎服。（《湖南药物志》）

南方红豆杉

【别名】赤柏松、紫杉、紫柏松、红榧。

【来源】为红豆杉科植物南方红豆杉 *Taxus chinensis* (Pilger) Rehd. var. *mairei* (Lemee et Levl.) Cheng et L. K. Fu 的种子。

【形态特征】常绿乔木。树皮红褐色或灰红色，片状剥裂。叶生于主枝上者为螺旋状排列，在侧枝上叶柄基部扭转向左右排成不规则2列；叶线形，半直或稍弯曲。雌雄异株，雄球花具9~14雄蕊；雌球花具1胚珠，胚珠卵形、淡红色，直生。种子倒卵圆形或柱状长卵形，生于红色肉质杯状假种皮中。

【性味功效】味酸、涩，性寒。消食，杀虫，止泻，止血，抗癌。

【应用】主治食积，蛔虫病。

【选方】1.治食积，蛔虫病：9~18g，炒热，水煎服。(《全国中草药汇编》)

2.治糖尿病：紫衫叶二钱，水煎服，日服二次，连续服用。如有恶心呕吐等症状，则停药，若无此症状，可逐渐加量至五钱为止。(《吉林中草药》)

绿玉树

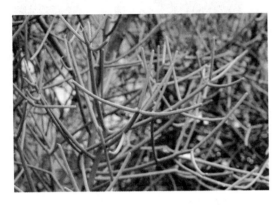

【别名】光棍树、绿珊瑚、牛奶树、龙骨树、白蚁树。

【来源】为大戟科植物玉树 *Euphorbia tirucalli* L.的全草。

【形态特征】热带肉质灌木或小乔木，含乳状汁液。叶细小互生，呈线形或退化为不明显的鳞片状，早落，故常呈无叶状态。枝干绿色，主干单一或分支多，分枝对生或轮生。杯状聚伞花序，雄花数枚，伸出总苞之外，雌花1枚，子房柄伸出总苞边缘，花柱3，柱头2裂。果实为蒴果，暗黑色。种子卵形。

【性味功效】味辛、微酸，凉。有小毒。催乳、杀虫。

【应用】主治缺乳、癣等病证。

【选方】阳性肿痛：全草适量捣烂涂患处。(《园林常见中草药用法选编》)

白饭树
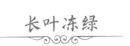

【别名】鱼眼木、鹊饭树、金柑藤、白倍子。

【来源】为大戟科植物白饭树 *Flueggea virosa* (Roxb. ex Willd.) Baill. 的全株。

【形态特征】灌木，小枝具纵棱槽。叶片纸质，椭圆形、长圆形、倒卵形或近圆形。花小，淡黄色，雌雄异株，多朵簇生于叶腋；苞片鳞片状；雄花花梗纤细，雄蕊5；雌花3~10朵簇生，有时单生，子房3室，花柱3。蒴果浆果状，近圆球形，成熟时果皮淡白色，不开裂。

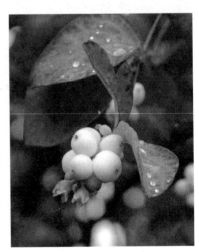

【性味功效】味甘、微苦，性平、微温。清热解毒，祛风止痛，理气，祛瘀行血，杀虫拔脓。

【应用】用于风湿痹痛，湿疹瘙痒。外用于湿疹，脓疱疮，过敏性皮炎，疮疖，烧、烫伤。

【选方】1.跌打伤、大小便失禁：白饭树叶37.5g，七叶埔姜叶37.5g。水2碗，酒2碗，煎1碗半，分2次服。(《汉方方剂》)

2.治尿酸、痛风：白饭树18.8g，红药头56.3g，红骨蛇18.8g，红骨掇鼻草18.8g，满山香37.5g，水丁香18.8g。水4碗，酒4碗，煎3碗。加猪排骨150g，炖烂，分3次服。(《汉方方剂》)

长叶冻绿

【别名】钝齿鼠李、苦李根、黎辣根、山黑子、绿篱柴。

【来源】为鼠李科植物长叶冻绿 *Rhamnus crenata* Sieb. et Zucc.的根或根皮。

【形态特征】落叶灌木或小乔木，幼枝带红褐色。叶互生，纸质，倒卵状椭圆形、椭圆形或倒卵形，边缘具圆齿状齿或细锯齿。聚伞花序腋生，花萼5裂；花瓣5，淡绿色；雄蕊5；子房上位，3室，每室具1胚珠，花柱不分裂，柱头不明显。核果。

【性味功效】味苦，性平，有毒。清热利湿，杀虫，解毒。

【应用】外用。用于疥疮，癣、癫，疔疮，麻风，蛔虫病。本品有毒，严内服宜注意。

【选方】1.治小儿蛔虫：黎辣根五钱。煮浓汁，用汁煮鸡蛋一枚食。(《湖南药物志》)

2.治癞痢头：山绿篱根三钱。水煎服；并煎汤洗擦皮肤。(《浙江民间常用草药》)

3.治疥疮：①黎辣根皮研末，加猪油捣烂，用纱布包裹，烘热，涂擦患处。(《浙江天目山药植志》)；②黎辣根皮二至四两。煎水洗或浸酒饮。(《湖南药物志》)

4.治烂脚疮：长叶冻绿根研细末，加猪油调和外敷。(《浙江民间常用草药》)

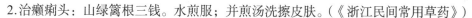

水瓮皮

【别名】水榕、水翁树皮。

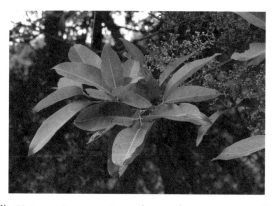

【来源】桃金娘科植物水瓮 *Cleistocalyx oprculatus*（Roxb.）Merr. et Perry 的树皮。

【形态特征】乔木，树皮灰褐色，颇厚，树干多分枝。叶片薄革质，长圆形至椭圆形。圆锥花序生于无叶的老枝上，花无梗，2~3朵簇生；花蕾卵形；萼管半球形，先端有短喙；浆果阔卵圆形，成熟时紫黑色。

【性味功效】温、辛。清暑解表，去湿消滞，消炎止痒，杀虫。

【应用】治外感恶寒发热头痛，食滞不化。治癣癫，烂脚，囊痈。

【选方】1.治囊痈：水翁皮之二层，煎水洗十余次；如痈已穿，加甘草节同煎。(《岭南采药录》)

2.治麻风，阴囊瘙痒，脚癣：用于水翁树皮适量，煎水外洗。(广州空军《常用中草药手册》)

3.治湿疹、癣、皮肤瘙痒：用水翁树皮水煎外洗。(《广西本草选编》)

醉鱼草

【别名】鱼尾草、醉鱼儿草、槐木、药鱼子、毒鱼草。

【来源】为马钱科植物醉鱼草 *Buddleja lindleyana* Fortune. 的茎叶。

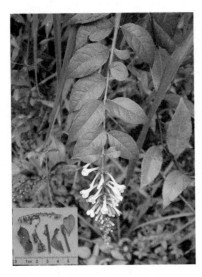

【形态特征】落叶灌木。茎皮褐色，多分枝，小枝四棱形，有窄翅。单叶对生，叶片纸质，卵圆形至长圆状披针形。穗状花序顶生，苞片线形，花萼管状，花冠细长管状，微弯曲，紫色；雄蕊4，花丝短，贴生；雌蕊1，柱头2裂，子房上位。蒴果。全株有小毒，捣碎投入河中能使活鱼麻醉，便于捕捉，故有"醉鱼草"之称。

【性味功效】辛、苦，温，有小毒。祛风解毒，驱虫，化骨鲠。

【应用】用于流行性感冒，咳嗽，哮喘，风湿关节痛，蛔虫病，钩虫病，外伤出血，痄腮，瘰疬，诸鱼骨鲠。

【选方】1.治钩虫病：醉鱼草，首剂15g，后逐日增至150g。水煎服。（《中草药学》）

2.治痄腮：醉鱼草15g，枫球7枚，荠菜9g。煮鸡蛋食。（《湖南药物志》）

3.治瘰疬：醉鱼草全草30g。水煎服。（《湖南药物志》）

第十一章　止血药

第一节　凉血止血药

大蓟

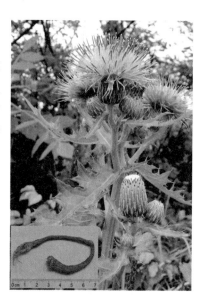

【别名】大蓟、大刺介芽、地萝卜、山萝卜、条叶蓟。

【来源】为菊科植物蓟 *Cirsium japonicum* Fish.ex DC.的干燥地上部分。

【形态特征】多年生草本，块根纺锤状或萝卜状，茎直立，分枝或不分枝，全部茎枝有条棱。基生叶较大，全形卵形、长倒卵形、椭圆形或长椭圆形。头状花序直立，总苞钟状，约6层，覆瓦状排列。小花红色或紫色，冠毛浅褐色，多层，基部联合成环，冠毛刚毛长羽毛状，内层向顶端纺锤状扩大或渐细。

【性味功效】甘、苦，凉。凉血止血，散瘀解毒，消痈。

【应用】用于衄血，吐血，尿血，便血，崩漏，外伤出血，痈肿疮毒。

【选方】1.治子宫癌：大蓟、龙葵、蜀羊泉、铁扫把各30g，蛇莓、黄毛耳草各15g，水煎服。（《中国中草药图典》）

2.治妇人红崩下血，白带不止：大蓟15g，艾叶9g，白鸡冠花子6g，木耳6g，炒黄柏15g，水酒煨服。（《中国中草药图典》）

小蓟

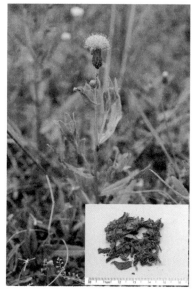

【别名】刺儿菜、青刺蓟、干针草、刺萝卜。

【来源】为菊科植物小蓟 *Cirsium setosum*（Willd）MB.的干燥地上部分。

【形态特征】多年生草本，茎直立，上部有分枝，花序分枝无毛或有薄绒毛。基生叶和中部茎叶椭圆形、长椭圆形或椭圆状倒披针形。全部茎叶两面同色、无毛。头状花序单生茎端，或少数或多数头状花序在茎枝顶端排成伞房花序。总苞卵形，总苞片约6层，覆瓦状排列。小花紫红色或白色。瘦果淡黄色，椭圆形。

【性味功效】甘、苦，凉。凉血止血，散瘀解毒，消痈。

【应用】用于衄血，吐血，尿血，血淋，便血，崩漏，外伤出血，痈肿疮毒。

【选方】1.治下焦瘀热之血淋，症见尿中带血，小便短涩热痛，小腹疼痛：生地黄18g，小蓟、滑石各15g，炒蒲黄、藕节各12g，淡竹叶、木通、当归、山栀子仁各9g，炙甘草6g。（《国家药典中草药图鉴》）

2.治下焦结热，尿血成淋：生地黄、小蓟根、通草、滑石、山栀仁、蒲黄（炒）、淡竹叶、当归、藕节、甘草各等分，上药咬咀，每服15g，水煎，空腹服。（《中国中草药图典》）

地榆

地榆炮制

【别名】黄瓜香、山枣子、玉札、一串红。

【来源】为蔷薇科植物地榆 Sanguisorba officinalis L.的干燥根。

【形态特征】多年生草本。根粗壮，多呈纺锤形。茎直立，有棱。基生叶为羽状复叶，小叶片有短柄；基生叶托叶膜质，褐色。穗状花序椭圆形，圆柱形或卵球形，直立，从花序顶端向下开放；萼片4枚，紫红色，椭圆形至宽卵形；雄蕊4枚，子房外面无毛，柱头顶端扩大。果实包藏在宿存萼筒内，外面有斗棱。花果期7～10月。

【性味功效】味苦、酸、涩，微寒。凉血止血，解毒敛疮。

【应用】用于便血，痔血，血痢，崩漏，水火烫伤，痈肿疮毒。

【选方】1.治过敏性紫癜：地榆炭、枸杞根各60g，龙牙草90g，龟板30g，水煎服。（《国家药典中草药图鉴》）

2.治崩漏：地榆9g，仙鹤草、耧斗菜各15g，水煎服。（《中国中草药三维图典》）

3.烧烫伤：地榆炭、寒水石、大黄、黄柏各90g，冰片9g，共研细粉，香油（芝麻油）调成糊状，敷患处。每日或隔日换药1次。（《中国中草药三维图典》）

侧柏叶

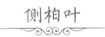

侧柏叶炭

【别名】扁柏、扁桧、黄柏、香柏、香树。

【来源】为柏科植物侧柏 Platycladus orientalis（L.）Franco.的干燥枝梢和叶。

【形态特征】大乔木，高达20多米，树皮薄，浅灰褐色，纵裂成条片；生鳞叶的小枝细，向上直展或斜展，扁平，排成一平面。叶鳞形，先端微钝。雄球花黄色，卵圆形，长约2mm；雌球花近球形，径约2mm，蓝绿色，被白粉。球果近卵圆形，成熟后木质，开裂，红褐色。花期3～4月，球果10月成熟。

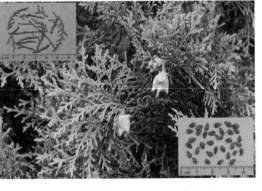

【性味功效】苦、涩，寒。凉血止血，化痰止咳，生发乌发。

【应用】用于吐血，衄血，咯血，便血，崩漏下血，肺热咳嗽，血热脱发，须发早白。

【选方】1.治崩漏：侧柏叶与蜂房、土茯苓、苦参等配伍应用，水煎服。（《中国中草药图典》）

2.治秃发：新鲜侧柏叶（包括青绿色种子）25～35g，切碎浸泡于100ml 60%～75%乙醇中，7天后以滤液涂擦毛发脱落部位，每日3～4次。（《中国中草药图典》）

白茅根

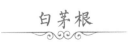

白茅根炭

【别名】茅草根、兰根、茹根、茅根。

【来源】为禾本科植物白茅 Imperata cylindrica（Linn.）Beauv.的干燥根茎。

【形态特征】多年生，具粗壮的长根状茎。秆直立，节无毛。叶鞘聚集于秆基，秆生叶片，窄线形，被有白粉，基部上面具柔毛。圆锥花序稠密，第一外稃卵状披针形，透明膜质；第二外稃与其内稃近相等，长约为颖之半，卵圆形，顶端具齿裂及纤毛；雄蕊2枚；花柱细长，基部多少连合，柱头2。颖果椭圆形。

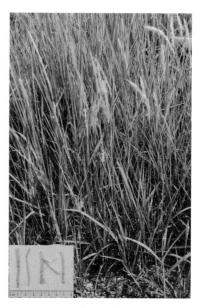

【性味功效】甘，寒。凉血止血，清热利尿。

【应用】用于血热吐血，衄血，尿血，热病烦渴，湿热黄疸，水肿尿少，热淋涩痛。

【选方】1.治血热尿血：白茅根、车前子（包）各30g，白糖15g，水煎服。(《中国中草药图典》)

2.治胃癌：白茅根、白花蛇舌草各60g，薏苡仁30g，红糖90g，水煎，分2～3次服，每日1剂。能使呕血或黑粪消除，恢复食欲。(《中国中草药图典》)

苎麻根

【别名】野麻、野苎麻、家麻、青麻、白麻。

【来源】本品为荨麻科植物苎麻 *Boehmeria nivea* (L.) Gaudich. 的干燥根及根茎。

【形态特征】亚灌木或灌木，茎上部与叶柄均密被开展的长硬毛和近开展和贴伏的短糙毛。叶互生，叶片草质，圆卵形，背面被白。圆锥花序腋生，或植株上部的为雌性，其下的为雄性，或同一植株的全为雌性。雄花的花被片4，狭椭圆形，雄蕊4。雌花的花被椭圆形，外面有短柔毛，果期菱状倒披针形。瘦果近球形。花期8～10月。

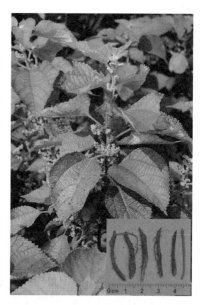

【性味功效】甘，寒。凉血止血，清热解毒，安胎。

【应用】用于咯血，吐血，衄血，便血，胎动不安，胎漏下血，热毒痈肿。

【选方】1.治血热崩漏：苎麻干根50g，水煎服。(《中国中草药图典》)

2.治咯血：苎麻根30g，白茅根30g，水煎服。(《中国中草药图典》)

荠菜

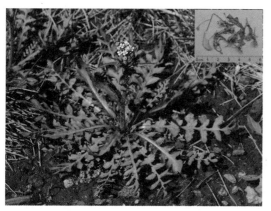

【别名】甘荠菜、荠荠菜、护生草、菱角菜、地米菜。

【来源】为十字花科植物荠菜 *Capsella bursa-pastoris* (L.) Medic. 的干燥全草。

【形态特征】一年或二年生草本，茎直立，单一或从下部分枝。基生叶丛生呈莲座状，大头羽状分裂，基部箭形，抱茎，边缘有缺刻或锯齿。总状花序顶生及腋生，萼片长圆形，花瓣白色，卵形，有短爪。短角果倒三角形或倒心状三角形，扁平，无毛，顶端微凹；果梗长5～15mm。种子2行，长椭圆形。花果期4～6月。

【性味功效】甘、淡，凉。凉肝止血，平肝明目，清热利湿。

【应用】用于血热吐血，衄血，咯血，尿血，崩漏，目赤疼痛，眼底出血，高血压，赤白痢疾，肾炎水肿，乳糜尿。

【选方】1.治疗高血压病：荠菜、夏枯草各30g，水煎服。（《中草药识别和应用图典》。）

2.治疗胃痛：荠菜30g，甘草9g，水煎服。每日2次。（《中草药识别和应用图典》）

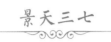

景天三七

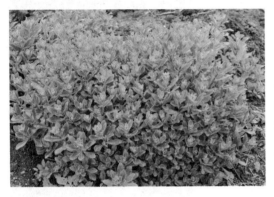

【别名】费菜、横根费菜、见血散、土三七。

【来源】为景天科植物费菜Sedum aizoon L.的根或全草。

【形态特征】多年生草本，块根胡萝卜状，根状茎粗短。茎高达50cm，无毛，不分枝。叶近革质，互生，窄披针形、椭圆状披针。萼片5，线形，肉质；花瓣5，黄色，长圆形或椭圆状披针形；雄蕊10，较花瓣短；鳞片5，近正方形，心皮5，卵状长圆形，基部合生，腹面凸出，花柱长钻形；蓇葖果芒状排列，种子椭圆形。

【性味功效】甘、微酸，平。止血化瘀，安神镇痛。

【应用】用于吐血，衄血，便血，尿血，消化道出血，心悸失眠。外用跌打损伤。

【选方】1.治血小板减少性紫癜，衄血、吐血、咯血、牙龈出血、消化道出血、子宫出血：用量0.3～1两（15～50g），或鲜品2～3两（100～150g）捣汁服。（《全国中草药汇编（上册）》）

2.治跌打损伤，外伤出血，烧烫伤：外用适量，鲜品捣烂敷患处。（《全国中草药汇编（上册）》）

半边旗

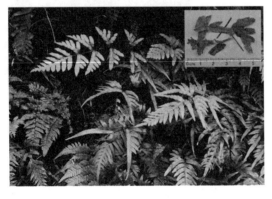

【别名】半边梳、单边蕨、半边蕨、半边牙。

【来源】为凤尾蕨科植物半边旗Pteris semipinnata L.的全草。

【形态特征】根状茎长而横走，先端及叶柄基部被褐色鳞片。叶簇生，近一型，连同叶轴均为栗红有光泽，光滑。叶片长圆披针形，二回半边深裂，顶生羽片阔披针形至长三角形，先端尾状，篦齿状，深羽裂几达叶轴，裂片6～12对。不育裂片的叶有尖锯齿，能育裂片仅顶端有一尖刺或具2～3个尖锯齿。

【性味功效】苦，辛，微寒。凉血止血，清热解毒，消肿止痛。

【应用】用于湿热泻痢，血热吐血，目赤肿痛。外用治跌打肿痛，疔疮肿毒。

【选方】1.细菌性痢疾，急性肠炎，黄疸型肝炎，结膜炎，用量0.5～2两（25～100g）。（《全国中草药汇编（上册）》）

2.外用治跌打肿痛：外用适量。（《常用中草药识用图谱》。）

金鱼藻

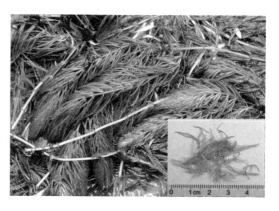

【别名】细草、鱼草、软草、松藻、灯笼丝。

【来源】为金鱼藻科植物金鱼藻 *Ceratophyllum demersum* L. 的干燥全草。

【形态特征】多年生沉水草本；茎长40～150cm，平滑，具分枝。叶4～12轮生，二叉状分歧，裂片丝状。秋季叶腋开红色小花，花单性，雌雄同株或异株；无花被，具苞片9～12，条形，浅绿色，透明，先端有3齿及带紫色毛；雄蕊10～16，微密集。坚果宽椭圆形，有3刺。

【性味功效】甘、淡，凉。凉血止血，清热利水。

【应用】用于治疗吐血，慢性气管炎。

【选方】1.吐血，用量1～2钱（5～10g），研粉吞服。（《全国中草药汇编（下册）》）

2.慢性气管炎：金鱼藻水丸，每次服5～7分（2.5～3.5g），每日2～3次。（《全国中草药汇编（下册）》）

落地生根

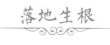

【别名】土三七、叶生根、倒吊莲、灯笼花、大还魂。

【来源】为景天科植物落地生根 *Bryophyllum pinnatum*（L.f.）Oken的全草或根。

【形态特征】多年生草本，茎有分枝，羽状复叶，小叶长圆形至椭圆形，先端钝，边缘圆齿底部容易生芽，芽长大后落地即成一新植物。圆锥花序顶生，花下垂，花萼圆柱形，花冠高脚碟形，基部稍膨大，向上成管状；裂片4，卵状披针形，淡红色或紫红色。雄蕊8，着生花冠基部。菁葖果包在花萼及花冠内，种子小。

【性味功效】淡、微酸、涩，凉。凉血止血，清火解毒，消肿解毒，敛疮收口。

【应用】用于吐血，衄血，咯血，刀伤出血，腹痛腹泻，烧烫伤。

【选方】1.腹痛腹泻、下痢红白：落地生根根30g，煎水内服。（《云南民族药志》）

2.疗疮、无名肿毒：鲜叶1两（50g），鲜木芙蓉花或叶1两（50g）。将两味药洗净，捣烂，调蜂蜜或鸡蛋白，外敷患处。（《汉方中草药对症图典（第3册）》）

麻风树

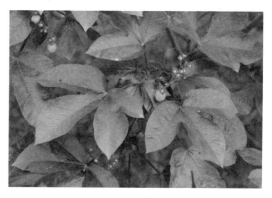

【别名】麻疯树、羔桐、臭油桐、黄肿树、假白榄。

【来源】为大戟科植物麻风树 *Jatropha curcas* L.的树皮和叶。

【形态特征】灌木或小乔木，具水状液汁，树皮平滑；枝条苍灰色无毛，疏生突起皮孔，髓部大。叶纸质，近圆形至卵圆形，全缘或3～5浅裂。花序腋生，苞片披针形。雄花：雄蕊10枚，萼片5枚，基部合生，花瓣长圆形，黄绿色；雌花：萼片离生，花瓣和腺体与雄花同；子房3室。蒴果椭圆状黄色。花期9～10月。

【性味功效】苦、涩，凉。散瘀消肿，止血止痒。

【应用】用于跌打肿痛，创伤出血，皮肤瘙痒、麻疯，癫痫头，关节挫伤。

【选方】1.关节挫伤：树皮适量，捣烂外包。(《全国中草药汇编(下册)》)

2.癫痫头：果油外擦患处。(《全国中草药汇编(下册)》)

血见愁

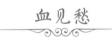

【别名】山藿香、血芙蓉、布地锦、冲天泡、方骨苦草。

【来源】为唇形科植物山藿香 *Teucrium viscidum* Bl.的干燥全草。

【形态特征】多年生草本，具匍匐茎。茎直立，下部无毛，上部具短柔毛。叶柄近无毛，叶片卵圆形至卵圆状长圆形。假穗状花序生于茎及短枝上部。花萼小，钟形，齿缘具缘毛。花冠白色，淡红或淡紫色，唇片与冠筒成大角度的钝角。雄蕊伸出，前对与花冠等长。花柱与雄蕊等长，花盘盘状，浅4裂。小坚果扁球形。

【性味功效】辛、苦，凉。凉血散瘀，消肿解毒。

【应用】用于咯血，吐血，衄血，跌打损伤，痈疽肿毒，痔疮肿痛。

【选方】1.治肺痈，咯血，吐血，衄血：山藿香(鲜品)30~60g，冰糖30g，水煎服。(《中国中草药图典》)

2.治跌打：山藿香，九层塔、透骨消、黑心姜各适量，水煎服。(《中国中草药图典》)

阴行草

【别名】北刘寄奴、土茵陈、黄花茵陈、山茵陈。

【来源】为玄参科植物阴行草 *Siphonostegia chinensis* Benth.的全草。

【形态特征】一年生草本，主根木质，须根散生。茎多单条，中空，枝对生密被无腺短毛。叶对生，全部为茎出，叶片厚纸质，全缘。花对生于茎枝上部，构成疏稀的总状花序；苞片叶状，较萼短；花冠上唇红紫色，下唇黄色；雄蕊二强；子房长卵形，柱头头状。蒴果被包于宿存的萼内，黑褐色。花期6~8月。

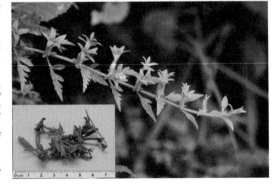

【性味功效】苦、辛，微寒。清热利湿，凉血止血，活血，通经，散瘀止痛，利湿祛风。

【应用】用于湿热黄疸，尿血，便血，出血性下痢，外伤出血，痛经，瘀血经闭，跌扑损伤，烫火伤。

【选方】1.黄疸型肝炎：北刘寄奴、金丝桃、地柏枝各50g，老罗卜根9g，水煎服。(《中国中草药三维图典》)

2.烧、烫伤：北刘寄奴、炉甘石各等量。共研细粉，香油适量调敷患处，每日1次。(《中国中草药三维图典》)

第二节　化瘀止血药

三七

【别名】田七、金不换、学参、田三七、山漆。

【来源】为五加科植物三七 *Panax notoginseng*（Burk.）F.H.Chen. 的干燥根和根茎。

【形态特征】多年生草本，主根纺锤形，茎无毛。掌状复叶3~6，轮生茎顶；小叶长椭圆形，两面沿脉梳被刺毛。伞形花序单生茎顶，花淡黄绿色；萼具5小齿；花瓣5，长圆形；雄蕊5，花丝与花瓣等长；子房2室，花柱2，连合至中部，果时顶端反曲。果扁球状肾形，鲜红色。种子2，白色。

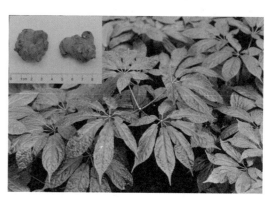

【性味功效】甘、微苦，温。散瘀止血，消肿定痛。

【应用】用于咯血，衄血，吐血，便血，崩漏，外伤出血，胸腹刺痛，跌扑肿痛。

【选方】1.治肝癌：三七、白英、山豆根、牡丹皮各30g，儿茶、蜈蚣各5g，蟾蜍1g，共研细末，每次服12g，每日3次，温开水送服。（《中国中草药图典》）

2.治便血、尿血：三七6g，花蕊石9g，血余炭3g，共研细末，分2次，开水送服。（《中国中草药图典》）

茜草

炒茜草炭

【别名】血见愁、地苏木、活血丹、八仙草。

【来源】为茜草科植物茜草 *Rubia cordifolia* L.的干燥根及根茎。

【形态特征】草质攀援藤木，根状茎和其节上的须根均红色。茎数至多条，从根状茎的节上发出，细长方形，有4棱。叶4片轮生，纸质，披针形，两面粗糙，脉上有微小皮刺。聚伞花序腋生和顶生，多回分枝，有微小皮刺；花冠淡黄色，干时淡褐色，花冠裂片近卵形，微伸展。果球形，成熟时橘黄色。

【性味功效】苦，寒。凉血，祛瘀，止血，通经。

【应用】用于吐血，衄血，崩漏，外伤出血，瘀阻经闭，关节痹痛，跌扑肿痛。

【选方】1.治痛经：茜草12g，丹参9g，水煎服。（《中国中草药图典》）

2.治跌打损伤：茜草15g，红花9g，赤芍12g，水煎服。（《中国中草药图典》）

蒲黄

蒲黄炭

【别名】蒲花、蒲厘花粉、蒲草黄、水蜡烛。

【来源】为香蒲科植物水烛香蒲 *Typha angustifolia* L.的干燥花粉。

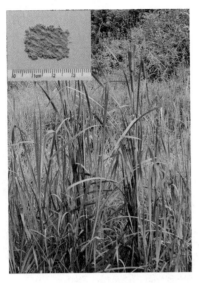

【形态特征】多年生水生或沼生草本。根状茎乳黄色，地上茎直立，粗壮。叶片长54～120cm，宽0.4～0.9cm，叶鞘抱茎。雌雄花序相距2.5～6.9cm；雄花序轴具褐色扁柔毛，单出，或分叉；雌花序长15～30cm，基部具1枚叶状苞片，花后脱落。小坚果长椭圆形，具褐色斑点。种子深褐色。

【性味功效】甘，平。止血，化瘀，通淋。

【应用】用于吐血，衄血，咯血，崩漏，外伤出血，经闭痛经，胸腹刺痛，跌扑肿痛，血淋涩痛。

【选方】1.治血尿：蒲黄与石韦、地榆、琥珀、小蓟、三七等配伍应用，水煎服。(《中国中草药图典》)

2.治痛经，冠心病，胃病：蒲黄、五灵脂各6g，共研细末，用黄酒或醋冲服，或水煎服。(《中国中草药图典》)

降香

【别名】降真香、花梨木、降香檀、紫腾香。

【来源】为豆科植物降香檀 *Dalbergia odorifera* T.Chen.根部的干燥心材。

【形态特征】乔木，高10～15m，小枝有小而密集皮孔。羽状复叶长12～25cm。圆锥花序腋生，分枝呈伞房花序状；花冠乳白色或淡黄色，各瓣近等长。荚果舌状长圆形，基部略被毛，顶端钝或急尖，果瓣革质，对种子的部分明显凸起，状如棋子，有种子1～2粒。

【性味功效】辛，温。化瘀止血，理气止痛。

【应用】用于吐血，衄血，外伤出血，肝郁胁痛，胸痹刺痛，跌扑肿痛，脘腹疼痛。

【选方】1.煎汤内服，3～6g。或入丸、散。(《南方药用植物图鉴》)

2.治外伤性吐血：降香、花蕊石各3g，没药、乳香各1.5g，共研极细末，每次服0.3g，黄酒1杯送服。(《中国中草药图典》)

扶芳藤

【别名】滂藤、千金藤、山百足、爬行卫矛。

【来源】为卫矛科植物扶芳藤 *Euonymus fortunei*（Turcz.）Hand.的全株。

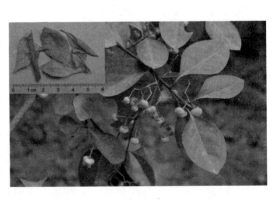

【形态特征】常绿藤本灌木，小枝方梭不明显。叶薄革质，椭圆形、长方椭圆形，先端钝或急尖，基部楔形。聚伞花序3～4次分枝；最终小聚伞花密集，花白绿色，4数，花盘方形，花丝细长，花药圆心形；子房三角锥状，四棱，粗壮明显。蒴果粉红色，果皮光滑，种子长方椭圆状，棕褐色，假种皮鲜红色，全包种子。

【性味功效】苦，温。止血消瘀，舒筋活络。

【应用】用于咯血，腰肌劳损，风湿痹痛。

【选方】1.肾虚腰痛：扶芳藤与菜头肾、梵天花、石血、蔓茎鼠尾草、野荞麦、龙牙草等同用（七肾汤），或加蚕豆或鸭蛋，或加鸡矢藤，水煎服。（《浙南本草新编》）

2.风湿性腰膝关节酸痛：扶芳藤（白对叶肾）30g，鸡矢藤9g，莨芝、薜荔各15g，黑鳗藤9g，湿重加南蛇藤15g，气血瘀滞加华山矾9g，水煎服。（《浙南本草新编》）

铁包金

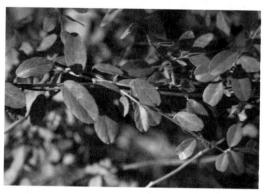

【别名】乌龙根、鼠乳根、狗脚利、老鼠草、乌金藤。

【来源】为鼠李科铁包金 *Berchemia lineata* (L.) DC. 的根和嫩枝叶。

【形态特征】藤状或矮灌木，小枝圆柱状，黄绿色，被密短柔毛。叶纸质，矩圆形；叶柄短，被短柔毛；托叶披针形，稍长于叶柄，宿存。花白色，通常数个至10余个密集成顶生聚伞总状花序；萼片条形，萼筒短，盘状；花瓣匙形，顶端钝。核果圆柱形，成熟时黑色或紫黑色，基部有宿存的花盘和萼筒。

【性味功效】甘、淡，平。理肺止咳，祛瘀止痛，疏肝退黄，健脾消积。

【应用】用于劳伤咳血，跌打瘀痛，风湿痹痛。

【选方】1.肺结核咯血：铁包金60g，穿破石30g，白及12g，阿胶9g，捣碎冲服，或水煎服。（《中国中草药三维图典》）

2.鼻出血，肺结核咯血，胃出血：铁包金30g，白及、百合各15g，桃仁6g，白茅根9g，水煎服。（《中国中草药三维图典》）

地菍

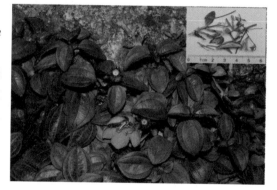

【别名】地茄、地石榴、紫茄子、土茄子、地樱子。

【来源】为野牡丹科植物地菍 *Melastoma dodecandrum* Lour. Fl. Cochinch. 的全草。

【形态特征】小灌木，茎匍匐上升，逐节生根。叶片坚纸质，卵形或椭圆形，侧脉互相平行，叶柄被糙伏毛。聚伞花序，顶生，有花1~3朵；花萼管被糙伏毛；花瓣淡紫红色至紫红色，菱状倒卵形；子房下位，顶端具刺毛。果坛状球状，平截，近顶端略缢缩，肉质，不开裂；宿存萼被疏糙伏毛。

【性味功效】甘、涩，微温。活血止血，行气活血。

【应用】治痛经，产后腹痛，血崩，带下，便血，痈肿。

【选方】1.血小板减少性紫癜：地菍、山栀子各30g，猪殃殃、白毛鹿茸草各15g，1日1剂，糖、酒为引。（《浙南本草新编》）

2.治痈肿，外用：煎水洗或捣烂外敷。（《南方药用植物图鉴》）

枇杷叶紫珠

【别名】长叶紫珠、山枇杷、劳来氏紫珠、野枇杷。

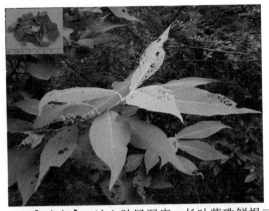

【来源】为马鞭草科植物枇杷叶紫珠Callicarpa kochiana ypha L.的全草。

【形态特征】灌木，小枝、叶柄与花序密生黄褐色分枝茸毛。叶片长椭圆形，顶端渐尖，基部楔形。聚伞花序，花近无柄，密集于分枝的顶端；花萼管状，被茸毛。花冠淡红色或紫红色，雄蕊伸出花冠管外，花柱长过雄蕊，柱头膨大。果实圆球形，几全部包藏于宿存的花萼内。

【性味功效】苦、辛，温；有小毒。祛风，除湿，活血，止血。

【应用】用于风湿疼痛，风寒头痛。

【选方】1.治上肢风湿痛：长叶紫珠鲜根二至三两(100～150g)。水煎或调酒服。(《福建中草药》)

2.治风寒头痛：长叶紫珠鲜叶一两(50g)。水酒煎服。(《福建中草药》)

大叶紫珠

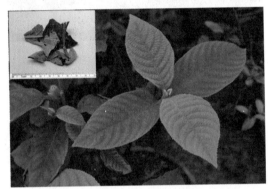

【别名】羊耳朵、止血草、赶风紫、白骨风、白背木。

【来源】为马鞭草科植物大叶紫珠Callicarpa macrophylla Vahl.的干燥叶或带叶嫩枝。

【形态特征】灌木，稀小乔术；小枝近四方形，密生灰白色粗糠状分枝茸毛，稍有臭味。叶片长椭圆形，表面被短毛；叶柄粗壮，密生灰白色分枝的茸毛。聚伞花序，被毛与小枝同，花序梗粗壮；苞片线形；萼杯状；花冠紫色，疏生星状毛；子房被微柔毛，花柱长约6mm。果实球形。

【性味功效】微辛、苦，平。散瘀止痛，消肿止痛。

【应用】用于衄血，咯血，吐血，便血，外伤出血，跌扑肿痛，风湿痹痛。

【选方】1.外伤出血：大叶紫珠叶、果研为粉，外撒敷患处。(《中草药图鉴》)

2.肺结核咯血，胃及十二指肠溃疡出血：紫珠叶、白及各等分，共研成细粉，过筛，每服6g，每日3次。(《550种中药使用图典》)

第三节 收敛止血药

白及

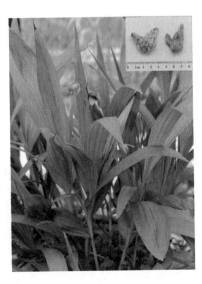

【别名】连给草、甘根、白给、紫蕙。

【来源】为兰科植物白及Bletilla striata(Thunb.)Reichb.f.的干燥块茎。

【形态特征】多年生草本。茎直立，植株高18～60cm，假鳞茎扁球形，上面具荸荠似的环带，富粘性。叶狭长圆形或披针形，先端渐尖，基部收狭成鞘并抱茎。花序轴或多或少呈"之"字状曲折；花大，紫红色或粉红色；萼片和花瓣近等长，狭长圆形，先端急尖；花瓣较萼片稍宽。蒴果圆柱形。

【性味功效】苦、甘、涩，微寒。收敛止血，消肿生肌。

【应用】用于咯血，吐血，外伤出血，疮疡肿毒，皮肤皲裂。

【选方】1.治咯血，吐血：白及配茜草、生地、丹皮、牛膝、广皮、归尾，加荷叶蒂5个，水煎服。（《古今医彻》）

2.治手足皲裂：白及研成粉末加水调匀，填入裂口。注意患处不能沾水。（《济急仙方》）

3.治疔疮肿毒：白及研成粉末，加水澄清，去水，摊于厚纸上贴于患处。（《袖珍方》）

4.治一切疮疖痈疽：白及配芙蓉叶、大黄、黄柏、五倍子。研成粉末，用水调搽四周。（《保婴撮要》）

仙鹤草

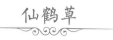

【别名】龙牙草、瓜香草、蛇疙瘩、黄龙尾。

【来源】为蔷薇科植物龙芽草 *Agrimonia pilosa* Ledeb.的干燥地上部分。

【形态特征】多年生草本。茎直立，全体被白色柔毛。茎四面略凹陷，有纵沟和棱线，有节。单数羽状复叶互生，相间生于叶轴上，顶端小叶较大，完整小叶片展平后呈卵形或长椭圆形，先端尖，基部楔形，边缘有锯齿；托叶2，抱茎，斜卵形。总状花序细长，花萼筒状，密被钩刺，先端5裂，花瓣黄色。瘦果，包于具钩的宿存花萼内。

【性味功效】苦、涩，平。收敛止血，截疟，止痢，解毒，补虚。

【应用】用于咯血，吐血，崩漏下血，疟疾，血痢，痈肿疮毒，阴痒带下，脱力劳伤。

【选方】1.治肺痨咯血：鲜仙鹤草榨取液汁，再加入白糖，一次服用。（《贵州民间方药集》）

2.治吐血：仙鹤草配鹿衔草、麦瓶草。熬水服。（《四川中药志》）

3.治鼻血及大便下血：仙鹤草配蒲黄、茅草根、大蓟。水煎服。（《四川中药志》）

4.治妇人月经或前或后，有时腰痛、发热、气胀之症：仙鹤草配杭芍、川芎、香附、红花，水煎，点酒服。如经血紫黑，加苏木、黄芩；腹痛加延胡索、小茴香。（《滇南本草》）

棕榈

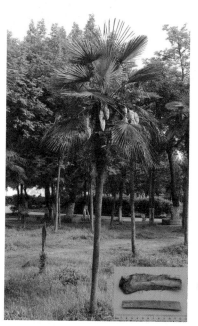

【别名】衣树、棕树、陈棕、棕板、棕骨。

【来源】为棕榈科植物棕榈 *Trachycarpus fortunei*（Hook.f.）H.Wendl.的干燥叶柄。

【形态特征】乔木。树干圆柱形，被不易脱落的老叶柄基部和密集的网状纤维。叶片近圆形，裂片先端具短2裂或2齿；叶柄两侧具细圆齿，顶端有明显的戟突。花序粗壮，雌雄异株。花黄绿色，卵球形，钝三棱；花萼3片，卵状急尖。果实阔肾形，有脐，成熟时由黄色变为淡蓝色，有白粉。种子胚乳角质，胚侧生。

【性味功效】苦、涩，平。收敛止血。

【应用】用于吐血，衄血，尿血，便血，崩漏。

【选方】1.治高血压，预防中风：鲜棕榈叶配玫瑰花，泡汤代茶。（《现代实用中药》）

2.治血热妄行所致的各种上部出血证：棕榈配大蓟、小蓟、荷叶、侧

柏叶、茅根、茜根、山栀、大黄、牡丹皮，各药烧炭存性，为末，藕汁或萝卜汁磨京墨适量，调服。(《十药神书》)

3.治脾肾亏虚，冲脉不固之血崩、月经过多：棕榈炭配白术、生黄芪、龙骨、牡蛎、萸肉、生杭芍、海螵蛸、茜草、五倍子，水煎服。(《医学衷中参西录》)

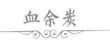

血余炭

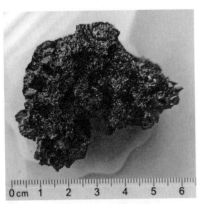

【别名】乱发、发灰、头发、人发灰。

【来源】为人发制成的炭化物。取头发，除去杂质，碱水洗去油垢，清水漂净，晒干，焖煅成炭，放凉。

【形态特征】本品呈不规则块状，乌黑光亮，有多数细孔。体轻，质脆。用火烧之有焦发气，味苦。

【性味功效】苦，平。收敛止血，化瘀，利尿。

【应用】用于吐血，咯血，衄血，血淋，尿血，便血，崩漏，外伤出血，小便不利。

【选方】1.用于治血淋：血余炭配蒲黄、生地、甘草，水煎服。(《赤水玄珠》)

2.用于治小便不利：血余炭、滑石、白鱼，杵为散，以米饮送服。(《金匮要略》)

3.治黄疸：血余炭，温水调服。(《肘后备急方》)

4.治咯血，兼治吐衄，二便下血：血余炭配煅花蕊石、三七，共研细，分两次，开水送服。(《医学衷中参西录》)

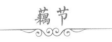

藕节

【别名】光藕节、藕节巴、老节、斗节、雪藕节。

【来源】为睡莲科植物莲 *Nelumbo nucifera* Gaertn. 的干燥根茎节部。

【形态特征】多年生水生草本。根茎横生，肥厚，节间膨大，内有多数纵行通气孔洞。节上生叶，叶片圆形，全缘或稍呈波状。花单生于花梗顶端，芳香，红色、粉红色或白色；花瓣椭圆形或倒卵形。花后结"莲蓬"，倒锥形，有小孔20～30个，每孔内含果实1枚；坚果椭圆形或卵形。种子卵形，或椭圆形，种皮红色或白色。

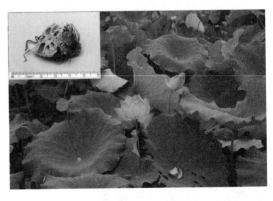

【性味功效】甘、涩，平。收敛止血，化瘀。

【应用】用于吐血，咯血，衄血，尿血，崩漏。

【选方】1.治坠马血瘀，积在胸腹，唾血无数者：生藕节捣烂，和酒绞汁饮，随量用。(《本草汇言》)

2.治大便下血：藕节晒干研末，配人参、白蜜煎汤调服。(《全幼心鉴》)

3.治鼻衄不止：藕节捣汁饮，并滴鼻中。(《本草纲目》)

4.治小便热淋：生藕节、地黄汁、葡萄汁各等分。每服半盏，入蜜温服。(《本草纲目》)

附注：莲子：味甘，平。清心醒脾，补脾止泻。治疗心烦失眠，脾虚久泻，大便溏泄，久痢。

莲子心：性寒、味苦、无毒，具有清心去热、止咳等功效，可治疗心衰、休克、肿痛等病症，具有降糖作用，有一定的开发价值。

鸡冠花

【别名】鸡公花、鸡髻花、鸡冠头，鸡角枪。

【来源】为苋科植物鸡冠花 *Celosia cristata* L. 的干燥花序。

【形态特征】一年生草本，全体无毛。茎直立，粗壮。单叶互生；长椭圆形，先端渐尖，全缘。穗状花序多变异，常呈鸡冠状，色有紫、红、淡红、黄或杂色；每花有3苞片；花被5，广披针形，干膜质，透明；雄蕊5，花丝下部合生成环状；雌蕊1，柱头2浅裂。胞果成热时横裂，内有黑色细小种子2至数粒。

【性味功效】甘、涩，凉。收敛止血，止带，止痢。

【应用】用于吐血，崩漏，便血，痔血，赤白带下，久痢不止。

【选方】1.治咳血，吐血：鲜白鸡冠花配猪肺，炖汤服用。（《泉州本草》）

2.治产后血痛：白鸡冠花酒煎服用。（《怪证奇方》）

3.治血淋：鸡冠花，烧炭，米汤送下。（《湖南药物志》）

4.治风疹：白鸡冠花配向日葵、冰糖，开水炖服。（《闽东本草》）

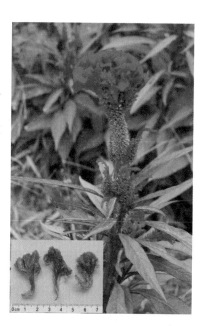

花生衣

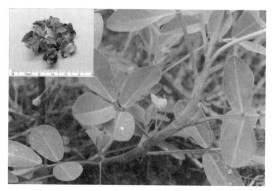

【别名】花生皮、长果衣、落花生衣、红薄皮。

【来源】为豆科植物落花生 *Arachis hypogaea* L. 的种皮。

【形态特征】一年生草本。茎直立或匍匐，叶通常具小叶2对；托叶具纵脉纹，被毛；叶柄基部抱茎，被毛；小叶纸质，卵状长圆形至倒卵形，先端钝圆形，具小刺尖头，基部近圆形，全缘，两面被毛，边缘具睫毛；花长约8mm；苞片2，披针形；花冠黄色或金黄色；花柱延伸于萼管咽部之外，柱头顶生，小。荚果，膨胀，荚厚。

【性味功效】甘、微苦、涩，平。止血、散瘀、消肿。

【应用】用于血友病、类血友病，原发性及继发性血小板减少性紫癜，肝病出血症，术后出血，癌肿出血，胃、肠、肺、子宫等出血。

【选方】1.治疗再生障碍性贫血和出血：花生衣研碎，冲服。（《民间验方》）

2.治疗肿瘤经放疗、化疗后血小板及粒细胞减少：花生衣配红枣，水煎服。（《实用食疗方精选》）

檵木

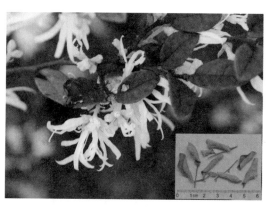

【别名】桎木柴、继花、坚漆、刺木花、满山白。

【来源】为金缕梅科植物檵木 *Loropetalum chinense*（R. Brown）Oliv. 的根、叶和花入药。根、叶全年可采，花于清明前后采，鲜用或晒干。

【形态特征】灌木或小乔木，多分枝，小枝有星毛。叶革质，卵形，先端尖锐，基部钝，不等侧，全缘；花3～8朵簇生，白色；萼筒杯状，萼齿卵形；花瓣4片，带状，先端圆或钝；雄蕊4个，药隔突出成角状；子房完全下位，被星毛；胚珠1个，垂生于心皮内上角。蒴果卵圆形，先端圆，被褐色星状绒毛；种子圆卵形，黑色发亮。

【性味功效】叶：苦、涩，平。止血，止泻，止痛，生肌。花：甘、涩，平。清热，止血。根：苦，温。行血祛瘀。

【应用】叶：用于子宫出血，腹泻；外用治烧伤，外伤出血。花：用于鼻出血，外伤出血。根：用于血瘀经闭，跌打损伤，慢性关节炎，外伤出血。

【选方】1.治痢疾：檵木花配骨碎补、荆芥、青木香，水煎服。(《湖南药物志》)

2.治闪筋：鲜檵花叶，加烧酒捣烂，绞汁服用。(《福建民间草药》)

3.治外伤出血：鲜檵花叶，捣烂外敷。(《福建民间草药》)

4.治消化道出血：檵木叶配藕节、侧柏叶、花蕊、、血余炭，研为细末，冷开水吞服。(《湖北中草药志》)

南酸枣

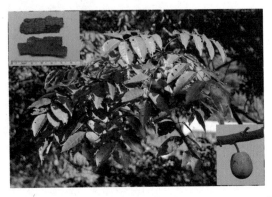

【别名】五眼果、酸枣树、货郎果、连麻树、鼻涕果。

【来源】为漆树科植物南酸枣 *Choerospondias axillaris* (Roxb.) Burtt et Hill 的树皮。

【形态特征】落叶乔木。树干挺直，树皮灰褐色，小枝粗壮，无毛，具皮孔。奇数羽状复叶互生，小叶7~15枚，对生，膜质至纸质，卵状椭圆形，全缘。雄花和假两性花淡紫红色，聚伞状圆锥花序；萼片、花瓣各5；雄蕊10；子房5室；花柱5，分离。核果椭圆形或倒卵形，成熟时黄色，中果皮肉质浆状，先端具5小孔。

【性味功效】酸涩，凉。解毒，收敛，止痛，止血。

【应用】用于烧烫伤，外伤出血，牛皮癣。

【选方】治疗烧烫伤，外伤出血，牛皮癣：熬膏备用，外用适量，不作内服。(《全国中草药汇编》)

杜虹花

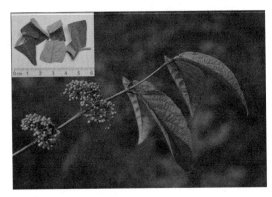

【别名】紫荆、粗糠仔、鸦鹊板、止血草、紫珠草。

【来源】为马鞭草科植物杜虹花 *Callicarpa formosana* Rolfe 的干燥叶。

【形态特征】灌木。小枝、叶柄和花序均密被灰黄色星状毛和分枝毛。叶片卵状椭圆形或椭圆形，先端渐尖，基部钝或浑圆，边缘有细锯齿，表面被短硬毛，背面被灰黄色星状毛和细小黄色腺点。聚伞花序4~5次分歧；苞片细小；花萼杯状，被灰黄色星状毛；花冠紫色或淡紫色，裂片钝圆；子房无毛。果实近球形，紫色。

【性味功效】苦、涩，凉。凉血收敛止血，散瘀解毒消肿。

【应用】用于衄血，咯血，吐血，便血，崩漏，外伤出血，热毒疮疡，水火烫伤。

【选方】1.治咯血：干紫珠叶研成粉末调鸡蛋清，内服；继用干紫珠叶末，水煎，代茶常饮。(《福建民间草药》)

2.治肺结核咯血，胃十二指肠溃疡出血：紫珠叶、白及等量，共研细粉，内服。(《全国中草药汇编》)

3.治扭伤肿痛：紫珠叶配鹅不食草、威灵仙，水煎服；或加松节油共捣烂外敷患处。(《青岛中草药手册》)

4.治上呼吸道感染，扁桃体炎，肺炎，支气管炎：紫珠叶配紫金牛、秦皮，水煎服。（《全国中草药汇编》）

第四节　温经止血药

艾叶

艾叶鉴定

【别名】艾、艾蒿、家艾、蕲艾、医草。

【来源】为菊科植物艾 *Artemisia argyi* Levl.et Vant.的干燥叶。

【形态特征】多年生草本。茎直立，圆形，质硬，被灰白色软毛，从中部以上分枝。单叶，互生。花序总状，顶生，由多数头状花序集合而成；花托扁平，半球形，上生雌花及两性花10余朵；两性花与雌花等长，花冠筒状，红色，顶端5裂；雄蕊5枚，聚药，着生于花冠基部；花柱细长，顶端2分叉，子房下位，1室。瘦果长圆形。

【性味功效】辛、苦，温；有小毒。温经止血，散寒止痛；外用祛湿止痒。

【应用】用于吐血，衄血，崩漏，月经过多，胎漏下血，少腹冷痛，经寒不调，宫冷不孕；外治皮肤瘙痒。醋艾炭温经止血，用于虚寒性出血。

【选方】1.治功能性子宫出血，产后出血：艾叶炭配蒲黄、蒲公英，水煎服。（《中草药新医疗法资料选编》）

2.治脾胃冷痛：白艾末煎汤服。（《卫生易简方》）

3.治肠炎、急性尿道感染、膀胱炎：艾叶配辣蓼、车前。水煎服。（《单方验方新医疗法选编》）

4.治便后出血：艾叶配生姜。煎浓汁服用。（《千金方》）

炮姜

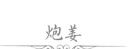

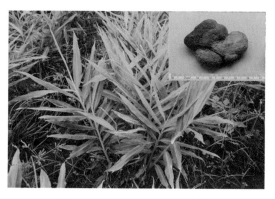

【别名】黑姜、炮姜炭、姜炭。

【来源】为姜科植物姜 *Zingiber officinale* Rosc.干燥根茎的炮制品。

【形态特征】详见生姜。

【性味功效】辛，热。温经止血，温中止痛。

【应用】用于阳虚失血，吐衄崩漏，脾胃虚寒，腹痛吐泻。

【选方】1.产后瘀血腹痛。恶露不行，小腹冷痛：炮姜配全当归、川芎、桃仁、甘草、黄酒、童便各半煎服。（《傅青主女科》）

2.治疗脾肾阳虚，腹痛久泻：炮姜配附子、肉豆蔻，研末加米糊制丸，空腹时用米饮送下。（《重订严氏济生方》）

3.治疗大吐大衄，外有寒冷之状：炮姜配炙甘草、北五味子，水煎服。（《不知医必要》）

灶心土

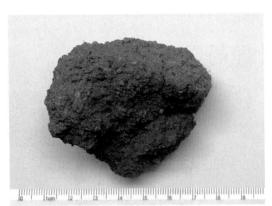

【别名】伏龙肝。

【来源】为烧木柴或杂草的土灶内底部中心的焦黄土块。

【形态特征】本品为不规则块状。橙黄色或红褐色。表面有刀削痕。体轻，质较硬，用指甲可刻划成痕，断面细软，色稍深，显颗粒状，并有蜂窝状小孔。具烟熏气，味淡。有吸湿性。以块大整齐、色红褐、断面具蜂窝状小孔、质细软者为佳。

【性味功效】辛，微温。温经止血，温中止呕，温脾涩肠止泻。

【应用】用于脾气虚寒，摄血无力所致吐血、便血、崩漏下血等证，中焦虚寒呕吐、妊娠呕吐，脾虚久泻。

【选方】1.治反胃：灶心土细末，米饮调下。(《百一选方》)

2.治吐血、鼻血不止：伏龙肝半升。以新汲水一大升，淘取汁和蜜顿服。(《广利方》)

3.治下血先便后血：配甘草、干地黄、白术、附子(炮)、阿胶、黄芩，水煎服。(《金匮要略》)

4.治妇人血露：炒伏龙肝配蚕沙、阿胶。同为末，温酒调，空肚服。(《本草衍义》)

第十二章 活血化瘀药

川芎

【别名】芎藭、小叶川芎、贯芎、抚芎。

【来源】为伞形科植物川芎 *Ligusticum chuanxiong* Hort. 的干燥根茎。

【形态特征】多年生草本。根状茎呈不规则的结节状拳形，结节顶端有茎基团块，外皮黄褐色，有浓烈香气。茎常数个丛生，直立，上部分枝，节间中空，下部节明显膨大成根状，易生根。叶互生，二至三回羽状复叶。夏季开花，复伞形花序顶生，双悬果卵圆形。

【性味功效】辛，温。活血行气，祛风止痛。

【应用】用于胸痹心痛，胸胁刺痛，跌扑肿痛，月经不调，经闭痛经，癥瘕腹痛，头痛，风湿痹痛。

【选方】1.治产后血晕：川芎配当归、荆芥穗（炒黑），水煎服。（《奇方类编》）

2.治新产块痛：川芎配当归、桃仁、黑姜、炙草，用黄酒、童便各半煎服。（《傅青主男女科》）

3.治小儿脑热，好闭目，太阳痛或目赤肿：川芎配薄荷、朴硝，为末，以少许吹鼻中。（《全幼心鉴》）

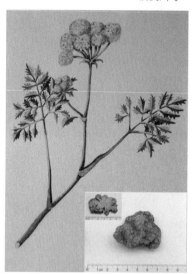

延胡索

【别名】玄胡素、元胡、延胡。

【来源】为罂粟科植物延胡索 *Corydalis yanhusuo* W.T.Wang. 的干燥块茎。

【形态特征】多年生草本，块茎球形。地上茎短，纤细，稍带肉质，在基部之上生1鳞片。叶互生，有长柄，2回3出复叶，总状花序，顶生或与对叶生；苞片阔披针形；花红紫色，横着于纤细的小花梗上，边缘粉红色，中央青紫色，子房扁柱形，花柱细短，柱头2，似小蝴蝶状。果为蒴果。

【性味功效】辛、苦，温。活血，行气，止痛。

【应用】用于胸胁、脘腹疼痛，胸痹心痛，经闭痛经，产后瘀阻，跌扑肿痛。

【选方】1.治跌打损伤：玄胡，炒黄研细，开水送服，亦可加黄酒适量同服。（《单方验方调查资料选编》）

2.治疝气危急：玄胡索（盐炒）配全蝎（去毒，生用），为末，每服半钱（2.5g），空腹酒下。（《仁斋直指方》）

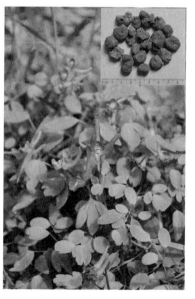

郁金

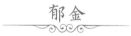

【别名】玉金、白丝郁金。

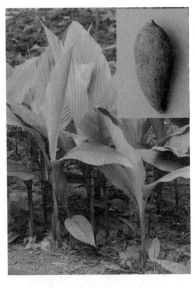

【来源】为姜科植物温郁金*Curcuma xvenyujin* Y. H. Chenet C. Ling.的干燥块根。

【形态特征】根茎切面浅黄色，外皮浅白色。肥厚，卵圆形。根端具纺锤形块根。叶片绿色，长圆形或卵状长圆形，两面无毛，基部近圆形或宽楔形，先端渐尖戒短尾状。穗状花序，冠部苞片淡红色，先端急尖，中下部苞片绿色，卵形，花萼白色，花冠白，喉部有白柔毛，侧生雄蕊黄色，花瓣状。

【性味功效】辛、苦，寒。活血止痛，行气解郁，清心凉血，利胆退黄。

【应用】用于胸胁刺痛，胸痹心痛，经闭痛经，乳房胀痛，热病神昏，癫痫发狂，血热吐衄，黄疸尿赤。

【选方】1.治心悬急懊痛：郁金配黄芩、赤芍药、枳壳、（麸炒微黄，去瓤）、生干地黄、大腹皮，上药，细锉和匀。每服一分，以水一中盏，入生姜半分，煎至六分，去滓，不计时候，稍熬服。（《圣惠方》）

2.治肠梗阻：郁金配桃仁、瓜蒌，水煎后加麻油，一次温服。（《中草药新医疗法资料选编》）

3.治痔疮肿痛：郁金末，水调涂之。（《医方摘要》）

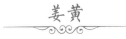

姜黄

【别名】黄姜、毛姜黄、宝鼎香、黄丝郁金。

【来源】为姜科植物姜黄*Curcuma longa* L.的干燥根茎。

【形态特征】多年生宿根草本。根粗壮，末端膨大成长卵形或纺锤状块根，灰褐色。根茎卵形，内面黄色，侧根茎圆柱状，红黄色。叶根生；叶片椭圆形或较狭，先端渐尖，基部渐狭；叶柄长约为叶片之半；叶鞘宽，约与叶柄等长。穗状花序稠密，苞片阔卵圆形，顶端苞片卵形或狭卵形；花冠管上部漏斗状，3裂；雄蕊药隔矩形，花丝扁阔。蒴果。

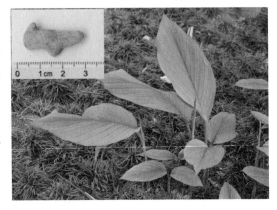

【性味功效】辛、苦，温。破血行气，通经止痛。

【应用】用于胸胁刺痛，胸痹心痛，痛经经闭，癥瘕，风湿肩臂疼痛，跌扑肿痛。

【选方】1.治胃炎，胆道炎，腹胀闷，疼痛，呕吐，黄疸：姜黄配黄连、肉桂、延胡索、广郁金、绵茵陈，水煎服。（《现代实用中药》）

2.治臂背痛，非风非痰：姜黄配甘草、羌活、白术，水煎服。腰以下痛，加海桐皮、当归、芍药。（《赤水玄珠》）

3.治诸疮癣初生时痛痒：姜黄敷之。（《千金方》）

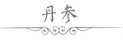

丹参

【别名】红根、赤参、血山根、红丹参、紫丹参。

【来源】为唇形科植物丹参*Salvia miltiorrhiza* Bunge.的干燥根及根茎。

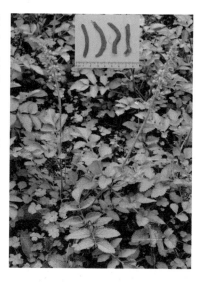

【形态特征】多年生草本，全株密被黄白色柔毛及腺毛。根细长圆柱形，外皮朱红色。茎直立，方形，表面有浅槽。单数羽状复叶，对生，有柄；小叶3～5，罕7片，小叶片卵形、广披针形。总状花序，顶生或腋生，花萼带紫色，长钟状先端二唇形，上唇阔三角形，下唇三角形，萼筒喉部密被白色长毛；花冠蓝紫色，二唇形，小坚果椭圆形。

【性味功效】苦，微寒。活血祛瘀，通经止痛，清心除烦，凉血消痈。

【应用】用于胸痹心痛，脘腹胁痛，癥瘕积聚，热痹疼痛，心烦不眠，月经不调，痛经经闭，疮疡肿痛。

【选方】1.治急、慢性肝炎，两胁作痛：丹参配茵陈、郁金、板蓝根，水煎服。(《陕甘宁青中草药选》)

2.治经水不调：紫丹参，切薄片，于烈日中晒脆，为细末，用好酒泛为丸。清晨开水送下。(《集验拔萃良方》)

3.治热油火灼，除痛生肌：丹参，剉，以水微调，取羊脂，煎三上三下，涂疮上。(《肘后方》)

红花与番红花的鉴别

红花

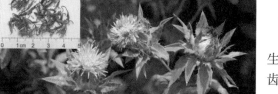

【别名】草红花、红花草。

【来源】为菊科植物红花Carthamus tinctorius L.的干燥花。

【形态特征】一年生草本。茎直立，基部木质化。叶互生，卵形或卵状披针形，基部渐狭，先端尖锐，边缘具刺齿；上部叶逐渐变小。头状花序顶生；总苞片多列，外面2～3列呈叶状，披针形，边缘有针刺；内列呈卵形，边缘无刺而呈白色膜质；花托扁平。全为管状花，橘红色；雄蕊5，花药聚合；雌蕊1，柱头2裂，裂片短，舌状。瘦果。

【性味功效】辛，温。活血通经，散瘀止痛。

【应用】用于经闭，痛经，恶露不行，癥瘕痞块，胸痹心痛，瘀滞腹痛，胸胁刺痛，跌扑损伤，疮疡肿痛。

【选方】1.治褥疮：红花适量，泡酒外搽。(《云南中草药》)

2.治胎衣不下：红花酒煮汁，饮二、三盏。(《产乳集验方》)

西红花

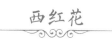

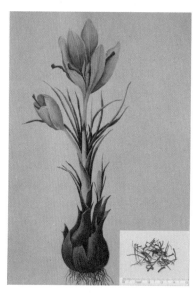

【别名】番红花、藏红花。

【来源】为鸢尾科植物番红花Crocus sativus L.的干燥柱头。

【形态特征】多年生草本。球茎扁圆球形，外有黄褐色的膜质包被。叶基生，9～15枚，条形，灰绿色，边缘反卷，花茎甚短，花1～2朵，淡蓝色、红紫色或白色，有香味，花被裂片6，2轮排列，雄蕊直立，花药黄色，花柱橙红色，长约4cm，上部3分枝，分枝弯曲而下垂，柱头略扁，顶端楔形，有浅齿，较雄蕊长，子房狭纺锤形。蒴果椭圆形。

【性味功效】味甘，性平。活血化瘀，凉血解毒，解郁安神。

【应用】用于经闭症瘕，产后瘀阻，温毒发斑，忧郁痞闷，惊悸发狂。

【选方】1.治各种瘰结：藏红花每服一朵，冲汤下。忌食油荤、盐，宜食淡粥。（《纲目拾遗》）

2.治伤寒发狂，惊怖恍惚：二分。水一盏，浸一宿，服之。（《医林集要》）

3.治吐血：藏红花一朵，酒一盏。将花入酒内，隔汤顿出汁服之。（《纲目拾遗》）

红景天

红景天辨认　　红景天

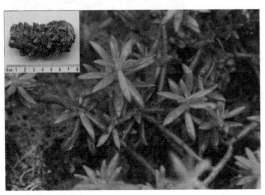

【别名】蔷薇红景天，扫罗玛布尔（藏名）。

【来源】为景天科植物大花红景天 *Rhodiola rosea* L. 的干燥根和根茎。

【形态特征】多年生草本。根粗壮，圆锥形，肉质，褐黄色，根颈部具多数须根。根茎短，粗状，圆柱形，被多数覆瓦状排列的鳞片状的叶。从茎顶端之叶腋抽出数条花茎，花茎上下部均有肉质叶，叶片椭圆形，边缘具锯齿，先端尖锐，基部楔形，几无柄。聚伞花序顶生，花红色。蓇葖果披针形或线状披针形，喙长1mm；种子披针形，

【性味功效】味甘、苦，性平，归肺、心经。益气活血，通脉平喘。

【应用】主要用于气虚血瘀，胸痹心痛，中风偏瘫，倦怠气喘。

【选方】1.痢疾：红景天、朱砂、蝎子七、索骨丹、石榴皮各6g，水煎服。（《中医药大辞典》下册）

2、吐血：红景天、朱砂七、蝎子七、索骨丹、石榴皮各6g，水煎服。（《中医药大辞典》下册）

益母草

切制益母草段　　益母草鉴定

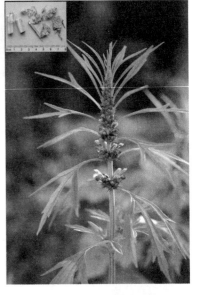

【别名】益母蒿、益母艾、坤草、茺蔚。

【来源】为唇形科植物益母草 *Leonurus japonicus* Houtt. 的新鲜或干燥地上部分。

【形态特征】一年或二年生草本。茎直立，方形，单一或分枝。叶对生，叶片略呈圆形，基部心形；茎中部的叶有短柄，3全裂，裂片近披针形，中央裂片常3裂，两侧裂片常再1~2裂，边缘疏生锯齿或近全缘；上面绿色，下面浅绿色，两面均被短柔毛。花多数，生于叶腋，呈轮伞状；苞片针刺状；花萼钟形。坚果。

【性味功效】苦、辛，微寒。活血调经，利尿消肿，清热解毒。

【应用】用于月经不调，痛经经闭，恶露不尽，水肿尿少，疮疡肿毒。

【选方】1.治瘀血块结：益母草，水，酒各半煎服。（《闽东本草》）

2.治肾炎水肿：益母草，水煎服。（《福建省中草药新医疗法资料选编》）

3.治疖子已破：益母捣敷疮。（《斗门方》）

鸡血藤

大血藤与鸡血藤的鉴别

【别名】血风、血藤、血风藤、九层风。

【来源】为豆科植物密花豆 *Spatholobus suberectus* Dunn. 的干燥根和藤茎。

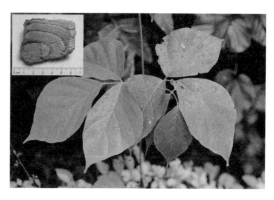

【形态特征】木质藤本，老茎砍断时可见数圈偏心环，鸡血状汁液从环处渗出。三出复叶互生；顶生小叶阔椭圆形，上面疏被短硬毛，背面脉间具黄色短髯毛，圆锥花序腋生，大型，花多而密；花冠白色，肉质。荚果剃刀状。

【性味功效】苦、甘，温。活血补血，调经止痛，舒筋活络。

【应用】用于月经不调，痛经，经闭，风湿痹痛，麻木瘫痪，血虚萎黄。

【选方】1.治腰痛、白带：鸡血藤1两，金樱根、千斤拔、杜仲藤、旱莲草各5钱，必要时加党参5钱。每日1剂，2次水煎服。（《全国中草药汇编》）

2.治风湿痹痛：鸡血藤配半枫荷、当归、牛膝、枫香寄生、海风藤、豆豉姜，水煎服。（《中药临床应用》）

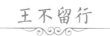
王不留行

炒王不留行

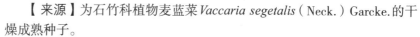

【别名】留行子、奶米、王牡牛、大麦牛。

【来源】为石竹科植物麦蓝菜 *Vaccaria segetalis*（Neck.）Garcke.的干燥成熟种子。

【植物形态特征】一年或二年生草本。茎直立，圆柱形，节处略膨大，上部呈二叉状分枝。单叶对生，无柄，卵状披针形，先端渐尖，基部圆形或近心形。顶端聚伞花序疏生，花柄细长，下有鳞片状小苞片2枚；萼筒有5条绿色棱翘，先端5裂，花后萼筒中下部膨大呈棱状球形；花瓣5，淡红色，倒卵形。蒴果，种子多数，暗黑色，球形。

【性味功效】苦，平。活血通经，下乳消肿，利尿通淋。

【应用】用于经闭，痛经，乳汁不下，乳痈肿痛，淋证涩痛。

【选方】1.治血淋不止：王不留行配当归身、川续断、白芍药、丹参，水煎服。（《东轩产科方》）

2.治乳痈初起：王不留行配蒲公英、瓜蒌仁、当归梢，酒煎服。（《本草汇言》）

3.治粪后下血：王不留行末，水服一钱。（《圣济总录》）

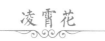
凌霄花

【别名】红花倒水莲、倒挂金钟、上树龙、吊墙花。

【来源】为紫葳科植物凌霄 *Campsis grandiflora*（Thunb.）K.Schum.的干燥花。

【形态特征】落叶木质攀援藤本，具气根。茎黄褐色，具棱状网裂。单数羽状复叶对生，卵形至卵状披针形，先端渐尖，基部不对称，边缘有锯齿，小叶柄着生处有淡黄褐色束毛。顶生聚伞圆锥花序，花疏；花萼5裂，绿色，裂片披针形；花冠大，赤黄色，漏斗状钟形；子房上位，2室，基部有花盘。蒴果细长，豆荚状。

【性味功效】甘、酸，寒。活血通经，凉血祛风。

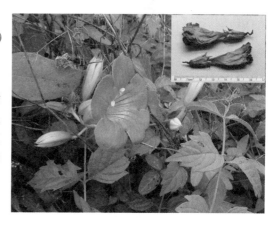

【应用】用于月经不调，经闭癥痕，产后乳肿，风疹发红，皮肤瘙痒，痤疮。

【选方】1.治女经不行：凌霄花为末。食前温酒下。(《徐氏胎产方》)

2.治痫疾：凌霄花，为细末。温酒调下，空心服。(《传信适用方》)

3.治大便后下血：凌霄花，浸酒饮服。(《浙江民间草药》)

凤仙花

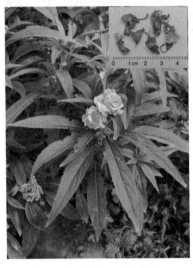

【别名】金凤花、灯盏花、好女儿花、指甲花、海莲花。

【来源】为凤仙花科植物凤仙花 *Impatiens balsamina* L.的花。

【形态特征】一年生草本。茎肉质，直立，粗壮。单叶互生，柄两侧有数个腺体；叶片披针形，先端长渐尖，基部渐狭，边缘有锐锯齿，侧脉5～9对。花梗短，单生或数枚簇生叶腋，密生短柔毛；花大，通常粉红色或杂色，部裂片宽斧形，先端2浅裂。蒴果纺锤形，熟时一触即裂，密生茸毛。

【性味功效】甘，温。有小毒。活血通经，祛风止痛，外用解毒。

【应用】用于闭经，跌打损伤，瘀血肿痛，风湿性关节炎，痈疖疔疮，蛇咬伤，手癣。

【选方】1.治百日咳，呕血，咯血：鲜凤仙花，水煎服，或和冰糖少许炖服更佳。(《闽东本草》)

2.治白带：凤仙花配墨鱼，水煎服，每日一剂。(《江西草药》)

3.治鹅掌风：鲜凤仙花外擦。(《上海常用中草药》)

土鳖虫

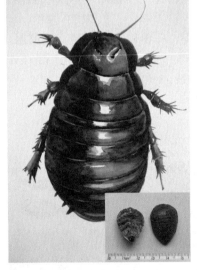

【别名】地鳖虫、土元、地乌龟、蟅虫。

【来源】为鳖蠊科昆虫地鳖 *Eupolyphaga sinensis* Walk.的雌虫干燥全体。

【形态特征】呈扁平卵形，长1.3～3cm，宽1.2～2cm。前端较窄，后端较宽，背部紫褐色，具光泽，无翅。前胸背板较发达，盖住头部；腹背板9节，呈覆瓦状排列。腹面红棕色，头部较小，有丝状触角1对，常脱落，胸部有足3对，具细毛和刺。腹部有横环节。质松脆，易碎。气腥臭，味微咸。

【性味功效】咸，寒；有小毒。破血逐瘀，续筋接骨。

【应用】用于跌打损伤，筋伤骨折，血瘀经闭，产后瘀阻腹痛，癥瘕痞块。

【选方】1.治折伤，接骨：土鳖焙存性，为末，口服。(《医方摘要》)

2.治小儿脐赤肿或脓血清水出者：干鳖火煅为灰，研末，敷之。(《小儿卫生总微论方》)

自然铜

【别名】石髓铅、方块铜。

【来源】为硫化物类矿物黄铁矿族黄铁矿，主含二硫化铁（FeS$_2$）。

【形态特征】本品晶形多为立方体，集合体呈致密块状。表面亮淡黄色，有金属光泽；有的黄棕色或棕褐色，无金属光泽。具条纹，条痕绿黑色或棕红色。体重，质坚硬或稍脆，易砸碎，断面黄白色，有金属光泽；或断面棕褐色，可见银白色亮星。

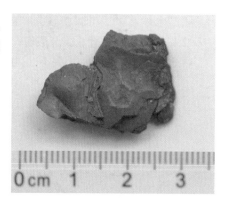

【性味功效】辛，平。散瘀止痛，续筋接骨。

【应用】用于跌打损伤，筋骨折伤，瘀肿疼痛。

【选方】1.治跌打损伤：自然铜（研极细，水飞过）配当归、没药，以酒调频服，仍以手摩痛处。（《本草衍义》）

2.治闪腰岔气，腰痛：煅自然铜配土鳖虫，研末，每服五分，开水送下。（《山西中草药》）

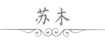

苏木

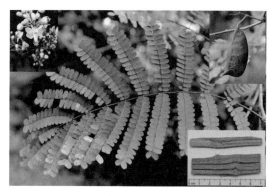

【别名】苏方木、棕木、赤木、红柴、红苏木。

【来源】为豆科植物苏木 *Caesalpinia sappan* L.的干燥心材。

【形态特征】常绿小乔木。树干有小刺，小枝具圆形凸出的皮孔。二回双数羽状复叶互生，小叶9～16对，上面绿色无毛，下面具细点，无柄；具锥刺状托叶。圆锥花序，花黄色，萼基部合生，上部5裂，裂片略不整齐；花瓣5，上部长方倒卵形，基部约1/2处窄缩成爪状；雄蕊10，子房上位，1室。荚果。

【性味功效】甘、咸，平。活血祛瘀，消肿止痛。

【应用】用于跌打损伤，骨折筋伤，瘀滞肿痛，经闭痛经，产后瘀阻，胸腹刺痛，痈疽肿痛。

【选方】1.治偏坠肿痛：苏木配好酒一壶。煮熟频饮。（《濒湖集简方》）

2.治产后气滞作喘：苏木配参、麦门冬，水煎服。（《妇科玉尺》）

骨碎补

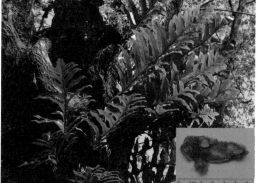
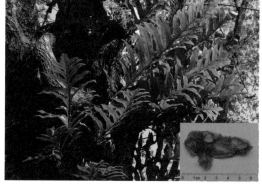

砂烫骨碎补　骨碎补

【别名】石岩姜、猴姜、毛姜、申姜、爬岩姜。

【来源】为水龙骨科植物槲蕨 *Drynaria fortunei*（Kunze）J. Sm.的干燥根茎。

【形态特征】附生草本。根状茎肉质粗壮，长而横走，密被棕黄色、线状凿形鳞片。叶二型，营养叶厚革质，红棕色或灰褐色，卵形，无柄，边缘羽状浅裂；孢子叶绿色，柄有翅，叶片矩圆形或长椭圆形，羽状深裂，羽片6～15对，广披针形或长圆形，边缘常有不规则的浅波状齿，基部2～3对羽片缩成耳状。孢子囊群圆形，黄褐色。

【性味功效】苦，温。疗伤止痛，补肾强骨；外用消风祛斑。

【应用】用于跌扑闪挫，筋骨折伤，肾虚腰痛，筋骨痿软，耳鸣耳聋，牙齿松动；外治斑秃，白癜风。

【选方】1.治肾虚耳鸣耳聋，齿牙浮动，疼痛难忍：骨碎补配怀熟地、山茱萸、茯苓、牡丹皮（俱酒炒），

泽泻（盐水炒），共为末，炼蜜丸。食前白汤送下。（《本草汇言》）

2.跌打损伤，腰背、关节酸痛：槲蕨（去毛），水煎服。（《浙江民间常用草药》）

3.治阑尾炎：鲜槲蕨（去毛），切碎，加大血藤，红枣，水煎服。（《浙江民间常用草药》）

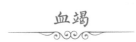

血竭

血竭鉴定

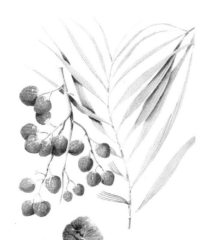

【别名】血竭花、麒麟竭、血结、木血竭。

【来源】为棕榈科植物麒麟竭*Daemonorops draco* BL.果实渗出的树脂经加工制成。

【形态特征】多年生常绿藤本，茎被叶鞘并遍生尖刺。羽状复叶在枝梢互生；小叶互生，线状披针形，先端锐尖，基部狭，脉3出平行；叶柄及叶轴具锐刺。肉穗花序，开淡黄色的冠状花，单性，雌雄异株；花被6，2轮；雄花雄蕊6，花药长锥形；雌蕊1，瓶状，子房略呈卵状，柱头3深裂。果实核果状，卵状球形。

【性味功效】甘、咸，平。活血定痛，化瘀止血，生肌敛疮。

【应用】用于跌打损伤，心腹瘀痛，外伤出血，疮疡不敛。

【选方】1.治腹中血块：血竭、没药、滑石、牡丹皮各一两。为末，醋糊丸，梧桐子大，服之。（《摘元方》）

2.治鼻衄：血竭、蒲黄等分。为末，吹之。（《医林集要》）

3.治嵌甲疼痛：血竭末调敷之。（《医林集要》）

儿茶

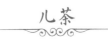

【别名】儿茶膏、孩儿茶、黑儿茶。

【来源】为豆科植物儿茶*Acacia catechu*（L. f.）Willd.的去皮干枝的干燥煎膏。

【形态特征】落叶乔木。小枝细，有棘刺。叶为二回双数羽状复叶，互生；叶轴基部有棘针双生，扁平状；叶轴上着生羽片10～20对；每羽片上具小叶30～50对，小叶条形，两面被疏毛。穗状花序，花淡黄或白色，花瓣披针形或倒披针形，被疏柔毛。荚果扁而薄，带状，棕色有光泽。

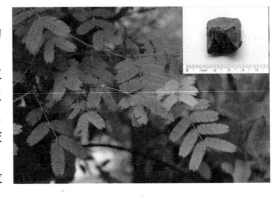

【性味功效】苦、涩，微寒。活血止痛，止血生肌，收湿敛疮，清肺化痰。

【应用】用于跌扑伤痛，外伤出血，吐血衄血，疮疡不敛，湿疹、湿疮，肺热咳嗽。

【选方】1.治下疳阴疮：孩儿茶3g，珍珠0.3g，片脑0.15g。为末敷。（《纲目》引《纂要奇方》）

2..治咳嗽：儿茶60g，细辛12g，猪胆1个。前二味药共研末，取胆汁炼熟，三味药共为丸，每丸重3g。每日4次，每次1丸，空腹含化。（《全国中草药新医疗法展览会资料选编》）

莪术

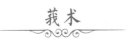

【别名】温莪术、蓬莪术、文术、文莪。

【来源】为姜科植物蓬莪术*Curcuma phaeocaulis* Vai.的干燥根茎。

【形态特征】多年生草本。根细长或末端膨大成肉质纺锤形块根，断面黄绿色或近白色。主根茎圆柱状，侧根茎指状，根茎断面淡蓝色、淡绿色、黄绿色至黄色。叶直立，叶片4～7，2列；叶片长圆状椭圆形或长圆状披针形，下面疏被短柔毛，叶片上面沿中脉两侧有紫色带直达基部，中脉绿色。穗状花序，圆柱状；花冠裂片红色，蒴果。

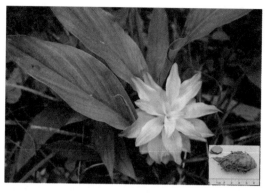

【性味功效】辛、苦，温。行气破血，消积止痛。

【应用】用于癥痕痞块，瘀血经闭，胸痹心痛，食积胀痛。

【选方】1.治漆疮：以莪术、贯众煎汤洗之。(《普济方》)

2.治吞酸吐酸：莪术30g，川黄连15g(吴茱萸15g同煮，去吴茱萸)。水煎服。(《丹溪心法》)

水蛭

滑石粉烫水蛭

【别名】蚂蟥、马鳖、肉钻子。

【来源】为水蛭科动物蚂蟥 *Whitmania pigra* Whitman. 的干燥全体。

【形态特征】呈扁平纺锤形，有多数环节，长4～10cm，宽0.5～2cm。背部黑褐色或黑棕色，稍隆起，用水浸后，可见黑色斑点排成5条纵纹；腹面平坦，棕黄色。两侧棕黄色，前端略尖，后端钝圆，两端各具1吸盘，前吸盘不显著，后吸盘较大。质脆，易折断，断面胶质状。气微腥。

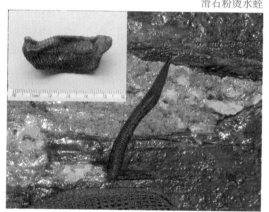

【性味功效】咸、苦，平；有小毒。破血通经，逐瘀消癥。

【应用】用于血瘀经闭，癥痕痞块，中风偏瘫，跌扑损伤。

【选方】1.治漏下去血不止：水蛭酒服一钱许，日二，恶血消即愈。(《千金方》)

2.治月经不行，或产后恶露，脐腹作痛：熟地黄四两，虻虫(去头、翅炒)、水蛭(糯米同炒黄，去糯米)、桃仁(去皮、尖)各五十枚。上为末，蜜丸，桐子大。每服五七丸，空腹温酒下。(《妇人良方》地黄通经丸)

虻虫

【别名】牛虻、牛蚊子、牛蝇、牛苍蝇。

【来源】为虻科昆虫复带虻 *Tabanus bivittatus* Matsumura. 的雌虫干燥全体。

【形态特征】呈椭圆形，头部黑棕色而有光泽，有凸出的两眼及长形的吸吻，背部黑棕色有光泽，腹部黄褐色，有横纹节，体轻质脆，具腥臭气，味苦咸。

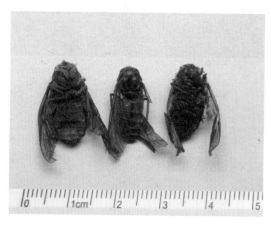

【性味功效】苦，凉。有小毒。破血逐瘀，散积消癥。

【应用】用于血瘀经闭，产后恶露不尽，干血痨，少腹蓄血，症痕积块，跌打伤痛，痈肿，喉痹。

【选方】1.治肿毒：虻虫、松香等分。为末，置膏药中

贴患部。(《现代实用中药》)

2.治月经不行，或产后恶露，脐腹作痛：熟地黄四两，虻虫（去头、翅炒）、水蛭（糯米同炒黄，去糯米）、桃仁（去皮、尖）各五十枚。上为末，蜜丸，桐子大。每服五、七丸，空腹温酒下。(《妇人良方》地黄通经丸)

及己

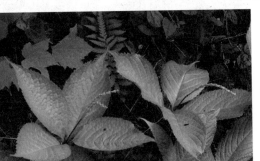

【别名】四叶细辛、四大金刚、牛细辛、老君须、毛叶细辛。

【来源】为金栗兰科植物及己 *Chloranthus serratus* (Thunb.) Roem. et Schult.的干燥根或全草。

【形态特征】多年生草本。根状茎横生，粗短，生多数土黄色须根；茎直立，单生或数个丛生。单叶对生，4-6片生于茎上部，纸质，椭圆形或卵状披针形。基部楔形，边缘具锐而密的锯齿，齿尖有一腺体，两面无毛。穗状花序顶生，单1或2-3分枝，无花梗及花被，花白色。核果近球形或梨形，绿色。

【性味功效】苦，平。有毒。活血散瘀，祛风止痛，解毒杀虫。

【应用】用于跌打损伤，骨折，经闭，风湿痹痛，疔疮疖肿，疥癣，皮肤瘙痒，毒蛇咬伤。

【选方】1.治小儿惊风：及己一钱，钩藤八分。水煎，涂母乳上供小儿吸吮。(《湖南药物志》)

2.治跌伤、扭伤、骨折：鲜及己根加食盐少许捣烂，烘热敷伤处；另取根二至三分，水煎冲黄酒服。(《浙江民间常用草药》)

3.治经闭：及己一至三分，水煎冲黄酒服。(《浙江民间常用草药》)

竹节蓼

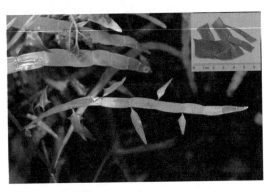

【别名】扁竹蓼、飞天蜈蚣、百足草、蜈蚣竹、鸡爪蜈蚣。

【来源】为蓼科植物竹节蓼 *Homalocladium platycladum* (F. Muell.) Bail.的干燥全草。

【形态特征】多年生草本。茎基部圆柱形，上部枝扁平，呈带状，深绿色，具光泽，有明显的细线条，节处略收缩。叶互生，多生于新枝上；无柄；托叶鞘退化成线状，分枝基部较宽，先端锐尖；叶片菱状卵形，先端渐尖，基部楔形，全缘或在近基部有一对锯齿。花小，两性；花被5深裂，淡绿色。瘦果三角形。

【性味功效】甘、淡，平。清热解毒，散瘀消肿。

【应用】用于痈疽肿毒，跌打损伤，蛇、虫咬伤。

【选方】1.治跌打损伤：鲜竹节蓼二两，以酒代水煎服，并以渣敷患处。(《泉州本草》)

2.治蜈蚣咬伤：竹节蓼捣烂，擦伤口周围。(《广西中药志》)

月季花

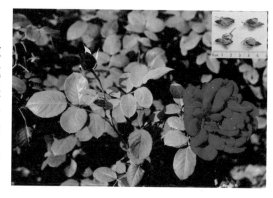

【别名】四季花、月月红、胜春、斗雪红、月贵花。

【来源】为蔷薇科植物月季 *Rosa chinensis* Jacq.的干燥花。

【形态特征】常绿直立灌木。有三棱形钩状皮刺。单数羽状复叶互生，小叶片阔卵形至卵状长椭圆形，先端渐尖或急尖，基部阔楔形或圆形，边缘有尖锯齿；总叶柄基部有托叶。花通常数朵簇生，红色或玫瑰色，重瓣；总苞2，披针形，花萼5，向下反卷，有长尾状锐尖头，常羽状裂，外面光滑，内面密被白色绵毛；花瓣倒卵形，呈覆瓦状排列。果实卵形或陀螺形。

【性味功效】甘，温。活血调经，疏肝解郁。

【应用】用于气滞血瘀，月经不调，痛经，闭经，胸胁胀痛。活血调经，消肿解毒。

【选方】1.治月经不调：鲜月季花每次五至七钱，开水泡服，连服数次。(《泉州本草》)

2.治肺虚咳嗽咯血：月季花合冰糖炖服。(《泉州本草》)

3.治筋骨疼痛，脚膝肿痛，跌打损伤：月季花瓣干研末，每服一钱，酒冲服。(《湖南药物志》)

紫荆

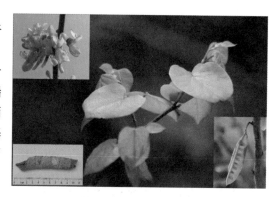

【别名】满条红、苏芳花、紫株、乌桑。

【来源】为豆科植物紫荆 *Cercis chinensis* Bunge.的干燥花。

【形态特征】丛生或单生灌木。树皮和小枝灰白色，叶纸质，近圆形或三角状圆形，宽与长相若或略短于长，先端急尖，基部浅至深心形，两面通常无毛，嫩叶绿色，仅叶柄略带紫色。花紫红色或粉红色，2～10余朵成束。龙骨瓣基部具深紫色斑纹；子房嫩绿色，花蕾时光亮无毛，后期则密被短柔毛。荚果扁狭长形，绿色。

【性味功效】苦，平。清热凉血，通淋解毒。

【应用】用于热淋，血淋，疮疡，风湿筋骨痛。

【选方】治鼻中疳疮：紫荆花阴干为末贴之。(《卫生易简方》)

五月茶

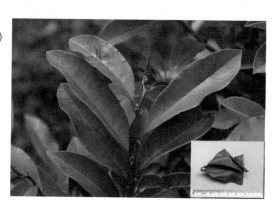

【别名】五味叶、五味菜、酸味树。

【来源】为大戟科植物五月茶 *Antidesma bunius* (L.) Spreng.的根、叶或果。

【形态特征】乔木。树皮灰褐色，幼枝有明显的皮孔。叶革质，有光泽，倒卵状长圆形，两面均无毛；侧脉7～11对；叶柄，略被柔毛。雌雄异株；雄花序为顶生或侧生的穗状花序，具少数分枝；萼4浅裂；雄蕊3；雌花序总状，生于分枝顶部，花萼绿色，浅杯状，子房1室，花柱3。核果近球形，红色。干后略扁，具皱纹。

【性味功效】酸，平。生津止渴，活血，解毒。

【应用】治咳嗽口渴，跌打损伤，疮毒、治津液少，消化不良。

【选方】1.治咳嗽、口渴，根30g，煎服。《生草药性备要》

2.治疮毒，叶适量，煎水洗。《生草药性备要》

毛冬青

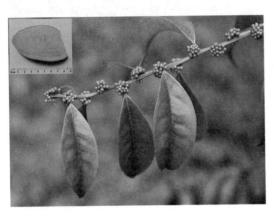

【别名】乌尾丁、痛树、六月霜、细叶冬青、细叶青。

【来源】来源为冬青科植物毛冬青 *Ilex pubescens* Hook.et Arn.的根。

【形态特征】常绿灌木，高约3m。小枝具棱，被粗毛，干后黑褐色。单叶互生，纸质或膜质，椭圆形或倒卵状椭圆形，长3~4cm，宽1.5~2cm，先端尖，基部阔楔形或略钝，下面被疏粗毛，边缘具稀疏的小尖齿或近全缘，中脉上面凹陷，被疏毛，长椭圆形。浆果球形，熟时红色。

【性味功效】苦，平。清热解毒，活血通脉。

【应用】治风热感冒，肺热喘咳，喉头水肿，扁桃体炎，痢疾，冠心病，脑血管意外所致的偏瘫，血栓闭塞性脉管炎，丹毒，烫伤，中心性视网膜炎，葡萄膜炎，以及皮肤急性化脓性炎症。用于冠状动脉硬化性心脏病、急性心肌梗塞、血柱闭塞性脉管炎；外用治烧、烫伤，冻疮。

【选方】1.治肺热喘咳：乌尾丁根五钱。水煎，冲白糖适量，分三次服。《广西中草药》

2.治感冒，扁桃体炎，痢疾：毛冬青根五钱至一两。水煎服。《浙江民间常用草药》

3.治刀枪伤及跌打肿痛：乌尾丁根适量。水煎，待冷，每日涂3~6次。《广西中草药》

卫矛

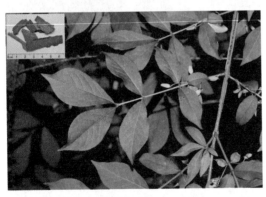

【别名】鬼箭羽、麻药、六月凌、篦梳风。

【来源】为卫矛科植物卫矛 *Euonymus alatus*（Thunb.）Sieb.，以根、带翅的枝及叶入药。

【形态特征】落叶灌木。树皮光滑，灰白色。小枝圆柱形或四棱形，常具2~4列木栓质的宽翅，棕褐色。单叶对生；叶片卵状椭圆形或窄长椭圆形，先端凸尖或渐尖，基部楔形，边缘具细锯齿。夏季开白绿色花，萼片半圆形，花瓣近圆形；雄蕊着生花盘边缘；花丝极短；花药2室开裂。蒴果4深裂，绿色带紫色，成熟后有基部开裂。

【性味功效】苦，寒。行血通经，散瘀止痛。

【应用】用于月经不调，产后瘀血腹痛，跌打损伤肿痛。

【选方】1.治腹内包块，卫矛6g，赤芍9g，红花9g，赤木3g。水煎服。（《辽宁常用中草药手册》）

2.治经闭，瘀血腹痛，卫矛9g，丹参15g，赤芍12g，益母草30g，香附9g。水煎服。（《山东中草药手册》）

3.治月经不调，卫矛茎枝10g，水煎，兑红糖服。（《湖南药物志》）

4.治血崩，卫矛10g，当归10g，甘草10g。水煎，日服2次。(《东北药用植物志》)

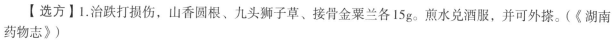

锐尖山香圆

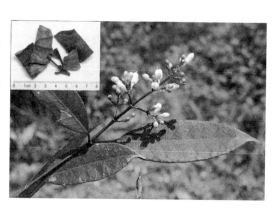

【别名】五寸铁树、尖树、黄柿。

【来源】为省沽油科植物锐尖山香圆 *Turpinia arguta*（Lindl.）Seem.的根或叶。

【形态特征】落叶灌木，高可达3米。单叶对生，厚纸质，椭圆形或长椭圆形，基部钝圆或宽楔形，边缘具疏锯齿，侧脉平行，无毛，托叶生于叶柄内侧。顶生圆锥花序较叶短，密集或较疏松，花白色，萼片三角形，绿色，花瓣白色，无毛。果近球形，幼时绿色，转红色，花盘宿存；有种子。

【性味功效】苦，寒。活血止痛、解毒消肿。

【应用】治跌打损伤、脾脏肿大、乳蛾、疮疖肿毒。

【选方】1.治跌打损伤，山香圆根、九头狮子草、接骨金粟兰各15g。煎水兑酒服，并可外搽。(《湖南药物志》)

2.治脾脏肿大，根煲猪脾脏。(《浙江民间常用草药》)

3.治疮疖肿毒，鲜山香圆叶捣烂敷患处。(《湖南药物志》)

马甲子

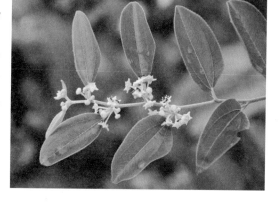

【别名】铁篱笆、铜钱树、马鞍树、雄虎刺、箣子。

【来源】为鼠李科植物马甲子 *Paliurus ramosissimus*（Lour.）Poir.的根。

【形态特征】灌木，高达6m。小枝褐色，被短柔毛。叶互生；叶柄长5～9mm，被毛，基部有2个紫红色针刺；叶片纸质，宽卵形、卵状椭圆形或圆形，先端纯或圆，基部宽楔形或近圆形，两面沿脉被棕褐色短柔毛或无毛，基出脉3条。花两性，聚伞花序腋生，被黄色绒毛。核果杯状，被黄（或棕）褐色绒毛，周围具窄翅。

【性味功效】性味苦、平。祛风湿，散瘀血，解毒作用。

【应用】用于治疗喉痛，肠风下血，风湿痛，跌打损伤。

【选方】1.治肠风下血：马甲子根一至二两，同猪肉煲服。(《广西中药志》)

2.治风湿痛：马甲子根浸酒，内服外擦。(《广西中药志》)

3.治劳伤：铁篱笆、黄葛树须根、黑骨藤各五钱。泡酒一斤，每次服一两。(《贵州草药》)

4.治狂犬咬伤：铁篱笆、黑竹根、煤炭果各一两。煎水，兑少许酒服。(《贵州草药》)

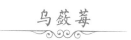

乌蔹莓

【别名】五爪龙、五叶藤、老鸦眼睛藤、虎葛。

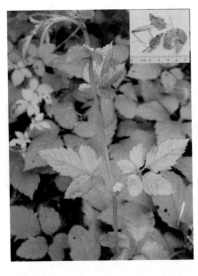

【来源】为葡萄科植物乌蔹莓 *Cayratia japonica* (Thunb.) Gagnep. 的全草或根。

【形态特征】多年生草纸藤本。小枝圆柱形，有纵棱纹，无毛或微被疏柔毛。卷须2~3叉分枝，相隔2节间断与叶对生。叶为鸟足状5小叶，中央小叶长椭圆形或椭圆披针形；叶柄长1.5~10cm，中央小叶柄长0.5~2.5cm。花序腋生，复二歧聚伞花序；花序梗长1~13cm，无毛或微被毛。浆果近球形，直径约1cm。

【性味功效】苦、酸，寒。清热利湿，解毒消肿，利尿，止血。

【应用】用于咽喉肿痛，腮腺炎，毒蛇咬伤，痈肿，疔疮，风湿痛，黄疸，痢疾，咯血，尿血。

【选方】1.治发背、臀痈、便毒：乌蔹莓全草水煎二次过滤，将两次煎汁合并一处，再隔水煎浓缩成膏，涂纱布上，贴敷患处，每日换一次。（《江西民间草药》）

2.治无名肿毒：乌蔹莓叶捣烂，炒热，用醋泼过，罨患处。（《浙江民间草药》）

3.治毒蛇咬伤，眼前发黑，视物不清：鲜乌蔹莓全草捣烂绞取汁60g，米酒冲服。外用鲜全草捣烂敷伤处。（《江西民间草药》）

野牡丹

【别名】金石榴、山石榴、杏口巴、活血丹。

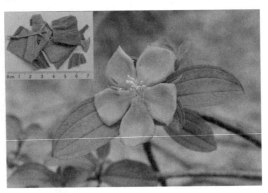

【来源】为野牡丹科植物野牡丹 *Melastoma candidum* D. Don. 的根、叶。

【形态特征】常绿灌木。高0.5~1.5m，分枝多；茎钝四棱形或近圆柱形，密被紧贴的鳞片状糙伏毛。单叶对生，叶片坚纸质，卵形或广卵形，顶端急尖，基部浅心形或近圆形，全缘，7基出脉，两面被糙伏毛及短柔毛。伞房花序生于分枝顶端，有花3~5朵，稀单生。花瓣玫瑰红色或粉红色，倒卵形。蒴果坛状球形，与宿存萼贴生。

【性味功效】甘、酸、涩，平。清热利湿，消肿止痛，散瘀止血。

【应用】根：用于消化不良，泄泻，痢疾，肝炎，衄血，便血，脱肛。叶：用于跌打损伤，外伤出血。

【选方】1.治跌打损伤：野牡丹一两，金樱子根五钱，和猪瘦肉酌加红酒炖服。（《福建民间草药》）

2.治膝盖肿痛：野牡丹八钱，忍冬藤三钱，水煎服，日两次。（《福建民间草药》）

3治痈肿：鲜野牡丹叶一至二两，水煎服，渣捣烂外敷。（《福建中草药》）

珍珠菜

【别名】珍珠花菜、珍珠草、白花蒿、香菜。

【来源】为报春花科植物虎尾珍珠菜 *Lysimachia clethroides* Duby. 的全草。

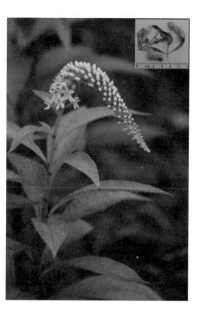

【形态特征】一年生草本。茎直立，单一。单叶互生，卵状椭圆形或阔披针形，基部渐狭，先端渐尖，边缘稍背卷，两面疏毛及黑色斑点。总状花序顶生；苞片线状钻形；花萼裂片狭卵形，先端尖，边缘膜质，中部有黑色纹；花冠白色，裂片倒卵形，先端钝或稍凹；雄蕊稍短于花冠，花丝稍有毛，基部连合；花柱稍短于雄蕊。蒴果卵球形。

【性味功效】味苦、辛，性平。清热利湿，活血散瘀，解毒消痈。

【应用】主治水肿，热淋，黄疸，痢疾，风湿热痹，带下，经闭，跌打，骨折，外伤出血，乳痈，疔疮，蛇咬伤。

【选方】1.治水肿胀满：狼尾巴花15g，玉米须30g。水煎服。（《宁夏中草药手册》）

2.治尿路感染：珍珠菜、扁蓄各15g，车前草30g。煎服。（《安徽中草药》）

3.治黄疸型肝炎：狼尾巴花、茵陈各15g，柴胡9g。水煎服。（《宁夏中草药手册》）

萝芙木

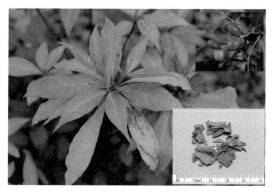

【别名】鱼胆木、山马蹄、刀伤药。

【来源】为夹竹桃科植物萝芙木 *Rauvolfia verticillata* （Lour.）Baill. 的根。

【形态特征】常绿灌木，高1~2m，全体平滑无毛。小枝淡灰褐色，疏生圆点状的皮孔。叶通常3~4片轮生，稀对生，质薄而柔，长椭圆状，少为披针形，先端长尖，基部楔形，全缘或略带波状；叶柄细而微扁。聚伞花序顶生，白色管状花，子房卵圆形，花柱丝状，柱头短棒状而微扁。果实核果状，熟后黑色。

【性味功效】苦，寒。有小毒。镇静，降压，活血止痛，清热解毒。

【应用】用于高血压病，头痛，眩晕，失眠，高热不退；外用治跌打损伤，毒蛇咬伤。

【选方】1.治高血压病头晕、头痛、耳鸣、腰痛：萝芙木30g，杜仲15g，水煎服。（《四川中药志》）

2.治喉痛：十八爪根适量。切细，嚼含。（《贵州草药》）

3.治感冒头痛，身骨疼：假辣椒、土茯苓、土甘草各60~90g，煎汤，每日分3次服。（《广西药用植物图志》）

4.治湿热黄疸：萝芙木15g，金钱草30g，小蓟25g，水煎服。（《四川中药志》）

水茄

【别名】金钮扣、山颠茄、刺茄、鸭卡。

【来源】为茄科植物水茄 *Solanum torvum* Swartz. 的根。

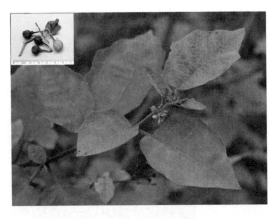

【形态特征】多年生亚灌木状草本，高1～3m。全体被星状柔毛。茎直立，分枝，粗壮，枝和叶柄散生短刺。单叶互生；卵形至矩圆状卵形，长10～20cm，先端渐尖，基部两侧不对称，全缘或浅裂。伞房花序2～3歧，常腋生；花白色，萼杯状，花冠幅状。浆果球形，直径约1cm，黄红色，秃净。

【性味功效】辛，微凉。有小毒。散瘀，通经，消肿，止痛，止咳。

【应用】用于跌打瘀痛，腰肌劳损，胃痛，牙痛，闭经，久咳。

【选方】1.治感冒、痧证：水茄9g，假蒌叶9g，煎服。（《云南中草药》）

2.治腹股沟淋巴结肿大：刺茄根、鼠乳根各30g，青皮鸭蛋1个，水煎冲酒送鸭蛋服。每日1次，连服2～3次。（《全国中草药汇编》）

3.治脚底砧伤：刺茄叶适量，加食盐捣烂贴患处。（《全国中草药汇编》）

4治乳痈：刺茄根、消山虎、节节花、黄花仔各15g，水煎冲酒内服。外用刺茄叶适量和酒糟捣烂贴患处。（《全国中草药汇编》）

牛茄子

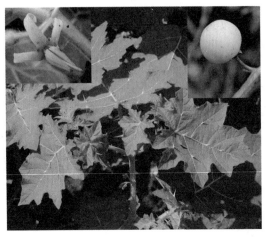

【别名】番鬼茄、大颠茄、颠茄、颠茄子。

【来源】为茄科植物牛茄子 *Solanum surattense* Burm.f.的全株。

【形态特征】直立草本至亚灌木，植物体除茎、枝外各部均被具节的纤毛，茎及小枝具淡黄色细直刺，通常无毛或稀被极稀疏的纤毛。叶阔卵形，先端短尖至渐尖，基部心形；上面深绿色，下面淡绿色，无毛或纤毛在脉上分布稀疏，在边缘则较密；侧脉与裂片数相等，脉上均具直刺；叶柄粗壮，微具纤毛及较长大的直刺。

【性味功效】苦、辛，微温。有毒。祛风除湿、消肿止痛、活血散瘀。

【应用】用于跌打损伤、风湿骨痛等症。

【选方】1.治跌打肿痛，痈疮肿毒：鲜癫茄根捣敷；或用癫茄茎叶晒干煅存性为末，调茶油敷患处。（《广东中草药》）

2.治扭挫伤：丁茄、姜黄、韭菜根，共捣烂外敷。（《广西实用中草药新选》）

3.治小儿口腔炎：癫茄茎叶，煅存性研末，加冰片少许，涂患处。（《广东中草药》）

旱田草

【别名】定经草、小号虎舌癀、虎舌蜈蚣草、田素馨。

【来源】为玄参科植物旱田草 *Lindernia ruellioides*（Colsm.）Pennell，以全草入药。夏秋采集，洗净，鲜用或晒干

【形态特征】一年生、伏地草本。茎柔弱，少直立，多分枝而长蔓，节上生根，近无毛。叶对生；柄长3～20mm，基部多少抱茎；叶片长圆形、椭圆形、卵状长圆形或圆形，先端圆钝或急尖，基部宽楔形，边缘有明显的急尖细锯齿，无芒刺，两面被粗涩的短毛。夏秋开花，淡紫色，总状花序式排列。蒴果圆柱状。

【性味功效】甘、淡，平。理气活血，消肿止痛。

【应用】用于月经不调，痛经，闭经，乳痈，瘰疬，跌打损伤，蛇犬咬伤。

【选方】1.治月经不调、痛经：鲜旱田草30～60g。水煎服。(《福建中草药》)

2.治闭经：旱田草30～60g。酒水炖服。(《福建中草药》)

3.治乳痈、背痈：鲜旱田草30～60g。酒水煎服，渣调冷饭或红糖捣烂外敷。(《福建中草药》)

4.治瘰疬：鲜旱田草30～60g。水煎服。(《福建中草药》)

爆仗竹

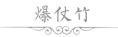

【别名】吉祥草、马鬃花、观音柳、花丁子、马骠花。

【来源】为玄参科植物爆仗 *Russelia equisetiformis* Schlecht. et Cham. 的地上部分。

【形态特征】常绿灌木，茎直立，四棱形。叶小，散生，长圆形至长圆状卵形，在枝上的大部退化为鳞片。伞圆锥花序或聚伞花序，花冠鲜红色。蒴果球形，室间开裂。

【性味功效】甘、平。续筋接骨，活血祛瘀。

【应用】用于跌仆闪挫，刀伤金疮，骨折筋伤。

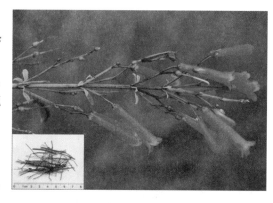

【选方】1.续筋按骨，活血祛察：爆仗竹鲜品10～15g，内服，煎汤。(《中华本草》)

2.治骨折：爆仗竹适量，捣敷。(《新华本草纲要》)

小驳骨

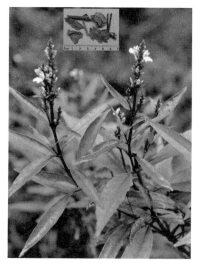

【别名】小接骨、驳骨草、驳骨丹、裹篱樵。

【来源】为爵床科植物小驳骨 *Gendarussa vulgaris* Nees. 的全草。

【形态特征】多年生草本或亚灌木。茎直立，圆柱形，节膨大。叶纸质，狭披针形至披针状线形。穗状花序顶生，下部间断，上部密花，花冠白色或粉红色。蒴果，无毛。

【性味功效】辛、微酸，平。祛风湿，散瘀血，续筋骨。

【应用】用于跌打损伤，筋伤骨痛，血瘀经闭，产后腹痛。

【选方】1.治折伤，续断骨：小驳骨捣罨。(《本草纲目拾遗》)

2.治风邪，理跌打：小驳骨调酒服。(《生草药性备要》)

石刁柏

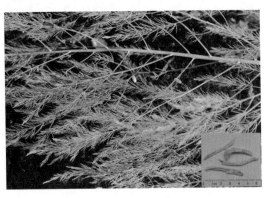

【别名】芦笋、龙须菜、露笋。

【来源】为百合科植物石刁柏*Asparagus oficinalis* L.的嫩茎。

【形态特征】多年生直立草本。肉质茎平滑，茎节上有退化的叶片，呈三角形薄膜状的鳞片。叶状枝每3~6枚成簇，针状。雄雄异株。花小，钟形，萼片及花瓣各6枚：每1~4朵腋生，绿黄色；雄花：花丝中都以下贴生于花被片上；雌花较小。浆果熟时红色，有2~3颗种子。

【性味功效】甘，平。清热利湿，活血散结。

【应用】用于肝炎，银屑病，高脂血症，乳腺增生。另对淋巴肉瘤、膀胱癌，乳腺癌，皮肤癌等有一定的疗效。

【选方】治乳房小叶增生，乳痈等症：用石刁柏粉制成糖衣片，口服，每次1.6~2.4g，每日2次。(《全国医药产品大全》)

紫萼

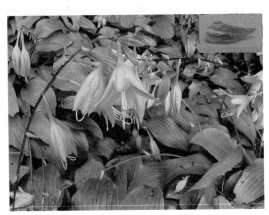

【别名】紫玉簪、东北玉管、剑叶玉簪、白背三七、玉棠花。

【来源】为百合科植物紫萼*Hosta venticosa*(alisb)Stearn的干燥全草。

【形态特征】多年生草本植物。根状茎粗，茎直立，四棱形，具四槽、中部以上被长柔毛。叶卵状心形、卵形至卵圆形，叶片边缘具锯齿，散布腺点。花单生，盛开时向上骤然扩张为钟状；外面除萼齿具缘毛外余部无毛而具明亮的腺点，花冠粉红色。蒴果圆柱状，有三棱。

【性味功效】微甘，凉。散瘀止痛，解毒。

【应用】用于吐血、崩漏、湿热带下、咽喉肿痛、胃痛、牙痛。

【选方】1.治各种骨卡喉：鲜紫玉簪根二至三钱。捣烂，温开水送服。(《江西草药》)

2.治跌打损伤：紫玉簪根二两，猪瘦肉二两，水炖，服汤食肉。(《江西草药》)

蜘蛛抱蛋

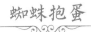
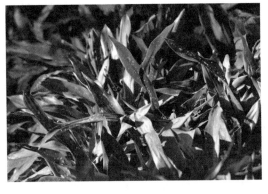

【别名】一叶青、一叶兰、箬叶。

【来源】为百合科植物蜘蛛抱蛋*Aspidistra elatior* Blume的干燥根茎。

【形态特征】多年生常绿宿根性草本植物。根茎近圆柱形，具节和鳞片。叶单生，矩圆状披针形、披针形至近椭圆形，两面绿色，有时稍具黄白色斑点或条纹；叶柄明显，粗壮。花被钟状，外面带紫色，内面下部淡紫色或深紫色。浆果圆形。

【性味功效】甘，温。活血散瘀，补虚止咳。

【应用】用于跌打损伤，风湿痹痛，腰痛，经闭腹痛，肺热咳嗽，砂淋，小便不利。

【选方】1.治跌打损伤：九龙盘煎水服，可止痛；捣烂后包伤处，能接骨。（《贵州民间药物》）

2.治多年腰痛：九龙盘一两五钱，杜仲一两，白浪稿五钱。煎水兑酒服。（《贵州民间药物》）

海南龙血树

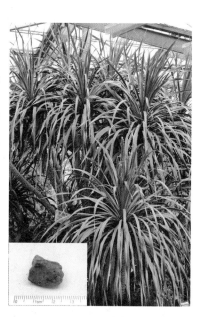

【别名】山海带。

【来源】为百合科植物海南龙血树 *Dracaena cambodiana* Pierre. ex Gagn.树干渗出的树脂。

【形态特征】乔木状，高在3～4m以上。茎树皮带灰褐色，幼枝有密环状叶痕。叶聚生于茎、枝顶端，剑形，薄革质，抱茎，无柄。圆锥花序，花每3～7朵簇生，绿白色或淡黄色。浆果。

【性味功效】甘、咸，平。活血定痛，化瘀止血，敛疮生肌。

【应用】用于妇人血崩，产后血冲，心胸满喘。

【选方】1.妇人血崩：鲫鱼一条去肠，入血竭、乳香在内，绵包烧存性，研末。每服三钱，热酒调下。（《摘玄方》）

2.产后血冲，心胸满喘，命在须臾：用血竭、没药各一钱，研细，童便和酒调服。（《医林集要》）

鸢尾

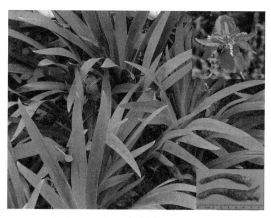

【别名】扁竹叶、蓝蝴蝶、紫蝴蝶、蛤蟆七、鲤鱼尾。

【来源】为鸢尾科植物鸢尾 *Iris tectorum* Maxim 的根茎。

【形态特征】多年生草本。根茎粗壮；叶基生，剑形；花茎具1～2分枝；花被片6，排成2轮，外花被片中脉具不整齐橘黄色的鸡冠状突起及白色须毛，内花被片基部收缩成短爪。蒴果窄长椭圆形，成熟后革质，有6棱。种子梨形，黑褐色。

【性味功效】苦，辛，平。有小毒。活血祛瘀，祛风利湿，解毒，消积。

【应用】用于跌打损伤，风湿疼痛，咽喉肿痛，食积腹胀，疟疾；外用治痈疖肿毒，外伤出血。

【选方】治痈疖肿毒，外伤出血：鸢尾鲜根茎捣烂外敷，或干品研末敷患处。（《全国中草药汇编》）

第十三章　化痰止咳平喘药

第一节 温化寒痰药

半夏与水半夏的鉴别

半夏

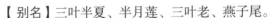

【别名】三叶半夏、半月莲、三叶老、燕子尾。

【来源】为天南星科植物半夏 *Pinellia ternata*（Thunb.）Breit. 的块茎。

【形态特征】多年生草本。地下块茎球形或扁球形，下部生多数须根。小叶椭圆形至披针形，叶柄内侧生珠芽。肉穗花序，佛焰苞绿色，花序附属物鼠尾状。浆果熟时绿色。

【性味功效】辛、温；有毒。燥湿化痰，降逆止呕，消痞散结。

【应用】用于湿痰寒痰，咳喘痰多，痰饮眩悸，风痰眩晕，痰厥头痛，呕吐反胃，胸脘痞闷，梅核气；外治痈肿痰核。

【选方】1.治咳嗽、呕吐：清半夏、陈皮、茯苓各9g，炙甘草3g。水煎服。（《全国中草药汇编》）

2.治神经性呕吐：半夏、茯苓、生姜各9g，反酸烧心加黄连3g、吴茱萸1g，舌红苔少加麦冬、枇杷叶各9g，水煎服。（《全国中草药汇编》）

天南星

天南星

【别名】南星、白南星、山苞米、蛇包谷、山棒子。

【来源】为天南星科植物天南 *Arisaema heterophyllum* Blume 的块茎。

【形态特征】多年生草本。块茎近球形。单叶，叶为鸟趾状全裂，裂片9~17片，全缘，先端渐尖，不成芒状，中央1裂片最小。雌雄异株，肉穗花序高于叶。佛焰苞筒状，绿色，花序轴顶端附属物鼠尾状，伸出佛焰苞外很长。浆果红色。

【性味功效】苦，辛，温；有毒。祛风定惊，化痰散结。

【应用】用于顽痰咳嗽，风痰眩晕，中风痰壅，惊风，破伤风；外用治痈肿，蛇虫咬伤。

【选方】1.治神经性皮炎：天南星适量，研粉加入煤油调成糊状。涂搽患处，每日1~2次。（《全国中草药汇编》）

2.治痰湿臂痛：天南星、苍术等分。生姜三片，水煎服之。（《摘元方》）

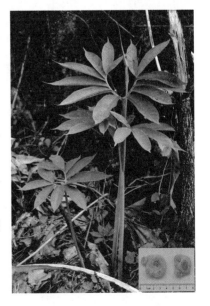

芥子

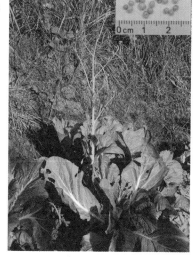

【别名】芥菜子、青菜子、黄芥子。

【来源】为十字花科植物白芥 *Sinapis alba* L.或芥 *Brassica juncea*（L.）Czern.et Coss.的干燥成熟种子。

【形态特征】一年生草本。茎有分枝。叶片宽卵形至倒卵形，先端圆钝，不分裂或大头羽裂，边缘有缺刻或齿牙。总状花序顶生，花后延长；花瓣4，鲜黄色，宽椭圆形或宽楔形，先端平截，全缘，基部具爪；雄蕊6，4长2短，雌蕊1；子房圆柱形，花柱细，柱头头状。长均果条形，具细喙。种子近球形，鲜黄色至黄棕色。

【性味功效】辛，温。温肺豁痰利气，散结通络止痛。

【应用】用于寒痰咳嗽，胸胁胀痛，痰滞经络，关节麻木、疼痛，痰湿流注，阴疽肿毒。

【选方】1.香港脚肿痛：白芷、芥子等分，为末。姜汁和，涂之效。（《医方摘要》）

2.治上气呕吐：芥子二升，末之，蜜丸，寅时井花水服，如梧子七丸，日二服；亦可作散，空腹服之；及可酒浸服，并治脐下绞痛。（《千金方》）

旋覆花

【别名】金沸草、六月菊、滴滴金、金钱花、驴儿菜。

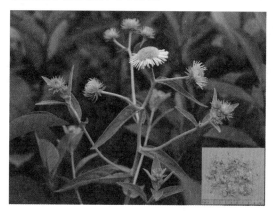

【来源】为菊科植物旋覆花 *Inula japonica* Thunb.的干燥头状花序。

【形态特征】多年生草本，茎直立，单生，有细纵沟。中部叶长圆形或长圆状披针形，全缘或有疏齿，具疏毛。头状花序于茎上排成聚伞状花序，总苞钟形，线状披针形苞片叶质或半革质，舌状花结实，舌片线形。瘦果圆柱形，有纵沟。

【性味功效】苦、辛、咸，微温。降气，消痰，行水，止呕。

【应用】用于胸中痰结，胁下胀满，咳喘，呃逆，唾如胶漆，心下痞硬，噫气不除，大腹水肿。

【选方】1.治风痰呕逆，饮食不下，头目昏闷：旋覆花、枇杷叶、川芎、细辛、赤茯苓各一钱，前胡一钱五分。姜、枣水煎服。（《妇人良方》）

2.治风火牙疼：旋覆花为末，搽牙根上，良久，去其痰涎。疼止。（《滇南本草》）

皂荚

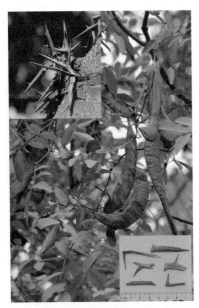

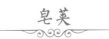

【别名】皂角、皂荚树、猪牙皂、牙皂、刀皂。

【来源】为豆科植物皂荚 *Gleditsia sinensis* Lam.的果实。

【形态特征】乔木。刺粗壮，圆锥状。一回羽状复叶，小叶纸质，卵状披针形至长圆形。花杂性，黄白色，总状花序腋生或顶生，被短柔毛。荚果带状，果瓣革质，褐棕色或红褐色，常被白色粉霜；种子长圆形或椭圆形，棕色，光亮。

【性味功效】辛，温；微毒。祛风痰，除湿毒，杀虫。

【应用】用于痰咳喘满，中风口噤，痰涎壅盛，神昏不语，癫痫，喉痹，二便不通，痈肿疥癣。

【选方】1.治卒中风口歪：大皂荚一两（去皮、子，研末下筛）。以三年大酢和，左歪涂右，右歪涂左，干更涂之。（《千金方》）

2.治便毒痈疽：皂角（用尺以上者）一条，法醋煮烂，研成膏，敷之。（《仁斋直指方》）

白前

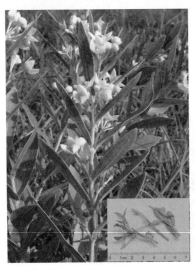

【别名】鹅管白前、竹叶白前。

【来源】为萝藦科植物芫花叶白前 *Cynanchum glaucesens*（Decne.）Hand.–Mazz.的干燥根茎及根。

【形态特征】多年生草本。根茎匍匐。茎直立，单一，下部木质化。单叶对生，具短柄；叶片披针形至线状披针形，先端渐尖，基部渐狭，边缘反卷。聚伞花序腋生，中部以上着生多数小苞片。蓇葖果角状。种子多数，顶端具白色细绒毛。

【性味功效】辛、苦，微温。降气，消痰，止咳。

【应用】用于肺气壅实，咳嗽痰多，胸满喘急。

【选方】1.治久嗽兼唾血：白前三两，桑白皮、桔梗各二两，炙甘草一两。上四味切，以水二大升，煮取半大升，空腹顿服。若重者，十数剂。忌猪肉、海藻、菘菜。（《近效方》）

2.治跌打胁痛：白前五钱，香附三钱，青皮一钱。水煎服。（《福建中草药》）

小花远志

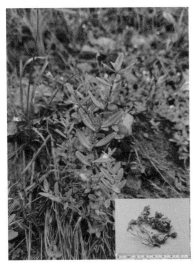

【别名】金牛草、小金牛草、小兰青、细叶金不换、细金牛。

【来源】为远志科植物小花远志 *Polygala arvensis* Willd.的带根全草。

【形态特征】一年生草本。小枝密被卷曲短柔毛；叶倒卵形，长圆形至椭圆状长圆形；总状花序腋生至腋外生，极短，长不超过叶，花瓣白色或紫色，侧生花瓣三角状菱形，基部与龙骨瓣合生，龙骨瓣盔形；蒴果近圆形；种子长圆形，顶端具1白色3裂的种阜。

【性味功效】辛、甘，平。祛痰止咳，散瘀，解毒。

【应用】用于咳嗽胸痛，肺结核，肝炎，风湿，蛇咬伤。

【选方】1.治咳嗽胸痛，肺结核，肝炎：小花远志9~15g，水煎服。（《中药志》）

2.治风湿，蛇咬伤：小花远志全草适量，内服或鲜品捣烂敷患处。（《云南药物志》）

白粉藤

【别名】独脚乌柏、夜牵牛、白面水鸡、青龙跌打、山葫芦。

【来源】为葡萄科植物白粉藤 *Cissus modecoides* Planch.var. *subintegra* Gagnep.的根、藤、叶或全草。

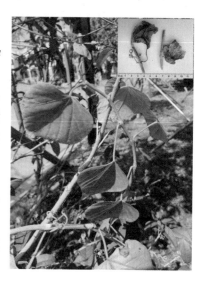

【形态特征】草质藤本。小枝圆柱形，有纵棱纹，常被白粉，无毛。卷须二叉分枝，相隔2节间断与叶对生。叶心状卵圆形，顶端急尖或渐尖，基部心形，边缘每侧有9~12个细锐锯齿。花序顶生或与叶对生，二级分枝4~5集生成伞形。果实倒卵圆形，种子1，倒卵圆形。

【性味功效】苦，寒，有小毒。拔毒消肿。

【应用】用于颈淋巴结结核，扭伤骨折，腰肌劳损，风湿骨痛，坐骨神经痛，疮疡肿毒，毒蛇咬伤，小儿湿疹。

【选方】1.治黄疸，腹痛：白粉藤根10~15g，鲜品倍量，煎汤或绞汁饮。（《贵州民间药物》）

2.治疟疾：白粉藤全草10~15g，煎汤服。（《贵州民间药物》）

日本蛇根草

【别名】散血草、四季花、雪里开花、雪里梅等。

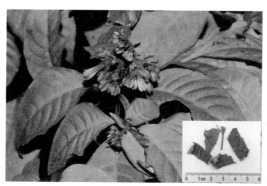

【来源】为茜草科植物日本蛇根草 *Ophiorrhiza japonica* Bl.的全草。

【形态特征】多年生草本，高20~40cm。根茎蔓延地下。茎叶淡紫红色。叶对生，狭卵形、长椭圆状斜卵形或卵形，托叶短小，早落。聚伞花序生于枝顶，花冠筒状，淡红色。蒴果倒三角形，种子小，椭圆形。

【性味功效】淡，平。祛痰止咳，活血调经。

【应用】用于支气管炎，劳伤咳嗽，月经不调，跌打损伤，风湿筋骨疼痛，肺结核咯血，扭伤，脱臼。

【选方】1.治虚劳咳嗽：四季花四钱至一两。煎服。（《浙江民间草药》）

2.治月经不调：蛇根草八钱。水煎服。（《浙江民间常用草药》）

石蒜

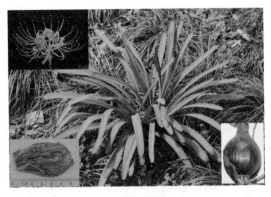

【别名】一枝箭、避蛇生、蟑螂花、老鸦蒜、红花石蒜。

【来源】为石蒜科植物石蒜*Lycoris radiata*（L'Her.）Herb.的鳞茎。

【形态特征】多年生草本。鳞茎近球形，形似蒜头。叶基生，于花期后生出，条形或带形，青绿色带有白粉；伞形花序顶生，花鲜红色；苞片干膜质，披针形；花被裂片狭倒披针形，花被管绿色且极短；果实常不成熟。

【性味功效】辛，甘，温；有毒。祛痰，催吐，消肿，杀虫。

【应用】用于恶疮肿毒，痰核瘰疬，痔漏，跌打损伤，风湿关节痛，顽癣，烫火伤，蛇咬伤。

【选方】1.治食物中毒，痰涎壅塞：鲜石蒜1.5～3g。煎服催吐。（《上海常用中草药》）

2.治腹中痞块：石蒜1.5g，切片，蒸瘦肉60g，吃肉不吃蒜。（《贵州草药》）

第二节　清化热痰药

桔梗

【别名】铃铛花、包袱花。

【来源】为桔梗科植物桔梗*Platycodon grandiflorum*（Jacq.）A. DC.的干燥根。

【形态特征】多年生草本，有白色乳汁。根胡萝卜状。茎直立，通常无毛，少分枝。叶多轮生，卵状椭圆形，无毛，下面有白粉，边缘具细锯齿，无柄或有极短的柄。花单朵顶生或数朵集成假总状花序，花萼筒部被白粉，花冠漏斗状钟形，蓝或紫色；蒴果球状。种子熟后黑色，一端斜截，一端急尖，侧面有一条棱。

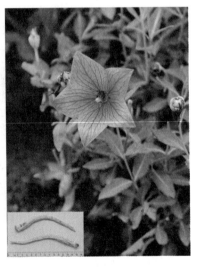

【性味功效】苦、辛，性平。宣肺，利咽，祛痰，排脓。

【应用】用于咳嗽痰多，胸闷不畅，咽痛音哑，肺痈吐脓。

【选方】1.若肝气不畅导致的肺气失宣，常配伍厚朴、苦杏仁、枳壳、紫苏梗、香附等。（《实用中药师手册》）

2.风寒束肺，兼有内热导致的肺痈，常配伍生甘草、生薏苡仁、冬瓜子、金银花、贝母、桃仁、芦根等。（《实用中药师手册》）

3.阴虚火旺导致的咽喉疼痛，常配伍麦冬、生地黄、玄参、炙甘草等。（《实用中药师手册》）

前胡

蜜炙前胡

【别名】白花前胡、鸡脚前胡、官前胡。

【来源】为伞形科植物白花前胡*Peucedanum praeruptorum* Dunn的干燥根。

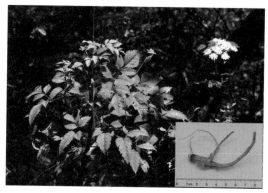

【形态特征】多年生草本植物，根圆锥形，常分叉。根茎粗壮，圆柱形，灰褐色，叶片轮廓宽卵形或三角状卵形，先端渐尖，边缘圆锯齿，两面无毛，叶鞘稍宽，边缘膜质。复伞形花序多数，顶生或侧生，花瓣卵形，白色。果卵圆形，褐色，有疏毛，背棱线形稍突起，棱槽油管3～5，合生面油管6～10。

【性味功效】苦、辛，微寒。降气化痰，散风清热。

【应用】用于痰热喘满，咯痰黄稠，风热或风寒咳嗽痰多。

【选方】1.治疗肺热咳嗽、痰稠、气喘：常配伍苦杏仁、贝母等。（《实用中药师手册》）

2.治疗外感风热咳嗽痰多：配伍薄荷、牛蒡子、桔梗等。（《实用中药师手册》）

3.治疗外感风寒咳嗽痰多：配伍苦杏仁、紫苏叶等，如杏苏散。（《实用中药师手册》）

川贝

川贝母　　　川贝母与浙贝母的鉴别

【别名】卷叶贝母、贝母、贝父。

【来源】为百合科植物川贝母 *Fritillaria cirrhosa* D.Don 的干燥鳞茎

【形态特征】多年生草本，植物形态变化较大。鳞茎卵圆形。叶通常对生，少数在中部兼有互生或轮生，花单生茎顶，紫红色，有浅绿色的小方格斑纹，有的花的色泽可以从紫色逐渐过渡到淡黄绿色，具紫色斑纹；叶状苞片3，先端稍卷曲；花被片6，蜜腺窝在背面明显凸出；柱头裂片长3～5mm。蒴果棱上具宽1～1.5mm的窄翅。

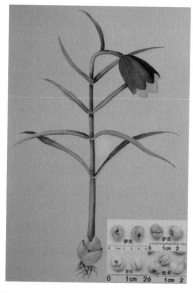

【性味功效】苦、甘，微寒。清热润肺，化痰止咳。

【应用】用于肺热燥咳，干咳少痰，阴虚劳嗽，咯痰带血。治虚劳咳嗽、吐痰咯血、心胸郁街、肺痿、肺痈、喉痹、乳痈。不宜与乌头类药材同用。

【选方】1.治肺热咳嗽多痰，咽喉中干：贝母（去心）75g，甘草（炙）1.5g，杏仁（汤浸去皮、尖、炒）75g。上三味，捣药为末，炼蜜丸如弹子大。含化咽津。（《圣济总录》贝母丸）

2.治久嗽咽嗌妨闷，咽痛咯血：贝母不以多少，为细末炼蜜和丸，如弹子大，每服一丸，食后含化，日可三服。（《鸡峰普济方》贝母丸）

浙贝母

【别名】浙贝、大贝、象贝、元宝贝、珠贝。

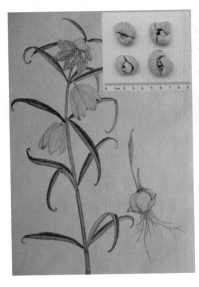

【来源】为百合科植物浙贝母 *Fritillaria thunbergii* Miq.的干燥鳞茎。

【形态特征】为多年生草本植物。地下鳞茎球形，白色，上下微凹入，常由两三枚肥厚的鳞片对合而成，直径2～6cm。茎直立，圆柱形，光滑无毛，有蜡质。叶多对生，披针形或线状披针形，全缘。花单生于茎顶或上部叶腋间，总状排列，钟状，淡黄色。蒴果，具6等宽的纵翼，成熟时室背开裂。种子扁平，近半圆形。边缘具翼，淡棕色。

【性味功效】苦，寒。清热化痰止咳，解毒散结消痈。

【应用】用于风热犯肺，痰火咳嗽，肺痈，乳痈，瘰疬，疮毒。

【选方】1.治感冒咳嗽：浙贝母、知母、桑叶、杏仁、紫苏，水煎服，(《山东中草药手册》)

2.治痈毒肿痛：浙贝母、连翘、金银花、蒲公英，水煎服。(《山东中草药手册》)

竹茹

姜炙竹茹

【别名】大头甜竹、粉绿竹。

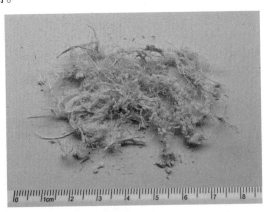

【来源】为禾本科植物大头典竹 *Sinocalamus beecheyanus*（Munro）McClure var. *pubescens* P. F. Li的茎秆的干燥中间层。

【形态特征】幼时被白粉，成长后呈深绿色而常染有桔红色，作"之"字形折曲，下部的节间较短，节处稍隆起，在第十节以下各节的节内常密生一圈白色或棕色的柔毛环。箨鞘顶端深下凹，两肩较圆而宽广，背面被刺毛；箨耳极小，箨舌上缘有锯齿细裂，箨片较箨鞘短。末级小枝叶片呈长圆状披针形。假小穗黄绿色或枯草色。果实未见。

【性味功效】甘，微寒。清热化痰，除烦止吐。

【应用】治烦热呕吐、呃逆，痰热咳喘，吐血，衄血，崩漏，恶阻，胎动，惊痫。

【选方】1.用于化痰清胃止呕：竹茹配半夏化痰和胃止呕。用于痰盛壅肺之咳嗽痰多，脾胃不和，胃气上逆之恶心呕吐、呃逆及妊娠恶阻，如涤痰汤。(《现代实用临床中药学》)

2.清热化痰除烦：竹茹配枳实、茯苓等，用于痰热内扰之心烦不眠等。如温胆汤。(《现代实用临床中药学》)

天竺黄

【别名】竹黄、竹花、竹茧、赤团子。

【来源】本品为禾本科植物青皮竹*Bambusa textilis* McClure等秆内的分泌液干燥后的块状物。

【形态特征】茎顶端斜拱形，背面贴生柔毛，箨耳大耳披针形，小耳长圆形；箨舌有细齿或细条裂；箨叶直立，窄长三角形；秆下部数节常无分枝，枝条纤细，小枝具8~14叶，叶线状披针形或窄披针形。冬季采收，砍取竹秆，剖取天竺黄，晾干即得天竺黄。表面灰蓝色、灰黄色或灰白色，有的洁白色，半透明，略带光泽。体轻，质硬而脆，易破碎，吸湿性强。气微，味淡。

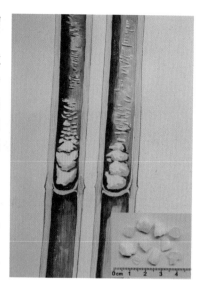

【性味功效】甘，寒。清热豁痰，凉心定惊。

【应用】用于热病神昏，中风痰迷，小儿痰热惊痫、抽搐、夜啼。

【选方】1.治疗慢性支气管炎：天竺黄配伍板蓝根、黄芩、浙贝、橘红、元参、炒杏仁等，水煎服，如清肺化痰汤。（《郭中元方》）

2.治疗小儿哮喘：天竺黄配伍蜂房、地龙、桔梗、苏子、白果、百部、诃子等，水煎服，如蜂龙汤。（《丁金元方》）

3.治疗小儿惊风、癫痫：天竺黄配伍胆南星，清热化痰定惊，如抱龙丸。（《小儿药证直决》）

黄药子

【别名】黄药脂，金钱吊蛋，黄金山药，金丝吊蛤蟆。

【来源】为薯蓣科植物黄独*Dioscorea bulbifera* L.的干燥块茎。

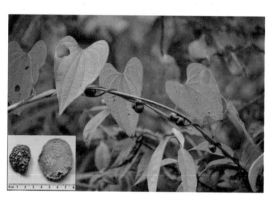

【形态特征】缠绕草质藤本。块茎卵圆形或梨形，近于地面，棕褐色，密生细长须根。茎左旋，淡绿或稍带红紫色。叶腋有紫棕色，球形具圆形斑点的珠芽。单叶互生，宽卵状心形，先端尾尖，全缘或边缘微波状。雄花序穗状，下垂，常数序簇生叶腋。蒴果反曲下垂，三棱状长圆形，两端圆，成熟时草黄色，密被紫色小斑点。种子深褐色，扁卵形。

【性味功效】苦，寒；有毒。散结消瘿，清热解毒，凉血止血。

【应用】用于瘿瘤痰核，癥瘕痞块，疮疡肿毒，咽喉肿痛，吐血，咯血，衄血，毒蛇咬伤。本品有毒，不宜多服、久服，有肝脏疾病者慎服。

【选方】1.软坚散结：黄药子与海藻、牡蛎等配伍同用，如海药散。（《证治准绳》）

2.治疮疡肿毒，咽喉肿痛：单用或配其他清热解毒药同用。如黄药汤。（《圣济总录》）

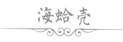

海蛤壳

【别名】蛤壳，海蛤。

【来源】为帘蛤科动物文蛤*Meretrix meretrix* Linnaeus等的贝壳。

【形态特征】壳2片，近圆形。壳长约3~6cm。壳顶突出，位于背侧中央，尖端向前方弯曲。韧带黄褐色，不突出壳面。生长线凸出壳面。壳面淡黄色或棕红色。壳内面为白色或淡肉色，边缘具有整齐的小齿。铰合部狭长而平，左、右壳各具3个主齿。外套痕显明，呈楔形。前闭壳肌痕细长，呈半月状，后闭壳肌痕大，椭圆形。足扁平，舌状。

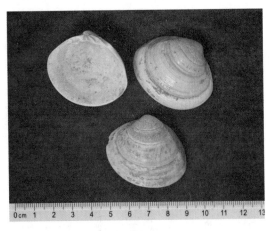

【性味功效】咸，寒。清肺化痰，软坚散结，利水除湿，制酸止痛。

【应用】用于肺热咳喘；瘿瘤，痰核；水肿，淋浊带下；胃痛吐酸；湿疮，烫伤等。

【选方】1.用于清肺化痰：海蛤壳配海浮石清化，用于痰热咳喘，痰黄质稠，如神效散。(《现代实用临床中药学》)

2.用于化痰散结：海蛤壳配海藻、昆布化痰软坚散结。用于瘤、痰核等。如含化丸。(《现代实用临床中药学》)

3.用于利水除湿：海蛤壳配桑白皮、葶苈子：利水除湿，用于全身水肿，小便不利，如海蛤丸。(《现代实用临床中药学》)

瓦楞子

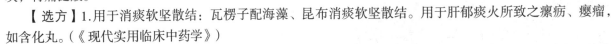

【别名】蛤壳，瓦屋子，瓦垄子。

【来源】本品为毛蚶 *Area subcrenata* Lischke 等的贝壳。

【形态特征】毛蚶略呈三角形或扇形，壳外面隆起，有棕褐色茸毛或已脱落；壳顶突出，向内 卷曲；自壳顶至腹面有延伸的放射肋30~34条。壳内面平滑，白色，壳缘有与壳外面直楞相对应的凹陷，铰合部具小齿1列。质坚。气微，味淡。

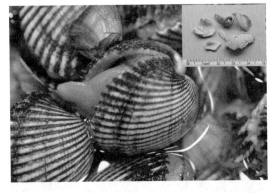

【性味功效】咸，平。消痰化瘀，软坚散结，制酸止痛。

【应用】用于顽痰积结，黏稠难咯，瘿瘤，瘰疬，癥瘕块，胃痛泛酸。

【选方】1.用于消痰软坚散结：瓦楞子配海藻、昆布消痰软坚散结。用于肝郁痰火所致之瘰疬、瘿瘤，如含化丸。(《现代实用临床中药学》)

2.用于治疗各种尿路结石(肾结石、输尿管结石、膀胱结石)，小便不利，淋沥不畅。(《现代实用临床中药学》)

3.用于制酸止痛：瓦楞子配海螵蛸制酸止痛。用于胃痛吐酸，甚或吐血者。(《现代实用临床中药学》)

礞石

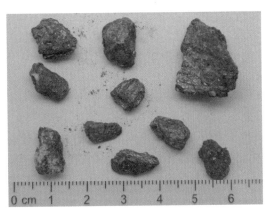

【别名】青礞石、金礞石。

【来源】为变质岩类岩石绿泥石片岩的石块或碎粒。

【形态特征】为绿泥石片岩的岩石，呈不规则扁斜块状或斜棱状的小块体，大小不一。全体青灰色或灰绿色，微带珍珠样光泽。体重、质软、易碎，用指甲即可划下碎粉末。断面层片状，可见闪闪发光的星点。无臭、味淡。

【性味功效】甘、咸，平，无毒。坠痰，消食，下气，平肝。

【应用】治顽痰癖积，宿食癥瘕，癫狂惊痫，咳嗽喘急，痰涎上壅。

【选方】1.用于坠痰降气：礞石配沉香、大黄、黄芩等坠痰降气。(《现代实用临床中药学》)

2.小儿热痰热壅塞之惊风抽搐，痰涎壅滞喉间者，如夺命散。(《现代实用临床中药学》)

猪笼草

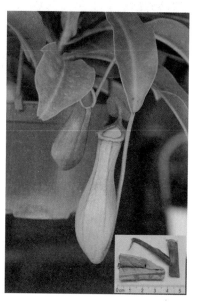

【别名】猴子埕、捕虫草、猪仔笼

【来源】本品为猪笼草科植物猪笼草 *Nepenthes mirabilis*（Lour.）Druce 的干燥全草。

【形态特征】直立或攀援草本，高0.5～2m。基生叶密集，基部半抱茎；叶片披针形，边缘具睫毛状齿；卷须短于叶片。瓶状体大小不一，狭卵形或近圆柱形，被疏柔毛和星状毛，瓶盖卵形或近圆形，内面密具近圆形的腺体；瓶状体近圆筒形，下部稍扩大，口处多收狭。总状花序被长柔毛，与叶对生或顶生。蒴果栗色，果片4，狭披针形。种子丝状。

【性味功效】甘、淡，凉。润肺止咳，清热利湿，通淋排石，解毒消肿。

【应用】用于感冒咳嗽，肺燥咯血，顿咳，湿热黄疸，痢疾，石淋，胃脘灼痛，吐血，便血，内热消渴，头痛眩晕。

【选方】1.治高血压病：猪笼草、豨莶草、桑椹子水煎服用。(《农村中草药制剂技术》)

2.治黄疸型肝炎，胃及十二指肠溃疡疼痛，尿路结石，高血压，感冒咳嗽，百日咳：用猪笼草干品或鲜品水煎服。(《常用中草药手册》)

龙脷叶

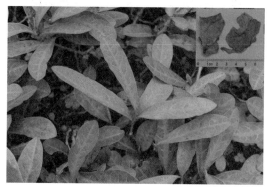

【别名】龙味叶、龙舌叶。

【来源】本品为大戟植物龙脷叶 *Sauropus spatulifolius* Beille的干燥叶。

【形态特征】常绿小灌木，高10～40cm；茎粗糙；枝条圆柱状，蜿蜒状弯曲；叶通常聚生于小枝上部，常向下弯垂，叶片鲜时近肉质，干后近革质或厚纸质，匙形、倒卵状长圆形或卵形，有时长圆形，顶端浑圆，有小凸尖，基部楔形，叶脉处呈灰白色，干时黄白色；花红色或紫红色，雌雄同枝，2～5朵簇生于落叶的枝条中部或下部，有时组成短聚伞花序。

【性味功效】甘、淡，平。润肺止咳，通便。

【应用】用于燥咳咳嗽，咽痛失音，便秘。

【选方】1.治痰火咳嗽：龙脷叶和猪肉用水煎汤服用。(《岭南采药录》)

2.治急性支气管炎，上呼吸道炎，支气管哮喘：龙脷叶水煎服。(《常用中草药手册》)

无患子

【别名】木患子、油患子、洗手果。

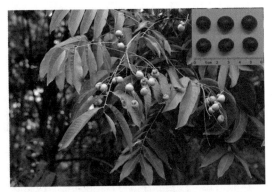

【来源】为无患子科植物无患子 *Sapindus mukorossi* Gaertn.的干燥成熟果实。

【形态特征】落叶大乔木，高可达20m，树皮灰褐色或黑褐色；嫩枝绿色，无毛。叶片薄纸质，长椭圆状披针形或稍呈镰形，顶端短尖或短渐尖，基部楔形，稍不对称，腹面有光泽，两面无毛或背面被微柔毛；花序顶生，圆锥形；花小，辐射对称，花瓣5，披针形；分果近球形，橙黄色，干时变黑。

【性味功效】苦，寒。有小毒。清热祛痰，消积杀虫。

【应用】用于治疗喉痹肿痛，肺热咳喘，疳积，癣疾，肿痛等。

【选方】1.治虫积食滞：无患子五至七粒，煨熟吃，每日一次，可连服数日。（《广西民间常用草药》）

2.治各种喉症，感冒发热，百日咳，白浊，白带，小儿疳积：煎汤、研末或煨食内服；研末吹喉、擦牙、煎汤洗、熬膏涂外用。（《浙江天目山药植志》）

玫瑰茄

【别名】红金梅、红梅果、洛神葵、洛济葵。

【来源】为锦葵科植物玫瑰茄 *Hibiscus sabdariffa* L.的果实。

【形态特征】一年生直立草本，高达2m，茎淡紫色，无毛。叶异型，下部的叶卵形，不分裂，上部的叶掌状3深裂，裂片披针形，具锯齿，先端钝，基部圆形至宽楔形，两面均无毛。花单生于叶腋，近无梗，黄色，内面基部深红色；小苞片8~12，红色，肉质，披针形；花萼杯状，淡紫色，裂片5，三角状渐尖形。蒴果卵球形，密被粗毛。种子肾形，无毛。

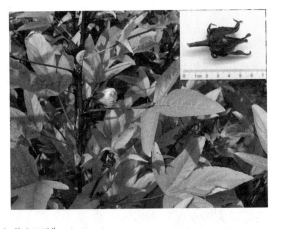

【性味功效】酸，凉。敛肺止咳，降血压，解酒。

【应用】主治肺虚咳嗽，高血压，醉酒。

【选方】1.健胃消食、排毒利尿：煎汤或开水泡。《新华本草纲要》

2.降血压：《现代药物与临床》

鸡蛋果

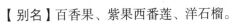

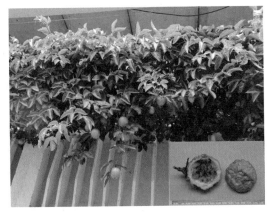

【别名】百香果、紫果西番莲、洋石榴。

【来源】为西番莲科植物鸡蛋果 *Passiflora edulis* Sims的果实。

【形态特征】草质藤本。茎无毛。叶纸质，基部近心形，裂片先端尖或钝，全缘，两面无毛；托叶肾形，疏具波状齿。聚伞花序具1花；花淡绿色；苞片宽卵形全缘；萼片长圆状披针形；花瓣长圆形。果橙色或黄色，卵球形或近球形。

【性味功效】味甘；酸；性平。清肺润燥；安神止痛；和血止痢。

【应用】用于治疗咳嗽；咽干；声嘶；大便秘结；失眠；痛经；关节痛；痢疾

【选方】1.清热解毒、镇痛安神：治疗痢疾、痛经、失眠取本品10～25g水煎服。(《全国中草药汇编》)

2.治疗大便秘结、失眠、痢疾等证：取本品10～15g煎汤内服。(《中华本草》)

木蝴蝶

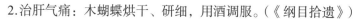

【别名】千层纸、玉蝴蝶、破故纸、千张纸。

【来源】为紫葳科植物木蝴蝶 *Oroxylum indicum*（L.）Vent.的干燥成熟果实。

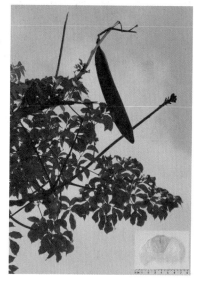

【形态特征】直立小乔木，高6～10m，胸径15～20cm，树皮灰褐色。羽状复叶，着生于茎干近顶端，小叶三角状卵形，两面无毛，全缘，叶片干后发蓝色。总状聚伞花序顶生，花大、紫红色。花萼钟状，紫色，膜质，果期近木质。花冠肉质，花冠在傍晚开放，有恶臭气味。蒴果木质，常悬垂于树梢，2瓣开裂，果瓣具有中肋，边缘肋状凸起。种子多数，圆形，周翅薄如纸，故有千张纸之称。

【性味功效】苦、甘、凉。清肺利咽，疏肝和胃。

【应用】用于肺热咳嗽，喉痹，音哑，肝胃气痛。

【选方】1.治急性气管炎、百日咳等：木蝴蝶配伍桔梗、甘草、桑白皮、款冬花等水煎，加冰糖制成糖浆，多次饮用，如止咳糖浆。(《现代实用中药》)

2.治肝气痛：木蝴蝶烘干、研细，用酒调服。(《纲目拾遗》)

3.治咽痛喉痹、声音嘶哑、咳嗽、疮疡等：本品煎汤内服；或研末，取适量敷贴外用；或研末撒患处。(《中华本草》)

马㼎儿

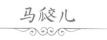

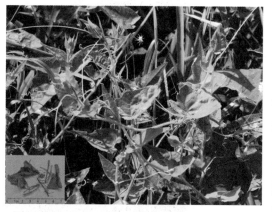

【别名】老鼠拉冬瓜、土花粉、土白薇。

【来源】葫芦科植物马㼎儿 *Zehneria indica*（Lour.）Keraudren的块根或全草。

【形态特征】攀援或平卧草本。茎、枝纤细，疏散，有棱沟，无毛。叶片膜质，多三角状卵形，顶端急尖或稀短渐尖，基部弯缺半圆形，边缘微波状或有疏齿，脉掌状。雌雄同株。总状花序梗纤细，极短，无毛；花萼宽钟形，花冠淡黄色，有极短的柔毛，裂片多长圆形。果实长圆形或狭卵形，两端钝，外面无毛，成熟后桔红色或红色。种子灰白色，卵形，基部稍变狭，边缘不明显。

【性味功效】味甘、苦，性凉。清热解毒，消肿散结，化痰利尿。

【应用】痈疮疖肿，痰核瘰疬，咽喉肿痛，疟腮，石淋，小便不利，皮肤湿疹，目赤黄疸，痔瘘，脱肛，外伤出血，毒蛇咬伤。

【选方】1.治咽喉肿痛、结膜炎、睾丸炎、皮肤湿疹、淋巴结结核：马㼎儿鲜根、叶适量捣烂敷患处。(《全国中草药汇编》)

2.治红斑狼疮：马庀儿根用水煎沸片刻，每日服1次或2次。(《全国中草药汇编》)

栝楼

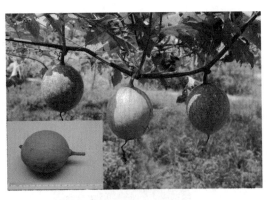

【别名】药瓜、瓜楼、瓜蒌。

【来源】本品为葫芦科植物栝楼 *Trichosanthes kirilowii* Maxim. 的干燥成熟果实。

【形态特征】攀援藤本，长达10m。块根圆柱状，粗大肥厚，淡黄褐色。茎较粗，多分枝，具纵棱及槽，被白色伸展柔毛。叶片纸质，轮廓近圆形，上表面深绿色，粗糙，背面淡绿色，两面沿脉被长柔毛状硬毛。总状花序粗壮，具纵棱与槽，被微柔毛，花冠白色。果实椭圆形或圆形，成熟时黄褐色或橙黄色。种子卵状椭圆形，淡黄褐色，近边缘处具棱线。

【性味功效】甘、微苦，寒。清热涤痰。宽胸散结，润燥滑肠。

【应用】用于肺热痰咳，痰浊黄稠，胸痹心痛，结胸痞满，乳痈，肺痈，肠痈，大便秘结。

【选方】1.用于清热化痰：瓜蒌配黄芩清肺化痰。用于肺热壅盛，咳嗽痰黄。如清气化痰丸。(《现代实用临床中药学》)

2.用于宽胸散结：瓜蒌配金银花、皂角刺、蒲公英等清热解毒药清热散结，消肿排脓。用于痈肿疮毒。如瓜蒌散。(《现代实用临床中药学》)

附注：天花粉：清热泻火，生津止渴，消肿排脓。用于热病烦渴，肺热燥咳，内热消渴，疮疡肿毒。

瓜蒌子：润肺化痰，润肠通便。用于燥咳痰黏，肠燥便秘。

江南山梗菜

【别名】野靛、穿耳草、大半边莲。

【来源】本品为桔梗科植物江南山梗菜 *Lobelia davidii* Franch. 根及全草。

【形态特征】多年生草本，高可达180cm。主根粗壮，侧根纤维状。茎直立，多分枝，幼枝有隆起的条纹。叶螺旋状排列，叶片卵状椭圆形。总状花序顶生，苞片卵状披针形，花萼筒倒卵状，花冠紫红色或红紫色。蒴果球状。种子黄褐色，稍压扁，椭圆状，一边厚而另一边薄，薄边颜色较淡。

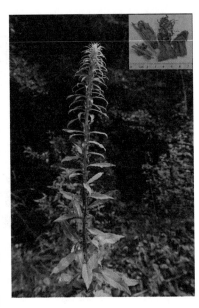

【性味功效】辛、平，有小毒。宣肺化痰，清热，利尿，消肿。

【应用】用于咳嗽痰喘，水肿，痈肿疔毒，胃寒痛，毒蛇咬伤，蜂螫，疔疮。

【选方】1.治支气管炎、肝硬化腹水、水肿：江南山梗菜煎服。(《全国中草药汇编》)

2.治疗咳嗽痰多、水肿、痈肿疮毒、下肢溃烂、蛇虫咬伤等：煎汤内服或鲜品适量，捣敷外用。(《中华本草》)

鼠麴草

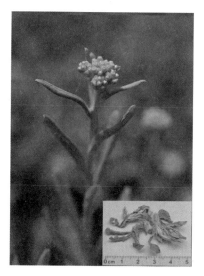

【别名】佛耳草、鼠耳草、清明菜、鼠曲草。

【来源】本品为菊科植物鼠麴 *Gnaphalium affine* D. Don 的干燥全草。

【形态特征】一年生草本。茎直立或基部枝斜升，基部茎有沟纹，被白色厚棉毛。叶无柄，匙状倒披针形或倒卵状匙形，顶端圆，具刺尖头，两面被白色棉毛，叶脉1条，在下面不明显。头状花序较多，在枝顶密集成伞房花序，花黄色至淡黄色；总苞钟形，总苞片金黄色或柠檬黄色，膜质，有光泽。瘦果倒卵形或倒卵状圆柱形，有乳头状突起。

【性味功效】甘，平。镇咳、祛痰。

【应用】用于感冒咳嗽，支气管炎，哮喘，高血压，蚕豆病，风湿腰腿痛；外用治跌打损伤，毒蛇咬伤。

【选方】1.治一切劳咳嗽，雍滞胸腹痞满：雄黄、佛耳草、鹅管石、款冬花各等分。上为末，每服用药一钱，安在炉子上焚着，以开口吸烟在喉中。（《宣明论方》）

2.治风寒感冒：鼠曲草全草五、六钱。水煎服。（《江西民间草药》）

3.治无名肿痛、对口疮：鲜鼠曲草一至二两。水煎服；另取鲜叶调米饭捣烂数患处。（《福建中草药》）

痰火草

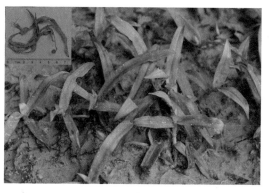

【别名】癌草、围夹草、狮子草、大苞水竹叶。

【来源】为鸭跖草科植物大苞水竹叶 *Murdannia bracteata*（C，B. Clarke）J. K. Morton ex Hong的全草。

【形态特征】多年生草本。根须状而极多，被长绒毛。主茎不育，极短，可育茎通常2支，由主茎下部叶丛中发出，长而匍匐，顶端上升，节上生根，多全面被细柔毛。叶在主茎上的密集成莲座状，剑形。蝎尾状聚伞花序通常2~3个，呈头状，花瓣蓝色。蒴果宽椭圆状三棱形。种子黄棕色，具由胚盖发出的辐射条纹，并有白色细网纹，无孔。

【性味功效】甘、淡，凉。化痰散结，清热通淋。

【应用】主治瘰疬痰核，热淋。

【选方】1.辛凉透表，清热解毒：配伍忍冬藤、野菊花、岗梅、桑叶等用于外感风热，发热恶寒，头痛咳嗽，咽喉肿痛。如银菊清解片。（《部颁中药成方制剂》第五册）

2.治瘰疬痰核，热淋，本品煎汤内服。（《中华本草》）

第三节 止咳平喘药

苦杏仁

燀杏仁　炒杏仁　苦杏仁与桃仁的鉴别

【别名】杏仁。

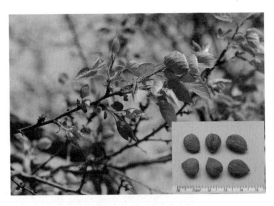

【来源】为蔷薇科植物蔷薇科植物山杏（苦杏）*Prunus armeniaca* L. var. *ansu Maxim.* 的干燥成熟种子。

【形态特征】山杏：落叶乔木。叶互生，广卵形或卵圆形，先端短尖或渐尖，基部圆形，边缘具细锯齿或不明显的重锯齿；叶柄多带红色，有2腺体。花单生，先叶开放，几无花梗；萼片5，花扣反折；花瓣5，白色或粉红色；雄蕊多数；心皮1，有短柔毛。核果近圆形，橙黄色；核坚硬，扁心形，沿腹缝有沟。

【性味功效】苦，微温；有小毒。降气止咳平喘，润肠通便。

【应用】用于咳嗽气喘，胸满痰多，肠燥便秘。

【选方】1.治肺寒卒咳嗽：细辛、苦杏仁半两，水煎服。（《圣惠方》）

2.治咳逆上汽：苦杏仁三升，蜜一升，水煎服。（《千金方》）

3.治久患肺喘：苦杏仁、胡桃肉半两（去皮），水煎服。（《杨氏家藏方》）

4.治上气喘急：桃仁、苦杏仁半两，做蜜丸。（《圣济总录》）

马兜铃

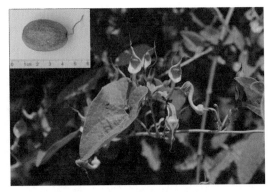

【别名】水马香果、蛇参果、葫芦罐、臭铃铛。

【来源】为马兜铃科植物北马兜铃 *Aristolochia contorta* Bunge. 的干燥成熟果实。

【形态特征】多年生缠绕或匍匐状细弱草本。根细长，圆柱形，黄褐色。茎草质，绿色。叶互生，叶片三角状阔卵形，先端钝或钝尖，基部心形，全缘。花3~10朵，簇生于叶腋间；花被暗紫色，上部呈斜喇叭状，中部呈管状，下部膨大成球形。蒴果椭圆状倒卵形，成熟时黄绿色。种子扁平，三角状，边缘具白色膜质的宽翅。

【性味功效】苦，微寒。清肺降气，止咳平喘，清肠消痔。

【应用】用于肺热喘咳，痰中带血，肠热痔血，痔疮肿痛。

【选方】1.治肺气喘嗽：马兜铃二两（只用里面子，去壳，酥半两，入碗内拌和匀，慢火炒干），甘草一两（炙）。二味为末，每服一钱，水一盏，煎六分，温呷，或以药末含咽津亦得。（《简要济众方》）

2.治久水腹肚如大鼓者：水煮马兜铃服之。（《千金方》）

3.治心痛：大马兜铃一个，灯上烧存性，为末，温酒服。（《摘元方》）

枇杷叶

枇杷叶去毛

【别名】巴叶、芦桔叶。

【来源】为蔷薇科植物枇杷 *Eriobotrya japonica*（Thunb.）Lindl. 的干燥叶。

【形态特征】常绿小乔木。小枝粗壮，密生锈色或灰棕色绒毛。叶片革质，披针形、倒披针形、倒卵形或长椭圆形，先端急尖或渐尖，基部楔形或渐狭成叶柄，上部边缘有疏锯齿，上面光亮、多皱，下面及叶柄密生灰棕色绒毛。圆锥花序顶生，总花梗和花梗密生锈色绒毛。果实球形或长圆形，黄色或橘黄色。种子球形或扁球形，褐色，光亮，种皮纸质。

【性味功效】苦，微寒。清肺止咳，降逆止呕。

【应用】用于肺热咳嗽，气逆喘急，胃热呕逆，烦热口渴。

【选方】1.治咳嗽，喉中有痰声：枇杷叶五钱，川贝母一钱五分，杏仁二钱，广陈皮二钱。共为末，每服一、二钱，开水送下。（《滇南本草》）

2.治妇人患肺热久嗽，身如炙，肌瘦，将成肺痨：枇杷叶、木通、款冬花、紫菀、杏仁、桑白皮各等分，大黄减半，各如常制，治讫。同为末，蜜丸如樱桃大。食后夜卧，各含化一丸。（《本草衍义》）

3.治声音嘶哑：鲜枇杷叶一两，淡竹叶五钱。水煎服。（《福建中草药》）

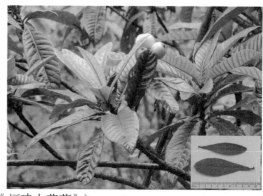

白果

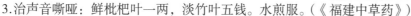

【别名】公孙果、鸭脚子、灵眼、银杏果。

【来源】为银杏科植物银杏 *Ginkgo biloba* L.的干燥成熟种子。

【形态特征】落叶乔木，高可达40m。树干直立，树皮灰色。叶在长枝上螺旋状散生，在短枝上簇生；叶片扇形，淡绿色，无毛，有多数2叉状并列的细脉。花单性，雌雄异株，稀同株。种子核果状，椭圆形至近球形，外种皮肉质，有白粉，熟时淡黄色或橙黄色；中种皮骨质，白色，具2～3棱；内种皮膜质，胚乳丰富。

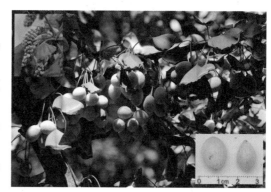

【性味功效】甘、苦、涩，平；有毒。敛肺定喘，止带缩尿。

【应用】用于痰多喘咳，带下白浊，遗尿尿频。

【选方】1.治梦遗：银杏三粒。酒煮食，连食四至五日。（《湖南药物志》）

2.治赤白带下，下元虚惫：白果、莲肉、江米各五钱。为末，用乌骨鸡一只，去肠盛药煮烂，空腹食之。（《濒湖集简方》）

3.治小儿腹泻：白果二个，鸡蛋一个。将白果去皮研末，鸡蛋打破一孔，装入白果末，烧熟食。内蒙古（《中草药新医疗法资料选编》）

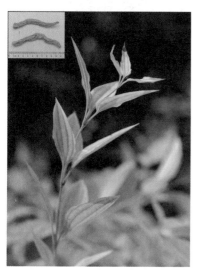

百部

【别名】百部草、百条根、闹虱药、药虱药。

【来源】为百部科植物直立百部 *Stemona sessilifolia*（Miq.）Miq.的干燥块根。

【形态特征】直立百部：多年生草本，高30～60cm。块根簇生，肉质，纺锤形。茎直立，不分枝。叶3～4片轮生；叶片卵形，至椭圆形，先端急尖或渐尖，基部楔形；叶脉通常5条，中间3条特别明显。花腋生，多数生于茎下部鳞叶腋内，花梗细长。蒴果。

【性味功效】甘、苦，微温。润肺下气止咳，杀虫灭虱。

【应用】用于新久咳嗽，肺痨咳嗽，顿咳；外用于头虱，体虱，蛲虫病，阴痒。

【选方】1.治肺寒壅嗽，微有痰：蔓生百部三两（炒），麻黄，杏仁四十个。上为末，炼蜜丸如芡实大，热水化下，加松子仁肉五十粒，糖丸之，含化大妙。（《小儿药证直诀》蔓生百部丸）

2.治寒邪侵于皮毛，连及于肺，令人咳：桔梗一钱五分，甘草（炙）五分，白前一钱五分，橘红一钱；蔓生百部一钱五分，紫菀一钱五分。水煎服。（《医学心悟》止嗽散）

3.治暴嗽：蔓生百部藤根捣自然汁，和蜜等分，沸汤煎成膏咽之。（《续十全方》）

矮地茶

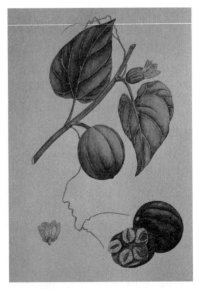

【别名】平地木、不出林、叶底珠、叶下红、紫金牛。

【来源】为紫金牛科植物紫金牛 *Ardisia japonica*（Thunberg）Blume 的干燥全草。

【形态特征】常绿小灌木，高 10～30cm，基部常匍匐状横生，暗红色，有纤细的不定根。茎常单一，圆柱形，表面紫褐色，被短腺毛。叶互生，常 3～7 片集生茎端叶轮生状；椭圆形或卵形，先端短尖，基部楔形，边缘有尖锯齿，两面疏生腺点，下面淡红色。花序近伞形，腋生或顶生。核果球形，熟时红色，有黑色腺点，具宿存花柱和花萼。

【性味功效】辛、微苦，平。化痰止咳，清利湿热，活血化瘀。

【应用】用于新久咳嗽，喘满痰多，湿热黄疸，经闭瘀阻，风湿痹痛，跌打损伤。

【选方】1.治肺痈：紫金牛配鱼腥草。水煎服。（《江西民间草药》）

2.治血痢：紫金牛茎叶，水煎服。（《浙江民间草药》）

3.治肿毒：紫金牛茎叶，水煎服。（《浙江民间草药》）

4.治跌打胸部伤痛：紫金牛全草，酒、水各半煎服。（《江西民间草药》）

罗汉果

【别名】汗果、假苦瓜。

【来源】为葫芦科植物罗汉果 *Siraitia grosuenorii*（Swingle）C.Jeffreyex A. M. Lu et Z. Y. Zhang 的干燥果实。

【形态特征】多年生草质藤本，长 2～5m。茎纤细，暗紫色。卷须 2 分叉。叶互生，叶片心状卵形，膜质，先端急尖或渐尖，基部耳状心形，全缘，两面均被白色柔毛。花雌雄异株，雄花序总状，雌花花单生；花萼漏斗状，被柔毛，5 裂，花冠橙黄色，5 全裂，先端渐尖，外被白色夹有棕色的柔毛。瓠果圆形，被柔毛，具 10 条纵线，种子淡黄色。

【性味功效】甘，凉。清热润肺，利咽开音，滑肠通便。

【应用】用于肺热燥咳，咽痛失音，肠燥便秘。

【选方】1.祛痰火止咳嗽：罗汉果 30～60g，猪瘦肉 100g。罗汉果打破，猪肉切成片，加水适量，煮熟，稍加食盐调味服食。（《岭南采药录》）

2.治百日咳，咳嗽咽干，咽喉不利：罗汉果 30g，柿饼 15g。加水煎汤饮。本方有清热润肺，止咳利咽的作用。（《岭南采药录》）

白屈菜

【别名】山黄连、土黄连、牛金花、八步紧、断肠草。

【来源】为罂粟科植物白屈菜 *Chelidonium majus* L.的干燥全草。

【形态特征】多年生草本。主根粗壮，侧根多。茎直立，多分枝，有白粉，疏生白色细长柔毛，断之有黄色乳汁。叶互生，1~2回单数羽状全裂；基生叶全裂片2~5对，不规则深裂，顶端裂片广倒卵形，基部楔形而下延。花数朵，近伞状排列，花瓣4，黄色。蒴果条状圆柱形。种子多数，卵形，细小，黑褐色。有光泽及网纹。

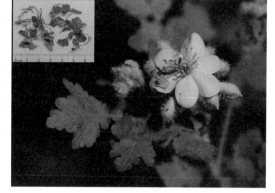

【性味功效】苦，凉；有毒。解痉止痛，止咳平喘。

【应用】用于胃脘挛痛，咳嗽气喘，百日咳。

【选方】1.治水肿黄疸：白屈菜、蒲公英、商陆、臭草根，茵陈。水煎服。(《四川中药志》)

2.治肠胃疼痛：白屈菜、丁香、乌贼骨、浙贝母、胆南星、冬瓜仁。水煎服。(《四川中药志》)

3.治顽癣：鲜白屈菜用50%的酒精浸泡，擦患处。(《辽宁常用中草药手册》)

4.治疮肿：鲜白屈菜捣烂敷患处。(《辽宁常用中草药手册》)

杧果叶

【别名】芒果叶。

【来源】为漆树科植物杧果 *Mangifera indica* L.的干燥叶。

【形态特征】常绿大乔木。树皮灰褐色，小枝褐色，无毛。单叶互生，聚生枝顶；薄革质，长圆形或长圆状披针形，先端渐尖、长渐尖或急尖，基部楔形或近圆形，边缘皱波状，无毛，叶面略具光泽。圆锥花序，多花密集，有柔毛；花小，杂性，黄色或淡黄色。核果椭圆形或肾形，微扁，成熟时黄色，中果皮肉质，肥厚，鲜黄色，味甜，果核坚硬。

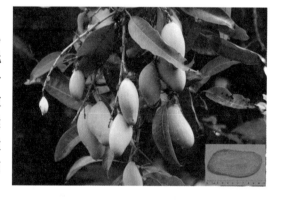

【性味功效】酸、甘、凉。宣肺止咳，祛痰消滞，止痒。

【应用】用于咳嗽痰多，气滞腹胀，外用治湿疹瘙痒。

【选方】1.治咳嗽：杧果叶15g，鬼画符30g，橘红15g，红糖9g，水煎服。(《常用壮药100种》)

2.治小儿疳积：杧果叶15g，瘦猪肉50g，蒸服。(《常用壮药100种》)

【附注】芒果核：为漆树科植物杧果的干燥带内果皮种子(俗称果核)。清热消滞。用于内积不消，停滞不化，疝气。

铁力木

【别名】石盐、铁棱、埋摸郎。

【来源】为藤黄科植物铁力木 *Mesua ferrea* L.的树皮、花、种子。

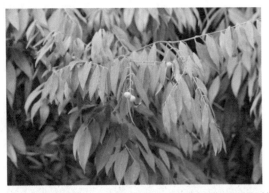

【形态特征】常绿乔木，高可达30m以上，树皮灰褐色或暗灰色，光滑；小枝对生。单叶对生；叶片革质，披针形，先端渐尖，基部楔形，全缘，上面有光泽，下面灰白色。花两性，单生于叶腋或枝顶；花大，花瓣4，黄色，倒卵形。果实卵球形，坚硬，先端尖，基部有萼片和花瓣的下半部包围，2或4瓣裂。种子1～4颗，背面凸起，两侧平坦。

【性味功效】苦，凉。止咳祛痰；解毒消肿。

【应用】用于咳嗽多痰，疮疡疔肿，痔疮出血，烫伤，毒蛇咬伤。

【选方】1.治疮疡肿疖：埋摸郎种子适量外用。(《西双版纳傣药志》)

2.滋补强壮：埋摸郎花5～10g，配荜芨、姜，水煎服。(《西双版纳傣药志》)

蒲桃

【别名】水蒲桃、香果、响鼓、风鼓、铃铛果。

【来源】为桃金娘科植物蒲桃 *Syzygium jambos*（L.）Alston的干燥果皮。

【形态特征】乔木，高达10m。主干极短，广分枝。叶片革质，披针形或长圆形，先端长渐尖，基部阔楔形，叶面多透明细小腺点。聚伞花序顶生，有花数朵，花白色，花瓣分离，阔卵形。果实球形，果皮肉质，成熟时黄色，有油腺点。种子1～2颗。

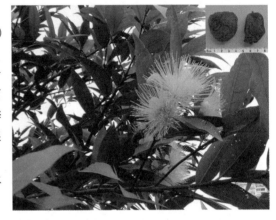

【性味功效】甘、涩、微辛，微温。温中散寒，降逆止呕，温肺止咳。

【应用】用于胃寒呃逆，肺虚寒咳。

【选方】1.治腹泻，痢疾：蒲桃果实0.5～1两，水煎服。(《全国中草药汇编》)

2.治刀伤出血：外用鲜蒲桃根皮捣烂外敷或根皮研粉撒敷。(《全国中草药汇编》)

小二仙草

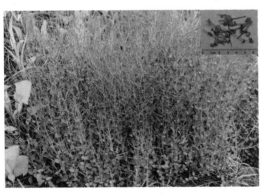

【别名】豆瓣草、女儿红、沙生草、水豆瓣。

【来源】为小二仙草科植物小二仙草 *Halorrhagis micrantha* R. Brown的全草。

【形态特征】多年生纤弱草本，丛生，高20～40cm。茎四棱形，带赤褐色，直立，基部匍匐分枝。叶小，对生，叶片通常卵形或圆形，先端短尖或钝，边缘有小齿，基部圆形，两面均秃净，淡绿色或紫褐色。圆锥花序顶生，由细的总状花序组成；小花，两性；花瓣4，红色。核果近球形，秃净而亮，有8棱。

【性味功效】苦、涩，凉。止咳平喘，清热利湿，调经活血。

【应用】用于咳嗽，哮喘，热淋，便秘，痢疾，月经不调，跌损骨折，疔疮，乳痈，烫伤，毒蛇咬伤。

【选方】1.治赤白痢：鲜小二仙草二两，红白糖为引。煎服。(《草药手册》)

2.治血崩：小二仙草二两，金樱子根一两，精肉四两。炖服。（《草药手册》）

3.治感冒：小二仙草配桑叶、菊花。水煎服。（《福建药物志》）

4.治小便淋涩：豆瓣草配石韦、土茯苓、海金沙、滑石、木通、车前草、甘草。水煎服。（《万县中草药》）

土丁桂

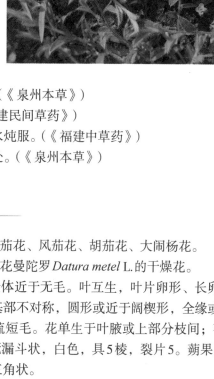

【别名】毛辣花、白鸽草、白毛将、白头妹、过饥草。

【来源】为旋花科植物土丁桂 *Evolvnlus alsinoides* L.的全草。

【形态特征】多年生草本，茎少数至多数，平卧或上升，细长，具贴生的柔毛。单叶互生；叶片长圆形、椭圆形或匙形，先端钝及具小短尖，基部圆形或渐狭，两面或多或少被贴生疏柔毛。花单1或数朵组成聚伞花序；花冠辐状，蓝色或白色。蒴果球形，无毛，4瓣裂。种子4或较少，黑色，平滑。

【性味功效】苦、辛，凉。清热，利湿。

【应用】用于黄疸，痢疾，淋浊，带下，疔肿，疥疮。

【选方】1.治黄疸、咳血：鲜土丁桂一两。和红糖煎服。（《泉州本草》）

2.治遗尿症：土丁桂二两，猪膀胱一个。水煎服。（《福建民间草药》）

3.治小儿疳积：鲜土丁桂五钱至一两，或加鸡肝一个，水炖服。（《福建中草药》）

4.治蛇咬伤：鲜土丁桂，捣烂绞汁，和酒内服，渣敷患处。（《泉州本草》）

洋金花

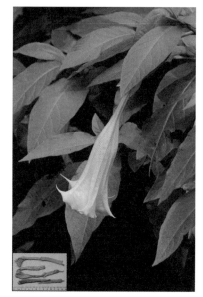

【别名】曼陀罗花、山茄花、风茄花、胡茄花、大闹杨花。

【来源】为茄科植物白花曼陀罗 *Datura metel* L.的干燥花。

【形态特征】草本，全体近于无毛。叶互生，叶片卵形、长卵形或心脏形，先端渐尖或锐尖，基部不对称，圆形或近于阔楔形，全缘或具三角状短齿，两面无毛，或被疏短毛。花单生于叶腋或上部分枝间；萼筒状，淡黄绿色，先端5裂；花冠漏斗状，白色，具5棱，裂片5。蒴果圆球形，表面有疏短刺，种子略呈三角状。

【性味功效】辛，温；有毒。平喘止咳，解痉定痛。

【应用】用于哮喘咳嗽，脘腹冷痛，风湿痹痛，小儿慢惊；外科麻醉。

【选方】1.治诸风痛及寒湿脚气：曼陀罗花、茄梗、大蒜梗、花椒叶。煎水洗。（《四川中药志》）

2.治小儿慢惊：曼陀罗花七朵，天麻二钱半，全蝎（炒）十枚，天南星（炮）、丹砂、乳香各二钱半。为末。每服半钱，薄荷汤调下。（《御药院方》）

3.治阳厥气逆多怒而狂：朱砂（水飞）半两，曼陀罗花二钱半。上为细末。每服二钱，温酒调下，若醉便卧，勿令惊觉。（《证治准绳》祛风一醉散）

华山姜

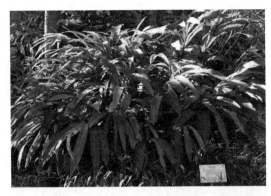

【别名】山姜、九姜连、华良姜。

【来源】为姜科植物华山姜 *Alpinia chinensis*（Retz.）Rosc. 的根茎。

【形态特征】多年生直立草本，高约1m，具根状茎。叶片披针形或卵状披针形，先端渐尖或尾状渐尖，基部渐狭，两面无毛。圆锥花序狭窄；分枝短，具2～4朵花；花白色；花萼管状；花冠管裂片长圆形；唇瓣卵形，先端微凹，基部两侧具1条纵的红色条纹。蒴果球形，红色。

【性味功效】辛，温。健胃散寒，平喘止痛。

【应用】用于胃痛，风寒咳喘，风湿关节痛，月经不调，跌打损伤。

【选方】1.治风寒咳喘：华山姜0.5～1两，水煎服。(《全国中草药汇编》)

2.治肺痨咳嗽：山姜、干姜、核桃仁各五钱。蒸蜂蜜一两服。(《中华本草》)

3.治跌打损伤：华山姜捣烂外敷。(《全国中草药汇编》)

第十四章　安神药

第一节　重镇安神药

朱砂

水飞朱砂

【别名】辰砂、丹砂、赤丹、汞沙。

【来源】为硫化物类矿物辰砂族辰砂，主含硫化汞（HgS）采挖后，选取纯净者，用磁铁吸净含铁的杂质，再用水淘去杂石和泥沙。

【形态特征】为粒状或块状集合体，呈颗粒状或块片状。鲜红色或暗红色，条痕红色至褐红色，具光泽。体重，质脆，片状者易破碎，粉末状者有闪烁的光泽。气微，味淡。

【性味功效】甘，微寒；有毒。清心镇惊，安神，明目，解毒。

【应用】用于心悸易惊，失眠多梦，癫痫发狂，小儿惊风，视物昏花，口疮，喉痹，疮疡肿毒。

【选方】1.治喉咽肿痛，咽物妨闷：丹砂一分（研，水飞），芒硝一两半（研）。上二味再同研匀，每用一字，时时吹入喉中。（《圣济总录》丹砂散）

2.治诸般吐血：丹砂（研飞），蛤粉。上二味等分，研细合和令匀，每服二钱匕，温酒调下。（《圣济总录》朱粉散）

3.治沙蜂叮螫：朱砂末，水涂之。（《摘元方》）

琥珀

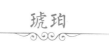

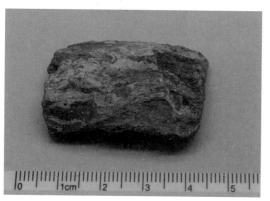

【别名】血珀、云珀、江珠、光珀。

【来源】为古代松科松属多种植物的树脂埋藏地下经年久转化而成的化石样物质。

【形态特征】不规则的粒状、块状、钟乳状及散粒状，大小不一。表面光滑或凹凸不平，血红色、淡黄色至淡棕色或深棕色，常相间排列；条痕白色。透明至半透明。具树脂样光泽。体较轻，质酥脆，捻之易碎。断面平滑，具玻璃光泽。摩擦后能吸引灯芯草或薄纸片。微有松香气，味淡，嚼之易碎，无砂砾感。

【性味功效】性平、味甘。安神镇惊，活血利尿。

【应用】用于惊风，癫痫，心悸，失眠，小便不利，尿痛，尿血，闭经。

【选方】1.治小儿胎惊：琥珀、防风各一钱，朱砂半钱。为末，猪乳调一字，入口中。（《仁斋直指方》）

2.治小便尿血：琥珀为末，每服二钱，灯芯汤下。（《仁斋直指方》）

珍珠的形成

珍珠

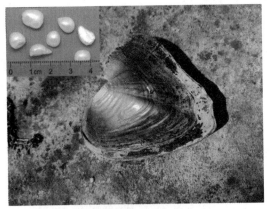

【别名】真朱、真珠、蚌珠、珠子、濂珠。

【来源】为珍珠贝科动物马氏珍珠贝 *Pteria martensii*（*Dunker*）双壳类动物受刺激形成的珍珠。

【形态特征】本品呈类球形、长圆形、卵圆形或棒形，直径1.5～8mm。表面类白色、浅粉红色、浅黄绿色或浅蓝色，半透明，光滑或微有凹凸，具特有的彩色光泽。质坚硬，破碎面显层纹。无臭，无味。

【性味功效】甘、咸，寒。安神定惊，明目消翳，解毒生肌。

【应用】用于惊悸失眠，惊风癫痫，目生云翳，疮疡不敛。

【选方】1.治小儿中风，手足拘急：真珠末（水飞）一两，石膏末一钱。每服一钱，水七分，煎四分，温服，日三。（《圣惠方》）

2.治风痰火毒、喉痹，及小儿痰搐惊风：珍珠三分，牛黄一分。上研极细，或吹或掺；小儿痰痉，以灯心调服二、三分。（《医级》珠黄散）

3.治口内诸疮：珍珠三钱，硼砂、青黛各一钱，冰片五分，黄连、人中白各二钱（煅过）。上为细末，凡口内诸疮皆可掺之。（《丹台玉案》珍宝散）

长春花

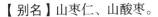

【别名】雁来红、日日新、四时春、三万花。

【来源】为夹竹桃科长春花属植物长春花 *Catharanthus roseus*（L.）*G Don*［*Vinca rosea* L.］的干燥全草。

【形态特征】亚灌木。幼枝绿色或红褐色，它和叶背、花萼、花冠筒及果均被白色柔毛。单叶对生，长圆形或倒卵形，先端中脉伸出成短尖。花1～2朵腋生；花萼绿色，5裂；花冠高脚碟状，粉红色或紫红色，裂片5；雄蕊5，内藏；心皮2个，分离，花柱连合，蓇葖2个，圆柱形，有种子数颗。

【性味功效】微苦，凉。有毒。抗癌，降血压。

【应用】用于急性淋巴细胞性白血病，淋巴肉瘤，巨滤泡性淋巴瘤，高血压病。

【选方】1.治急性淋巴细胞白血病：长春花15g。水煎服。（《抗癌本草》）

2.治高血压：长春花全草6～9g。煎服。（《广西本草选编》）

3.治疮疡肿毒，烧烫伤：长春花鲜叶适量，捣烂外敷。（《广西本草选编》）

第二节　养心安神药

酸枣仁

炒酸枣仁

【别名】山枣仁、山酸枣。

【来源】为鼠李科植物酸枣 *Ziziphus jujuba Mill. var. spinosa*（Bunge）Hu ex H. F. Chou 的干燥成熟种子。

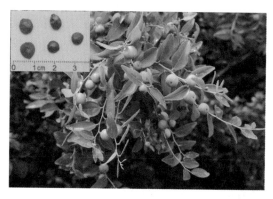

【形态特征】落叶灌木或小乔木。老枝褐色，幼枝绿色；枝上有两种刺，一为针形刺，一为反曲刺。叶互生；叶柄极短；托叶细长，针状；叶片椭圆形至卵状披针形，先端短尖而钝，基部偏斜，边缘有细锯齿，主脉3条。花2~3朵簇生叶腋，小形，黄绿色；花梗极短1萼片5，卵状三角形；花瓣小，5片，与萼互生；雄蕊5；子房椭圆形，2室。核果近球形。

【性味功效】甘、酸，平。养心补肝，宁心安神，敛汗，生津。

【应用】用于虚烦不眠，惊悸多梦，体虚多汗，津伤口渴。

【选方】1.治睡中盗汗：酸枣仁、人参、茯苓各等分。上为细末，米饮调下半盏。（《普济方》）

2.治虚劳虚烦，不得眠：酸枣仁二升，甘草一两，知母二两，茯苓二两，芎劳二两。上五味，以水八升，煮酸枣仁得六升，纳诸药煮取三升，分温三服。（《金匮要略》酸枣仁汤）

柏子仁

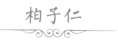

【别名】柏实、柏子、柏仁、侧柏子。

【来源】为柏科植物侧柏 *Platycladus orientalist.* Franco 的干燥成熟种仁。

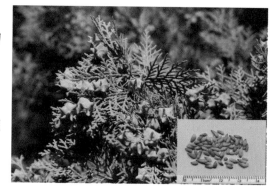

【形态特征】详见侧柏叶。

【性味功效】甘，平。养心安神，润肠通便，止汗。

【应用】用于阴血不足，虚烦失眠；心悸怔忡，肠燥便秘，阴虚盗汗。

【选方】1.治老人虚秘：柏子仁、大麻子仁、松子仁，等分。同研，熔白蜡丸桐子大。以少黄丹汤服二、三十丸，食前。（《本草衍义》）

2.治肠风下血：柏子仁十四枚。燃破，纱囊贮，以好酒三盏，煎至八分服之，初服反觉加多，再服立止。非饮酒而致斯疾，以艾叶煎汤服之。（《世医得效方》）

3.治脱发：当归、柏子仁各一斤。共研细末，炼蜜为丸。每日三次，每次饭后服二至三钱。（《全展选编·皮肤科》）

远志

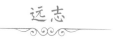

【别名】小草、细草、小鸡腿、细叶远志。

【来源】为远志科植物远志 *Polygala tenuifolia* Willd. 或卵叶远志 *Polygala sibirica* L. 的干燥根。

【形态特征】多年生草本。根圆柱形。茎丛生，上部绿色。叶互生，线形或狭线形，长0.8~4cm，宽0.5~1mm，全缘，中脉明显，无毛或稍被柔毛；无柄或近无柄。总状花序偏侧状；花淡蓝色；萼5片，3片较小，线状披针形，两侧2片花瓣状，长圆状倒卵形，中央花瓣较大，呈龙骨状，雄蕊8，雌蕊1，子房倒卵形，花柱弯曲。蒴果扁平。

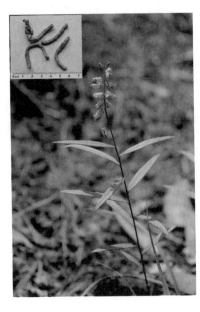

【性味功效】苦、辛、温。安神益智，交通心肾，祛痰，消肿。

【应用】用于心肾不交引起的失眠多梦.健忘惊悸.神志恍惚，咳痰不爽，疮疡肿毒，乳房肿痛。

【选方】1.治神经衰弱，健忘心悸，多梦失眠：远志（研粉），每服一钱，每日二次，米汤冲服。（《陕西中草药》）

2.治久心痛：远志（去心）、菖蒲（细切）各一两。上二味，粗捣筛，每服三钱匕，水一盏，煎至七分，去滓，不拘时温服。（《圣济总录》远志汤）

3.治痈疽、发背、疖毒，恶候浸大，不问虚实寒热：远志（汤洗去泥，捶去心）为末，酒一盏，调末三钱，迟顷，澄清饮之，以滓敷病处。（《三因方》远志酒）

4.治喉痹作痛：远志肉为末，吹之，涎出为度。（《仁斋直指方》）

合欢花

【别名】夜合花、乌绒。

【来源】为豆科植物合欢 *Albizia julibrissin* Durazz 的干燥花序或花蕾。

【形态特征】落叶乔木。树干灰黑色；嫩枝、花序和叶轴被绒毛或短柔毛。托叶线状披针形，二回羽状复叶，互生；总花柄近基部及最顶1对羽片着生处各有一枚腺体；羽片4～12对。头状花序在枝顶排成圆锥大辩论花序；花粉红色；花萼管状，裂片三角形，长1.5mm，花萼、花冠外均被短柔毛；雄蕊多数，基部合生，花丝细长；子房上位，花柱几与花丝等长，柱头圆柱形。荚果带状。

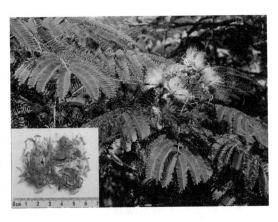

【性味功效】甘，平。解郁安神。

【应用】用于心神不安，忧郁失眠。

【选方】1.治心肾不交失眠：合欢花、官桂、黄连、夜交藤。煎服。

2.治风火眼疾：合欢花配鸡肝、羊肝或猪肝，蒸服。

3.治眼雾不明：合欢花、一朵云，泡酒服。（①方以下出《四川中药志》）

4.治打扑损疼痛：夜合花末，酒调服二钱匕。（《子母秘录》）

灵芝

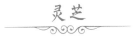

【别名】灵芝草、菌灵芝、木灵芝。

【来源】为多孔菌科真菌赤芝 *Ganoderma lucidum*（Leyss. ex Fr.）Karst的干燥子实体。

【形态特征】外形呈伞状，菌盖肾形.半圆形或近圆形，直径10～18cm，厚1～2cm。皮壳坚硬，黄褐色至红褐色，有光泽，具环状棱纹和辐射状皱纹，边缘薄而平截，常稍内卷。菌肉白色至淡棕色。菌柄圆柱形，侧生，少偏生，长7～15cm，直径1～3.5cm，红褐色至紫褐色，光亮。孢子细小，黄褐色。气微香，味苦涩。

【性味功效】甘，平。补气安神，止咳平喘。

【应用】用于心神不宁，失眠心悸，肺虚咳喘，虚劳短气，不思饮食。

【选方】1.治神经衰弱，心悸头晕，夜寐不宁：灵芝1.5～3g。水煎服，每日2次。(《中国药用真菌》)

2.治慢性肝炎，肾盂肾炎，支气管哮喘：灵芝焙干研末，开水冲服。每服0.9～1.5g，每日3次。(《中国药用真菌》)

3.治冠心病：灵芝切片6g，加水煎煮2小时，服用，早晚各1次。(《中国药用真菌》)

4.治乳腺炎：灵芝30～60g。水煎服。(《湖南药物志》)

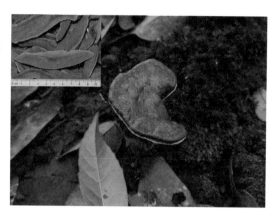

土蜜树

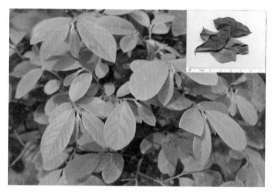

【别名】猪牙木、夹骨木、逼迫子。

【来源】为叶下珠科植物土蜜树 *Bridelia tomentosa* Blume 的干燥根和叶。

【形态特征】直立灌木或小乔木。除幼枝、叶背、叶柄、托叶和雌花的萼片外面被柔毛或短柔毛外，其余均无毛。叶片纸质，长圆形、长椭圆形或倒卵状长圆形，稀近圆形。叶面粗涩，叶背浅绿色；侧脉每边9～12条，与支脉在叶面明显，在叶背凸起；托叶线状披针形。花柱2深裂，裂片线形。核果近圆球形。

【性味功效】甘、苦，寒。安神调经，清热解毒。

【应用】用于治神经衰弱，月经不调，狂犬咬伤，疗疮肿毒。

【选方】治产后发热：土蜜树鲜根皮60g，蒲公英、银花、菊花各20g，地丁10g，天葵子10g，丹皮、鱼腥草各15g，水煎内服，每日1剂。(《新编潮汕百草良方》)

第十五章　平肝息风药

第一节　平抑肝阳药

石决明

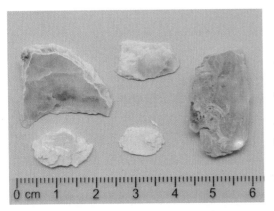

【别名】鲍鱼壳、九孔螺、九孔石决明。

【来源】为鲍科动物杂色鲍 *Haliotis diversicolor* Reeve. 的贝壳。

【形态特征】呈长卵圆形，内面观略呈耳形，长7～9cm，宽5～6cm，高约2cm。表面暗红色，有多数不规则的螺肋和细密生长线，螺旋部小，体螺部大，从螺旋部顶处开始向右排列有20余个疣状突起，末端6～9个开孔，孔口与壳面平。内面光滑，具珍珠样彩色光泽。壳较厚，质坚硬，不易破碎。气微，味微咸。

【性味功效】咸，寒。平肝潜阳，清肝明目。

【应用】用于头痛眩晕，目赤翳障，视物昏花，青盲雀目。

【选方】1.治风毒气攻入头，眼昏暗及头目不利：石决明、羌活（去芦头）、草决明、菊花各一两，甘草（炙锉）半两。上五味，捣罗为散，每服二钱匕，水一盏，煎至六分，和滓，食后临卧温服。（《圣济总录》石决明散）

2.治眩晕：石决明八钱，菊花四钱，枸杞子四钱，桑叶三钱。水煎服。（《山东中草药手册》）

3.治目生白翳：石决明六钱，元明粉二钱，大黄一钱五分，菊花三钱，蝉蜕三钱，白蒺藜三钱。水煎服。（《山东中草药手册》）

珍珠母

【别名】珠牡丹、珠母、真珠母、明珠母、蚌壳。

【来源】为蚌科动物三角帆蚌 *Hyriopsis cumingii*（Lea）的贝壳。

【形态特征】略呈不等边四角形。壳面生长轮呈同心环状排列。后背缘向上突起，形成大的三角形帆状后翼。壳内面外套痕明显；前闭壳肌痕呈卵圆形，后闭壳肌痕略呈三角形。左右壳均具两枚拟主齿，左壳具两枚长条形侧齿，右壳具一枚长条形侧齿；具光泽。质坚硬。气微腥，味淡。

【性味功效】咸，寒。平肝潜阳，安神定惊，明目退翳。

【应用】用于头痛眩晕，惊悸失眠，目赤翳障，视物昏花。

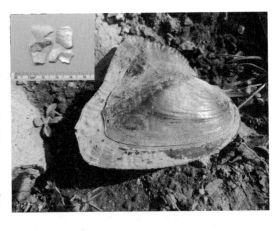

【选方】1.心肝阳亢、血虚不足之神志不宁证：珍珠母（研如粉）配当归、熟地黄 人参、酸枣（研）、柏子仁（研）、犀角、茯神、沉香、龙齿。炼蜜为丸。(《普济本事方》)

2.治心悸失眠：珍珠母15g，酸枣仁9g，远志3g，炙甘草4.5g。水煎服。(《常用中草药图谱》)

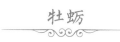

牡蛎

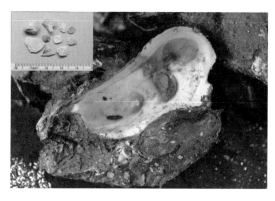

【别名】古贲、左顾牡蛎、蛎房、牡蛤、蛎蛤。

【来源】为牡蛎科动物长牡蛎*Ostrea gigas* Thunberg. 的贝壳。

【形态特征】呈长片状，背腹缘几平行，右壳较小，鳞片坚厚，层状或层纹状排列。壳外面平坦或具数个凹陷，淡紫色、灰白色或黄褐色；内面瓷白色，壳顶二侧无小齿。左壳凹陷深，鳞片较右壳粗大，壳顶附着面小。质硬，断面层状，洁白。气微，味微咸。

【性味功效】咸，微寒。重镇安神，潜阳补阴，软坚散结。

【应用】用于惊悸失眠，眩晕耳鸣，瘰疬痰核，癥瘕痞块。煅牡蛎收敛固涩，制酸止痛。用于自汗盗汗，遗精滑精，崩漏带下，胃痛吞酸。

【选方】1.治眩晕：牡蛎六钱，龙骨六钱，菊花三钱，枸杞子四钱，何首乌四钱。水煎服。(《山东中草药手册》)

2.治盗汗及阴汗：牡蛎研细粉，有汗处扑之。(《经验方》)

3.治胃酸过多：牡蛎、海螵蛸各五钱，浙贝母四钱。共研细粉，每服三钱，每日三次。(《山东中草药手册》)

紫贝齿

【别名】紫贝、紫贝子、贝齿、文贝。

【来源】为宝贝科动物阿文绶贝 *Mauritia arabica* (Linnaeus)虎斑宝贝等的贝壳。

【形态特征】长卵圆形，壳质坚固。壳塔螺旋部几乎全被珐琅质遮盖。背部膨圆，两侧下部略向内收缩，边缘稍厚。壳表面光滑细腻，褐色或灰褐色，布满纵横交错、不甚规则的棕褐色断续条纹和若干星状圆斑，背部隐约可见褐色或灰蓝色彩带，两侧缘灰褐色，上面具有紫褐色斑点，斑点一直延伸至基部。背线明显，不具斑纹。壳口狭长，前端稍宽，前、后端水管沟陷入很深，内外两唇的齿各为32枚，红褐色。

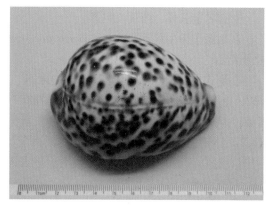

【性味功效】平，咸。镇惊安神、平肝明目。

【应用】用于治小儿高热抽搐、头晕目眩、惊悸心烦、失眠多梦、目赤肿痛、热毒目翳。

【选方】1.治痈疽：以紫贝壳烧煅为灰，敷之。(《普济方》)

2.治结核性脑膜炎：紫贝齿9g，旋覆花9g，代赭石9g，珠贝壳9g，水煎服(《青岛中草药手册》)

3.治斑疮丁子入眼：紫贝一个。生为末，用羊子肝批开，掺末一钱。线缠。米泔煮香熟，入小中瓶器盛，乘热熏。候冷，于星月露一宿，来早空腹吃。(《续易简方论》紫贝散)

第二节 息风止痉药

羚羊角

【别名】羚羊。

【来源】为牛科动物赛加羚羊 *Saiga tatarica* Linnaeus 的角。

【形态特征】呈长圆锥形，略呈弓形弯曲，类白色或黄白色，基部稍呈青灰色。嫩枝对光透视有"血丝"或紫黑色斑纹，光润如玉，无裂纹，老枝则有细纵裂纹，用手握之，四指正好嵌入凹处。角的基部横截面圆形，内有坚硬质重的角柱，习称"骨塞"，角的下半段成空洞，全角呈半透明，对光透视，上半段中央有一条隐约可辨的细孔道直通角尖，习称"通天眼"。质坚硬。

【性味功效】性寒，味咸。平肝息风，清肝明目，散血解毒。

【应用】用于肝风内动，惊痫抽搐，妊娠子痫，高热痉厥，癫痫发狂，头痛眩晕，目赤翳障，温毒发斑，痈肿疮毒。

【选方】1.治伤寒时气，寒热伏热，汗、吐、下后余热不退，或心惊狂动，烦乱不宁，或谵语无伦，人情颠倒，脉仍数急，迁延不愈：羚羊角磨汁半盏，以甘草、灯芯各一钱，煎汤和服。（《方脉正宗》）

2.治血虚筋脉挛急，或历节掣痛：羚羊角磨汁半盏，以金银花一两五钱，煎汤碗，和服。（《续青囊方》）

牛黄

【别名】丑黄、西黄、胆黄。

【来源】为牛科动物牛 *Bos taurus domesticus* Gmelin 的干燥胆结石。

【形态特征】本品多呈卵形、类球形、三角形或四方形，。表面黄红色至棕黄色，有的表面挂有一层黑色光亮的薄膜，习称"乌金衣"，有的粗糙，具疣状突起，有的具龟裂纹。体轻，质酥脆，易分层剥落，断面金黄色，可见细密的同心层纹，有的夹有白心。气清香，味苦而后甘，有清凉感，嚼之易碎，不粘牙。

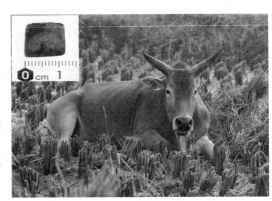

【性味功效】甘，凉。清心，豁痰，开窍，凉肝，息风，解毒。

【应用】用于热病神昏，中风痰迷，惊痫抽搐，癫痫发狂，咽喉肿痛，口舌生疮，痈肿疔疮。

【选方】1.治热入血室，发狂不认人者：牛黄二钱半，朱砂三钱，脑子一钱，郁金三钱，甘草一钱，牡丹皮三钱。上为细末，炼蜜为丸，如皂子大。新水化下。（《素问病机保命集》牛黄膏）

2.治中风痰厥、不省人事，小儿急慢惊风：牛黄一分，辰砂半分，白牵牛（头末）二分。共研为末，作一服，小儿减半。痰厥温香油下；急慢惊风，黄酒入蜜少许送下。（《鲁府禁方》牛黄散）

钩藤

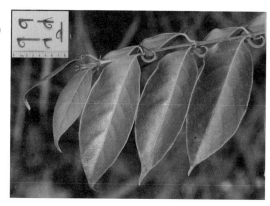

【别名】双钩藤、鹰爪风、吊风根、金钩草、倒挂刺。

【来源】为茜草科植物钩藤 *Uncaria rhynchophylla*（ *Miq.* ）Miq. ex Havil. 的干燥带钩茎枝。

【形态特征】木质藤本，常绿。小枝四方形，光滑，变态枝成钩状，成对或单生于叶腋，钩长 1 ~ 2cm，向下弯曲。叶对生；纸质，卵状披针形或椭圆形。下面脉腋有短毛；叶柄长 0.8 ~ 1.2cm；托叶 2 深裂，裂片线状锥尖。头状花序直径约 2cm；总花梗长 3 ~ 5cm；花萼长约 2mm，下部管状，先端 5 裂，裂片长不及 1 毫米；花冠黄色，外面被粉状柔毛，喉部内具短柔毛；雄蕊 5。蒴果倒卵状椭圆形。

【性味功效】甘，凉。息风定惊，清热平肝。

【应用】用于肝风内动，惊痫抽搐，高热惊厥，感冒夹惊，小儿惊啼，妊娠子痫，头痛眩晕。

【选方】1.治全身麻木：钩藤茎枝、黑芝麻、紫苏各七钱。煨水服，一日三次。（《贵州草药》）

2.治半边风：钩藤茎枝、荆芥各四钱，排风藤一两。煨水服，一日三次。（《贵州草药》）

3.治面神经麻痹：钩藤二两，鲜何首乌藤四两。水煎服。（《浙江民间常用草药》）

4.治高血压，头晕目眩，神经性头痛：钩藤二至五钱，水煎服。（广州部队《常用中草药手册》）

天麻

天麻的生长（上）　天麻的生长（下）

天麻

【别名】赤箭、明天麻、定风草根。

【来源】为兰科植物天麻 *Gastrodia elata* Bl. 的干燥块茎。

【形态特征】草本。全体不含叶绿素。块茎肥厚，肉质长圆形，有不甚明显的环节。茎直立，圆柱形，黄赤色。叶呈鳞片状，膜质，下部短鞘状。花序为穗状的总状花序，花黄赤色；花梗短；苞片膜质，唇瓣高于花被管的2/3，具3裂片，中央裂片较大，其基部在花管内呈短柄状。蒴果。

【性味功效】甘，平。息风止痉，平抑肝阳，祛风通络。

【应用】用于小儿惊风，癫痫抽搐，破伤风，头痛眩晕，手足不遂，肢体麻木，风湿痹痛。

【选方】1.治高血压：天麻5g，杜仲、野菊花各10g，川芎9g；水煎服。（《秦岭巴山天然药物志》）

2.治腰脚疼痛：天麻、细辛、半夏各60g。上用绢袋二个，各盛药90g，煮熟。交互熨痛处，汗出则愈。（《世传神效名方》）

3.治风湿麻木瘫痪：天麻、扭子七各30g，羌活、独活各5g。白酒（40度）500ml，浸泡7天。早晚适量服用。（《秦岭巴山天然药物志》）

地龙

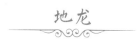

【别名】蚯蚓、土龙、土地龙。

【来源】为钜蚓科动物参环毛蚓 *Pheretima aspergillum*. Perrier 的干燥体。

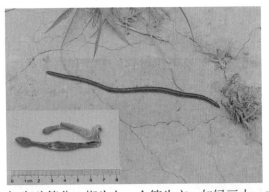

【形态特征】全体具环节，背部棕褐色至紫灰色，腹部浅黄棕色；第14～16环节为生殖带，习称"白颈"，较光亮。体前端稍尖，尾端钝圆，刚毛圈粗糙而硬，色稍浅。雄生殖孔在第18环节腹侧刚毛圈一小孔突上，外缘有数环绕的浅皮褶，内侧刚毛圈隆起。

【性味功效】咸，寒。清热定惊，平喘，通络，利尿。

【应用】用于高热神昏，惊痫抽搐，关节痹痛，肢体麻木，半身不遂，肺热喘咳，水肿尿少。

【选方】1.治小儿急、慢惊风：地龙去泥焙干，为末，加朱砂等分，糊为丸，金箔为衣，如绿豆大。白汤下。(《摄生众妙方》)

2.治风头痛：地龙、半夏、赤茯苓，上三味，捣药为散。生姜、荆芥汤调下。(《圣济总录》)

3.治鼻衄：地龙数十条，捣烂，井水和稀，患轻澄清饮；重则并渣汁调服。(《古今医鉴》)

蜈蚣

【别名】百足虫、千足虫、金头蜈蚣、百脚。

【来源】为蜈蚣科动物少棘巨蜈蚣 *Scolopendra subspinipesmutilans* L. Koch 的干燥体。

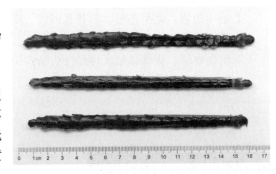

【形态特征】本品呈扁平长条形，由头部和躯干部组成，全体共22个环节。头部暗红色或红褐色，略有光泽，有头板覆盖，两侧贴有额肢一对，前端两侧有触角一对。躯干部第一背板与头板同色，其余20个背板为棕绿色或墨绿色，具光泽，自第四背板至第二十背板上常有两条纵沟线；腹部淡黄色或棕黄色，皱缩；最末一对步足尾状，故又称尾足。

【性味功效】辛，温；有毒。息风镇痉，通络止痛，攻毒散结。

【应用】用于肝风内动，痉挛抽搐，小儿惊风，中风口歪，半身不遂，破伤风，风湿顽痹，偏正头疼，疮疡，瘰疬，蛇虫咬伤。

【选方】1.治中风抽掣及破伤风后受风抽掣者：蜈蚣、黄芪、当归、羌活、独活、全蝎、蜈蚣，煎汤服。(《医学衷中参西录》)

2.治瘰疬溃疮：茶、蜈蚣。二味炙至香熟，捣筛为末。先以甘草汤洗净，敷之。(《神枕方》)

3.治丹毒瘤：蜈蚣、白矾、皂子、雷丸、百部，同为末，醋调敷之。(《本草衍义》)

僵蚕炮制

僵蚕

【别名】白僵蚕、天虫、僵虫。

【来源】为蚕蛾科昆虫家蚕 *Bombyx mori* Linnaeus 的幼虫感染(或人工接种)白僵菌 *Beauveria bassiana*(Bals.) Vuillant 而致死的干燥体。

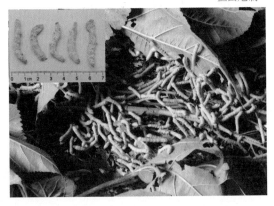

【形态特征】本品略呈圆柱形，多弯曲皱缩。表面灰黄色，被有白色粉霜状的气生菌丝和分生孢子。头部较圆，足8对，体节明显，尾部略呈二分歧状。质硬而脆，易折断，断面平坦，外层白色，中间有亮棕色或亮黑色的丝腺环4个。气微腥，味微咸。

【性味功效】咸、辛，平。息风止痉，祛风止痛，化痰散结。

【应用】用于肝风夹痰，惊痫抽搐，小儿急惊风，破伤风，中风口歪，风热头痛，目赤咽痛，风疹瘙痒，发颐疔腮。

【选方】1.治小儿惊风：僵蚕、蝎梢等分，天雄尖、附子尖，为细末。以生姜温水调灌之。（《本草衍义》）

2.治中风口眼歪斜：白附子、僵蚕、全蝎各等分，并生用。上为细末，热酒调服。（《杨氏家藏方》牵正散）

3.治瘫缓风，手足不遂，言语不正：白僵蚕、乌头、没药、蜈蚣，捣药为末，酒面煮糊和丸，薄荷酒下。（《圣济总录》）

第十六章　开窍药

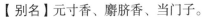

麝香

【别名】元寸香、麝脐香、当门子。

【来源】为鹿科动物林麝 *Moschus berezovskii* Flerov 成熟雄体香囊中的干燥分泌物。

【形态特征】毛壳麝香 扁圆形的囊状体，直径 3～7cm。开口面的皮革质，棕褐色，密生白色短毛，从两侧围绕中心排列，中间有 1 小囊孔。另一面为棕褐色略带紫色的皮膜，微皱缩，略有弹性，剖开后可见中层皮膜层棕褐色，半透明，内含颗粒状的麝香仁和少量细毛及脱落的内层皮膜（习称"银皮"）。

【性味功效】辛，温。开窍醒神，活血通经，消肿止痛。

【应用】用于热病神昏，中风痰厥，气郁暴厥，中恶昏迷等。

【选方】1.治中风不醒：麝香研末，入清油二两，和匀灌之。（《济生方》）

2.治小儿诸痫潮发不省，困重：白僵蚕、天竺黄、牛黄、麝香、龙脑，研末，生姜自然汁调灌眼，无时。（《小儿卫生总微论方》）

3.治跌打气闭：牙皂、北细辛、冰片、麝香等分。为末，吹鼻。（《医钞类编》）

冰片

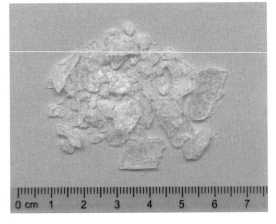

【别名】机制冰片。

【来源】为松节油、樟脑等为原料经化学方法合成的结晶。习称"机制冰片"，又称"合成龙脑"。

【形态特征】无色透明或白色半透明片状松脆结晶，表面有冰样裂纹。质松脆，有层，可剥离成薄片，手捻即粉碎。气清香，味辛、凉。

【性味功效】辛、苦，微寒。开窍醒神，清热止痛。

【应用】用于热病神昏、惊厥，中风痰厥，气郁暴厥，中恶昏迷，胸痹心痛，目赤，口疮，咽喉肿痛，耳道流脓。

【选方】1.治头脑疼痛：冰片一钱，纸卷作捻，烧烟熏鼻，吐出痰涎即愈。（《寿域神方》）

2.治眼生花翳：冰片、川朴硝。研末。每以铜箸取如大豆大，点之。（《圣惠方》）

3.治口疮咽燥：冰片、黄柏。为蜜丸梧子大，麦门冬汤送服。（《摘元方》）

苏合香

【别名】苏合油、苏和香胶。

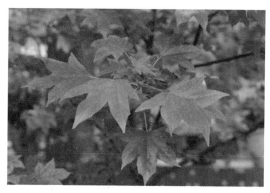

【来源】为金缕梅科植物苏合香树 *Liquidambar orientalis* Mill. 的树干渗出的香树脂经加工精制而成。

【形态特征】乔木。叶片掌状5裂，偶为3或7裂，裂片卵形或长卵形，边缘有锯齿。花小，单性，雌雄同株，多数成圆头状花序，黄绿色。雄花的花序成总状排列，雄花无花被，仅有苞片。雌花的花序单生，花柄下垂，花被细小。果序圆球状，聚生多数蒴果，有宿存刺状花柱；蒴果先端喙状，成熟时顶端开裂。种子1或2枚，狭长圆形，扁平，顶端有翅。

【性味功效】辛，温。开窍，辟秽，止痛。

【应用】用于中风痰厥，猝然昏倒，胸痹心痛，胸腹冷痛，惊厥。

【选方】1.治卒大腹水病：苏合香、水银、白粉等分。蜜丸服。（《补缺肘后方》）

2.治冻疮：苏合香，溶于乙醇中，涂敷之。（《现代实用中药》）

3.治心腹卒痛、吐利时气：苏合香、藿香梗、五灵脂，共为末。生姜泡汤调下。（《本草汇言》）

石菖蒲

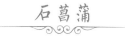

【别名】菖蒲、香菖蒲。

【来源】为天南星科植物石菖蒲 *Acorus tatarinowii* Schott 的干燥根茎。

【形态特征】多年生草本。根茎芳香，外部淡褐色，根肉质，具多数须根；根茎上的分枝常被纤维状宿存叶基。叶无柄，叶片薄，基部两侧有膜质叶鞘；叶片暗绿色，线形，基部对折，中部以上平展，平行脉多数，稍隆起。肉穗花序圆柱状，花白色。幼果绿色，成熟时黄绿色或黄白色。

【性味功效】辛、苦，温。开窍豁痰，醒神益智，化湿开胃。

【应用】用于神昏癫痫，健忘失眠，耳鸣耳聋，脘痞不饥，噤口下痢。

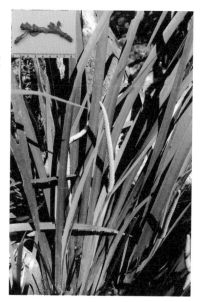

【选方】1.治癫痫：石菖蒲配辰砂，碾成末，猪心血打面糊为丸，白汤送服。（《古今医鉴》）

2.治少小热风痫，兼失心者：石菖蒲配车前子、生地黄、苦参、地骨皮，上为末，蜜和丸，服用。（《普济方》）

3.治痰迷心窍：石菖蒲、生姜、共捣汁灌下。（《梅氏验方新编》）

安息香

【别名】拙贝罗香、野茉莉。

【来源】为安息香科植物白花树 *Stryax tonkinensis*（Pierre）Craib ex Hart. 的干燥树脂。

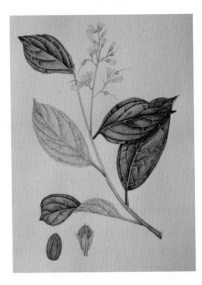

【形态特征】乔木。叶互生，纸质至薄革质，椭圆形、椭圆状卵形至卵形，边近全缘，上面无毛或嫩叶脉上被星状毛，下面密被灰色至粉绿色星状绒毛。圆锥花序，或渐缩小成总状花序，花白色。果实近球形，顶端急尖或钝，外面密被灰色星状绒毛；种子卵形，栗褐色，密被小瘤状突起和星状毛。

【性味功效】辛、苦，平。开窍醒神，行气活血，止痛。

【应用】用于中风痰厥，气郁暴厥，中恶昏迷，心腹疼痛，产后血晕，小儿惊风。

【选方】1.治大人小儿卒中风，恶气：安息香配鬼臼、犀角、牛黄、丹砂、乳香、雄黄，研末调服。(《方脉正宗》)

2.治小儿惊邪：安息香一豆许，烧之自除。(《奇效良方》)

3.治卒然心痛，或经年频发：安息香研末，沸汤服半钱。(《世医得效方》)

第十七章 补虚药

第一节 补气药

人参鉴定　生晒参鉴定

【别名】棒锤、山参、园参、土精、神草。

【来源】为五加科植物人参Panax ginseng C.A.Mey.的干燥根和根茎。

【形态特征】多年生宿根草本，状复叶，小叶3～5片，小叶片椭圆形或微呈倒卵形，先端渐尖，基部楔形，边缘有细锯齿，上面脉上散生少数刚毛，下面无毛。夏季开花，伞形花序单一顶生叶丛中。浆果扁圆形，成熟时鲜红色，内有两粒半圆形种子。

【性味功效】甘、微苦，微温。大补元气，复脉固脱，补脾益肺，生津养血，安神益智。

【应用】用于体虚欲脱，肢冷脉微，脾虚食少，肺虚喘咳，津伤口渴，内热消渴，气血亏虚，久病虚赢，惊悸失眠，阳痿宫冷。

【选方】1.治脾胃气虚：人参配白术、茯苓、甘草，水煎服。(《实用方剂与中成药》)

2.治胃虚痰阻气逆证：人参配旋覆花、生姜、代赭石、炙甘草、半夏、大枣，水煎服。(《实用方剂与中成药》)

3.治脾肺气虚，营血不足：人参配黄芪、当归、桂心、炙甘草、陈皮、白术、白芍、熟地黄、五味子、茯苓、远志、生姜、大枣，水煎服。(《实用方剂与中成药》)

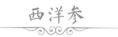

西洋参鉴定1　西洋参鉴定2

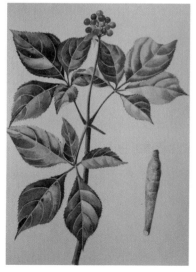

【别名】西洋人参、洋参、西参、花旗参。

【来源】为五加科植物西洋参Panax quinquefolium L.的干燥根。

【形态特征】多年生草木，茎圆柱形，具纵条纹。掌状复叶，通常3～4枚轮生茎顶；小叶通常5，稀7片，下方2片较小；小叶片倒卵形、宽卵形或阔椭圆形，先端急尾尖，基部下延楔形，边缘具粗锯齿。伞形花序单一顶生，有20～80多朵小花集成圆球形。核果状浆果，扁球形，多数，含集成头状，成熟时鲜红色。

【性味功效】甘、微苦，凉。补气养阴，清热生津。

【应用】用于气虚阴亏，虚热烦倦，咳喘痰血，内热消渴，口燥咽干。

【选方】1.治夏伤暑热，舌燥喉干：西洋参配麦冬、五味子，当茶饮。

271

（《喉科金钥》）

    2.治食欲不振，体倦神疲：西洋参配白术、茯苓，水煎服。（《大众中医药》）

    3.治过度体力劳伤，疲乏难复：西洋参配仙鹤草、大枣，水煎服。（《中西医结合杂志》）

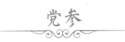

党参

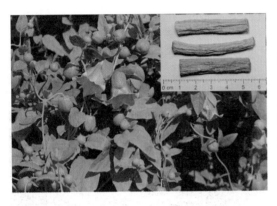

【别名】上党人参、黄参、狮头参、中灵草。

【来源】为桔梗科植物党参*Codonopsis pilosula*（Franch.）Nannf.的干燥根。

【形态特征】多年生草本。叶对生、互生或假轮生，叶片卵形或广卵形，先端钝或尖，基部截形或浅心形，全缘或微波状，上面绿色，被粗伏毛，下面粉绿色，密被疏柔毛。花单生，花冠广钟形。蒴果圆锥形，有宿存花萼。

【性味功效】甘，平。健脾益肺，养血生津。

【应用】用于脾肺气虚，食少倦怠，咳嗽虚喘，气血不足，面色萎黄，心悸气短，津伤口渴，内热消渴。

【选方】1.治小儿自汗症：党参配黄芪，水煎服。（《江苏中医》）

    2.治气血两虚证：党参配白术、茯苓、甘草、当归、白芍、川芎、熟地黄，水煎服。（《实用方剂与中成药》）

    3.治脱肛：党参配升麻、甘草，水煎服。（《全国中草药汇编》）

太子参

【别名】孩儿参、童参、双批七。

【来源】为石竹科植物孩儿参*Pseudostellaria heterophylla*（Miq.）Pax ex Pax et Hoffm.的干燥块根。

【形态特征】多年生草本，茎单一，不分枝，下部带紫色，近方形，上部绿色，圆柱形，有明显膨大的节，光滑无毛。单叶对生，下部的叶最小，向上渐大，在茎顶的叶最大，通常两对密接成4叶轮生状。花二型：近地面的花小，为闭锁花；茎顶上的花较大而开放。蒴果近球形，熟时5瓣裂。种子扁圆形，有疣状突起。

【性味功效】甘、微苦，平。益气健脾，生津润肺。

【应用】用于脾虚体倦，食欲不振，病后虚弱，气阴不足，自汗口渴，肺燥干咳。

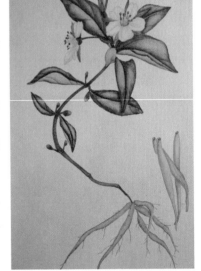

【选方】1.治自汗：太子参配浮小麦，水煎服。（《陕西中草药》）

    2.治肺虚咳嗽：太子参配麦冬、甘草，水煎服。（《湖北中草药志》）

    3.治病后虚弱，伤津口干：太子参配地黄、白芍、玉竹，水煎服。（《浙江药用植物志》）

黄芪

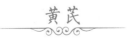

蜜黄芪

【别名】北芪、绵黄芪、黄耆。

【来源】为豆科植物蒙古黄芪*Astragalus membranaceus*（Fisch.）Bge. var. *mongholicus*（Bge.）Hsiao的干

燥根。

【形态特征】多年生草本，根直而长，圆柱形。茎直立，上部有分枝。奇数羽状复叶互生，小叶12～18对；小叶片广椭圆形或椭圆形，下面被柔毛；托叶披针形。总状花序腋生；花冠黄色至淡黄色，雄蕊10枚，二体。荚果膜质，半卵圆形，无毛。

【性味功效】甘，微温。补气升阳，固表止汗，利水消肿，生津养血，行滞通痹，托毒排脓，敛疮生肌。

【应用】用于气虚乏力，食少便溏，中气下陷，久泻脱肛，便血崩漏，表虚自汗，气虚水肿，内热消渴，血虚萎黄，半身不遂，痹痛麻木，痈疽难溃，久溃不敛。

【选方】1.治血虚发热：黄芪配当归，水煎服。（《实用方剂与中成药》）

2.治脾胃虚弱、中气下陷证：炙黄芪配党参、炙甘草、白术、当归、升麻、柴胡、陈皮，水煎服。（《实用方剂与中成药》）

3.治表虚自汗证：黄芪配防风、白术，研末服。（《实用方剂与中成药》）

白术

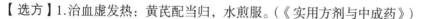

蒸炒白术

【别名】于术、冬术、浙术、山蓟、山精。

【来源】为菊科植物白术*Atractylodes macrocephala* Koidz.的干燥根茎。

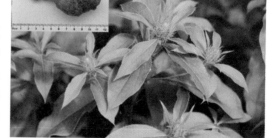

【形态特征】多年生草本。根茎粗大，略呈拳状。茎直立，上部分枝，基部木质化。单叶互生，叶片3深裂，偶为5深裂，椭圆形至卵状披针形，先端渐尖，基部渐狭下延呈柄状，叶缘均有刺状齿，上面绿色，下面淡绿色，叶脉凸起显著。头状花序顶生，花多数，着生于平坦的花托上。瘦果长圆状椭圆形，微扁，被黄白色茸毛，冠毛羽状。

【性味功效】苦、甘，温。健脾益气，燥湿利水，止汗，安胎。

【应用】用于脾虚食少，腹胀泄泻，痰饮眩悸，水肿，自汗，胎动不安。

【选方】1.治脾虚肝郁，湿浊带下：白术配山药、人参、白芍、车前子、苍术、甘草、陈皮、柴胡，水煎服。（《实用方剂与中成药》）

2.治膀胱气化不利之蓄水证：白术配猪苓、茯苓、泽泻、桂枝，研末服。（《实用方剂与中成药》）

3.治心脾气血两虚证：白术配人参、黄芪、当归、甘草、茯苓、远志、酸枣仁、木香、龙眼肉、生姜、大枣，水煎服。（《实用方剂与中成药》）

山药

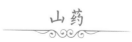

山药炮制

【别名】薯蓣、土薯、山薯蓣、怀山药、淮山。

【来源】为薯蓣科植物薯蓣*Dioscorea opposita* Thunb.的干燥根茎。

【形态特征】多年生缠绕草本。茎细长，蔓性，通常带紫色，有棱，光滑无毛。叶对生或3叶轮生，叶腋间常生珠芽；叶片三角状卵形至三角状广卵形，基部戟状心形，两面均光滑无毛。花单性，雌雄异株，花极小，黄绿色，成穗状花序。蒴果有3翅，果翅长几等于宽。种子扁卵圆形，有阔翅。

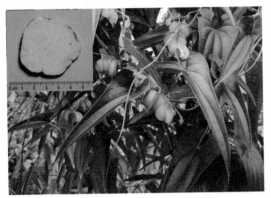

【性味功效】甘，平。补脾养胃，生津益肺，补肾涩精。

【应用】用于脾虚食少，久泻不止，肺虚喘咳，肾虚遗精，带下，尿频，虚热消渴。

【选方】1.治脾虚久泻：山药配党参、白术、茯苓、六曲，水煎服。(《全国中草药汇编》)

2.治糖尿病：山药配天花粉、沙参、知母、五味子，水煎服。(《全国中草药汇编》)

3.治小儿腹泻：山药配白术、滑石粉、车前子、甘草，水煎服。(《全国中草药汇编》)

甘草的鉴　蜜炙甘草

甘草

【别名】甜草、粉草、国老、蜜草。

【来源】为豆科植物甘草 *Glycyrrhiza uralensis* Fisch. 的干燥根和根茎。

【形态特征】多年生草本。根茎圆柱状，多横走；主根甚长，粗大，外皮红棕色。茎直立，稍带木质，被白色短毛及腺鳞或腺状毛。奇数羽状复叶。总状花序腋生，花密集，花萼钟状，花冠淡紫堇色，旗瓣大，雄蕊10枚，9枚基部连合。荚果扁平。

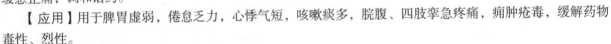

【性味功效】甘，平。补脾益气，清热解毒，祛痰止咳，缓急止痛，调和诸药。

【应用】用于脾胃虚弱，倦怠乏力，心悸气短，咳嗽痰多，脘腹、四肢挛急疼痛，痈肿疮毒，缓解药物毒性、烈性。

【选方】1.治胃、十二指肠溃疡：甘草配鸡蛋壳、曼陀罗叶，研粉服。(《全国中草药汇编》)

2.治心虚气悸，脉结代：炙甘草配党参、地黄、阿胶、麦冬、火麻仁、桂枝、生姜、大枣，水煎服。(《全国中草药汇编》)

3.治癔病：甘草配大枣、浮小麦，水煎服。(《全国中草药汇编》)

4.治脾胃气虚证：甘草配人参、白术、茯苓，水煎服。(《实用方剂与中成药》)

白扁豆

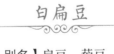

【别名】扁豆、藕豆、蛾眉豆、眉豆。

【来源】为豆科植物扁豆 *Dolichos lablab* L. 的干燥成熟种子。

【形态特征】一年生缠绕草质藤本。茎常呈淡紫色或淡绿色，无毛或疏被柔毛。三出复叶互生，具长柄，小叶片广阔卵形，先端尖，基部广楔形或截形，全缘，两面被疏短柔毛。总状花序腋生；花冠蝶形，白色或淡紫色；荚果镰形先端具弯曲的喙。种子扁椭圆形，白色、红褐色或近黑色，一侧边缘有隆起的白色半月形种阜。

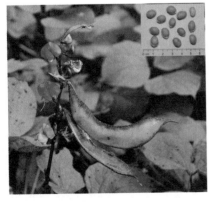

【性味功效】甘，微温。健脾化湿，和中消暑。

【应用】用于脾胃虚弱，食欲不振，大便溏泄，白带过多，暑湿吐泻，胸闷腹胀。

【选方】1.治脾虚湿盛泄泻证：白扁豆配人参、茯苓、白术、山药、莲子、薏苡仁、砂仁、桔梗、甘草，水煎服。(《常用方剂与中成药》)

2.治慢性肾炎，贫血：白扁豆配大枣，水煎服。(《福建药物志》)

3.治疖肿：鲜白扁豆加冬蜜少许，同捣烂敷患处。(《福建药物志》)

蛹虫草

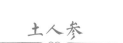

【别名】北冬虫夏草、北虫草、北蛹虫草。

【来源】为麦角菌科真菌蛹虫草菌 *Cordyceps militaris* (L.) Link 寄生在鳞翅目昆虫死蛹上的子座及蛹尸体的复合体。

【形态特征】子座全长2~8cm，单生或数个一起从寄生蛹体的头部或节部长出，橘黄或橘红色；顶部略膨大，呈棒状，粗糙表面；柄部近圆柱形，实心。蛹体紫色，长约1.5~2cm。

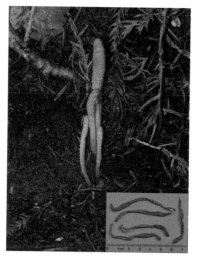

【性味功效】甘、平。益肾补阳，止血化痰。

【应用】用于肾阳不足，阳痿遗精，腰膝酸痛，病后虚弱，久咳虚弱，劳咳痰血，自汗盗汗等。

【选方】1.治阳痿、早泄、遗精、遗尿：蛹虫草配车前子、菟丝子、韭菜子、覆盆子、枸杞子，水煎服。(《岭南中药网》)

2.治肥胖症：蛹虫草配红景天、大黄，水煎服。(《中国中药杂志》)

3.治气虚乏力，疲劳：蛹虫草配熟地黄、枸杞子、党参、大枣，水煎服。(《江苏中医药》)

土人参

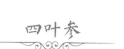

【别名】参草、土洋参、飞来参。

【来源】为马齿苋科植物锥花土人参 *Talinum paniculatum* (Jacq.) Gaertn. 的根。

【形态特征】一年生草本，肉质，全体无毛。主根粗壮有分枝，外表棕褐色。茎直立，有分枝，圆柱形，基部稍木质化。叶互生，倒卵形或倒卵状长圆形，先端渐尖或钝圆，全缘，基部渐狭而成短柄。圆锥花序顶生或侧生，二歧状分枝，花小，淡紫红色。蒴果近球形，熟时灰褐色。种子多数，细小，扁圆形，黑色有光泽，表面具细腺点。

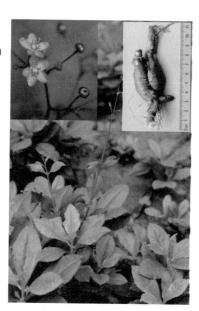

【性味功效】甘、淡，平。补气润肺，止咳，调经。

【应用】用于气虚劳倦，食少，泄泻，肺痨咳血，眩晕，盗汗，自汗，月经不调，产妇乳汁不足。

【选方】1.治虚劳咳嗽：土人参配隔山撬、通花根、冰糖，炖鸡服。(《四川中药志》)

2.治劳倦乏力：土人参配墨鱼干，水炖服。(《福建中草药》)

3.治脾虚泄泻：土人参配大枣，水煎服。(《福建中草药》)

四叶参

【别名】羊乳、山海螺、奶参、土党参。

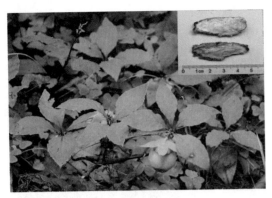

【来源】为桔梗科植物羊乳 *Codonopsis lanceolata*（Sieb. et Zucc.）Trautv.的根。

【形态特征】多年生缠绕草本，全株有乳汁，具特异臭气。茎无毛，有多数短分枝。主茎上的叶互生，细小，短枝上的叶4片簇生，椭圆形或菱状卵形。花单生，偶成对生于侧枝端；花冠钟状，黄绿色，内有紫色斑点。蒴果下部半球状，上部有喙，有宿萼。种子有翼。

【性味功效】甘，温。补虚通乳，排脓解毒。

【应用】用于病后体虚，乳汁不足，乳腺炎，肺脓疡，痈疖疮疡。

【选方】1.治身体虚弱，头晕头痛：四叶参水煎取汁，用汁煮鸡蛋2个，食蛋服汤。(《湖北中草药志》)

2.治病后气血虚弱：四叶参配熟地黄，水煎服。(《安徽中草药》)

3.治肺痈：四叶参配冬瓜子、薏苡仁、芦根、桔梗，水煎服。(《吉林中草药》)

4.通乳：四叶参配通草、木通，煮肉食。(《湖南药物志》)

蓝花参

【别名】细叶沙参、寒草、金线吊葫芦、一窝鸡、雀舌草

【来源】为桔梗科植物蓝花参 *Wahlenbergia marginata*（Thunb.）A.DC.的根或全草。

【形态特征】多年生草本，有白色乳汁。。茎自基部多分枝，叶互生，常在茎下部密集，下部的匙形，倒披针形或椭圆形，上部的条状披针形或椭圆形，边缘波状或具疏锯齿，或全缘，无毛或疏生长硬毛。花梗极长，细而伸直；花冠钟状，蓝色。蒴果倒圆锥状或倒卵状圆锥形，有10条不甚明显的肋。种子矩圆状，光滑，黄棕色。

【性味功效】甘，平。益气补虚，祛痰，截疟。

【应用】用于病后体虚，小儿疳积，支气管炎，肺虚咳嗽，疟疾，高血压病，白带。

【选方】1.治慢性气管炎，百日咳：蓝花参，水煎服。(《福建药物志》)

2.治肺燥咳嗽：蓝花参，水煎服。(《浙江药用植物志》)

3.治气虚自汗：蓝花参配太子参，水煎服。(《中国医药科学》)

宝铎草

【别名】石竹根、倒竹散、百尾笋、竹凌霄。

【来源】为百合科植物万寿竹 *D. sessile*（Thunb.）D.Don var.*flavens*（Kitag.）Y.C.Tang的根茎及根。

【形态特征】多年生草本。根茎长而肥白，有时匍匐。茎直立，高30～60cm，上方稍斜倾。叶长椭圆形至宽披针形，先端渐尖，基部圆形或稍尖；叶柄很短。伞形花序；花1～3朵，顶生，下垂；花白色，上方绿色。浆果黑色，球形。

【性味功效】甘、淡，平。清肺化痰，止咳，健脾消食，

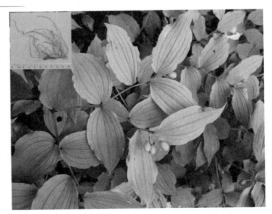

舒筋活血。

【应用】用于肺结核咳嗽，食欲不振，胸腹胀满，筋骨疼痛，腰腿痛；外用治烧烫伤，骨折。

【选方】1.治咳嗽痰中带血：百尾笋配冰糖蒸服。(《贵阳民间药草》)

2.治肺气肿：竹凌霄配白鲜皮、鹿衔草，炖鸡服。(《四川中药志》)

3.治病后体虚遗尿：百尾笋配岩白菜、大苋菜，炖肉吃。(《贵阳民间药草》)

4.接骨：百尾笋配水冬瓜、野葡萄根、泽兰，加酒共捣烂包伤处。(《贵阳民间药草》)

日本薯蓣

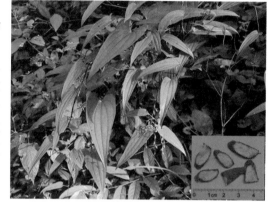

【别名】尖叶薯蓣。

【来源】为薯蓣科植物日本薯蓣 *Dioscorea japonica* Thunb.的块茎。

【形态特征】缠绕性草质藤本。块茎长圆柱形，垂直生长，直径3cm左右，外皮棕黄色。茎绿色，有时带淡紫红色，右旋。单叶，在茎下部的互生，中部以上的对生；叶片纸质，通常为三角状披针形；叶腋有珠芽。雌雄异株，雄花序为穗状花序；雌花序亦为穗状花序。蒴果三棱状扁圆形或三棱状圆形。

【性味功效】甘，平。健脾补肺，益胃补肾，固肾益精。

【应用】用于脾胃亏损，气虚衰弱，消化不良，慢性腹泻，遗精，遗尿等。

【选方】1.治脾虚久泻：日本薯蓣配党参、白术、茯苓、六曲，水煎服。(《全国中草药汇编》)

2.治糖尿病：日本薯蓣配天花粉、北沙参、知母、五味子，水煎服。(《全国中草药汇编》)

牛大力

牛大力保健

【别名】猪脚笠、山莲藕、金钟根。

【来源】为豆科植物美丽崖豆藤 *Millettia speciosa* Champ.的干燥根。

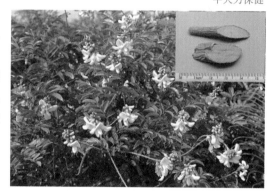

【形态特征】直立或披散亚灌木，幼枝有棱角，披白柔毛。叶互生，3出复叶，小叶矩圆形至卵状披针形，花短总状花序稠密；花苞2裂；萼5裂，披针形，在最下面的1片最长；花冠略长于萼，粉红色，旗瓣秃净，圆形，基部白色，外有纵紫纹；翼瓣基部白色，荚果。

【性味功效】味甘，性平。补虚润肺，强筋活络。

【应用】用于肺热，肺虚咳嗽，肺结核，风湿性关节炎，腰肌劳损等。

【选方】1、体虚白带：牛大力、杜仲藤各12g，千斤拔、五指毛桃各9g，大血藤15g，水煎服。将上药炖猪脚，去药渣，吃肉喝汤。(《福建药物志》)

2、胸膜炎：牛大力藤15g，一见喜3g，水煎服。(《福建药物志》)

第二节 补阳药

鹿茸鉴定

鹿茸

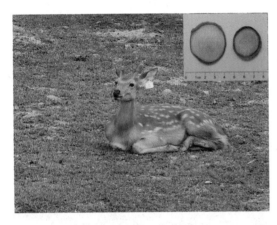

【别名】茸、茸角、黄毛茸、青毛茸。

【来源】为鹿科动物梅花鹿 *Cervus nippon* Temminck 的雄鹿未骨化密生茸毛的幼角。

【形态特征】花鹿茸 呈圆柱状分枝；"二杠"具一个分枝，主枝（大挺）长侧枝（门庄）略细。外皮红棕色或棕色，多光润，密生红黄色或棕黄色细茸毛；分岔间具1条灰黑色筋脉，皮茸紧贴。锯口黄白色，外围无骨质，中部密布细孔。体轻。气微腥，味微咸。"三岔"具二个分枝，茸毛较稀而粗。体较重。

【性味功效】甘、咸，温。壮肾阳，益精血，强筋骨，调冲任，托疮毒。

【应用】用于肾阳不足，精血亏虚，阳痿滑精，宫冷不孕，羸瘦，神疲，畏寒，眩晕，耳鸣，耳聋，腰脊冷痛，筋骨痿软，崩漏带下，阴疽不敛。

【选方】1.治虚弱阳事不举，面色不明，小便频数，饮食不思：鹿茸15g，多用30g（去皮，切片），干山药30g（为末）。上以生薄绢裹，用酒浸七日后，饮酒，日三盏为度。酒尽，将鹿茸焙干，留为补药用之。（《普济方》鹿茸酒）

2.治湿久不治，伏足少阴，舌白身痛：鹿茸15g，附子9g，草果3g，菟丝子9g，茯苓15g。水五杯，煮取二杯，日再服，渣再煮一杯服。（《温病条辨》鹿附汤）

肉苁蓉

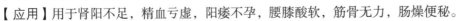

【别名】苁蓉、大芸、荒漠肉苁蓉、肉松蓉、纵蓉。

【来源】为列当科植物肉苁蓉 *Cistanche deserticola* Y.C.Ma 的干燥带鳞叶的肉质茎。

【形态特征】多年生寄生草本。茎肉质肥厚，扁平，单一，下部宽，向上逐渐变细。鳞片叶淡黄白色，螺旋状排列，无柄，下部叶排列紧密，宽卵形或三角状卵形，上部叶稀疏，线状披针形。穗状花序生于茎顶端，每花有苞片1，与叶同行；花冠管状钟形，黄白色、淡紫色或边缘淡紫色，管内有2条纵向的鲜黄色突起，蒴果卵形，褐色。

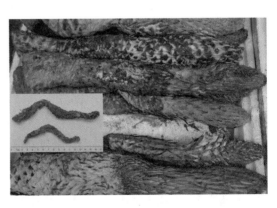

【性味功效】甘、咸，温。补肾阳，益精血，润肠通便。

【应用】用于肾阳不足，精血亏虚，阳痿不孕，腰膝酸软，筋骨无力，肠燥便秘。

【选方】1.治遗精：肉苁蓉、桑螵蛸、芡实各15g，莲米18g，黑芝麻30g。共为末，蜜丸。早晚服，每次9g，开水送下。（张继书《锦方选集》）

2.强筋健髓：肉苁蓉、鳝鱼。为末，黄精酒丸服之。力可十倍。（《本草拾遗》）

3.治肾虚白浊：肉苁蓉、鹿茸、山药、白茯苓等分。为末，米糊丸梧桐子大。枣汤每下三十丸。（《圣济总录》）

<h1 style="text-align:center">巴戟天</h1>

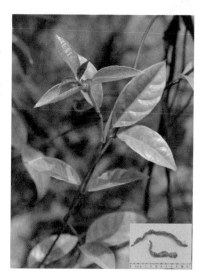

【别名】巴戟、鸡肠风、兔子肠、巴吉。

【来源】为茜草科植物巴戟天 *Morinda officinalis* How. 的干燥根。

【形态特征】藤状灌木。根肉质肥厚，圆柱形，不规则地断续膨大呈念珠状，表面黄白色。茎圆柱形，具纵条棱，幼时被短粗毛，后变粗糙。叶对生，长椭圆形，先端急尖，基部浑圆，全缘，叶面深绿色，被稀疏短粗毛，背面青绿色，沿中脉被短粗毛；花序头状，花 2～12 朵生于小枝顶端；花冠白色，肉质，漏斗状。核果近球形，熟时红色。

【性味功效】甘、辛，微温。补肾阳，强筋骨，祛风湿。

【应用】用于阳痿遗精，宫冷不孕，月经不调，少腹冷痛，风湿痹痛，筋骨痿软。

【选方】1.治阳痿：巴戟天6g，补骨脂6g。水煎服。（《甘肃中医验方集锦》）

2.治小便不禁：益智仁、巴戟天（去心，二味以青盐、酒煮）、桑螵蛸、菟丝子（酒蒸）各等分。为细末，酒煮糊为丸，如梧桐子大。每服二十丸，食前用盐酒或盐汤送下。（《奇效良方》）

油炙淫羊藿

<h1 style="text-align:center">淫羊藿</h1>

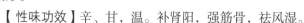

【别名】短角淫羊藿、仙灵脾、三枝九叶草、乏力草。

【来源】为小檗科植物淫羊藿 *Epimedium brevicornu* Maxim. 的干燥叶。

【形态特征】多年生草本。根茎匍匐，呈结节状，质硬，须根多。基生叶1～3，三出复叶；小叶片卵形、狭卵形至卵状披针形，边缘有细刺毛，基部深心形，侧生小叶基部显著不对称，叶片革质，上面灰绿色，无毛，下面被紧贴的刺毛或细毛。花多数，白色，聚成总状花序或圆锥花序。蓇葖果卵圆形。

【性味功效】辛、甘，温。补肾阳，强筋骨，祛风湿。

【应用】用于肾阳虚衰，阳痿遗精，筋骨痿软，风湿痹痛，麻木拘挛。

【选方】1.治阳痿：淫羊藿9g，土丁桂24g，鲜黄花远志30g，鲜金樱子60g。水煎服。（《福建药物志》）

2.治风走注疼痛，来往不定：淫羊藿、威灵仙、川芎、桂心、苍耳子各30g。上药捣细。每服不计时候，以温酒调下3g。（《圣惠方》仙灵脾散）

3.治三焦咳嗽，腹满不饮食，气不顺：淫羊藿、覆盆子、五味子（炒）各30g。为末，炼蜜丸，梧桐子大。每姜茶下二十丸。（《圣济总录》）

仙茅

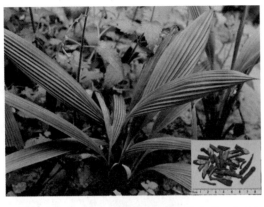

【别名】独脚仙茅、地棕根、山棕仔根、仙茅参、婆罗门参。

【来源】为石蒜科植物仙茅 *Curculigo orchioides* Gaertn. 的干燥根茎

【形态特征】多年生草本。根茎粗厚，圆柱状，肉质，外皮褐色。地上茎不明显。叶基生，披针形或线形，绿白色，两面疏生长柔毛，后渐光滑；叶脉明显；有短柄或近无柄，最下部分鞘状抱茎。总状花序腋生；花两性或杂性，上部为雄花，下部为两性花，黄色；浆果椭圆形。

【性味功效】辛，热；有毒。补肾阳，强筋骨，祛寒湿。

【应用】用于阳痿精冷，筋骨痿软，腰膝冷痛，阳虚冷泻。

【选方】1.治男子虚损，阳痿不举：仙茅（米泔浸去赤水，晒干）120g，淫羊藿（洗净）120g，五加皮120g。用绢袋装入，酒内浸入一月取饮。（《万氏家抄方》仙茅酒）

2.治阳痿，耳鸣：仙茅、金樱子根及果实各15g。炖肉吃。（《贵州草药》）

3.治痈疽火毒，漫肿无头，色青黑者：仙茅不拘多少（连根须）煎，点水酒服；或以新鲜者捣烂敷之。有脓者溃，无脓者消。（《滇南本草》）

益智

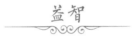

【别名】益智子、益智仁、摘芋子。

【来源】为姜科植物益智 *Alpinia oxyphylla* Miq. 的干燥成熟果实。

【形态特征】多年生草本。叶2列，叶片宽披针形，边缘有细锯齿和脱落性小刚毛，上面深绿色，下面淡绿色。花两性，总状花序顶生，被短柔毛，下端具1环形苞片，包围花轴；花冠白色，裂片长圆形，上面一片稍大；唇瓣倒卵形，白色并有红色脉纹。蒴果椭圆形至纺锤形，被短柔毛，果皮表面有明显的纵向维管束条纹。

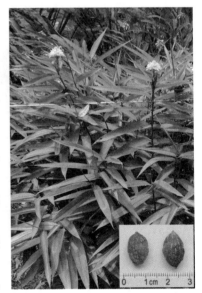

【性味功效】辛，温。暖肾固精缩尿，温脾止泻摄唾。

【应用】用于肾虚遗尿，小便频数，遗精白浊，脾寒泄泻，腹中冷痛，口多唾涎。

【选方】1.治妊娠遗尿不禁：益智仁、白薇、白芍各等分。为末。每服9g，加盐0.9g，滚白汤调下。（《丹台玉案》）

2.治小儿遗尿，亦治白浊：益智仁、白茯苓各等分。上为末。每服3g，空心米汤调下。（《补要袖珍小儿方论》益智仁散）

3.治小便赤浊：益智仁、茯神各60g，远志、甘草（水煮）各240g。为末，酒糊丸，梧桐子大。空心姜汤下五十丸。（《本草纲目》）

海马

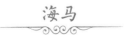

【别名】龙落子、水马、马头鱼、龙落子鱼。

【来源】为海龙科动物线纹海马 *Hippocampus kelloggi* Jordan et Snyder 的干燥体。

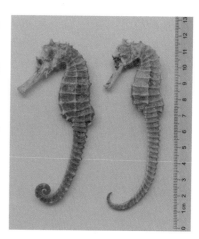

【形态特征】呈扁长形而弯曲，体长约30cm。表面黄白色。头略似马头，有冠状突起，具管状长吻，口小，无牙，两眼深陷。躯干部七棱形，尾部四棱形，渐细卷曲，体上有瓦楞形的节纹并具短棘。体轻，骨质，坚硬。气微腥，味微咸。

【性味功效】甘、咸，温。温肾壮阳，散结消肿。

【应用】用于阳痿，遗尿，肾虚作喘，癥瘕积聚，跌扑损伤；外治痈肿疔疮。

【选方】1.治气喘：海马3g，当归6g。炖鸡食或单用海马焙黄研末，水冲服。(《青岛中草药手册》)

2.治男子阳痿，妇女宫冷不孕：海马1对。炙燥研细粉，每服1g，每日3次，温酒送服。(《现代实用中药》)

3.治肾阳虚弱，夜尿频繁，或妇女因体虚而白带多：海马12g，杞子12g，鱼膘胶12g（溶化），红枣30g。水煎服。(《中药临床应用》海马汤)

紫河车

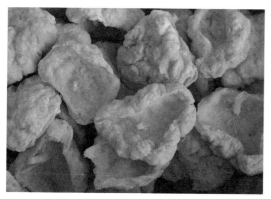

【别名】胎盘、胞衣、胎衣、混沌衣、仙人衣。

【来源】健康人*Homo sapiens* Linnaeus.的干燥胎盘。

【形态特征】呈不规则椭圆形或类圆形盘状。厚薄不一，因加工不同，有黄白、淡黄、红黄、紫黄等色。外表面粗糙，有多数沟纹；内表面较平坦，边缘向内卷曲，在中央或一侧有脐带残余，由此处向四周射出血管分支。质坚脆，断面黄色或棕色，杂有白色块粒。有特异腥气，味甘、咸。

【性味功效】甘、咸，温。温肾补精、益气养血。

【应用】用于虚劳羸瘦，阳痿遗精，不孕少乳，久咳虚喘，骨蒸劳嗽，面色萎黄，食少气短。

【选方】1.治劳瘵虚损，骨蒸等症：紫河车(洗净，杵烂)一具，白茯苓15g，人参30g，干山药60g。上为末，面糊和入紫河车，加三味，丸梧桐子大。每服三五十丸，空心米饮下。嗽甚，五味子汤下。(《妇人良方》河车丸)

2.治久癫失志，气虚血弱：紫河车洗净，烂煮食之。(《纲目》引《刘氏经验方》)

3.治乳汁不足：紫河车一个，去膜洗净，慢火炒焦，研末，每日晚饭后服2.5~5g。(《吉林中草药》)

蛤蚧

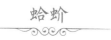

【别名】大壁虎、蚧蛇、蛤解、对蛤蚧、仙蟾。

【来源】为壁虎科动物蛤蚧*Gekko gecko* Linnaeus.的干燥体。

【形态特征】呈扁片状。头略呈扁三角状，两眼多凹陷成窟窿，口内有细齿。背部灰黑色或银灰色，有黄白色、灰绿色或橙红色斑点。四足均具5趾；足趾底有吸盘。尾细而坚实，有6~7个明显的银灰色环带，有的再生尾较原生尾短，且银灰色环带不明显。全身密被圆形或多角形细鳞。气腥，味微咸。

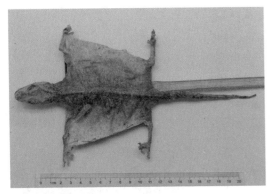

【性味功效】咸，平。补肺益肾，纳气定喘，助阳益精。

【应用】用于肺肾不足，虚喘气促，劳嗽咳血，阳痿，遗精。

【选方】1.肺嗽，面浮，四肢浮：蛤蚧一对（雌雄头尾全者，净洗，用法酒和蜜涂炙熟），人参一株（紫团参）。上二味，捣罗为末，熔蜡四两，滤去滓，和药末，作六饼子。每服，空心，用糯米作薄粥一盏，投药一饼，趁热，细细呷之。（《圣济总录》独圣饼）

2.产后气喘，气血两脱：人参二两，熟地二两，麦冬三钱，肉桂一钱，苏子一钱，蛤蚧二钱，半夏三分，水煎服。（《辨证录》蛤蚧救喘丹）

菟丝子

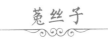

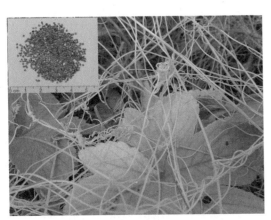

【别名】吐丝子、豆寄生、吐血丝子、黄丝、金丝藤。

【来源】为旋花科植物南方菟丝子 *Cuscuta australis* R.Br. 或菟丝子 *Cuscuta chinensis* Lam. 的干燥成熟种子。

【形态特征】一年生寄生草本。茎缠绕，黄色，纤细，无叶。花序侧生，少花或多花簇生成小伞形或小团伞花序；苞片及小苞片小，鳞片状；花冠白色，壶形，裂片三角状卵形，顶端锐尖或钝，向外反折，宿存。蒴果球形，几乎全为宿存的花冠所包围，成熟时整齐的周裂。种子淡褐色，卵形，表面粗糙。

【性味功效】辛、甘，平。补益肝肾，固精缩尿，安胎，明目，止泻；外用消风祛斑。

【应用】用于肝肾不足，腰膝酸软，阳痿遗精，遗尿尿频，肾虚胎漏，胎动不安，目昏耳鸣，脾肾虚泻；外治白癜风。

【选方】1.补肾气，壮阳道，助精神，轻腰脚：菟丝子一斤（淘净，酒煮，捣成饼，焙干），附子（制）四两。共为末，酒糊丸，梧子大，酒下五十丸。（《扁鹊心书》菟丝子丸）

2.治腰痛：菟丝子（酒浸）、杜仲（去皮，炒断丝）等分。为细末，以山药糊丸如梧子大。每服五十丸，盐酒或盐汤下。（《百一选方》）

3.治小便赤浊，心肾不足，精少血燥，口干烦热，头晕怔忡：菟丝子、麦门冬等分。为末，蜜丸梧子大，盐汤每下七十丸。（《本草纲目》）

杜仲

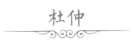

杜仲鉴定　　盐炙杜仲

【别名】川杜仲、丝连皮、扯丝皮、思仙。

【来源】为杜仲科植物杜仲 *Eucommia ulmoides* Oliv. 的干燥树皮。

【形态特征】落叶乔木。树皮、叶、果折断后有白色胶丝。树皮灰褐色，粗糙，嫩枝有黄褐色毛，不久变秃净。叶互生，叶片椭圆形、卵形或矩圆形，薄革质，先端渐尖，基部圆形或阔楔形，边缘有锯齿。花单生于当年生枝基部，花单性，雌雄异株，无花被；雄花苞片倒卵状匙形，雌花苞片倒卵形。翅果扁平，长椭圆形。

【性味功效】甘，温。补肝肾，强筋骨，安胎。

【应用】用于肝肾不足，腰膝酸痛，筋骨无力，头晕目眩，妊娠漏血，胎动不安。

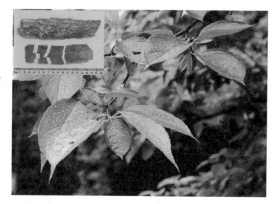

【选方】1.治肾炎：杜仲、盐肤木根各30g，加猪肉酌量炖服。(《福建药物志》)

2.治风冷伤肾，腰痛不能屈伸：杜仲1斤（切，姜汁制，炒去丝断）。上用无灰酒三升，浸十日。每服二、三合，日四、五服。(《三因方》杜仲酒)

3.治高血压病：①生杜仲12g，桑寄生15g，生牡蛎18g，白菊花9g，枸杞子9g。水煎服。(《山东中草药手册》)；②杜仲、黄芩、夏枯草各15g。水煎服。(《陕西中草药》)

续断

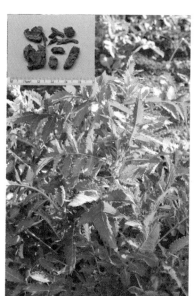

【别名】川断、山胡萝卜根、接骨草、南草、鼓锤草。

【来源】为川续断科植物川续断 *Dipsacus asper* Wall. Ex Henry。的干燥根。

【形态特征】多年生草本。茎直立，多分枝，棱上有倒钩刺。基生叶长椭圆形，不裂或3裂，茎生叶对生，叶片3～5羽状深裂，边缘有粗锯齿，两面被疏白毛，背脉和叶柄均有钩刺。花序刺球状，顶生，基部有条状总苞片数片，螺旋密列，花冠紫红色，漏斗状，基部呈短细筒，内外均被毛；瘦果椭圆楔形。

【性味功效】苦、辛，微温。补肝肾，强筋骨，续折伤，止崩漏。

【应用】用于肝肾不足，腰膝酸软，风湿痹痛，跌扑损伤，筋伤骨折。

【选方】1.治老人风冷，转筋骨痛：续断、牛膝（去芦，酒浸）。上为细末。温酒调下6g，食前服。(《杨氏家藏方》续断散)

2.治胃痛：续断9～15g。水煎服。忌酸辣食物。(《广西民族药简编》)

3.治乳痈，初起可消，久患可愈：续断（酒浸，炒）240g，蒲公英（日干，炒）120g；俱为末。每早晚各服9g，白汤调下。(《本草汇言》)

韭菜子

【别名】韭子、韭菜仁。

【来源】为百合科植物韭菜 *Allium tuberosum* RottL.ex Spreng.的干燥成熟种子。

【形态特征】多年生草本，具特殊强烈的特异气味。叶基生，长线形，扁平，全缘，光滑无毛，深绿色。花茎自叶丛抽出，三棱形，伞形花序，顶生，总苞片膜质，白色；花被白色，裂片排列为2轮。蒴果倒卵形，有3棱。种子黑色，扁平，略呈半卵圆形，边缘具棱。

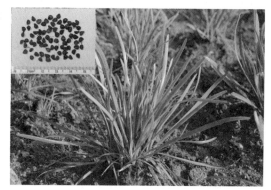

【性味功效】辛、甘，温。温补肝肾，壮阳固精。

【应用】用于肝肾亏虚，腰膝酸痛，阳痿遗精，遗尿尿频，白浊带下。

【选方】1.治虚劳尿精：韭菜子二升，稻米三升。上二味，以水一斗七升煮如粥：取汁六升，为三服。（《千金要方》）

2.治神经衰弱：韭菜子、丹参各9g，茯神、何首乌各12g，五味子6g。煎服。（《安徽中草药》）

3.治顽固性呃逆：韭菜子干品或炒后研末服，每次9~15g，每日2次。（南药《中草药学》）

胡芦巴

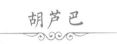

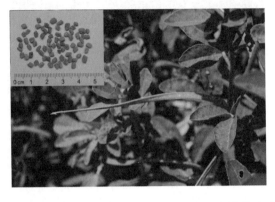

【别名】葫芦巴、苦豆、胡巴、香豆子、芦巴子。

【来源】为豆科植物胡芦巴 *Trigonella foenum-graecum* L.的干燥成熟种子。

【形态特征】一年生草本。全株有香气。茎直立，多丛生，被疏毛。三出复叶互生；小叶长卵形或卵状披针形，两边均生疏柔毛；叶柄长，托叶与叶柄连合。花无梗，1~2朵腋生；花萼筒状；花冠蝶形，白色，后渐变淡黄色，基部微带紫色；荚果细长，扁圆筒状，略弯曲，具网脉及柔毛，先端有长喙。种子棕色，有香气。

【性味功效】苦，温。温肾助阳，祛寒止痛。

【应用】用于肾阳不足，下元虚冷，小腹冷痛，寒疝腹痛，寒湿脚气。

【选方】1.治腰痛：胡芦巴（焙研）9g，木瓜酒调服。（《疡医大全》）

2.治疝气：胡芦巴、桃仁（去皮尖，炒）等分，为末。酒调6g。食前服。（《普济方》葫桃散）

3.治肾虚精冷自遗：胡芦巴120g，枸杞子90g，配六味地黄丸。每早服15g，淡盐汤下。（《木草汇言》）

薜荔

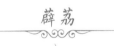

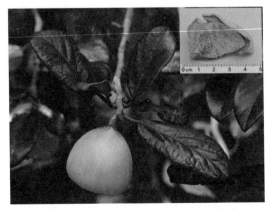

【别名】凉粉子、木莲、凉粉果、鬼馒头，木馒头。

【来源】为桑科植物薜荔 *Ficus pumila* Linn.的干燥花序托。

【形态特征】多年生木质攀援藤本。枝、叶均含白色乳汁；枝叶二型；营养枝以气根贴附在墙上或树干上，叶互生，纸质或薄革质，心状卵形；果枝较粗壮，叶大而厚革质，卵状椭圆形，全缘，上面无毛，下面被短柔毛。隐头花序托梨形、倒卵形或圆球形，顶部截平，中央有脐状凸起并穿孔，向下渐收缩联结于粗大的花序梗上。瘦果细小，表面富黏液。

【性味功效】甘、微涩，平。活血通经、下乳、消肿。

【应用】用于乳汁不下，遗精，淋浊，乳糜尿，久痢，痔血，肠风下血，痈肿，疔疮。

【选方】1.治尿血、小便不利、尿道刺痛：薜荔果一两，甘草一钱，煎服。（《上海常用中草药》）

2.治阳痿遗精：薜荔果四钱，葎草四钱，煎服，连服半个月。（《上海常用中草药》）

3.治乳汁不通：薜荔果两个，猪前蹄一只，煮食并饮汁。（《上海常用中草药》）

山甘草

【别名】野白纸扇、良口茶，白蝴蝶、玉叶金花。

【来源】为茜草科植物玉叶金花 *Mussaenda pubescens* Ait. f.的全株。

【形态特征】攀援灌木。小枝被短柔毛。叶对生，有时近轮生，膜质或薄纸质，卵状披针形，上面近无毛或被疏毛，下面密被短柔毛。花序顶生，稠密，聚伞花序，苞片条形，被长柔毛。基部被毛稍密，渐向上稀疏，花瓣状裂片广椭圆形，顶端钝或急尖，基部收狭，具柄，两面被柔毛，有纵脉5~7条；浆果近球形，肉质，被疏柔毛，聚集成团。

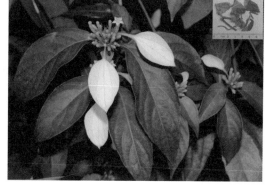

【性味功效】甘、微苦，凉。清热疏风，凉血解毒。

【应用】用于感冒，中暑，发热，咳嗽，咽喉肿痛，暑湿泄泻，痢疾，疮疡脓肿，跌打，蛇伤。

【选方】1.感冒发热：玉叶金花30g，马兰30g，水煎服。(《贵州民间草药》)

2.支气管炎、扁桃体炎：玉叶金花30g，八爪金龙10g，矮地茶30g，水煎服。(《贵州民间草药》)

小金梅草

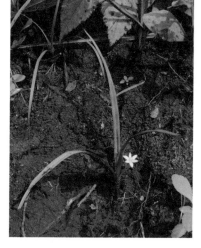

【别名】野鸡草、山韭菜、小金锁梅、龙肾子。

【来源】为仙茅科植物小金梅草 *Hypoxis aurea* Lour.的全草。

【形态特征】多年生矮小草本。根状茎肉质，球形或长圆形，内面白色，外面包有老叶柄的纤维残迹。叶基生，4~12枚，狭线形，顶端长尖，基部膜质，有黄褐色疏长毛。花茎纤细；花序有花1~2朵，有淡褐色疏长毛；花黄色；无花被管，花被片6，长圆形，宿存，有褐色疏长毛。蒴果棒状，成熟时3瓣开裂；种子近球形，表面具瘤状突起。

【性味功效】甘、微辛，温。温肾壮阳，补气。

【应用】用于肾虚腰痛，失眠，疝气腹痛。

【选方】1.治病后阳虚：野鸡草三至五钱。煎水服。(《贵州民间药物》)

2.治疝气：野鸡草三钱，小茴香一钱。煎水服。(《贵州民间药物》)

第三节　补血药

当归

酒当归

【别名】秦归、云归、西当归、马尾归、岷当归。

【来源】为伞形科植物当归 *Angelica sinensis*（Oliv.）Diels的干燥根。

【形态特征】多年生草本。茎直立，带紫色，有明显的纵直槽纹，无毛。叶为2~3回奇数羽状复叶；叶片卵形，小叶3对，近顶端的一对无柄，呈1~2回分裂。复伞形花序，顶生。双悬果椭圆形，分果有果棱5条，背棱线形隆起，侧棱发展成宽而薄的翅，翅边缘淡紫色，背部扁平。

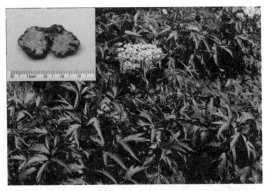

【性味功效】甘、辛，温。补血活血，调经止痛，润肠通便。

【应用】用于血虚萎黄，眩晕心悸，月经不调，经闭痛经，虚寒腹痛，风湿痹痛，跌扑损伤，痈疽疮疡，肠燥便秘。

【选方】1.治月水不调，崩中漏下，血瘕块硬，妊娠宿冷，胎动不安，血下不止，及产后恶露不下，结生瘕聚，少腹坚痛：当归配川芎、白芍、熟地黄。(《局方》四物汤)

2.治大便不通：当归配白芷，米汤下。(《圣济总录》)

3.治盗汗：当归配生地黄、熟地黄、黄柏、黄芩、黄连、黄芪。(《兰室秘藏》当归六黄汤)

白芍

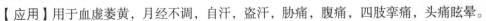

白芍、赤芍的鉴定　　酒炙白芍

【别名】白芍药、金芍药。

【来源】为毛茛科植物芍药 *Paeonia lactiflora* Pall. 的干燥根。

【形态特征】多年生草本。根肥大，纺锤形或圆柱形。茎直立，光滑无毛。叶互生；具长柄；茎下部叶为二回三出复叶，上部叶为三出复叶；小叶片椭圆形或披针形。花数朵，生茎顶和叶腋；花瓣倒卵形；雄蕊多数，花药黄色；花盘浅杯状；心皮分离，无毛。蓇葖果3~5枚，卵形，先端钩状向外弯。

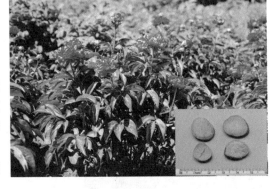

【性味功效】苦、酸，微寒。养血调经，敛阴止汗，柔肝止痛，平抑肝阳。

【应用】用于血虚萎黄，月经不调，自汗，盗汗，胁痛，腹痛，四肢挛痛，头痛眩晕。

【选方】1.治妇人妊娠腹中疼痛：白芍配当归、茯苓、白术、泽泻、川芎。(《金匮要略》当归芍药散)

2.治痛经：白芍配干姜。(内蒙古《中草药新医疗法资料选编》)

3.治泄痢腹痛：白芍配黄芩、甘草，水煎服。(《保命集》黄芩芍药汤)

何首乌

何首乌鉴定　　何首乌野外采集

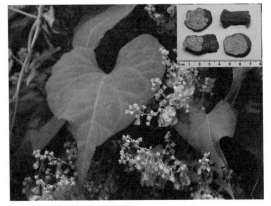

【别名】首乌、地精、赤敛、陈知白、红内消。

【来源】为蓼科植物何首乌 *Polygonum multiflorum* Thunb. 的干燥块根。

【形态特征】多年生缠绕藤本。根细长，末端成肥大的块根，外表红褐色至暗褐色。茎基部略呈木质，中空。叶互生；具长柄；托叶鞘膜质；叶片狭卵形或心形，先端渐尖，基部心形或箭形，全缘或微带波状，光滑无毛。圆锥花序。小花梗具节，基都具膜质苞片。瘦果椭圆形，有3棱，黑色，光亮，外包宿存花被，花被具明显的3翅。

【性味功效】苦、甘、涩，微温。生品解毒，消痈，截疟，润肠通便；制品补肝肾，益精血，乌须发，强筋骨，化浊降脂。

【应用】生品用于疮痈，瘰疬，风疹瘙痒，久疟体虚，肠燥便秘；制品用于血虚萎黄，眩晕耳鸣，须发早白，腰膝酸软，肢体麻木，崩漏带下，高脂血症。

【选方】1.治精血亏虚，腰酸脚弱，头晕眼花，须发早白及肾虚无子：何首乌配当归、枸杞子、菟丝子等。（《积善堂方》七宝美髯丹）

2.治疟疾日久，气血虚弱：生首乌配人参、当归、陈皮、煨姜。（《景岳全书》何人饮）

3.治遍身疮肿痒痛：何首乌配防风、苦参、薄荷，煎汤洗。（《外科精要》何首乌散）

龙眼肉鉴定

龙眼肉

【别名】龙眼干、桂圆、元眼肉。

【来源】为无患子科植物龙眼 *Dimocarpus longan* Lour.的假种皮。

【形态特征】常绿乔木。具板根。小枝粗壮，被微柔毛，散生苍白色皮孔。叶片薄革质，长圆状椭圆形，两侧常不对称，先端渐尖。花序大型，多分枝，顶生和近枝腋生，密被星状毛；萼片近革质，三角状卵形，两面均被黄褐色绒毛和成束的星状毛；花瓣乳白色，披针形。果近球形，核果状，不开裂。种子茶褐色，光亮，全部被肉质的假种皮包裹。

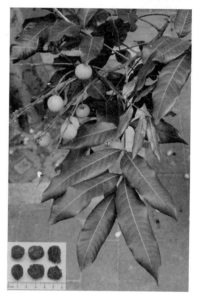

【性味功效】甘，温。补益心脾，养血安神。

【应用】用于气血不足，心悸怔忡，健忘失眠，血虚萎黄。

【选方】1.治思虑过度，劳伤心脾，健忘怔忡：龙眼肉配白术、人参、黄芪、酸枣仁等。（《济生方》归脾汤）

2.温补脾胃，助精神：龙眼肉，烧酒内浸百日，常饮。（《万氏家抄方》龙眼酒）

3.治妇人产后浮肿：龙眼干配生姜、大枣，煎汤服。（《泉州本草》）

黄花倒水莲

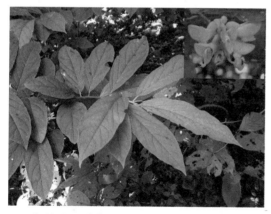

【别名】黄花参、鸡仔树、吊吊黄、黄花大远志、黄花吊水莲。

【来源】为远志科植物黄花倒水莲 *Polygala aureocauda* Dunn的根或茎、叶。

【形态特征】落叶灌木，高1~3m，全株有甜味。根粗壮，淡黄色，肉质。树皮灰白色。叶互生；膜质；披针形或倒卵状披针形，全缘；具短柄。总状花序顶生，下垂；花黄色，左右对称；萼片5，内面2枚大而花瓣状；花瓣3，下部合生，中央的一瓣较大，呈囊状，近顶端处有流苏状附属物。蒴果阔肾形，扁平。种子圆形，种阜盔状。

【性味功效】甘、微苦。补益气血，健脾利湿，活血调经。

【应用】用于病后体虚，腰膝酸痛，跌打损伤，黄疸型肝炎，肾炎水肿，子宫脱垂，白带，月经不调。

【选方】1.治病后产后虚弱：黄花倒水莲气虚加党参，血虚加当归。水煎服或炖猪脚服。（《湖南药物志》）

2.治急慢性肝炎：黄花倒水莲根或鲜叶，水煎服。（江西《中草药学》）

3.治外伤出血：黄花倒水莲鲜叶，捣烂敷患处。（《广西中草药》）

阿胶鉴定　　蛤粉炒阿胶

阿胶

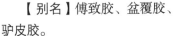

【别名】傅致胶、盆覆胶、驴皮胶。

【来源】为马科动物驴 *Equus asinus* L.的干燥皮或鲜皮经煎煮、浓缩制成的固体胶。

【形态特征】呈长方形块、方形块或丁状。棕色至黑褐色，有光泽。质硬而脆，断面光亮，碎片对光照视呈棕色半透明状。气微，味微甘。

【性味功效】甘，平。补血滋阴，润燥，止血。

【应用】用于血虚萎黄，眩晕心悸，肌痿无力，心烦不眠，虚风内动，肺燥咳嗽，劳嗽咯血，吐血尿血，便血崩漏，妊娠胎漏。

【选方】1.治血虚血寒之崩漏下血：阿胶配熟地、当归、芍药等。（《金匮要略》胶艾汤）

2.治肺热阴虚，燥咳痰少，咽喉干燥，痰中带血：阿胶配马兜铃、牛蒡子、杏仁等。（《小儿药证直诀》补肺阿胶汤）

3.治气虚血少之心动悸、脉结代：阿胶配桂枝、甘草、人参等。（《伤寒论》炙甘草汤）

第四节　补阴药

北沙参

【别名】真北沙参、莱阳沙参，海沙参，辽沙参、野香菜根。

【来源】为伞形科植物珊瑚菜 *Glehnia littoralis* Fr.Schmidt ex Miq.的干燥根。

【形态特征】多年生草本。主根细长圆柱形。茎大部埋沙中，一部分露出地面。基生叶，有长柄；叶片卵圆形，3出式分裂至2回羽状分裂。复伞形花序顶生；无总苞，小总苞数片；花白色，小伞形花序有花15~20；花萼5齿裂，狭三角状披针形，疏生粗毛；花瓣5，卵状披针形；子房下位，花柱基部扁圆锥形。果实近圆球形，具绒毛，果棱有翅。

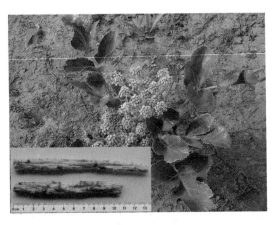

【性味功效】甘、微苦，微寒。养阴清肺，益胃生津。

【应用】用于肺热燥咳，劳嗽痰血，胃阴不足，热病津伤，咽干口渴。

【选方】1.治阴虚咳嗽或久咳音哑：北沙参配玄参、知母、牛蒡子、生地黄，水煎服。（《山西中草药》）

2.治各种肺热咳嗽脓痰，咯血，衄血，哮喘：北沙参配诃子、栀子、茜草、紫草、紫草茸、川楝子。（《中国民族药志》七味沙参汤）

3.治热病后干渴，食欲不振：北沙参配麦冬、石斛、生地黄、玉竹，水煎服。（《青岛中草药手册》）

南沙参

【别名】沙参、白沙参、泡参。

【来源】为桔梗科植物轮叶沙参*Adenophora tetraphylla*（Thunb.）Fisch的干燥根。

【形态特征】多年生草木。根粗壮，胡萝卜形，具皱纹。茎直立，单一。叶通常4片轮生；无柄或有短柄；叶片椭圆形或披针形，边缘有锯齿，有密柔毛。圆锥状花序大形；有不等长的花梗；每1花梗上有1小苞片；花冠钟形，蓝紫色，狭小壶状；子房下位，花柱伸出花冠外，蓝紫色，先端圆形；花盘围绕在花柱的基郎。蒴果3室，卵圆形。

【性味功效】甘，微寒。养阴清肺，益胃生津，化痰，益气。

【应用】用于肺热燥咳，阴虚劳嗽，干咳痰黏，胃阴不足，食少呕吐，气阴不足，烦热口干。

【选方】1.治慢性支气管炎，咳嗽，痰不易吐出，口干：南沙参配麦冬、生甘草、玉竹，水煎服。（《青岛中草药手册》）

2.治虚火牙痛：沙参根，煮鸡蛋服。（《湖南药物志》）

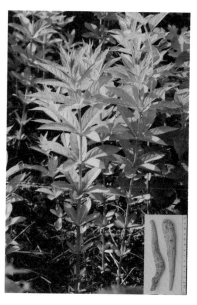

麦冬的鉴定

麦冬

【别名】麦门冬、沿阶草、不死药、禹余粮。

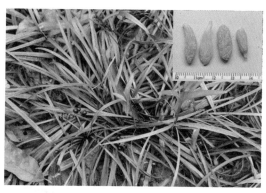

【来源】为百合科植物麦冬*Ophiopogon japonicus*（L.f）Ker-Gawl.的干燥块根。

【形态特征】多年生草本。须根中部或先端常膨大形成肉质小块根。叶丛生；叶柄鞘状，边缘有薄膜；叶片窄长线形，基部有多数纤维状的老叶残基。总状花序穗状，顶生；小苞片膜质，每苞片腋生1~3朵花；花小，淡紫色，略下垂；花被片6，不展开，披针形；子房半下位，花柱基部宽阔，略呈圆锥形。浆果球形，早期绿色，成熟后暗蓝色。

【性味功效】甘，微苦，微寒。养阴生津，润肺清心。

【应用】用于肺燥干咳，阴虚痨嗽，喉痹咽痛，津伤口渴，内热消渴，心烦失眠，肠燥便秘。

【选方】1.治肺燥咳嗽：麦冬配桑白皮，水煎服。（《新编常用中草药手册》）

2.治火逆上气，咽喉不利：麦冬配半夏、人参、甘草、粳米、大枣。（《金匮要略》麦门冬汤）

3.治中耳炎：鲜麦冬块根捣烂取汁，滴耳。（《广西本草选编》）

4.治小便闭淋：鲜麦冬，水煎服。（《福建民间草药》）

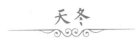

【别名】天门冬、天冬草、大当门根。

【来源】为百合科植物天冬 *Asparagus cochinchinensis*（Lour.）Merr.的干燥块根。

【形态特征】多年生攀援草本，全株无毛。块根肉质，簇生，长椭圆形或纺锤形，灰黄色。茎细，长可达2m。叶状枝通常每3枚成簇，扁平。叶退化成鳞片，先端长尖，基部有木质倒生刺。花1～3朵簇生叶腋，淡绿色；雄花花被片6，花丝不贴生于花被片上，花药卵形；雌花与雄花大小相似，具6个退化雄蕊。浆果球形，成熟时红色；具种子1颗。

【性味功效】甘、苦，寒。养阴润燥，清肺生津。

【应用】用于肺燥干咳，顿咳痰黏，腰膝酸痛，骨蒸潮热，内热消渴，热病津伤，咽干口渴，肠燥便秘。

【选方】1.治肺胃燥热，痰涩咳嗽：天冬配麦冬。（《张氏医通》二冬膏）

2.治扁桃体炎、咽喉肿痛：天冬配麦冬、板蓝根、桔梗、山豆根、甘草，水煎服。（《山东中草药手册》）

3.治心烦：天冬配麦冬，加水杨柳，水煎服。（《湖南药物志》）

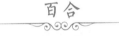

蜜炙百合

【别名】野百合、喇叭筒、蒜脑薯。

【来源】为百合科植物卷丹 *Lilium lancifolium* Thunb.的干燥肉质鳞叶。

【形态特征】多年生草本。鳞茎卵圆状扁球形。茎直立，淡紫色，被白色绵毛。叶互生，无柄；叶片披针形或线状披针形，向上渐小成苞片状，上部叶腋内常有紫黑色珠芽。花3～6朵或更多，生于近顶端处；花下垂，桔红色，花蕾时被白色绵毛，花被向外反卷，内面密生紫黑色斑点；花药紫色；柱头3裂，紫色。蒴果长圆形至倒卵形。种子多数。

【性味功效】甘，寒。养阴润肺，清心安神。

【应用】用于阴虚燥咳，劳嗽咳血，虚烦惊悸，失眠多梦，精神恍惚。

【选方】1.治咳嗽不已，或痰中有血：百合配款冬花，制蜜丸服。（《济生方》百花膏）

2.治支气管扩张、咯血：百合配白及、蛤粉、百部。（《新疆中草药手册》）

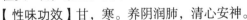

【别名】萎蕤、尾参、小笔管菜、玉术、铃铛菜。

【来源】百合科植物玉竹 *Polygonatum odoratum*（Mill.）Druce的干燥根茎。

【形态特征】多年生草本。根茎横走，肉质，黄白色，密生多数须根。茎单一。具7～12叶。叶互生，无柄；叶片椭圆形至卵状长圆形，先端尖，基部楔形；叶脉隆起，平滑或具乳头状突起。花腋生，通常1～3朵簇生，无苞片或有线状披针形苞片；雄蕊着生于花被筒的中部，花丝丝状，近平滑至具乳头状突起。

浆果球形，熟时蓝黑色。

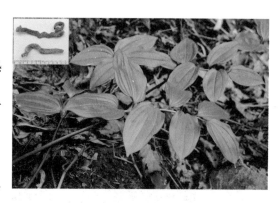

【性味功效】甘，微寒。养阴润燥，生津止渴。

【应用】用于肺胃阴伤，燥热咳嗽，咽干口渴，内热消渴。

【选方】1.治肺热咳嗽：玉竹配杏仁、石膏、麦冬、甘草，水煎服。（《山东中草药手册》）

2.治虚咳：玉竹配百合，水煎服。（《内蒙古中草药》）

3.治发热口干，小便涩：玉竹，煮汁饮之。（《外台》）

4.治糖尿病：玉竹配生地黄、枸杞，熬膏服。（《北方常用中草药手册》）

银耳

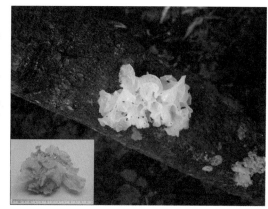

【别名】白木耳、白耳子、桑鹅、五鼎芝。

【来源】为银耳科植物银耳 *Tremella fuciformis* Berk. 的干燥子实体。

【形态特征】子实体由数片至10余片薄而多皱褶的瓣片组成，呈菊花形、牡丹花形或绣球形，直径3~15cm，白色或类黄色。表面光滑，有光泽，基蒂黄褐色。角质，硬而脆。浸泡水中膨胀，有胶质。气微，味淡。

【性味功效】甘，平。补肺益气，养阴润燥。

【应用】用于病后体虚，肺虚久咳，痰中带血，崩漏，大便秘结，高血压病，血管硬化。

【选方】1.润肺，止咳，滋补：银耳配竹参、淫羊藿。（《贵州民间方药集》）

2.治热病伤津，口渴引饮：银耳配芦根、小环草，水煎服。（《药用寄生》）

3.治原发性高血压病：银耳配米醋、水、鸡蛋，共慢火炖汤。（《药用寄生》）

墨旱莲

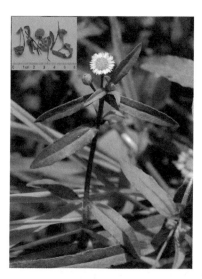

【别名】金陵草、莲子草、旱莲草、猪牙草。

【来源】为菊科植物鳢肠 *Eclipta prostrata* L. 的干燥地上部分。

【形态特征】一年生草本。全株被白色粗毛，揉搓有黑色汁液流出。茎细弱，斜上或近直立。叶对生；叶片线状椭圆形至披针形，全缘或稍有细齿。头状花序腋生或顶生，总苞钟状；花托扁平，着生少数舌状花及多数管状花；外围舌状花雌性，2层，白色；中央管状花两性，白色。管状花瘦果三棱状，舌状花瘦果扁四棱形，表面有疣状突起，无冠毛。

【性味功效】甘、酸，寒。滋补肝肾，凉血止血。

【应用】用于肝肾阴虚，牙齿松动，须发早白，眩晕耳鸣，腰膝酸软，阴虚血热吐血、衄血、尿血，血痢，崩漏下血，外伤出血。

【选方】1.治咯血、便血：墨旱莲配白及。（《福建药物志》）

2.治胃、十二指肠溃疡出血：墨旱莲配灯心草，水煎服。（《全国中草药汇编》）

女贞子

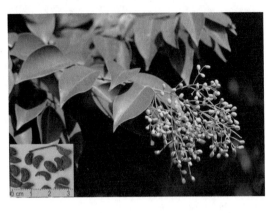

【别名】女贞实、冬青子、爆格蚤、白蜡树子、鼠梓子。

【来源】为木犀科植物女贞 *Ligustrum lucidum* Ait.的干燥成熟果实。

【形态特征】常绿灌木或乔木。树皮灰褐色。枝黄褐色、灰色或紫红色，圆柱形，疏生圆形或长圆形皮孔。单叶对生；叶柄具沟；叶片革质，卵形至卵状披针形，先端渐尖至锐尖，基部阔楔形，全缘。圆锥花序顶生；苞片叶状，线状披针形，无柄，早落，小苞卵状三角形；小花梗极短或几无；花萼钟状。浆果状核果，长椭圆形，幼时绿色，熟时蓝黑色。

【性味功效】甘、苦，凉。滋补肝肾，明目乌发。

【应用】用于肝肾阴虚，眩晕耳鸣，腰膝酸软，须发早白，目暗不明，内热消渴，骨蒸潮热。

【选方】1.补腰膝，壮筋骨，强肾阴：女贞子配墨旱莲。（《医方集解》二至丸）

2.治视神经炎：女贞子配草决明、青葙子，水煎服。（《浙江民间常用草药》）

3.治瘰疬，结核性潮热等：女贞子配地骨皮、青蒿、夏枯草，水煎服。（《现代实用中药》）

黑芝麻

【别名】芝麻、油麻、巨胜。

【来源】为脂麻科植物脂麻 *Sesamum indicum* L.的干燥成熟种子。

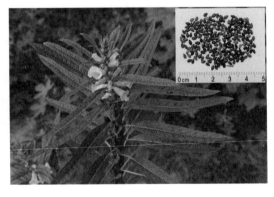

【形态特征】一年生草本。茎直立，四棱形，稍有柔毛。叶对生或上部叶互生；上部叶披针形或狭椭圆形，全缘，中部叶卵形，有锯齿，下部叶3裂。花单生或2~3朵生于叶腋；花萼裂片披针形；花冠白色或淡紫色。蒴果四棱状长椭圆形，上下几等宽，顶端稍尖，有细毛，种子多数，黑色、白色或淡黄色。

【性味功效】甘，平。补肝肾，益精血，润肠燥。

【应用】用于精血亏虚，头晕眼花，耳鸣耳聋，须发早白，病后脱发，肠燥便秘。

【选方】1.治白发还黑：黑芝麻，九蒸九暴，以枣膏丸服之。（《千金要方》）

2.治风眩，能返白发为黑：黑芝麻配白茯苓、甘菊花，炼蜜丸服。（《医灯续焰》巨胜丸）

3.治妇人乳少：黑芝麻炒研，入盐少许食之。（《纲目》引《唐氏方》）

龟甲

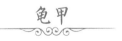

【别名】龟板、乌龟壳、下甲、血板、烫板。

【来源】为龟科动物乌龟 *Chinemys reevesii*（Gray）的背甲及腹甲。

【形态特征】背甲及腹甲由甲桥相连，背甲稍长于腹甲，与腹甲常分离。背甲呈长椭圆形拱状；外表面棕褐色或黑褐色。腹甲呈板片状，近长方椭圆形；外表面淡黄棕色至棕黑色；内表面黄白色至灰白色；前端钝圆或平截，后端具三角形缺刻，两侧残存呈翼状向斜上方弯曲的甲桥。质坚硬。气微腥，味微咸。

【性味功效】咸、甘，微寒。滋阴潜阳，益肾强骨，养血补心，固经止崩。

【应用】用于阴虚潮热，骨蒸盗汗，头晕目眩，虚风内动，筋骨痿软，心虚健忘，崩漏经多。

【选方】1.治痿厥，筋骨软，气血俱虚甚者：龟甲配黄柏、干姜、牛膝、陈皮。(《丹溪心法》补肾丸)

2.治虚损精极者，梦泄遗精，瘦削少气，目视不明等证：龟甲配鹿角、枸杞子、人参。(《摄生秘剖》龟鹿二仙膏)

3.治崩中漏下，赤白不止，气虚竭：龟甲配牡蛎。(《千金方》)

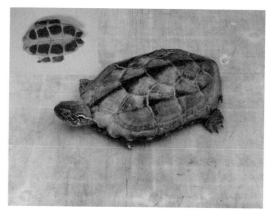

鳖甲

砂烫鳖甲

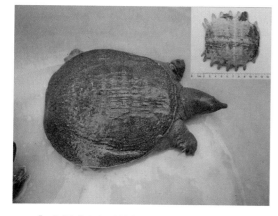

【别名】团鱼盖、脚鱼壳、上甲、甲鱼。

【来源】为鳖科动物鳖 *Trionyx sinensis* Wiegmann 的背甲。

【形态特征】呈椭圆形或卵圆形，背面隆起。外表面黑褐色或墨绿色，略有光泽，具细网状皱纹和灰黄色或灰白色斑点，中间有一条纵棱，两侧各有左右对称的横凹纹8条，外皮脱落后，可见锯齿状嵌接缝。内表面类白色，中部有突起的脊椎骨，颈骨向内卷曲，两侧各有肋骨8条，伸出边缘。质坚硬。气微腥，味淡。

【性味功效】咸，微寒。滋阴潜阳，退热除蒸，软坚散结。

【应用】用于阴虚发热，骨蒸劳热，阴虚阳亢，头晕目眩，虚风内动，手足瘛疭，经闭，癥瘕，久疟疟母。

【选方】1.治骨蒸夜热劳瘦，骨节烦热，或咳嗽有血者：鳖甲配北沙参、熟地、麦冬、茯苓、陈皮。(《本草汇言》)

2.治久患咳嗽肺虚成痨瘵，及吐血，咯血等证：鳖甲配阿胶、鹿角霜、甘草。(《古今医统》)

3.治温疟：鳖甲配知母、常山、地骨皮、竹叶、石膏。(《补缺肘后方》)

4.治慢性肝炎，肝脾肿大，转氨酶偏高：鳖甲配丹参、垂盆草，水服煎。(《补益药治病与健身》

石仙桃

【别名】石橄榄、石上仙桃、石莲、石穿盘。

【来源】为兰科植物石仙桃 *Pholidota chinensis* Lindl. 的假鳞茎或全草。

【形态特征】多年生草本。根茎粗壮，匍匐。假鳞茎卵形、圆柱形或狭圆锥形，肉质。叶2片，长圆形或椭圆形，先端渐尖，平行脉多条。总状花序生于花茎顶端，弯下，有花8~20朵，绿白色；苞片卵状披针形，2列，边缘里卷；萼片长圆形，急尖，背面龙骨状；花瓣线形急尖，稍短；唇瓣基部凹陷成囊状，3裂。蒴果倒卵形，种子粉末状。

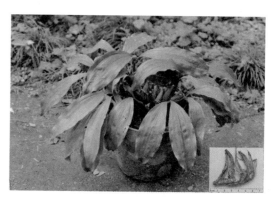

【**性味功效**】甘、微苦。养阴润肺，清热解毒，利湿，消瘀。

【**应用**】用于肺热咳嗽，肺结核咳血，淋巴结结核，小儿疳积，胃、十二指肠溃疡；外用治慢性骨髓炎。

【**选方**】1.治肺热咳嗽，小便不利，湿热浮肿，小儿疳积：石仙桃，水煎服。(《广西中草药》)

2.治热淋：鲜石仙桃全草，水煎服。(《福建中草药》)

3.治胃及十二指肠溃疡：石仙桃全草，水煎服。(《湖南药物志》)

4.治慢性骨髓炎：鲜石仙桃全草，捣烂外敷患处，或用干品，用淡米酒浸软磨汁，调开水外搽患处。(《全展选编·外科》)

第十八章　收涩药

第一节　止汗药

浮小麦

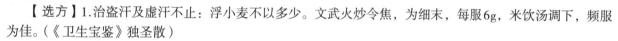

【别名】浮麦。

【来源】为禾本科植物小麦 *Triticum aestivum* L. 干瘪轻浮的干燥颖果。

【形态特征】一年生或越年生草本。叶鞘光滑，叶舌膜质，短小；叶片扁平，长披针形，长15～40cm，宽8～14cm，先端渐尖，基部方圆形。穗状花序直立；颖短，第1颖较第2颖为宽，两者背面均具有锐利的脊；外稃膜质，微裂成3齿状，中央的齿常延伸成芒，内稃与外稃等长或略短，脊上具鳞毛状的窄翼；颖果长圆形或近卵形，长约6mm，浅褐色。

【性味功效】甘，凉。除虚热、止汗。

【应用】用于阴虚发热、盗汗、自汗。

【选方】1.治盗汗及虚汗不止：浮小麦不以多少。文武火炒令焦，为细末，每服6g，米饮汤调下，频服为佳。(《卫生宝鉴》独圣散)

2.治盗汗：用浮小麦一抄。煎汤。调防风末6g服。(《卫生易简方》)

3.治男子血淋不止：浮小麦加童便炒为末，砂糖煎水调服。(《奇方类编》)

4.治脏躁症：浮小麦30g，甘草15g，大枣10枚。水煎服。(《青岛中草药手册》)

糯稻根须

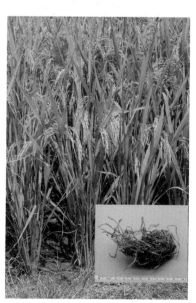

【别名】稻根须、糯谷根、糯稻草根。

【来源】为禾本科植物糯稻 *Oryza sativea* L.var.*glutinosa* Matsum. 的干燥根及根茎。

【形态特征】一年生草本，高1m左右。秆直立，圆柱状。叶鞘与节间等长，叶舌膜质而较硬，狭长披针形，叶片扁平披针形，长25～60cm，宽5～15mm，幼时具明显叶耳。圆锥花序疏松，小穗长圆形，通常带褐紫色，退化外稃锥刺状，有芒或无芒，内稃3脉，被细毛；雄蕊6，花柱2，柱头帚刷状，自小花两侧伸出。颖果平滑。粒饱满，稍圆，色较白。

【性味功效】甘，平。养阴除热，止汗。

【应用】用于阴虚发热、自汗盗汗、口渴咽干、肝炎、丝虫病。

【选方】1.治阴虚盗汗：糯稻根、乌枣各60g，红糖30g，水煎服。(《福建药物志》)

2.治肝炎：糯稻根、紫参各62g。加糖适量煎服。(南药《中草药学》)

3.治丝虫病（乳糜尿）：糯稻根250~500g，可酌加红枣。水煎服。（南药《中草药学》）

4.治鼻衄：糯稻根30g，水车前15g。水煎服。（《福建药物志》）

枳椇子

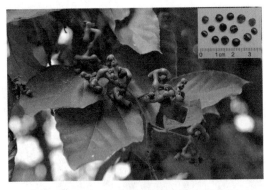

【别名】拐枣、枳枣、树蜜、万寿果、鸡爪果。

【来源】为鼠李科植物枳椇 *Hovenia acerba* Lindl.的成熟种子。

【形态特征】落叶乔木。单叶互生，叶片卵圆形或广卵形。复聚伞花序腋生或顶生，总花梗；萼片5，近卵状三角形，花瓣5，倒卵形，先端平截，中微凹，两侧卷起；果近圆形或广椭圆形。花序轴于果实成熟时肥厚，红褐色。种子扁圆形，红褐色。具光泽，背面稍隆起，腹面平坦。

【性味功效】甘，平。止渴除烦、清湿热、解酒毒。

【应用】用治烦渴呕逆、二便不利等。

【选方】1.治醉酒：枳椇子30g，煎水冷服。或枳椇子12g（杵碎），葛花9g，煎水冷服。（《安徽中草药》）

2.治伤暑烦渴，头晕，尿少：枳椇子、竹叶各30g。水煎服。（《华山药物志》）

3.治风湿瘫痪：枳椇子150g，紫薇树皮15g。泡酒1000ml，早晚各服15~30ml。（《贵州草药》）

4.治风湿麻木：枳椇子120g，白酒500g，浸泡3~5天，每次服一小酒杯。每日2次。（《安徽中草药》）

野燕麦

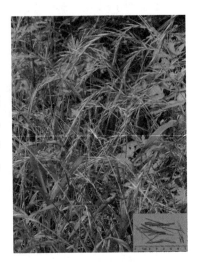

【别名】燕麦草、乌麦、南燕麦、铃铛麦。

【来源】为禾本科植物燕麦 *Avena fatua* L.果实。

【形态特征】一年生草本植物。须根较坚韧。秆直立，光滑无毛，高60~120cm，具2~4节。叶鞘松弛；叶舌透明膜质；叶片扁平，微粗糙。圆锥花序，金字塔形，分枝具棱角，粗糙；小穗轴密生淡棕色或白色硬毛；外稃质地坚硬，芒自稃体中部稍下处伸出，长2~4cm，膝曲，芒柱棕色，扭转。颖果被淡棕色柔毛，腹面具纵沟，长6~8mm。

【性味功效】平，甘。收敛止血，固表止汗。

【应用】用于吐血，便血，血崩，自汗，盗汗，白带。

【选方】治虚汗不止：与肉炖服。（《中药大辞典》）

第二节　敛肺涩肠药

五味子

【别名】北五味子、玄及、会及、五梅子、山花椒。

五味子与南五味子的鉴别　　蒸制五味子

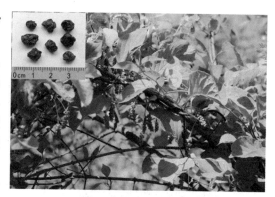

【来源】为木兰科植物五味子*Schisandra chinensis*（Turcz.）Baill.的干燥成熟果实。习称"北五味子"。

【形态特征】落叶木质藤本。单叶，互生，叶倒卵形、宽卵形或椭圆形，先端急尖或渐尖，基部楔形，边缘有腺状细齿，上面光滑无毛，下面叶脉上嫩时有短柔毛。花单性，雌雄异株。开花后期，花托逐渐延长，果熟时成穗状聚合果。浆果，肉质，直径约5mm，紫红色。种子肾形，淡橙色，有光泽。

【性味功效】酸、甘，温。收敛固涩，益气生津，补肾宁心。

【应用】用治久嗽虚喘，梦遗滑精，遗尿尿频，久泻不止，自汗盗汗，津伤口渴，内热消渴，心悸失眠。

【选方】1.治阳痿不起：五味子、菟丝子、蛇床子各等分。上三味末之，蜜丸如梧桐子。饮服三丸，日三。（《千金要方》）

2.治滑泄：陈米、肉豆蔻（面裹煨）、五味子、赤石脂（研）各30g。上为末。每服6g，粟米汤饮调下，日进三服。（《世医得效方》豆蔻饮）

3.治睡中盗汗：五味子30g，研末，以唾调作饼。敷脐上，以布扎定后睡，候天明取下，一二晚汗即上。（《医方一盘珠》）

乌梅

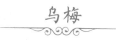

【别名】梅实、熏梅、桔梅肉。

【来源】为蔷薇科植物梅*Prunus mume*（Sieb.）Sieb.et Zucc.的干燥近成熟果实。

【形态特征】落叶乔木。单叶互生；有叶柄，通常有腺体；叶片卵形至长圆状卵形，先端长尾尖，基部阔楔形，边缘具细锐锯状齿，沿脉背呈褐黄色。花单生或2朵簇生，白色或粉红色；芳香；核果球形，一侧有浅槽，被毛，绿色，熟时黄色，核硬，有槽纹。

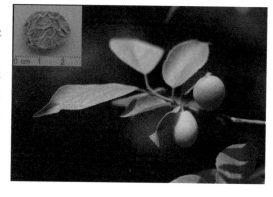

【应用】用于肺虚久咳，久泻久痢，虚热消渴，蛔厥呕吐腹痛。

【选方】1.治咯血：乌梅不以多少，煎汤，调百草霜。一服愈。（《朱氏集验方》）

2.治咽喉肿痛：乌梅30g，双花60g，雄黄12g。为末，蜜丸，每丸3g，每次含化1丸，徐徐咽下，每日3次。（《全国中草药新医疗法展览会资料选编》）

3.治诸疮水毒肿痛：乌梅、皂荚子等分。上各烧存性研匀，贴疮上，毒汁即出。（《普济方》）

五倍子

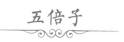

【别名】百虫仓、木附子、旱倍子、乌盐泡、漆倍子。

【来源】为漆树科植物盐肤木*Rhus chinensis* Mill.寄生而形成。

【形态特征】落叶小乔木或乔木。树皮灰黑色，小枝密被棕色柔毛。单数羽状复叶，互生，总叶柄基部膨大，叶轴与总叶柄有宽翅，被淡黄色棕色短柔毛。圆锥花序顶生，兼有两性花和雄花；果序直立；核果扁果形，熟时橙红色至红色，被灰白色短柔毛，内含种子1枚，扁圆形，灰色。

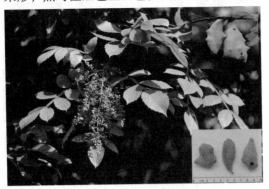

【性味功效】酸、涩，寒。敛肺降火，涩肠止泻，敛汗，止血，收湿敛疮。

【应用】用于肺虚久咳，肺热痰嗽，久泻久痢，自汗盗汗，消渴，便血痔血，外伤出血，痈肿疮毒，皮肤湿烂。

【选方】1.治手足皲裂：五倍子末，同牛骨髓填纳缝中。（《医方大成论》）

2.治肺虚久咳：五倍子6g，五味子6g，罂粟壳6g。水煎服。（《四川中药志》1979年）

3.治泻痢不止：五倍子30g，半生半烧，为末，糊丸梧桐子大，每服三十丸，红痢烧酒下，白痢水酒下，水泄米汤下。（《纲目》）

3.治鼻出血：五倍子末吹之，仍以末同新绵灰等分，米饮服9g。（《纲目》）

4.牙缝出血不止：五倍子，烧存性，研末敷之。（《卫生易简方》）

诃子

【别名】诃黎勒、诃黎、诃梨、随风子。

【来源】为使君子科植物诃子 *Terminalia chebula* Retz. 的干燥成熟果实。

【形态特征】乔木，树皮灰黑色至灰色，粗裂而厚。叶互生或近对生，叶片卵形或椭圆形至长椭圆形，叶柄粗壮。穗状花序腋生或顶生；花多数，两性；花萼杯状，淡绿而带黄色，干时变淡黄色，三角形，先端短尖，外面无毛，内面被黄棕色的柔毛。核果，坚硬，卵形或椭圆形，成熟时变黑褐色，通常有5条钝棱。

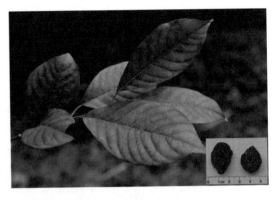

【应用】用于久泻久痢，便血脱肛，肺虚喘咳，久嗽不止，咽痛音哑。

【选方】1.治肠风下血证：配伍防风、秦艽、白芷等药，如肠风泻血丸。（《本草汇言》）

2.治痰热郁肺，久咳失音者：常与桔梗、甘草同用，如诃子汤。（《宣明论方》）

3.治久泻、久痢属虚寒者：常与干姜、罂粟壳、陈皮配伍，如诃子皮饮。（《兰室秘藏》）

4.治久咳失音，咽喉肿痛者：常与硼酸、青黛、冰片等蜜丸噙化，如清音丸。（《医学统旨》）

石榴皮

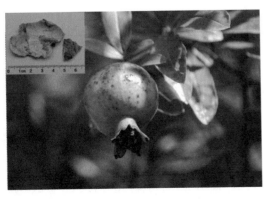

【别名】石榴壳、安石榴酸实壳。

【来源】为石榴科植物石榴 *Punica granatum* L. 的干燥果皮。

【形态特征】呈不规则的片状或瓣状，大小不一，厚1.5~3mm。外表面红棕色、棕黄色或暗棕色，略有光泽，粗糙，有多数疣状突起，有的有突起的筒状宿萼及粗短果梗或果梗痕。内表面黄色或红棕色，有隆起呈网状的果蒂残痕。质硬而脆，断面黄色，略显颗粒状。

【性味功效】酸、涩，温。涩肠止泻，止血，驱虫。

【应用】用于久泻，久痢，便血，脱肛，崩漏，带下，虫积腹痛。

【选方】1.治蛔虫、蛲虫、绦虫等虫积腹痛：配槟榔、使君子等同用，如石榴皮散。（《圣惠方》）

2.治崩漏及妊娠下血不止：配当归、阿胶、艾叶炭等同用，如石榴皮汤。（《产经方》）

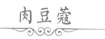

肉豆蔻

【别名】迦拘勒、豆蔻、肉果。

【来源】为肉豆蔻科植物肉豆蔻 *Myristica fragrans* Houtt. 的干燥种仁。

【形态特征】常绿乔木。单叶互生，革质；叶片椭圆状披针形或长圆状披针形，先端渐尖，基部急尖，全缘，上面暗绿色，下面色较淡，并有红棕色的叶脉。总状花序腋生，花单生，异株。果实梨形或近圆球形，淡黄色或橙红色，肉质，露出红色肉质的假种皮，内含种子1粒，种皮红褐色，木质坚硬。

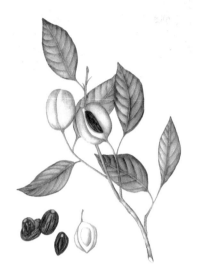

【性味功效】辛，温。温中行气，涩肠止泻。

【应用】用于脾胃虚寒，久泻不止，脘腹胀痛，食少呕吐。

【选方】1.治脾肾阳虚，五更泄泻者：配补骨脂、五味子、吴茱萸，如四神丸。（《证治准绳》）

2.治水泻无度，肠鸣腹痛：肉豆蔻（去壳，为末）30g，生姜汁2合，白面60g。上3味，将姜汁和面作饼子，裹肉豆蔻末煨令黄熟，研为细散，每服4g。空心米饮调下，日午再服。（《圣济总录》）

禹余粮

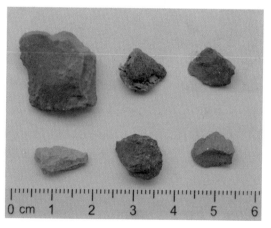

【别名】禹粮石、太一余粮、石中黄、余粮石、禹粮土。

【来源】为氢氧化物类矿物褐铁矿，主含碱式氧化铁〔FeO（OH）〕。

【形态特征】为块状集合体，呈不规则的斜方块状，长5～10cm，厚1～3cm。表面红棕色、灰棕色或浅棕色，多凹凸不平或附有黄色粉末。断面多显深棕色与淡棕色或浅黄色相间的层纹，各层硬度不同，质松部分指甲可划动。体重，质硬。

【性味功效】甘、涩，微寒。涩肠止泻，收敛止血。

【应用】用于久泻久痢，大便出血，崩漏带下。

【选方】1.治久泻、久痢：配赤石脂相须而用，如赤石脂禹余粮汤。（《伤寒论》）

2.治崩漏：配海螵蛸、赤石脂、龙骨等同用，如治妇人漏下方。（《千金方》）

3.治五劳七伤，气胀饱满，黄病四肢无力，女子赤白带，干血劳症，久疟癖块：禹余粮二斤半，好醋八斤，同煮醋干为度。（《秘传大麻疯方》）

苹婆

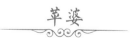

【别名】九层皮、七姐果、凤眼果、罗晃子。

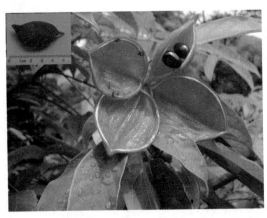

【来源】为梧桐科植物苹婆 *Sterculia nobilis* Smith 的果壳或种子。

【形态特征】乔木，树皮黑褐色。单叶互生，薄革质；叶片长圆形或椭圆形，顶端钝或急尖，基部浑圆或纯，全缘。圆锥花序顶生或腋生，披散或下垂，被短柔毛，花梗远比花长；花杂性，无花冠；萼初时乳白色，后为淡红色，钟状。蓇葖果鲜红色，长圆状卵形，顶端有喙，每果内有种子1~4粒。种子椭圆形或长圆形，直径约1.5cm，黑褐色。

【性味功效】甘，温。温胃，杀虫，止痢。

【应用】用于虫积腹痛，反胃吐食，疝痛，痢疾。

【选方】1.治疝痛：罗晃子七个。酒煎服。（姚可成《食物本草》）

2.治翻胃吐食，食下即出；或朝食暮吐，暮食朝吐：风眼果七枚。煅存性，每日酒调下方寸匕，服完为度。（姚可成《食物本草》）

3.治腹中蛔虫上攻，心下大痛欲死，面有白斑：罗晃子、牵牛子各七枚。水煎服。（姚可成《食物本草》）

番石榴

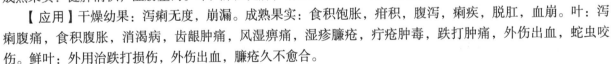

【别名】鸡矢果、拔子、番稔、花稔。

【来源】为桃金娘科植物番石榴 *Psidium guajava* Linn. 的叶或果。

【形态特征】小乔木或大灌木。树皮片状脱落，褐色或略带红色；小枝方柱状，被柔毛。叶对生，有短柄，革质，椭圆形或长圆形，顶端短尖，基部圆或钝，两面被微柔毛或上面无毛。花白色，1~3朵腋生于总梗上，萼被微柔毛，花瓣长圆形或倒卵形；雄蕊多数，花丝纤细；柱头盘状。浆果球状或梨状，淡绿色，种子极多。

【性味功效】甘、涩，平。干燥幼果：收敛止泻，止血。成熟果实：健脾消积，涩肠止泻。叶：燥湿健脾，清热解毒。鲜叶：止血。

【应用】干燥幼果：泻痢无度，崩漏。成熟果实：食积饱胀，疳积，腹泻，痢疾，脱肛，血崩。叶：泻痢腹痛，食积腹胀，消渴病，齿龈肿痛，风湿痹痛，湿疹臁疮，疔疮肿毒，跌打肿痛，外伤出血，蛇虫咬伤。鲜叶：外用治跌打损伤，外伤出血，臁疮久不愈合。

【选方】1.治肠炎，痢疾：番石榴鲜叶一至二两，煎服。（《云南中草药选》）

2.治跌打损伤，刀伤出血：番石榴鲜叶捣烂外敷患处。（广州空军《常用中草药手册》）

3.治妇人崩漏：番石榴干烧灰，每服9g。以开水送服。（《岭南草药志》）

4.解巴豆毒：番石榴干、土炒白术、石榴皮各9g。清水1碗半，煎至1碗饮服。（《南方主要有毒植物》）

桃金娘

【别名】岗稔、金丝桃、山稔子、山菍。

【来源】为桃金娘科植物桃金娘 *Rhodomyrtus tomentosa* (Ait.) Hassk. 的果实。

【形态特征】灌木；嫩枝有灰白色柔毛。叶对生，革质，叶片椭圆形或倒卵形，网脉明显。花有长梗，常单生，紫红色；萼管倒卵形，有灰茸毛，萼裂片5，近圆形宿存；花瓣5，倒卵形；雄蕊红色；子房下位，3室。浆果卵状壶形，熟时紫黑色；种子每室2列。

【性味功效】甘、涩，平。养血止血，涩肠固经。

【应用】用于血虚体弱，吐血，鼻衄，劳伤咳血，便血，崩漏，遗精，带下，痢疾，脱肛，烫伤，外伤出血。

【选方】1.治血虚：熟稔子果1kg，焙干，蒸熟3次，用好酒1kg浸一星期后，每日服3次，每次服30g。(《广西民间常用中草药》)

2.治鼻血：稔子干15g，塘虱鱼2条，以清水3碗煎至大半碗，服之则愈。(《岭南草药志》)

3.治胃、十二指肠溃疡：桃金娘果实60g，石菖蒲9g。水煎服

4.治结肠炎：桃金娘果60g，土丁桂、野麻草各30g。水炖服。(3～4方出自《福建药物志》)

第三节　固精缩尿止带药

山茱萸

【别名】山萸肉、肉枣、萸肉、鸡足、药枣。

【来源】为山茱萸科植物山茱萸 *Cornus officinalis* Sieb.et Zucc.的干燥成熟果肉。

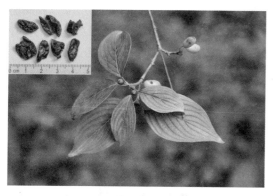

【形态特征】落叶乔木或灌木；小枝细圆柱形，无毛。叶对生，上面绿色，无毛，下面浅绿色；叶柄细圆柱形，伞形花序生于枝侧，总苞片卵形，带紫色；花小，两性，先叶开放；花萼阔三角形，无毛；花瓣舌状披针形，黄色，向外反卷；雄蕊与花瓣互生，花丝钻形，花药椭圆形；花盘无毛；花梗纤细。核果长椭圆形，红色至紫红色。

【性味功效】味酸、涩，性微温。补益肝肾，收涩固脱。

【应用】用于眩晕耳鸣，腰膝酸痛，阳痿遗精，遗尿尿频，崩漏带下，大汗虚脱，内热消渴。

【选方】1.治肝肾阴虚、腰膝酸软、头晕目眩、耳鸣：山茱萸配山药、熟地黄泽泻、牡丹皮、茯苓。(《小儿药证直诀》六味地黄丸)

2.治脾气虚弱、冲脉不固之血崩：山茱萸配龙骨、牡蛎、白术、黄芪、杭白芍、海螵蛸、茜草、棕榈炭、五倍子。(《医学衷中参西录》固冲汤)

覆盆子

【别名】覆盆、乌藨子、小托盘。

【来源】为蔷薇科植物华东覆盆子 *Rubus chingii* Hu 的干燥果实。

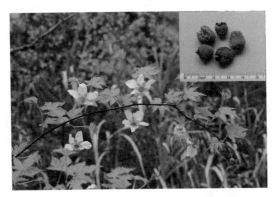

【形态特征】灌木；枝细，具皮刺。单叶，近圆形，两面仅沿叶脉有柔毛或几无毛，基部心形，边缘掌状5深裂，裂片椭圆形或菱状卵形，顶端渐尖；托叶线状披针形。萼片卵形或卵状长圆形，顶端具凸尖头，外面密被短柔毛；花瓣椭圆形或卵状长圆形，白色，顶端圆钝；雄蕊多数，花丝宽扁；雌蕊多数，具柔毛。果实近球形，红色，密被灰白色柔毛。

【性味功效】味甘，酸。性温。益肾固精缩尿，养肝明目。

【应用】用于遗精滑精，遗尿尿频，阳痿早泄，目暗昏花。

【选方】1.治阳事不起：覆盆子，酒浸。（《濒湖集简方》）

2.添精补髓，疏利肾气，不问下焦虚实寒热：覆盆子配枸杞子、菟丝于、五味子、覆盆子、车前子。（《摄生众妙方》五子衍宗丸）

桑螵蛸

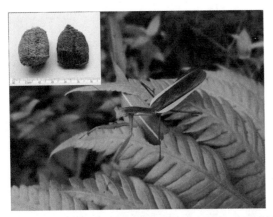

【别名】蜱蛸、桑蛸、螵蛸。

【来源】为螳螂科昆虫大刀螂 *Tenodera sinensisi* Saussure 的干燥卵鞘。

【形态特征】团螵蛸：略呈圆柱形或半圆形，由多层膜状薄片叠成，长2.5～4cm，宽2～3cm。表面浅黄褐色，上面带状隆起不明显，底面平坦或有凹沟。体轻，质松而韧，横断面可见外层为海绵状，内层为许多放射状排列的小室，室内各有一细小椭圆形卵，深棕色，有光泽。气微腥，味淡或微咸。

【性味功效】味甘、咸，性平。固精缩尿，补肾助阳。

【应用】用于遗精滑精，遗尿尿频，小便白浊。

【选方】1.治遗精白浊，盗汗虚劳：桑螵蛸配白龙骨。（《本草纲目》）

2.治妇人虚冷，小便数：桑螵蛸配鹿茸、牡蛎粉、甘草、黄芪（《妇人良方》桑螵蛸散）

金樱子

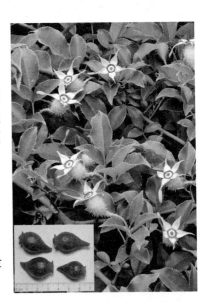

【别名】金罂子、刺梨子、山石榴、山鸡头子、糖罐。

【来源】为蔷薇科植物金樱子 *Rosa laevigata* Michx.的干燥成熟果实。

【形态特征】灌木。茎无毛，有钩状皮刺和刺毛。羽状复叶，叶柄和叶轴具小皮刺和刺毛；托叶披针形，与叶柄分离，早落。小叶先端急尖或渐尖，基部近圆形，边缘具细齿状锯齿，无毛，有光泽。花单生于侧枝顶端，花梗和萼筒外面均密被刺毛；萼片5；花瓣5；雄蕊多数，心皮多数，柱头聚生于花托口。果实倒卵形，长2～4cm，紫褐色，外面密被刺毛。

【性味功效】味酸、甘、涩，性平。固精缩尿，固崩止带，涩肠止泻。

【应用】用于遗精滑精，遗尿尿频，崩漏带下，久泻久痢。

【选方】1.治白浊：金樱子配芡实。（《仁存堂经验方》水陆二仙丹）

2.治肝肾两虚所致的腰酸、梦遗、滑精：金樱子。（《明医指掌》金樱子膏）

芡实

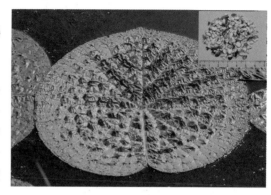

【别名】鸡头实、雁头、鸿头、水流黄、黄实。

【来源】为睡莲科植物芡 *Euryale ferox* Salisb.的干燥成熟种仁。

【形态特征】大型水生草本。沉水叶箭形或椭圆肾形，两面无刺；叶柄无刺；浮水叶革质，椭圆肾形至圆形，盾状，下面带紫色，有短柔毛，两面在叶脉分枝处有锐刺；叶柄及花梗皆有硬刺。萼片披针形，内面紫色，外面密生稍弯硬刺；花瓣矩圆披针形或披针形，紫红色，成数轮排列，向内渐变成雄蕊；无花柱，柱头红色。浆果球形，外面密生硬刺；种子球形，黑色。

【性味功效】味甘、涩，性平。益肾固精，补脾止泻，除湿止带。

【应用】用于遗精滑精，遗尿尿频，脾虚久泻，白浊，带下。

【选方】1.治精滑不禁：芡实配沙苑蒺藜、莲须、龙骨、牡蛎。(《医方集解》金锁固精丸)

2.治浊病：芡实配白茯苓粉。(《摘玄方》分清丸)

第十九章　涌吐药

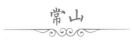

常山

【别名】互草、七叶、鸡骨常山、风骨木

【来源】为虎耳草科植物常山 *Dichroa febrifuga* Lour. 的干燥根。

【形态特征】本品呈圆柱形，常弯曲扭曲，或有分枝，长9～15cm，直径0.5～2cm。表面棕黄色，具细纵纹，外皮易剥落，剥落处漏出淡黄色木部。质坚硬，不易折断，折断时有粉尘飞扬；横切面黄白色，射线类白色，呈放射状。气微，味苦。

【性味功效】苦、辛，寒；有毒。涌吐痰涎，截疟。

【应用】用于痰饮停聚，胸膈痞塞，疟疾。

【选方】1.治疟疾寒热：常山配厚朴、青皮、陈皮、炙甘草、槟榔、草果仁各等分。(《医学正传》截疟七宝饮)

2.治胸中多痰，头痛不欲食：常山6g，甘草4.5g，豉13g(绵裹)。(《肘后方卷三》常山汤)

3.治疟疾：知母、川常山、草果、甘草(炙)，各二斤；良姜二十两，乌梅(去仁)一斤。(《太平惠民和剂局方》常山饮)

瓜蒂

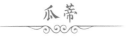

【别名】甜瓜蒂、瓜丁、苦丁香。

【来源】为葫芦科植物甜瓜 *Cucumis melo* L. 的果蒂。

【形态特征】干燥的果蒂，其果柄略弯曲，上有纵棱，微皱缩；连接果实的一端渐膨大，即花萼的残基。表面黄褐色，有时带有卷曲的果皮。质柔韧，不易折断。气微，味苦。以干燥、色黄、稍带果柄者为佳。

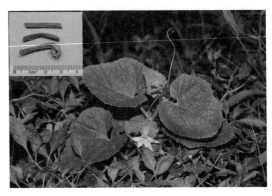

【性味功效】苦，寒，有毒。吐风痰宿食，泻水湿停饮。

【应用】用于痰涎宿食，壅塞上脘，胸中痞梗，风痰癫痫，湿热黄疸，四肢浮肿，鼻塞，喉痹。

【选方】1.黄疸，目黄不除：瓜丁(细末)如1大豆许。(《千金翼方》瓜丁散)

2.黄疸，心下坚硬，手不可近，渴欲饮水，气息喘粗，上部有脉，下部无脉者：瓜蒂一分(熬黄)，赤小豆一分。(《伤寒论》瓜蒂散)

第二十章　杀虫止痒药

雄黄

【别名】石黄、黄金石、鸡冠石。

【来源】为硫化物类矿物雄黄族雄黄，主含二硫化二砷（As_2S_2）。

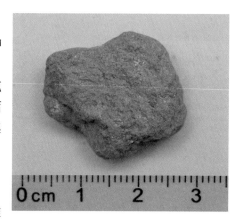

【形态特征】为块状或粒状集合体，呈不规则块状。深红色或橙红色，条痕淡橘红色，晶面有金刚石样光泽。质脆，易碎，断面具树脂样光泽。微有特异的臭气，味淡。精矿粉为粉末状或粉末集合体，质松脆，手捏即成粉，橙黄色，无光泽。

【性味功效】辛，温；有毒。解毒杀虫，燥湿祛痰，截疟。

【应用】用于痈肿疔疮，蛇虫咬伤，虫积腹痛，惊痫，疟疾。

【选方】1.治蛇缠疮及蛇、蜂蛋、蜈蚣、毒虫、颠犬所伤：雄黄为末，醋调。（《世医得效方》）

2.治破伤风：雄黄配防风、草乌。（《素问·病机气宜保命集》发表雄黄散）

煅白矾

白矾

【别名】矾石、羽泽、白君、明矾、云母矾。

【来源】为硫酸盐类矿物明矾石族明矾石经加工提炼制成。主含含水硫酸铝钾［$KAl(SO_4)_2·12H_2O$］。

【形态特征】呈不规则的块状或粒状。无色或淡黄白色，透明或半透明。表面略平滑或凹凸不平，具细密纵棱，有玻璃样光泽。质硬而脆。气微，味酸、微甘而极涩。

【性味功效】酸、涩，寒。外用解毒杀虫，燥湿止痒；内服止血止泻，祛除风痰。

【应用】外治用于湿疹，疥癣，脱肛，痔疮，聤耳流脓；内服用于久泻不止，便血，崩漏，癫痫发狂。

【选方】1.治肺壅热，止喘嗽，化痰涎，利胸膈，定烦渴：白矾配熟地黄、玄参、知母、贝母、诃黎勒皮。（《圣济总录》白矾丸）

2.治喉痹、乳蛾、喉风：明矾配胆矾，吹患处。（《普济方》吹喉散）

3.治妇人经水闭不利，藏坚癖不止，中有干血，下白物：矾石三分配杏仁。（《金匮要略》矾石丸）

蛇床子

【别名】蛇米、蛇珠、蛇粟、蛇床仁、野茴香。

【来源】为伞形科植物蛇床*Cnidium monnieri*（L.）Cuss.的干燥成熟果实。

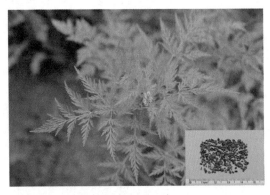

【形态特征】一年生草本，茎多分枝，中空。下部叶具短柄，叶鞘短宽，边缘膜质，上部叶柄全部鞘状；叶片轮廓卵形至三角状卵形，先端常略呈尾状，总苞片6~10，线形至线状披钎形，具细睫毛；小总苞，线形，边缘具细捷毛；小伞形花序具花15~20，花瓣白色；分生果长圆状，横剖面近五角形，主棱5，均扩大成翅。

【性味功效】辛、苦，温；有小毒。燥湿祛风，杀虫止痒，温肾壮阳。

【应用】用于阴痒带下，湿疹瘙痒，湿痹腰痛，肾虚阳痿，宫冷不孕。

【选方】1.治阳痿不起：蛇床子配菟丝子、五味子。(《千金要方》)

2.治妇人阴寒，温阴中坐药：蛇床子。(《金匮要略》蛇床子散)

3.治妇人阴痒：蛇床子一两，白矾二钱。煎汤，频洗。(《濒湖集简方》)

蜂房

【别名】露蜂房、虎头蜂房、野蜂房、纸蜂房、蜂巢。

【来源】为胡蜂科昆虫果马蜂 *Polistes olivaceous* (DeGeer) 的巢。

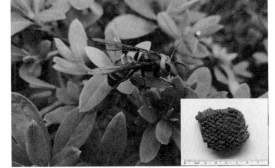

【形态特征】呈圆盘状或不规则的扁块状，有的似莲房状，大小不一。表面灰白色或灰褐色。腹面有多数整齐的六角形房孔，孔径3~4mm或6~8mm；背面有1个或数个黑色短柄。体轻，质韧，略有弹性。气微，味辛淡。

【性味功效】味甘，性平。攻毒杀虫，祛风止痛。

【应用】用于疮疡肿毒，乳痈，瘰疬，皮肤顽癣，鹅掌风，牙痛，风湿痹痛。

【选方】1.治妇人乳痈，汁不出，内结成脓肿：蜂房烧灰细研，水煎服。(《简要济众方》)

2.治重舌口中涎出：蜂房烧灰细研。(《圣惠方》)

3.治风热牙肿，连及头面：露蜂房烧存性，研末。(《十便良方》)

大蒜

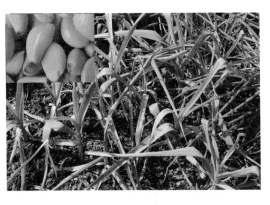

【别名】蒜头、独蒜、胡蒜。

【来源】为百合科植物大蒜 *Allium sativum* L.的鳞茎。

【形态特征】多年生草本。鳞茎具6~10瓣，外包灰白色或淡棕色于膜质鳞被。叶基生，实心，扁平，线状披针形，基部呈鞘状。花茎直立，高约60cm；佛焰苞有长喙，伞形花序，花小，花间多杂以淡红色珠芽，或完全无珠芽。蒴果，1室开裂；种子黑色。

【性味功效】辛，温。解毒消肿，杀虫，止痢。

【应用】用于痈肿疮疡，疥癣，肺痨，顿咳，泄泻，痢疾。

【选方】1.治小儿百日咳：大蒜配红糖、生姜。（《贵州中医验方》）

2.治产后中风，角弓反张，口不能言：大蒜。（《圣济总录》大蒜汤）

樟脑

【别名】潮脑、韶脑、油脑、树脑。

【来源】为樟科植物樟 *Cinnamomum camphora*（L.）Presl.的根、干、枝、叶经蒸馏精制而成的颗粒状结晶。

【形态特征】详见樟树皮。

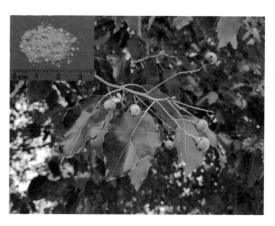

【性味功效】辛，温。通窍辟秽，温中止痛，利湿杀虫。

【应用】用于寒湿吐泻，胃腹疼痛；外用治疥、癣、龋齿作痛。

【选方】1.治脚气肿痛：樟脑配草乌头。（《本草汇言》）

2.治疥疮有脓：樟脑配硫黄、枯矾，麻油调匀。（《不知医必要》樟脑散）

3.治小儿秃疮：樟脑配花椒末、沥青末、生芝麻。（《本草汇言》）

炉甘石

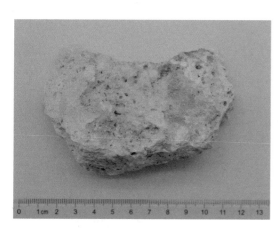

【别名】甘石、羊甘石。

【来源】为碳酸盐类矿物方解石族菱锌矿，主含碳酸锌（$ZnCO_3$）。

【形态特征】为块状集合体，呈不规则的块状。灰白色或淡红色，表面粉性，无光泽，凹凸不平，多孔，似蜂窝状。体轻，易碎。气微，味微涩。

【性味功效】甘，平。解毒明目退翳，收湿止痒敛疮。

【应用】用于目赤肿痛，睑弦赤烂，翳膜遮睛，胬肉攀睛，溃疡不敛，脓水淋漓，湿疮瘙痒。

【选方】治目病：炉甘石（煅，淬）、海螵蛸、硼砂各50g，为细末，以点诸目病甚妙。（《本草纲目》）

第二十一章　拔毒生肌药

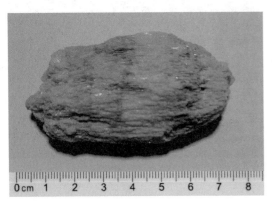

【别名】信砒、人言、信石。

【来源】为氧化物类矿物三氧化二砷 *Arsenolite*；*Arsenopyrite*；*Realgar*；*Orpiment*的矿石。

【形态特征】为不规则的块状，大小不一。白色，有黄色和红色彩晕，略透明或不透明，光泽玻璃状、绢丝状或无光泽。质脆，易砸碎。气无。本品极毒，不可口尝。以块状、色红润、有晶莹直纹、无渣滓者为佳。

【性味功效】辛酸，热，有毒。劫痰截疟，杀虫，蚀恶肉。

【应用】用于寒痰哮喘，疟疾，休息痢，痔疮，瘰疬，走马牙疳，癣疮，溃疡腐肉不脱。

【选方】治走马牙疳：用北枣去核，入信（石于）枣内，烧灰擦于肿处。（《普济方》）

铅丹

【别名】黄丹，真丹，铅华，丹粉。

【来源】为用铅加工制成的四氧化三铅。

【形态特征】橙红色或橙黄色粉末。不透明；土状光泽。体重，质细腻，易吸湿结块，手触之染指。无臭，无味。以色橙红、细腻润滑、遇水不结块者为佳。

【性味功效】辛咸，寒，有毒。拔毒生肌，杀虫止痒。

【应用】用于疮疡溃烂，湿疹瘙痒，疥癣。因其有毒，现已外用。

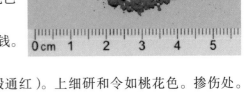

【选方】1.治痘毒，脓水淋漓：黄丹、轻粉各五分，黄连末二钱。上研匀。搽患处。（《小儿痘疹方论》丹粉散）

　2.治金疮并一切恶疮：上等虢丹、软石膏不以多少（火煅通红）。上细研和令如桃花色。掺伤处。（《百一选方》桃红散）

火殃勒

【别名】金刚纂、火殃簕。

【来源】为大戟科植物火殃勒 *Euphorbia antiquorum* L.的干燥全株。

【形态特征】肉质灌木状小乔木，乳汁丰富。茎常三棱状，偶有四棱状并存，上部多分枝；棱脊3条，髓三棱状。叶互生于齿尖，常生于嫩枝顶部，倒卵形或倒卵状长圆形，顶端圆，基部渐狭，全缘，两面无毛；叶脉不明显，肉质；叶柄极短；托叶刺状，花序单生于叶腋；总苞阔钟状。雄花多数；雌花1枚。蒴果三棱状扁球形。

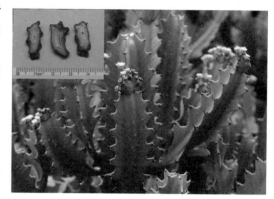

【性味功效】性热、味辛、有刺激性、有微毒。散瘀消炎，清热解毒。

【应用】用于霍乱，搅肠痧，牙痛，久流虚浊。

【选方】1.治霍乱：火秧勒叶，开水洗净，嚼烂咽下，以食至舌头有难过时即止。(《岭南草药志》)

2.治蛇头疔：火秧勒叶捣碎，用冷开水洗去汁，取渣加蜂蜜或红糖捣匀外敷。(《福建中草药》)

蓖麻

【别名】蓖麻仁、大麻子、红大麻子。

【来源】大戟科植物蓖麻 *Ricinus communis* L.的干燥成熟种子。

【形态特征】一年生粗壮草本或草质灌木。茎直立，分枝，中空，茎多液汁。叶轮廓近圆形，掌状7~11裂，裂片卵状长圆形或披针形，顶端急尖或渐尖，边缘具锯齿。总状花序或圆锥花序，苞片阔三角形，雄花：花萼裂片卵状三角形；雄蕊束众多；雌花：萼片卵状披针形；子房卵状，密生软刺或无刺，花柱红色，顶部2裂，密生乳头状突起。蒴果卵球形或近球形。

【性味功效】甘、辛，平；有毒。泻下通滞，消肿拔毒。

【应用】用于大便燥结，痈疽肿毒，喉痹，瘰病。

【选方】1.治风气头痛不可忍：乳香、蓖麻子等分。捣饼，随左右贴太阳穴。(《纲目》)

2.治犬咬伤：蓖麻子五十粒。去壳。以井水研膏，先以盐水洗咬处，次以蓖麻膏贴。(《袖珍方》)

钩吻鉴定

钩吻

【别名】断肠草、大茶药、胡蔓藤。

【来源】为马钱科植物胡蔓藤 *Gelsemium elegans* (Gardn. et Champ.)Benth.的全草。

【形态特征】常绿木质藤本。小枝圆柱形，全株均无毛。叶片膜质，卵形、卵状长圆形或卵状披针形，基部阔楔形至近圆形，叶柄长6~12mm。花密集，组成顶生和腋生的三歧聚伞花序；小苞片三角形；花梗纤细，花萼裂片卵状披针形；花冠黄色，漏斗状，内面有淡红色斑点，花冠裂片卵形；雄蕊着生于花冠管中部，花药卵状长圆形，子房卵状长圆形，柱头上部2裂。蒴果卵形或椭圆形。

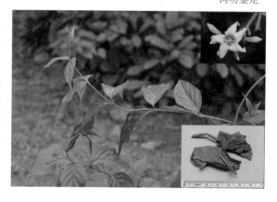

【性味功效】辛、苦，温。有大毒。本品有剧毒，只作外用，切忌内服。攻毒拔毒，散瘀止痛，杀虫

止痒。

　　【应用】外用治皮肤湿疹，体癣，脚癣，跌打损伤，骨折，风湿痹痛，神经痛。

　　【选方】1.治痈疮肿毒：生断肠草四两，黄糖五钱。共捣敷患处。(《广西药植图志》)

　　2.治瘰疬：断肠草根，红老木薯，二味酌量。共捣烂，用酸醋煎一小时取起，候冷敷患处，连敷三天。(《岭南草药志》)

　　3.治刀伤：断肠草捣烂，敷伤口。(《岭南草药志》)

山菅兰鉴定

山菅兰

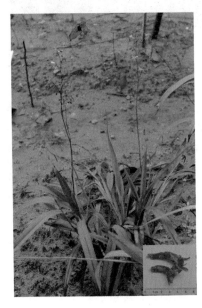

　　【别名】假射干、蛇王修、山交剪。

　　【来源】为百合科植物山菅兰*Dianella ensifolia*(L.)Redouté根茎及根。

　　【形态特征】植株高可达1~2m。根状茎圆柱状，横走。叶狭条状披针形，基部稍收狭成鞘状，套迭或抱茎，边缘和背面中脉具锯齿。顶端圆锥花序长10~40cm，分枝疏散；花常多朵生于侧枝上端，苞片小；花被片条状披针形，绿白色、淡黄色至青紫色，5脉；花药条形，比花丝略长或近等长，花丝上部膨大。浆果近球形，深蓝色。

　　【性味功效】辛，温。拔毒消肿，散瘀止痛。有大毒。

　　【应用】外用主治瘰疬，痈疽疮癣，跌打损伤，淋巴结结核，淋巴结炎。

　　【选方】颈疬毒：山菅兰适量，捣烂，用面料裹敷患处。(《生草药性备要》)

扫码查看更多微课视频

八棱麻	川乌头	冬虫夏草	黄精
金荞麦	曼陀罗	霜桑叶	冬虫夏草的形成
冬虫夏草鉴定	茯苓鉴定	枸杞子鉴定	贯众鉴定
红参鉴定	猪苓	牛膝与川牛膝的鉴别	青黛鉴定
三颗针	商陆鉴定	松萝	雪莲辨认
盐炙车前子	羊角拗鉴定	川牛膝鉴定	细辛鉴定
牛膝识别	道地药材概念	低等植物的辨认	防蚊虫香囊制作

蕨类植物的辨认　　　蕨类植物特征　　　植物器官　　　植物识别手机软件的使用

中药材经验鉴别法　　　中药概念　　　十八反十九畏　　　双子叶与单子叶区别

认药测试1　　　认药测试2　　　认药测试3　　　认药测试4

学习方法　　　野外采药安全知识　　　野外采药的注意事项　　　岭南中草药1

岭南中草药2　　　岭南中草药3　　　岭南中草药4　　　岭南中草药5

岭南中草药6　　　岭南中草药7　　　岭南中草药8　　　岭南中草药9

岭南中草药10　　　岭南中草药11　　　岭南中草药12　　　岭南中草药13

岭南中草药14